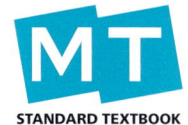

標準臨床検査学

シリーズ監修
矢冨　裕
東京大学大学院教授・臨床病態検査医学
横田浩充
慶應義塾大学病院・臨床検査技術室室長

病理学
病理検査学

編集
仁木利郎
自治医科大学主任教授・病理学
福嶋敬宜
自治医科大学附属病院部長／教授・病理診断部

執筆（執筆順）

福嶋敬宜
自治医科大学附属病院部長／教授・病理診断部
仁木利郎
自治医科大学主任教授・病理学
松原大祐
筑波大学教授・医学医療系診断病理学研究室
坂谷貴司
自治医科大学准教授・病理学[※]
櫻井達夫
自治医科大学附属病院臨床検査副技師長・病理診断部[※]
芳賀美子
自治医科大学附属病院病理診断部[※]
星野真紀子
自治医科大学附属病院病理診断部[※]
本望一昌
自治医科大学附属病院病理診断部
山本昌代
自治医科大学附属病院病理診断部
佐藤さなえ
自治医科大学附属病院病理診断部

柳田美樹
自治医科大学附属病院病理診断部
小瀬川順幸
自治医科大学附属病院病理診断部
田村聖月
自治医科大学附属病院病理診断部[※]
松本祐弥
自治医科大学附属病院病理診断部[※]
菊地みどり
自治医科大学附属病院病理診断部
飛田野清美
自治医科大学附属病院病理診断部
久保野幸子
自治医科大学附属病院病理診断部[※]
鈴木智子
自治医科大学附属病院病理診断部
郡　俊勝
自治医科大学附属病院病理診断部
二階堂貴章
自治医科大学附属病院病理診断部

※執筆当時（2012年3月）の所属

医学書院

標準臨床検査学
病理学・病理検査学

発　　　行	2012年 3月15日　第1版第1刷Ⓒ
	2021年11月15日　第1版第4刷

シリーズ監修　矢冨　裕・横田浩充
編　　　集　仁木利郎・福嶋敬宜
発　行　者　株式会社　医学書院
　　　　　　代表取締役　金原　俊
　　　　　　〒113-8719　東京都文京区本郷 1-28-23
　　　　　　電話　03-3817-5600（社内案内）
印刷・製本　三報社印刷

本書の複製権・翻訳権・上映権・譲渡権・貸与権・公衆送信権（送信可能化権を含む）は株式会社医学書院が保有します．

ISBN978-4-260-01435-9

本書を無断で複製する行為（複写，スキャン，デジタルデータ化など）は，「私的使用のための複製」など著作権法上の限られた例外を除き禁じられています．大学，病院，診療所，企業などにおいて，業務上使用する目的（診療，研究活動を含む）で上記の行為を行うことは，その使用範囲が内部的であっても，私的使用には該当せず，違法です．また私的使用に該当する場合であっても，代行業者等の第三者に依頼して上記の行為を行うことは違法となります．

JCOPY〈出版者著作権管理機構　委託出版物〉
本書の無断複製は著作権法上での例外を除き禁じられています．複製される場合は，そのつど事前に，出版者著作権管理機構（電話 03-5244-5088，FAX 03-5244-5089，info@jcopy.or.jp）の許諾を得てください．

＊「標準臨床検査学」は株式会社医学書院の登録商標です．

刊行のことば

「標準臨床検査学」シリーズは,「臨床検査技師講座」(1972年発刊),「新臨床検査技師講座」(1983年発刊),さらには「臨床検査技術学」(1997年発刊)という医学書院の臨床検査技師のための教科書の歴史を踏まえ,新しい時代に即した形で刷新したものである.

臨床検査は患者の診断,治療効果の判定になくてはならないものであり,医療の根幹をなす.この臨床検査は20世紀の後半以降,医学研究,生命科学研究の爆発的進歩と歩調を合わせる形で,大きく進歩した.そして臨床検査の項目・件数が大きく増加し,内容も高度かつ専門的になるにつれ,病院には,臨床検査の専門部署である検査部門が誕生し,臨床検査技師が誕生した.臨床検査の中央化と真の専門家による実践というこの体制が,わが国の医療の発展に大きく貢献したこと,そして,今後も同じであることは明らかである.

このような発展めざましい臨床検査の担い手となることを目指す方々のための教科書となることを目指し,新たなシリーズを企画した.発刊にあたっては,(1)臨床検査の実践において必要な概念,理論,技術を俯瞰できる,(2)今後の臨床検査技師に必要とされる知識,検査技術の基礎となる医学知識などを過不足なく盛り込む,(3)最新の国家試験出題基準の内容をすべて網羅することを念頭に置いた.しかしながら国家試験合格のみを最終目的とはせず,実際の臨床現場において医療チームの重要な一員として活躍できるような臨床検査技師,研究マインドが持てるような臨床検査技師になっていただけることを願って,より体系だった深い内容となることも目指している.また,若い方々が興味を持って学習を継続できるように,レイアウトや記載方法も工夫した.

本書で学んだ臨床検査技師が,臨床検査の現場で活躍されることを願うものである.

2012年春

矢冨　裕
横田浩充

序

　本書は,「標準臨床検査学」シリーズの1冊として,「病理学・病理検査学」を新たに編集,執筆したものである.

　病理学はすべての疾患の病理,病態を包括的にまとめた学問であり,したがって,病理学・病理検査学の教科書も扱う範囲は広範にわたる.さらに近年は,臨床医学,分子生物学の進歩が著しく,病理診断,病理検査においても,これらの分野における進歩を知っておくことが必要となってきている.このような時代の要請にこたえつつ,その一方で,従来から変わらない病理学・病理検査学の基本をいかにわかりやすく記述するかが,本書に与えられた課題といえる.

　本書は,大きく病理学と病理検査学の2部から構成されている.

　病理学総論では,病理学の歴史に触れたあと,さまざまな疾患を系統的に述べている.ここで読者は,さまざまな疾患の分類,病理,病態の体系を概観することができるであろう.病理学各論では,それぞれの臓器・器官を主座とする疾患について,その病理,病態を学ぶことができる.総論と各論で重複した部分もあるが,互いに参照し有機的に学べるように心がけた.

　病理検査学は,総論,組織学的検査,細胞学的検査,電子顕微鏡検査,病理解剖から構成されており,それぞれの検査で必要とされる技術,知識を学ぶことができる.組織学的検査と電子顕微鏡検査では,標本の作製,染色法などの技術面に記載が詳しい.細胞学的検査では,細胞診にあたり知っておくべき知識がまとめてある.理解を深めるため,必要に応じて図表や写真を挙げてある.

　基本的な事項をわかりやすく伝えるため,各章の冒頭にポイントを挙げてまとめるとともに,やや詳しく知っておいてほしい点については,コラムを設けた.総じて,臨床検査技師国家試験の対策はもちろんのこと,現在の医療のなかで臨床検査技師が学ぶべき病理学・病理検査学の範囲をカバーした教科書となったのではないかと思っている.

　本書により,多くの臨床検査技師が育ち,医療の現場で活躍されることを祈っている.

2012年2月

仁木利郎
福嶋敬宜

目次

I 病理学

第1章 病理学総論 …… 2

- **A 病理学の概要** …… 福嶋敬宜 2
  1. 病理学とは …… 2
  2. 病理学の歴史 …… 2
  3. 臨床医学としての病理学 …… 3
- **B 病因** …… 4
- **C 細胞傷害と創傷治癒, 適応現象** …… 仁木利郎 4
  1. 細胞傷害 …… 5
  2. 変性と細胞死 …… 5
  3. 組織修復と再生 …… 8
  4. 適応現象 …… 10
  5. 細胞傷害と創傷治癒, 適応の転帰 …… 11
- **D 炎症** …… 12
  1. 炎症とは何か …… 12
  2. 炎症の原因 …… 12
  3. 炎症にかかわる細胞の種類 …… 12
  4. 急性炎症と慢性炎症 …… 13
  5. 組織形態による炎症の分類 …… 13
  6. 炎症の経過と転帰 …… 14
- **E 感染症** …… 15
  1. 細菌感染症 …… 15
  2. 真菌感染症 …… 16
  3. 原虫感染症 …… 17
  4. ウイルス感染症 …… 18
  5. プリオン病 …… 19
  6. 新興感染症 …… 19
  7. 再興感染症 …… 19
- **F 免疫異常** …… 20
  1. アレルギー反応とその分類 …… 20
  2. 膠原病と自己免疫疾患 …… 20
  3. 移植と拒絶反応 …… 23
  4. 免疫不全 …… 24
- **G 循環障害** …… 24
  1. 浮腫, 水腫 …… 25
  2. 充血, うっ血 …… 25
  3. 出血 …… 26
  4. 血栓と血栓症 …… 26
  5. 塞栓と塞栓症 …… 26
  6. 梗塞 …… 28
  7. 播種性血管内凝固［症候群］ …… 29
  8. ショック …… 29
- **H 代謝異常** …… 29
  1. 脂質代謝異常 …… 30
  2. 糖質代謝異常 …… 31
  3. アミノ酸代謝異常 …… 32
  4. 核酸代謝異常と痛風 …… 32
  5. 生体色素代謝異常 …… 32
  6. 無機質代謝異常 …… 33
  7. カルシウム・骨代謝異常 …… 34
  8. アミロイド代謝異常 …… 34
- **I 腫瘍** …… 福嶋敬宜 35
  1. 腫瘍とは …… 35
  2. 腫瘍の形態 …… 35
  3. 腫瘍の性質と発育の様子 …… 36
  4. 腫瘍の分類 …… 38
  5. 腫瘍の発生原因と機序 …… 39
- **J 発生異常と遺伝子, 染色体異常** …… 40
  1. 発生異常 …… 40
  2. 遺伝性疾患 …… 40
  3. 染色体異常症 …… 41
  4. 遺伝子診断 …… 42

第2章 病理学各論 …… 43

- **A 循環器系** …… 松原大祐 43
  1. 心臓 …… 43
  2. 血管 …… 49
  3. リンパ管 …… 53

B	呼吸器系 ………………………………… 53		7	膵臓 ……………………………………… 80	
	1 上気道(鼻腔・咽頭・喉頭) …………… 53		E	腎・尿路系 ……………………………… 80	
	2 気管・気管支・肺 …………………… 55			1 腎臓 …………………………………… 82	
	3 胸膜 …………………………………… 61			2 下部尿路 ……………………………… 86	
C	消化器系 ………………………坂谷貴司 62		F	生殖器系 ………………………………… 87	
	1 口腔,歯,唾液腺 …………………… 63			1 男性生殖器 …………………………… 87	
	2 咽頭・食道 …………………………… 63			2 女性生殖器 …………………………… 90	
	3 胃 ……………………………………… 64		G	血液・造血器系 ………………松原大祐 96	
	4 腸管 …………………………………… 67			1 血液 …………………………………… 96	
	5 肝臓 …………………………………… 70			2 リンパ節 ……………………………… 100	
	6 胆嚢,胆道系 ………………………… 73			3 脾臓 …………………………………… 103	
	7 膵臓 …………………………………… 74			4 胸腺 …………………………………… 103	
	8 腹膜 …………………………………… 75		H	神経・感覚・運動器系 ………………… 104	
D	内分泌系 ………………………………… 76			1 脳・神経系 …………………………… 104	
	1 視床下部 ……………………………… 76			2 感覚器系―耳(聴覚・平衡器) ……… 114	
	2 下垂体 ………………………………… 76			3 感覚器系―眼(視覚器) ……………… 115	
	3 松果体 ………………………………… 77			4 運動器系 ……………………………… 116	
	4 甲状腺 ………………………………… 77		I	皮膚および胸壁 ………………坂谷貴司 120	
	5 副甲状腺(上皮小体) ………………… 79			1 皮膚 …………………………………… 120	
	6 副腎 …………………………………… 79			2 乳腺 …………………………………… 123	

II 病理検査学

第3章 病理検査学総論
……………………………………櫻井達夫・福嶋敬宜 128

A	病理検査の意義と概要 ………………… 128
B	病理検体の取扱いと医療事故防止対策 … 129
C	試薬の管理 ……………………………… 130
	1 毒物・劇物の取扱い ………………… 130
	2 ホルマリンの取扱い<毒物安全衛生法,特定化学物質障害予防規則> ………… 130
D	組織標本・病理診断記録の保管 ……… 130
	1 肉眼材料の写真撮影 ………………… 131
	2 パラフィンブロック ………………… 131
	3 組織診・細胞診標本 ………………… 131
	4 報告書類と記録の保管 ……………… 131
	5 コンピュータ管理の盲点 …………… 132
E	病理診断における動向 ………………… 132
	1 病理検査の迅速化 …………………… 132

	2 遠隔病理診断 ………………………… 132
	3 病理外来 ……………………………… 132

第4章 組織学的検査法 …………………… 133

A	組織検査の流れと概要 …………芳賀美子 133
	1 検体の受付 …………………………… 133
	2 写真撮影(新鮮標本肉眼観察) ……… 133
	3 固定後肉眼観察,写真撮影,切り出し … 133
	4 組織標本の作製 ……………………… 133
	5 組織像の観察〜病理診断報告書の作成 … 134
B	検体処理と固定 ………………星野真紀子 135
	1 固定の目的・原理 …………………… 135
	2 固定の実際 …………………………… 135
	3 固定液の種類と組成 ………………… 135
C	検体の切り出し ………………福嶋敬宜 136
	1 切り出しの準備 ……………………… 136
	2 切り出しの実際 ……………………… 137

D	脱灰法………………………星野真紀子 137		**I**	免疫組織検査法………………………… 186
	1 脱灰の目的・原理………………… 137			1 酵素抗体法………菊地みどり・山本昌代 186
	2 脱灰処理の実際………………… 138			2 蛍光抗体法………飛田野清美・本望一昌 190
	3 脱灰液の種類…………………… 138		**J**	遺伝子検査法…………………………… 192
E	包埋法………………………本望一昌 138			1 PCR 法…………佐藤さなえ・飛田野清美 192
	1 包埋の目的……………………… 138			2 in situ hybridization (ISH) 法
	2 パラフィン包埋法……………… 138			……………菊地みどり・山本昌代 193
	3 その他の包埋法………………… 140			3 fluorescence in situ hybridization
	4 自動包埋装置…………………… 140			(FISH) 法………………………… 193
F	薄切法………………………山本昌代 141			
	1 薄切の目的……………………… 141		**第5章**	**細胞学的検査法**……………………… 195
	2 ミクロトームの種類…………… 141		**A**	細胞診総論…………久保野幸子・鈴木智子 195
	3 ミクロトームの刃の構造……… 142			1 細胞診とは……………………… 195
	4 薄切の実際……………………… 143			2 検体の採取方法………………… 196
	5 クリオスタットによる凍結切片作製… 145			3 検体の処理……………………… 196
G	染色:総論…………………芳賀美子 147			4 染色法…………………………… 199
	1 染色の目的……………………… 147			5 術中迅速細胞診………………… 202
	2 染色の原理と色素……………… 147			6 細胞の基本構造と機能………… 203
	3 染色の種類と染色性…………… 148			7 細胞の判定・報告
	4 パラフィン切片の染色………… 148			(スクリーニングの実際)………… 204
	5 遊離切片の染色………………… 150		**B**	女性性器の細胞診……………久保野幸子・
H	各種染色法…………佐藤さなえ・山本昌代・			鈴木智子・郡 俊勝・柳田美樹・田村聖月 208
	柳田美樹・小瀬川順幸・田村聖月・松本祐弥 152			1 解剖と組織学…………………… 208
	1 ヘマトキシリン・エオジン(H-E)染色… 152			2 検体の採取方法………………… 208
	2 膠原線維の染色法……………… 153			3 正常の剝離細胞像……………… 208
	3 弾性線維の染色法……………… 156			4 剝離細胞の生理的変動………… 210
	4 細網線維の染色法……………… 158			5 非腫瘍性疾患の細胞像………… 210
	5 脂質の染色法…………………… 160			6 腫瘍性疾患の細胞像…………… 212
	6 多糖類の染色法………………… 162			7 絨毛性疾患の細胞像…………… 215
	7 線維素の染色法………………… 166			8 卵巣の腫瘍の細胞像…………… 215
	8 アミロイドの染色法…………… 168		**C**	呼吸器系の細胞診……………………… 215
	9 核酸の染色法…………………… 169			1 解剖と組織学…………………… 215
	10 鉄・ヘモジデリンの染色法…… 170			2 検体の採取方法………………… 216
	11 石灰(カルシウム)の染色法…… 171			3 気道の正常の剝離細胞像……… 216
	12 メラニンの染色法……………… 171			4 非腫瘍性変化の細胞像と物質… 217
	13 胆汁色素検出法………………… 172			5 肺癌の組織学的分類と細胞像… 219
	14 リポフスチンの検出法………… 173			6 縦隔の細胞診…………………… 222
	15 好銀性内分泌顆粒の染色法…… 174		**D**	泌尿器系の細胞診……………………… 222
	16 組織内血液細胞の染色法……… 175			1 検体の採取法…………………… 223
	17 組織内病原体の染色法………… 177			2 検体の処理法および標本作製法……… 223
	18 神経系の染色法………………… 182			

3　尿中にみられる正常細胞および
　　　　細胞以外の成分 ……………………… 223
　　　4　膀胱・尿管・腎盂の悪性腫瘍 …………… 224
　　　5　腎の悪性腫瘍 ……………………………… 226
E　男性生殖器の細胞診 ………………………… 226
　　　1　前立腺腫瘍 ………………………………… 226
　　　2　精巣腫瘍 …………………………………… 226
F　体腔液の細胞診 ……………………………… 226
　　　1　検体の種類と採取・処理法 ……………… 226
　　　2　体腔液中にみられる良性細胞 …………… 227
　　　3　悪性腫瘍 …………………………………… 228
　　　4　体腔液細胞診における免疫細胞化学 …… 231
G　脳脊髄液の細胞診 …………………………… 231
　　　1　正常髄液中にみられる細胞 ……………… 231
　　　2　炎症性病変 ………………………………… 231
　　　3　腫瘍性病変 ………………………………… 232
H　乳腺の細胞診 ………………………………… 232
　　　1　乳腺の構造と構成細胞 …………………… 232
　　　2　乳腺の正常細胞 …………………………… 233
　　　3　乳腺の良性腫瘍 …………………………… 233
　　　4　乳腺の悪性腫瘍 …………………………… 234
I　甲状腺の細胞診 ……………………………… 235
　　　1　甲状腺の構造と細胞 ……………………… 235
　　　2　非腫瘍性疾患の細胞像 …………………… 235
　　　3　腫瘍類似病変と良性腫瘍の細胞像 ……… 235
　　　4　悪性腫瘍の細胞像 ………………………… 236
J　消化器系の細胞診 …………………………… 237
　　　1　正常細胞および良性細胞 ………………… 237
　　　2　良性異型細胞 ……………………………… 237
　　　3　悪性細胞 …………………………………… 237
K　唾液腺の細胞診 ……………………………… 238
　　　1　良性腫瘍の細胞診 ………………………… 238
　　　2　悪性腫瘍の細胞像 ………………………… 239
L　軟部腫瘍の細胞診 …………………………… 239

第6章　電子顕微鏡検査法
　　　…… 櫻井達夫・飛田野清美・二階堂貴章　240

A　電子顕微鏡の種類 …………………………… 240
　　　1　透過型電子顕微鏡（TEM）……………… 240
　　　2　走査型電子顕微鏡（SEM）……………… 241
B　透過型電子顕微鏡用標本の作製 …………… 241
　　　1　固定法 ……………………………………… 241
　　　2　脱水・包埋法 ……………………………… 242
　　　3　超薄切片作製法 …………………………… 243
　　　4　電子染色 …………………………………… 246
　　　5　電子顕微鏡観察 …………………………… 247
　　　6　暗室操作 …………………………………… 248
　　　7　写真のトリミング ………………………… 248
　　　8　報告・整理保管 …………………………… 248
C　走査電子顕微鏡用標本の作製 ……………… 249
D　電顕的オートラジオグラフィー法 ………… 249
E　免疫電顕法 …………………………………… 249

第7章　病理解剖検査法
　　　…… 福嶋敬宜・二階堂貴章・小瀬川順幸　250

A　解剖検査とは ………………………………… 250
　　　1　病理解剖検査の目的 ……………………… 250
　　　2　病理解剖に関する法律 …………………… 250
B　病理解剖の実際 ……………………………… 251
　　　1　病理解剖の準備 …………………………… 251
　　　2　病理解剖の介助 …………………………… 252
　　　3　病理解剖の手順 …………………………… 253
　　　4　臓器の重量と大きさ ……………………… 257
　　　5　バイオハザード …………………………… 257
　　　6　病理解剖で摘出した臓器の管理・保存 … 257

巻末付録 …………………………………………… 259
和文索引 …………………………………………… 261
欧文索引 …………………………………………… 273

I

病理学

第1章 病理学総論

学習のポイント

❶ 病理学は，大きく実験病理学と診断病理学に分けることができる．実験病理学とは疾患の成り立ちや病態の解明を目指す基礎医学の一分野であり，診断病理学とは病理形態の情報を疾患の診断や評価に応用する臨床医学の一分野である．

❷ 病理学は，18世紀以降，Morgagni，Rokitanskyらの行った病理解剖を基盤として発展してきた．Virchowは，光学顕微鏡による病変部の観察を行い，疾患の基盤は細胞にあるという細胞病理学を提唱した．

❸ 診断病理学の対象とするものとしては，生検組織診，手術検体の診断，細胞診，術中迅速診断，病理解剖がある．

A 病理学の概要

1. 病理学とは

病理学（pathology）とは，全身および臓器における疾病の形態的異常や機能的異常を追究する学問である．したがって，古くは病気についての学問のすべてが病理学であったともいえる．

現代の病理学は，大きく実験病理学と診断病理学に分けることができる（表1）．実験病理学は，疾患の成り立ちや病態などを動物モデルなどを用いて解明しようとする研究分野を指す．最近では分子病理の発達によりヒト材料を用いた実験病理学的研究も盛んに行われるようになった．診断病理学は，臨床医学の一研究分野であり，それらの応用が病院内で行われる病理検査/病理診断といえる．この中には，患者の治療方針決定のために患部組織を採取したり手術切除された臓器・組織を検索する組織検査，細胞を採取して行う細胞診や亡くなった人を解剖して行う剖検なども含まれる．

2. 病理学の歴史

医学の祖とされるHippocrates（ヒポクラテス；紀元前460-377）は，健康は4つの体液（血液，粘液，黄胆汁，黒胆汁）が正常に混和した状態とし，病気の本態をこれらの体液の相互作用によって生じるとした．この学説は，人体解剖による疾患の研究が始まる16世紀後半以降も，多くの著名な医学者たちに強い影響を与えていた．

18世紀半ばになって，イタリアの解剖学者Giovanni Battista Morgagni（ジョバンニ・バティスタ・モルガーニ；1682-1771）がHippocratesらの学説（体液疾病説）を覆す理論を提唱し，『解剖によって明らかにされた病気の座と原因』（1761）に著した．Morgagni自身が実際に見てきた700件以上の病歴と解剖結果が詳細に記載され，ある病気がある臓器をどのように変質させるかが示されており，ここではじめて，病気がどのように進行するかを理解するための新しい方法，すなわち「病理学」が生み出されたといえる．その後，年平均1,500～1,800体の剖検を行い『病理解剖学教本』を著したKarl Freiherr von Rokitansky（カール・ロキタンスキー；1804-1878）が登場し，病理解剖学が確立していった．Rokitanskyの剖検方

表1　病理学の区分

病理学	
実験病理学	診断病理学（外科病理学）
疾患の成り立ちや病態などの解明を目的とする（基礎医学の一分野）	病理形態の知見を，疾患の診断，評価に応用しようとする（臨床医学の一分野）
（概要） 動物疾患モデルの作製 分子生物学的手法の導入 ほか	（概要） 生検組織診 手術切除検体の検索 細胞診 術中迅速病理/細胞診断 病理解剖（剖検）

法やその変法は現在も用いられている．

　病理学の大きな発展は，19世紀半ばドイツの病理学者Rudolf Ludwig Karl Virchow（ルドルフ・ウィルヒョウ；図1）によってなされた．Virchowは『病理学論集』に「細胞病理学」（1855）という論文を掲載し，それまでの体液病理学に影響された学説を痛烈に批判するとともにその説の欠陥や矛盾を指摘した．そして，その後，「あらゆる細胞は，ほかの細胞の分裂から生じる」，「細胞の組織構造のあらゆる異常は，劣化，変異，あるいは正常構造の増殖によって生じる」と，体内でどのように病気が進行するかの原則を提示した．現在のように，「がんは細胞が腫瘍化したもの」という考えが広まったのもVirchow以降である．

　Virchowが細胞病理学の提唱に至ったのには，この間の光学顕微鏡が発明と発展の寄与が大きい．Virchowは，解剖のすべての段階で，臓器組織片や血液などの標本を顕微鏡で調べていったのである．

　顕微鏡の精度が上がってきてからは，病理学者は組織・細胞の観察に顕微鏡を使用し始めた．そして同じころ，組織を適当な液に浸して固化させ，堅い物質中に包埋し，機械を用いて薄い切片を作成し，各種の染色を組み合わせて観察する，現在と同じような病理検査の方法が開発されてきたのである．

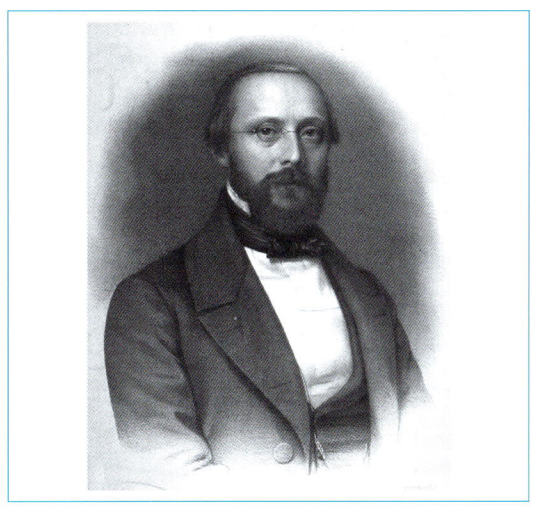

図1　Rudolf Ludwig Karl Virchow（1821-1902）
「すべての細胞は細胞から生じる」

3. 臨床医学としての病理学

　病理学は人の疾患に対する追究の学問であり，前述のように病理解剖を基盤にして発展してきたが，これらの知見を病院を訪れた患者の診断治療に応用しようとするのが臨床医学としての病理学であり，病理診断学ともよばれる．

　その患者の病態，疾患は何なのか，どういう状態なのか，どのような治療が適しているのかという情報を病理組織・細胞レベルの観察から提供することがその役割である．放射線画像診断をはじめとした臨床医学が目覚ましい発展を遂げるなかでも，病理診断は，特に腫瘍性病変においては現在も最終（確定）診断として位置づけられている．

　病理診断学の方法としては，生検組織診，手術切除検体の組織学的検索，細胞診，病理解剖があり，組織診，細胞診にはそれぞれ術中に行う迅速診断がある．また，それぞれの検体は，臓器や病態など必要に応じて，電子顕微鏡検査，組織化学染色，免疫組織化学検査および遺伝子検索などが追加して行われる．

a. 生検組織診

　確定診断を目的に患部の組織を採取し，病理組織診断を行うもの．組織の採取の方法は，消化管

内視鏡検査や気管支鏡下などに行われる鉗子生検，肝臓，腎臓，前立腺，骨髄などの深部臓器に対して行われる針生検，リンパ節や腫瘍切除をかねて行われるリンパ節摘除生検，腫瘍切除生検などがある．

b. 手術切除検体の検索

手術で切除された患部臓器を肉眼的にまた組織学的に検索し，病変の質的評価とともにその拡がりや切除断端の評価，合併病変の有無などを調べる．腫瘍病変の場合，予後を予測するような因子（腫瘍組織のグレード，腫瘍の進行度，脈管侵襲の有無や程度，ほか）なども，それぞれの腫瘍の種類に応じて調べる．

c. 細胞診

尿や体腔液中の剝離細胞や患部表面の擦過細胞，さらには穿刺吸引によって得られた細胞などを顕微鏡を用いて形態的に観察し，異常細胞（異型細胞）などを検出し評価する検査である．ウイルス感染の有無や炎症，ホルモン環境等の評価にも用いられることがある．通常，Papanicolaou（パパニコロウ）染色およびGiemsa（ギムザ）染色が用いられる．

d. 術中迅速病理/細胞診断

手術中に，その治療方針の決定のために患部の一部を採取し，病理診断を行うものである．通常の標本作製過程を経ず，急速に凍結させて薄切（後述）することにより15～30分程度の時間内に病理診断を行うことが可能となる．主に胸水や腹水では，手術中に「術中迅速細胞診」が行われることがある．

e. 病理解剖（剖検）

死因の究明，臨床所見と病態との関連を調べるために行われる死体解剖のことである．学問的な意味合いだけでなく，その患者の診療に関与した臨床医，病理医，ほかへのフィードバックにより，医療レベルの向上にも寄与する．

B 病因

病気の原因は，大きく外的因子（外因）と内的因子（内因）に分けられる．

外因は，感染症を生じさせる病原微生物（細菌，真菌，ウイルス，寄生虫などの「生物学的因子」，放射線，熱，圧などの「物理的因子」，人体に障害のある化学物質などの「化学的因子」，摂取過剰や欠乏のどちらも病因となりうる「栄養学的因子」，そして社会生活におけるさまざまなストレスや環境による「社会的因子」などに分けて考えることができる．

内因には，遺伝的要因や加齢・老化などがあり，個人差が大きいといえる．そして，上に挙げた外因に対する防御反応や適応力は個人に内在する能力と関連していることから，外因と内因は複雑に関連して病気の発症につながると考えることができる．

C 細胞傷害と創傷治癒，適応現象

本項を理解するために

❶ 細胞傷害には可逆性のものと非可逆性のものがある．非可逆的の強い傷害は，壊死あるいはアポトーシスにより細胞死がもたらされる．

❷ 細胞死は，形態的に壊死（ネクローシス）とアポトーシスに分けられる．壊死の形態的特徴は核の消失であり，それに対し，アポトーシスでは，核の濃縮，断片化がみられる．またアポトーシスでは細胞膜が保持されるため炎症は起きず，最終的には周囲の細胞や貪食細胞に取り込まれる．

❸ 細胞死に至らない程度の傷害を受けた場合，細胞は変性とよばれる種々の形態的な変化を示す．変性には，水腫変性，脂肪変性，空胞変性，硝子滴変性，硝子変性，粘液変性などがある．

❹ 組織修復は細胞死をきたすような強い傷害を受けたときの生体反応であり，再生と線維化という2つの要素からなる．再生により完全に元

の状態に戻ることもあるが，多くの場合，失われた組織は線維組織に置き換えられ瘢痕化する．
❺ 創傷治癒は，血管の透過性亢進とフィブリン沈着，炎症細胞の浸潤，肉芽組織の形成などの過程を経て，線維化する．
❻ 適応現象には，肥大，過形成，萎縮，化生がある．

1. 細胞傷害

a. ストレス，侵襲と細胞傷害

細胞のおかれた環境に多少の変動があっても，それが一定の範囲内であれば細胞の定常状態は保たれる．環境の変動はストレス，刺激，あるいは侵襲とよぶこともできる．

環境の変動には生理的なものと病的なものがあり，一定の範囲内であれば細胞は適応という現象によって対応することができる．しかし変動が一定の限度を超えると，細胞傷害が発生する．

b. 細胞傷害の可逆性と非可逆性

細胞傷害には可逆的なものと非可逆的なものがある．傷害が軽微である場合，環境が元の状態に戻れば細胞も元の状態を回復する．これを可逆的傷害とよぶ．一方傷害が持続する場合，あるいは高度な傷害の場合には，細胞傷害は永続する．これを非可逆的傷害とよぶ．

c. 細胞傷害の原因

細胞傷害の原因は，①虚血，低酸素，②物理的因子（熱，外傷，放射線など），③化学的物質，薬物，④生物因子（微生物，免疫反応），⑤その他（細胞内蓄積）に分類されている．

2. 変性と細胞死

a. 変性（degeneration）

細胞死に至らない程度の傷害を受けた場合，細

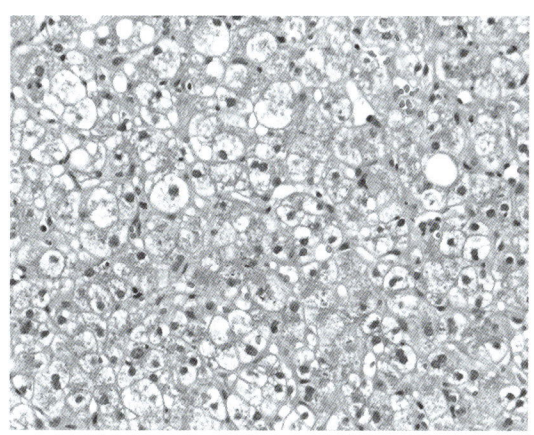

図2　水腫変性

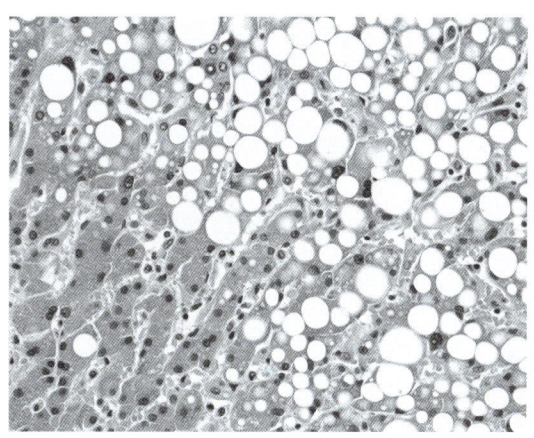

図3　脂肪変性

胞は変性とよばれる種々の形態的な変化を示す．変性には，水腫変性，脂肪変性，空胞変性，硝子滴変性，硝子変性，粘液変性などがある．

1) 水腫変性（hydropic degeneration）

虚血性細胞傷害の初期やウイルス性肝炎の急性期，薬物傷害などにおいてみられる（図2）．細胞質は腫大し空胞状にみえる．

2) 脂肪変性（fatty degeneration）

脂肪合成の亢進，あるいは脂肪の分解・放出経路のいずれの段階かで阻害が起きると細胞内に脂肪の蓄積が生じる（図3）．脂肪肝における肝細胞の脂肪変性が代表例である．アルコール性肝障害，虚血などの原因によって起きる．

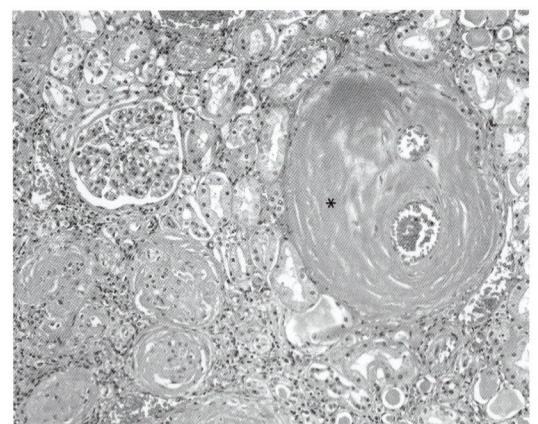

図4 血管の膠原線維の変化（細小動脈硬化）

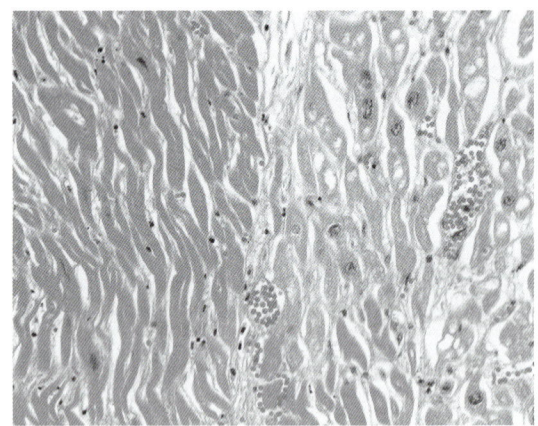

図5 凝固壊死

3）硝子変性（hyaline degeneration）と硝子滴変性（hyaline droplet degeneration）

ヘマトキシリン・エオジン（H-E）染色にて好酸性で均一にみえる組織変化を硝子化あるいは硝子変性とよぶ（硝子とはガラスのこと）．同様に，好酸性の球状物は硝子滴とよばれる．「硝子…」という名称は，以下に示すさまざまな病変を指す．

- 蛋白の細胞質内蓄積：$α_1$アンチトリプシン欠乏症では，遺伝子変異によって生じた異常な蛋白が肝細胞内に蓄積し硝子滴変性を示す．尿細管からの蛋白の再吸収が亢進する病態では，尿細管上皮に硝子滴の蓄積が認められる．
- 間質，血管の膠原線維の変化：高血圧における細小動脈硬化では血管壁の膠原線維の線維構造が不明瞭となり，好酸性で均一な像を呈する（図4）．
- その他：血漿成分の滲出，沈着による病理所見の記載にも使用される（フィブリノイド変性，肺の硝子膜形成など）．

4）粘液変性（mucous degeneration）

細胞内や細胞外に，粘液あるいは粘液様の物質が蓄積することがあり，粘液変性という．

b. 壊死（ネクローシス；necrosis）

非可逆性の強い傷害を受けると細胞死が起きる．細胞死は，その形態により，壊死と次に述べるアポトーシスに分けられる．壊死の形態的特徴は核の消失であり，細胞膜の傷害により細胞内の

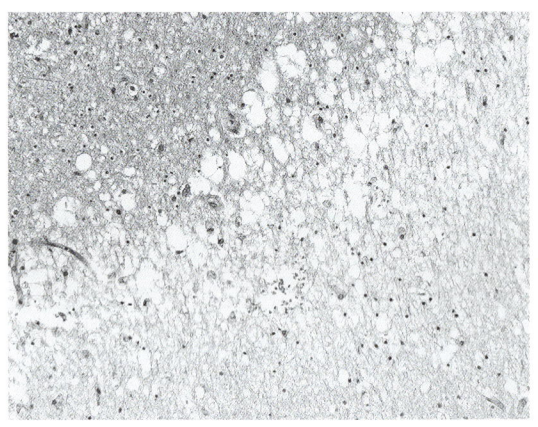

図6 融解（液化）壊死

酵素が流出し炎症が起きる．壊死は形態的な特徴により，凝固壊死と融解（液化）壊死に大きく分けられるが，その他にも壊死の形態を記載する用語として，出血壊死，乾酪壊死などがある．

1）凝固壊死（coagulation necrosis）

蛋白質の変性，凝固が主体のときにとる形態像．壊死に陥った細胞は，核が消失し，細胞質はHE染色にて強い好酸性を呈する（図5）．初期には，壊死に陥った細胞の輪郭はおおむね保たれている．典型的な凝固壊死は，心，腎，脾などの梗塞においてみられる．

2）融解（液化）壊死（liquefaction necrosis）（図6）

脂肪成分が多く蛋白成分の比較的少ない組織で

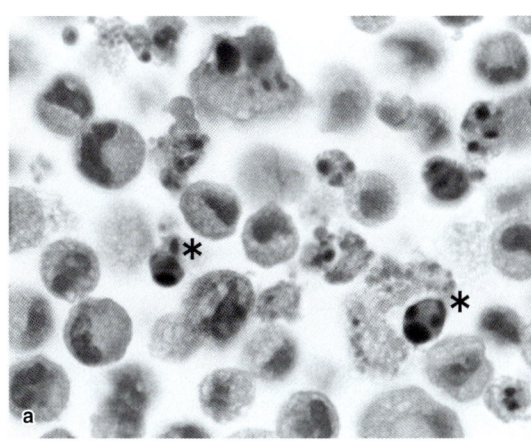 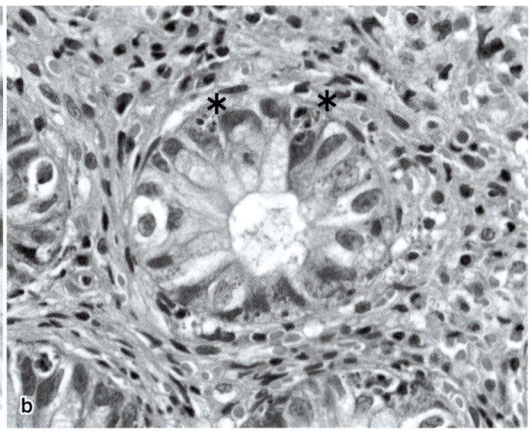

図7　アポトーシス
a．培養細胞でみられたアポトーシス像（＊）．
b．大腸生検でみられたGVHD（→ p.24）によるアポトーシス像（＊）．

は，蛋白の分解が進むため細胞，組織は融解する．脳梗塞において典型的な融解壊死をみる．

3）出血壊死（hemorrhagic necrosis）

出血を伴った壊死．血管の破綻を伴う場合にみられる．

4）乾酪壊死（caseous necrosis）

結核でみられる凝固壊死の一種．炎症性滲出物，脂質成分が多く，チーズ様の肉眼像を呈する．

c．アポトーシス（apoptosis）

核の濃縮，断片化などの特徴的形態を特徴とした細胞死を指す．細胞膜が保持されるため細胞内の酵素の流出はみられない．そのため，壊死と異なり，一般には炎症は起こらず，周囲の細胞の取り込まれて除かれる（図7）．アポトーシスは，個体の発生，成体における細胞数のホメオスタシスの維持に重要である．アポトーシスと壊死の比較を表2にまとめた．

1）アポトーシスの生理的な機能

脳の発生過程では，細胞分裂によって生じた過剰な数の神経細胞が産生されたあと，不要な神経細胞はアポトーシスにより除去される．成体の腸上皮では，腺窩底部の細胞の増殖と表層でのアポ

表2　アポトーシスと壊死の比較

	アポトーシス	壊死
細胞質	濃縮	膨化
核	濃縮，断片化	消失
細胞膜	保持	破壊
炎症	なし	あり
転帰	貪食細胞などに取り込まれる	線維化あるいは融解

トーシスによる細胞脱落のバランスによって一定の細胞数が保たれている．Tリンパ球の成熟過程では，自己抗原に反応するT細胞はアポトーシスにより胸腺内で除去され，自己免疫疾患が起きないように調節されている．

2）アポトーシスと疾患

アポトーシスは以下のようなさまざまな疾患において認められる．

・神経変性疾患：アポトーシスによる神経細胞の脱落が原因で機能障害が生じる．
・移植片対宿主病：骨髄移植で発生する．移植された免疫系のT細胞が宿主の細胞を非自己と認識し攻撃しアポトーシスを誘導する．
・ウイルス感染：感染細胞がT細胞により攻撃され，アポトーシスにより排除される．
・癌細胞ではアポトーシスを抑制する機構があるため（bcl-2の過剰発現，p53の失活化），細胞の

過剰な増殖や治療に対する抵抗性が起きる．

3）アポトーシスの機構：誘導因子

アポトーシスは，以下のようなさまざまな機構によって誘導されることが知られている．

- 放射線，低酸素，毒素，抗癌剤などによる細胞傷害：細胞傷害によるストレスは，癌抑制遺伝子 p53 やミトコンドリア膜にある bcl-2 ファミリーなどの分子を介してアポトーシスを誘導する．
- ホルモン，増殖因子の欠乏：多くの細胞では，増殖因子やホルモンが細胞の生存，増殖に必要であり，増殖因子やホルモンが欠乏すると，細胞はアポトーシスを起こす．
- 細胞基質間の接着の喪失：血液細胞以外の多くの細胞では，基質との接着が細胞の生存に必要であり，基質との接着阻害により細胞はアポトーシスを起こす．
- FasL：腫瘍壊死因子（tumor necrosis factor；TNF）スーパーファミリーの FasL（FAS ligand, FAS リガンド）が，その受容体 FAS に結合すると，FAS の細胞内ドメインからのシグナルを介してアポトーシスが誘導される．
- 細胞傷害性 T 細胞による傷害：細胞傷害性 T リンパ球は標的細胞内にグランザイム B という酵素を標的細胞内に送り込むことによりアポトーシスを誘導する．

3. 組織修復と再生

組織修復は傷害に対する生体の反応であり，再生と線維化という2つの要素からなる．再生による完全に元の状態に戻ることもあるが（完全治癒），多くの場合，失われた組織が線維組織によって置き換えられ，瘢痕化とよばれる状態となる（不完全治癒）．

a. 創傷治癒の経時的変化

皮膚の創傷により組織の欠損が生じると，まず血管の透過性亢進によりフィブリンの滲出，ついで炎症細胞（好中球，リンパ球，組織球）の遊走が

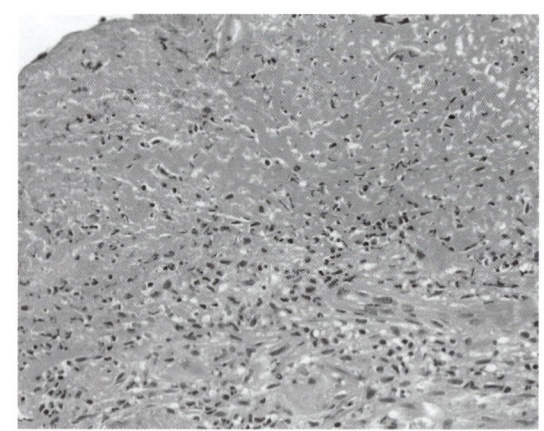

図8　炎症細胞の遊走

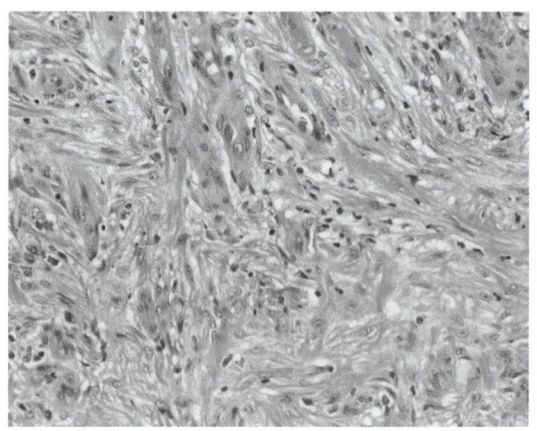

図9　肉芽組織の形成

起きる（図8）．炎症細胞の主体は，初期（1～3日）には好中球であるが，後期（3日以降）には組織球に移行する．炎症細胞に引き続いて線維芽細胞や血管内皮の遊走，フィブリン内への侵入，増殖が起き，その結果，線維組織や血管に富む肉芽組織が形成される（図9）．線維芽細胞から産生されるコラーゲンなどの細胞外基質の沈着により，肉芽組織は時間の経過とともに線維化する．一方表皮の欠損した部分は周辺の表皮細胞が増殖し遊走することにより被覆される（再上皮化）．細胞外基質や壊死物質は分解され，組織球に貪食されたり吸収される．肉芽組織中の線維芽細胞は収縮し傷の閉鎖を促す．修復が良好であれば線維化は軽微で組織は元に近い形態にまで修復されるが，修復が不十分な場合には瘢痕（scar）となる．このような

創傷治癒の過程は，肉芽組織の形成までの第一相とそれ以降の第二相に分けることができる．

b. 創傷治癒に影響する要因

組織修復の過程は，傷害の原因，程度や頻度，あるいは組織の再生能により多少異なっている．一般に傷害が軽度であれば線維化も軽いが，高度の傷害では線維化も広範なものとなりやすい．

再生能は細胞や組織により大きく異なる．たとえば肝臓，腎臓は再生能の高い臓器であるが，骨格筋，心筋，中枢神経は再生能のない，あるいはきわめて再生能の低い組織と考えられている．

組織修復の過程自体が組織によって異なる場合もある．中枢神経系の組織修復では，線維芽細胞の代わりにアストログリアが増殖し，線維性瘢痕ではなく，グリア瘢痕が形成される．

薬剤や基礎疾患によって組織修復は影響を受ける．たとえばステロイド剤で治療中の患者や糖尿病の患者では，創傷治癒の遅延がみられる．また二次的に感染が合併すると，膿瘍，肉芽腫の形成などをみることがある．治癒過程も遷延し，感染のない場合に比べより広範な線維化，瘢痕形成をみる場合が多い．

加齢も組織修復に影響を与える因子である．胎児は再生能が高く，線維化も起きにくい．一方，老人では，再生能の低下のみならず線維化の過程も遷延化しやすい．

c. 創傷治癒で働く分子

1) 増殖因子 (growth factor)

組織や細胞が傷害されると，損傷された組織の細胞あるいは血中の血小板や炎症細胞からさまざまな増殖因子が放出され，細胞の増殖，運動を刺激し創傷治癒を促進する．以下，代表的な増殖因子を列挙する．

・上皮増殖因子 (epidermal growth factor；EGF)：顎下腺から単離された最初の増殖因子．主に上皮細胞の増殖を誘導する．
・血小板由来増殖因子 (platelet-derived growth factor；PDGF)：血小板から放出され，血清中に豊富に存在する．線維芽細胞の増殖を刺激する．
・血管内皮増殖因子 (vascular endothelial growth factor；VEGF)：血管内皮の増殖を誘導する．癌細胞から多量に産生され，血管新生において重要である．
・肝細胞増殖因子 (hepatocyte growth factor；HGF)：肝細胞の増殖因子として単離されたが，多くの上皮細胞に対し増殖作用がある．
・トランスフォーミング増殖因子 (transforming growth factor；TGF-β)：上皮細胞，リンパ球の増殖を強力に抑制する．線維芽細胞のコラーゲン産生を刺激する．

2) 細胞外基質 (extracellular matrix；ECM)

コラーゲン，フィブロネクチン，ラミニンなどが代表例である．細胞間を埋めて細胞に足場を提供するだけでなく，増殖因子と協調して細胞増殖や運動制御している．主に線維芽細胞により産生されるが，上皮細胞，内皮細胞などから産生される細胞外基質もある．

3) プロテアーゼ (protease)

産生された過剰な細胞外基質を分解する酵素群がある．線維組織の吸収だけでなく，細胞の増殖，運動を調節している．

4) 接着分子 (adhesion molecule)

細胞と細胞，あるいは細胞と細胞外基質の接着は，受動的におきるものではなく，細胞膜にある接着分子によって特異的に制御されている．炎症

サイドメモ：増殖因子とは？

増殖因子とは，細胞増殖，分化，遊走など多様な生物活性をもつ，主に10 kd～30 kdほどの低分子蛋白である．受容体はチロシンキナーゼ活性をもつものが多いが，例外的にTGF-β受容体のようにセリン・スレオニンキナーゼ活性をもつものもある．古くから，組織抽出液，血清，癌細胞の培地中には，さまざまな生物活性を有する因子があることが知られていたが，分子生物学的手法の進歩により，分子の精製や遺伝子クローニングが進んだ．

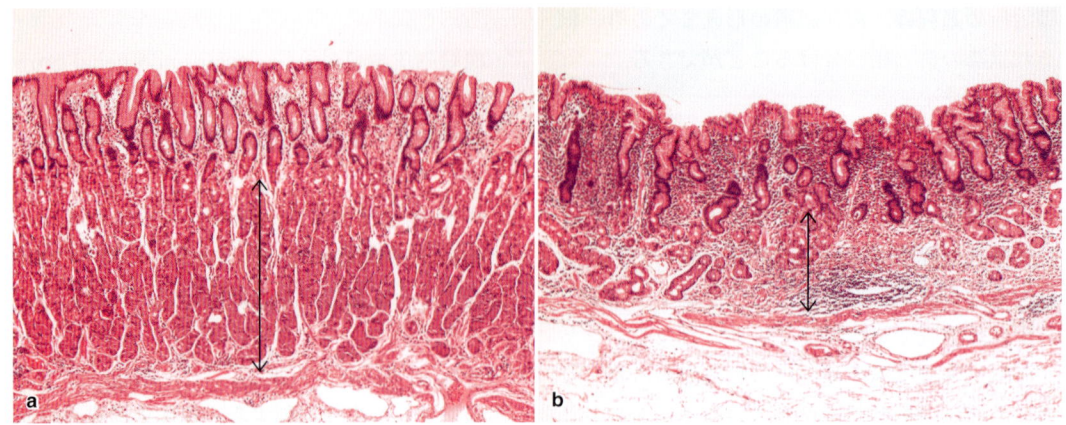

図 10　正常の胃粘膜と萎縮性胃炎
a．正常の胃底腺粘膜．
b．萎縮性胃炎の粘膜．正常に比べ腺組織の減少がみられる（矢印部を比較）．

初期の炎症細胞，血管内皮細胞，線維芽細胞の遊走において重要な役割を果たしている．

4. 適応現象

環境からのストレス，刺激が一定の範囲であれば，細胞・組織は，肥大，過形成，萎縮，化生などの適応現象により新たな定常状態を得る．

a. 肥大（hypertrophy）

細胞の大きさの増大により，本来の形状を維持したまま臓器・組織の大きさが増す現象を指す．スポーツ選手の心筋や骨格筋の肥大，高血圧や心疾患での心筋肥大，妊娠子宮における平滑筋の肥大，前立腺肥大，片腎摘出後の代償性肥大などが代表例である．狭義には，細胞の数的増加を伴わないが，一般的には，肥大に伴って数的増加を伴うことが多い．そのため，純粋な肥大は細胞分裂能のない（あるいは，きわめて低い）心筋においてみられる．

b. 過形成（hyperplasia）

組織を構成している細胞の過剰な増殖により組織の大きさが増す現象をいう．エストロゲン刺激亢進時の乳腺や子宮内膜が例としてあげられる．胃，大腸では過形成性ポリープがしばしばみられ

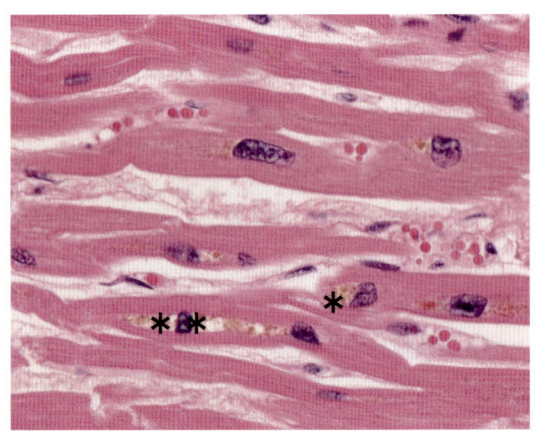

図 11　加齢により萎縮した心筋
褐色の色素〔リポフスチン（＊）〕の蓄積がみられる．

る．細胞の増生はあるが，構成する細胞に異型はみられない．皮膚のケロイドは，線維芽細胞の過剰な増殖によるものであり，一種の過形成である．

c. 萎縮（atrophy）

正常の大きさに分化，成熟した組織において，構成している細胞の数的減少や容積の減少により，組織の大きさが減少する現象を指す．発生の段階において正常の大きさにならない場合は低形成とよばれる．閉経後の子宮内膜や卵巣，認知症の大脳萎縮，低栄養時の心筋や骨格筋の萎縮，長期臥床時の骨格筋の萎縮，慢性胃炎での粘膜萎縮

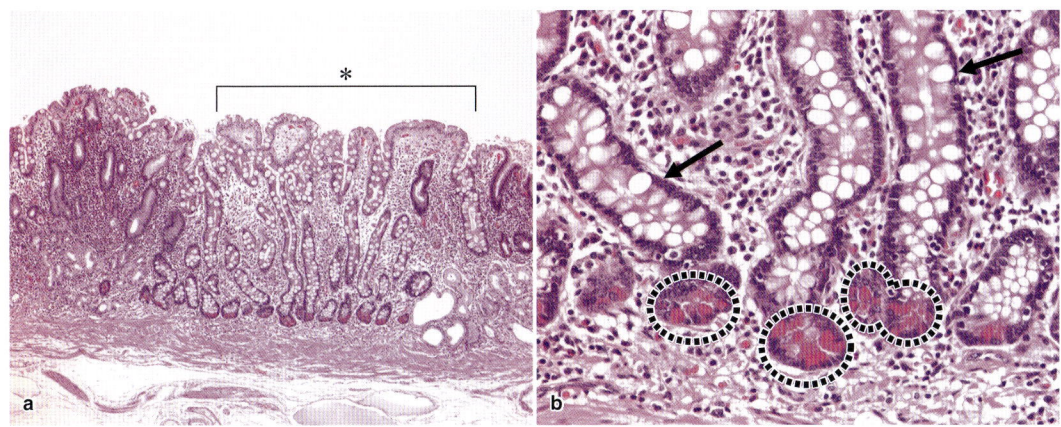

図12　胃の腸上皮化生
a．＊印で示す範囲が腸上皮化生．
b．杯細胞（矢印）とPaneth細胞（⋯）が出現する．

などがあげられる（図10）．加齢や消耗性疾患による萎縮では，細胞内にリポフスチン（lipofuscin）とよばれる褐色の色素が沈着する（図11）．肉眼で褐色にみえるため，褐色萎縮（brown atrophy）とよばれる．

d．化生（metaplasia）

一度正常に分化した組織が，適応現象により，本来とは異なる組織に置き換えられる現象を指す．代表例を以下に列挙する．

1）胃炎での腸上皮化生

本来腸粘膜の成分である杯細胞とPaneth（パネート）細胞が胃粘膜に出現する（図12）．

2）Barrett（バレット）食道

食道下部粘膜が，全周性かつ胃から連続的に少なくとも3cm以上腺上皮で置き換えられた状態．逆流性食道炎の結果起こると考えられている．

> **サイドメモ：生体内の色素**
>
> 老化した細胞や貪食細胞（マクロファージなど）にはしばしば褐色のリポフスチン（あるいは消耗色素（wear and tear pigment）ともよばれる）が蓄積する．組織内で褐色にみえる色素としては，そのほかにメラニン，鉄，胆汁があげられる（→ p.32, 33）．

元来欧米に多い病変だが，近年日本でも増加に傾向ある．

3）気管支粘膜の扁平上皮化生

喫煙者では，しばしば気管や太い気管支を被覆する上皮が，部分的に腺毛円柱上皮から扁平上皮に変化する．重喫煙者では，異型を伴うようになる．

4）骨化生，軟骨化生

軟部組織やさまざまな臓器に本来みられないはずの骨，軟骨が形成されることがあり，それぞれ骨化生，軟骨化生とよばれる．

5．細胞傷害と創傷治癒，適応の転帰

細胞や組織に傷害が加わった場合，傷害の程度や組織の種類により，さまざまな転帰をとる可能性がある．ここでは，このようないくつかの可能性について，図13にまとめるとともに，簡単に説明する．

まず，細胞・組織に傷害が加わった場合，一定の範囲内では，肥大，過形成，萎縮，化生などの適応現象により，安定状態が保たれる．しかし，傷害があるレベルを超えると細胞傷害が起きる．非可逆的な傷害は細胞死をもたらす．細胞死はそ

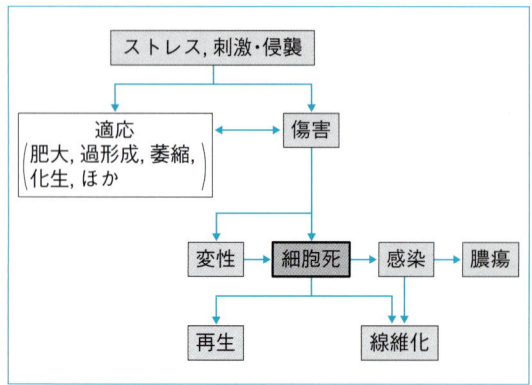

図13 細胞傷害と修復のまとめ
細胞・組織にストレス,刺激,侵襲が加わった場合,一定の範囲内では,肥大,過形成,萎縮,化生などの適応が起きるが,あるレベルを超えると細胞傷害をきたし,変性ないし細胞死が起きる.細胞死によって失われた組織は,再生と線維化により修復される.修復の過程で感染が起きると膿瘍の形成をみることがある.

の形態より,壊死とアポトーシスの2種類に分類される.

　細胞死などにより組織の欠損が生じた場合,細胞の増殖,遊走によって組織の修復が行われる.組織修復により組織が完全に元に戻る場合と線維化あるいは瘢痕を残す場合がある.

　組織修復の過程は,傷害の原因,程度や頻度,あるいは組織の再生能により違いがあり,また,感染,糖尿病などの基礎疾患などにより修飾を受ける.二次的な感染により膿瘍を形成する場合もある.加齢により修復過程は遷延しやすい.

D 炎症

本項を理解するために

❶ 炎症とは傷害因子に対する最初の組織反応であり,急性炎症と慢性炎症に大別される.急性炎症の組織像の特徴としては,浮腫,充血,出血と好中球の浸潤がある.慢性炎症では,組織球やリンパ球の浸潤,線維化が認められる.
❷ 急性炎症の組織像はさまざまであり,その特徴から,漿液性炎,線維素炎などに分類される.
❸ 急性炎症は,組織傷害のときと同様,組織構築の変化をきたさずに治癒する場合(完全治癒)と線維化や瘢痕を残す場合(不完全治癒)がある.急性炎症を起こした原因が取り除かれない場合や繰り返し起きる場合には,炎症は持続し慢性炎症に移行する.
❹ 化膿性炎の多くは細菌感染によって起きる.小さな化膿性炎は膿が吸収されて治癒に向かうが,炎症の程度が強く組織の破壊が起きると膿瘍が形成される.膿瘍は排膿されると炎症が鎮静化するが,多くの場合,周囲に肉芽組織と線維性組織が形成され完全な治癒は難しくなる.
❺ 腐敗菌が二次性に感染した状態を壊疽性炎とよぶ.病原体が血中に侵入した状態は菌血症とよばれ,菌が全身に運ばれ微小な膿瘍や肉芽腫を形成する.

1. 炎症とは何か

　炎症(inflammation)とは細胞傷害に対する生体の防御・修復反応である.傷害の原因と傷害の結果生じた壊死組織を排除し治癒のための準備をする過程であり,組織修復と密接に関連している.炎症の四主徴としては,① 発赤,② 腫脹,③ 熱感,④ 疼痛があげられる.

2. 炎症の原因

　炎症を起こす原因はさまざまであるが,大きく① 病原微生物,② 物理・化学的因子,③ アレルギー反応などに分類することができる.

3. 炎症にかかわる細胞の種類

　炎症にかかわる細胞は大きく血液系細胞と間葉系細胞に分けることができる.血液系細胞では白血球(leukocyte)と血小板(platelet)が主に炎症では重要である.白血球には好中球(neutrophil),好酸球(eosinophil),好塩基球(basophil),肥満細胞(mast cell),リンパ球(lymphocyte),形質細

(plasma cell), 単球(monocyte), 組織球〔histiocyte, マクロファージ(macrophage)〕, 樹状細胞(dendritic cell)などの種類がありそれぞれの機能も異なっている. 間葉系細胞には線維芽細胞と内皮細胞がある.

4. 急性炎症と慢性炎症

炎症は大きく急性炎症と慢性炎症に分類される.

a. 急性炎症(acute inflammation)

いろいろな傷害因子に対する最初の組織反応であり, 数時間から数日間持続する. 急性炎症では, 組織中に出血, 浮腫, 線維素(フィブリン)滲出が起き, 次いで好中球を主体とする炎症細胞の浸潤がみられる.

b. 慢性炎症(chronic inflammation)

急性炎症から移行して起こる病態. 傷害因子が持続する場合と正常な治癒過程が起きにくい場合にみられる. 慢性炎症では, リンパ球, 組織球主体の炎症細胞浸潤があり, 時間の経過とともに実質細胞の萎縮, 線維化が進行する. 傷害が遷延すると, 急性炎症と慢性炎症の病態が同時に認められることもある. またウイルス感染のように, 最初から慢性炎症を主体とする反応の起きる場合がある.

5. 組織形態による炎症の分類

炎症の組織像は急性炎症と慢性炎症に大別されると述べたが, さらに炎症の原因, 種類や時期によって以下のような組織像に分類される. **a.〜g.** は急性炎症, **h.〜i.** は慢性炎症である.

a. 漿液性炎(カタル性炎) (serous inflammation)

炎症性充血によって起きる血管からの液性成分の滲出(この滲出液に線維素は含まれない)と少量の好中球浸潤がみられる. 間質に滲出液が貯留すると浮腫となる. 粘膜の表面から多量の漿液が滲出してくる場合, 漿液性カタル(あるいはカタル性炎)とよばれる. 〔例:アレルギー性鼻炎, コレラ菌による腸炎〕

b. 線維素性炎(fibrinous inflammation)

フィブリノーゲンが滲出するとフィブリンが形成され網状に沈着する. 漿膜面ではフィブリンが沈着し, 時には絨毛状をすることがある. 気道, 消化管では, 線維素性滲出物が膜状に沈着し膜状を呈するときがあり, 偽膜性炎とよぶ. 析出したフィブリンは線維素融解によって吸収されるが, 時に器質化し癒着の原因となる. 〔例:喉頭ジフテリア, 偽膜性腸炎〕

c. 化膿性炎(purulent inflammation)

多数の好中球が浸潤する炎症を化膿性炎とよぶ. 好中球が滲出液に混じったものは漿液化膿性炎という. 膿とは膿性滲出物のことを指す. 多くは細菌感染による.

d. 蜂窩織炎(phlegmonous inflammation)

化膿性炎が限局しないで組織間隙にびまん性に拡がったもの. 皮下組織など結合織が疎な部位に起きやすい. 虫垂炎でもよくみられる.

e. 膿瘍(abscess)

組織の内部に起きる限局性の化膿性炎であり, 組織気の融解, 破壊により膿の貯留した病巣をさす.

f. 出血性炎(hemorrhagic inflammation)

さまざまな炎症反応に合併して出血が起こり滲出液や組織全体が血性を帯びる病態を指す. 血管傷害が強い場合に起きる. 広範な虚血性病変に伴う炎症, 腸管出血性大腸菌やペスト菌などの細菌感染, あるいはウイルス感染でみられる. 吸収, 器質化のあとに褐色の色素沈着を残す.

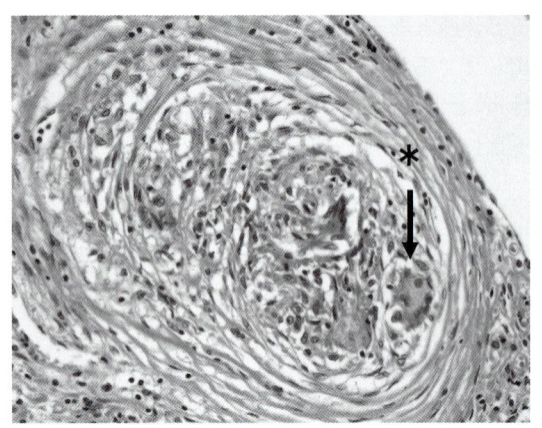

図14 サルコイドーシスでみられた肉芽腫
＊：多核巨細胞

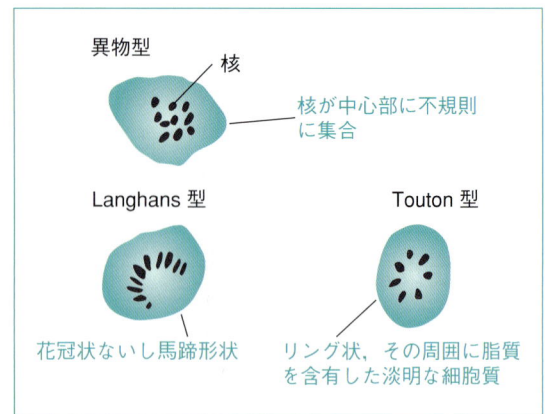

図15 いろいろな多核巨細胞の特徴

g. 壊死性炎（necrotizing inflammation）と壊疽性炎（gangrenous inflammation）

組織の壊死が著しい病態を壊死性炎という．細菌毒素，毒性物質，循環不全などで起きる．皮膚，消化管では潰瘍が形成される．腐敗菌などの二次感染が起きて腐敗分解した病態を壊疽性炎という．ガス産生菌の場合ガス壊疽となる．

h. 増殖性炎（proliferative inflammation）

慢性炎症では，線維芽細胞，内皮細胞の増殖を特徴としており，増殖性炎とよばれる．[例：膜性増殖性糸球体腎炎]

i. 肉芽腫性炎症（granulomatous inflammation）

類上皮細胞（epithelioid cell granuloma）や多核巨細胞（multinucleated giant cell）からなる結節性病変（肉芽腫）を特徴とする慢性炎症である（図14）．病原体や傷害因子によりさまざまな形態の肉芽腫ができる．Ⅳ型アレルギー反応が関係している．類上皮細胞とは，紡錘形の核，好酸性で豊富な細胞質を有し，上皮細胞に似た形態を示す．マクロファージ（組織球）に由来し，自らの酵素で処理できない物質を多量に貪食したときに形成されると考えられている．多核巨細胞は，マクロファージが複数融合してできる．肉芽腫性炎症をきたす疾患としては，ほかにサルコイドーシス，梅毒，Hansen（ハンセン）病，Crohn（クローン）病，一部の真菌感染症などがあげられる．肉芽腫性炎症は異物に対する反応としてもみられる．サルコイドーシスでは，巨細胞内に星状小体やSchaumann（シャウマン）小体という好塩基性層状の封入体をみる．

6. 炎症の経過と転帰

炎症（急性炎症）が軽度かつ限局性であれば，組織傷害のときと同様，組織構築の変化をきたさずに治癒する（完全治癒）．しかし急性炎症の程度や範囲が一定の限度を超えると，修復が不完全となり線維化や瘢痕を残すことになる（不完全治癒）．

急性炎症を起こした原因が取り除かれない場合

サイドメモ：多核巨細胞

多核巨細胞は，その形態的特徴より，Langhans（ラングハンス）型巨細胞，異物型，Touton（ツートン）型巨細胞，Aschoff（アショフ）細胞など形状に特徴を有するものがある（図15）．

Langhans型巨細胞：核が馬蹄形ないし花冠状に並ぶ特徴を有している．結核での出現がよく知られるが，サルコイドーシスなどでもみられる．

異物型：巨細胞の核が中心部に集まっている．

Touton型巨細胞：リング状に核が配列しその周囲に脂質を含有した淡明な細胞質を有する．

Aschoff細胞：フクロウの眼のような特徴的な核を有する．

や繰り返し起きる場合，炎症は持続し慢性炎症に移行する．急性炎症の原因が細菌感染である場合，あるいは細菌感染は二次的に加わる場合，化膿性炎が起きる．化膿性炎も小さなものは膿が吸収されて治癒に向かうが，組織の破壊が起きると膿瘍が形成される．膿瘍は排膿されると炎症が鎮静化するが，多くの場合，周囲に肉芽組織と線維性組織が形成され完全な治癒は難しくなる．腐敗菌が二次性に感染した状態は壊疽性炎とよばれる．病原体が血中に侵入した状態は菌血症とよばれ，菌が血流で全身に運ばれて微小な病変（膿瘍や肉芽腫）を形成する．

E 感染症

本項を理解するために

❶ 感染症では，病原体の種類，感染の時期，宿主の免疫状態，治療による修飾により，さまざまな組織像を呈しうる．病理組織像から病原体を推定することは困難な場合が多く，病原体の同定は，一般的には，培養や血清学的検査によって行われている．

❷ しかし，肉芽腫や核内封入体のように，病原体の種類について重要な示唆を与えてくれる場合のあることも事実である．そのときは，臨床に情報をフィードバックするとともに，適宜，特殊染色，免疫染色を行って検索を進めることが望ましい．

1. 細菌感染症

ブドウ球菌，連鎖球菌などの Gram（グラム）陽性球菌による感染症，緑膿菌，大腸菌などのグラム陰性桿菌による感染症が代表例である．ほかに嫌気性菌であるクロストリジウム感染症などさまざまな感染症があるが，詳細は本シリーズの『微生物学・臨床微生物学・医動物学』に譲る．ここでは，形態学的に特徴的な病変を形成する，抗酸菌感染症についてのみ触れる．

a. 抗酸菌感染症

抗酸菌は Ziehl-Neelsen（チール・ネルゼン）染色にて赤色の桿菌として観察される．代表的な感染症としては，結核，非結核性抗酸菌，Hansen（ハンセン）病などがあげられる．

1) 結核

結核菌（*Mycobacterium tuberculosis*）によって引き起こされる．経気道性に感染し，感染者の10～15％が発症すると推定されている．初感染では末梢肺と所属リンパ節に病巣を形成し，両者を合わせて初期感染群（primary complex）とよぶ．治癒すると白亜化，石灰化する．胸膜に波及すると胸膜炎を起こす．中心部は壊死に陥り，空洞を形成しやすい．肺外では，リンパ節，骨，腎，消化管，髄膜・中枢神経系などに病巣を形成する．多量に血行性に散布されると小さな病巣を多数形成し，粟粒結核（miliary tuberculosis）とよばれる．

組織学的には，類上皮細胞とリンパ球からなる類上皮細胞肉芽腫を形成する（図16）．馬蹄形状に核が配列する多核巨細胞（Langhans 型巨細胞）の出現が特徴であるが，Langhans 型巨細胞は結核以外の病変でもみられる．類上皮細胞肉芽腫が癒合すると中心部に壊死を伴った大型の肉芽腫が形成される．壊死の部分はチーズ状にみえることから乾酪壊死とよばれる．

2) 非結核性抗酸菌症

以前は非定型抗酸菌症とよばれていた．結核菌，らい菌を除いた抗酸菌による感染症の総称であるが，*Mycobacterium avium-intracellulare* complex（MAC）による場合が多い．環境中に広く存在し，感染力が弱いため健常者に病原性を示すことはない．免疫力の低下した患者や気管支拡張症や肺囊胞などの基礎疾患をもつ患者においてみられる．

3) Hansen（ハンセン）病

癩菌（*Mycobacterium leprae*）の感染による．免疫力が正常の場合は類結核型，免疫力が低下する癩腫癩の像を呈する．前者では，壊死のない類上

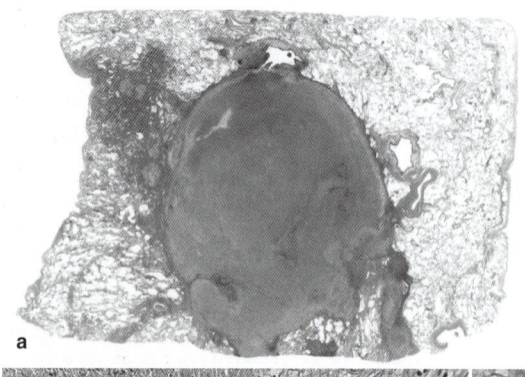
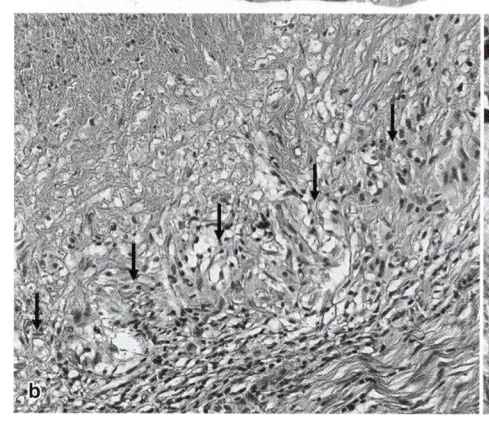
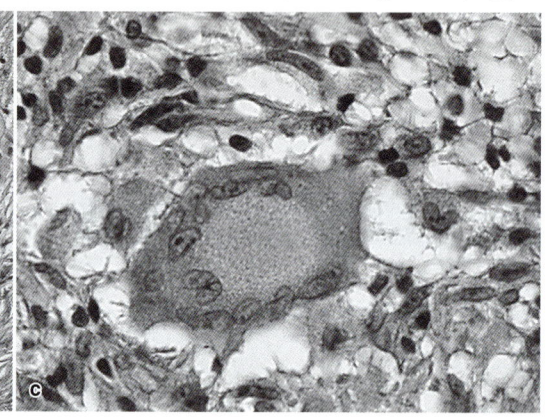

図16 結核
a. 中心部に壊死を伴う肉芽腫を形成する.
b. 乾酪壊死巣の周辺には，柵状に配列する類上皮細胞（矢印），さらにその外側には，リンパ球浸潤と線維化がみられる.
c. 核が馬蹄形に配列したLanghans型巨細胞.

皮細胞肉芽腫が神経内およびその周囲に形成され，後者では泡沫化した組織球がびまん性，結節状にみられる．

2. 真菌感染症

真菌の多くは環境中に存在し，一般的に健常者に対する病原性は低い．したがって真菌感染症の多くは，広域性抗菌薬の投与に伴う菌交代症として，あるいは免疫力の低下した患者の日和見感染としてみられる．真菌感染の組織像は宿主の免疫状態により修飾される．一般的に，化膿性，化膿性肉芽腫性，肉芽腫性の炎症形態をとるが，無反応の場合もある．真菌はH-E染色にて染色されないことが多いので，臨床情報，肉眼像，組織像などから真菌症を疑われる場合には，PAS染色やGrocott（グロコット）染色を行うことが重要となる．菌体は，酵母様のものと糸状のものがある．

a. カンジダ症

口腔，腸管，腟の常在菌である*Candida albicans*の感染による．多くは表在性の病変であるが，免疫力の低下した状態では全身に播種し重篤な深在性真菌症の原因となる．形態は酵母状だが，出芽分生子が分離せず菌糸状にみえるものは偽菌糸とよばれる．偽菌糸はソーセージ様と形容され，くびれが認められる．化膿性炎症をみることが多いが，肉芽腫性炎症を伴う場合や炎症反応を欠くこともある．

b. アスペルギルス症（aspergillosis）

アスペルギルス属の真菌は環境中に広く分布する．一般的には*Aspergillus fumigatus*が原因菌である．感染臓器としては肺，上気道が多い．アスペルギルス症には3つの病型が知られている．侵襲性アスペルギルス症は免疫力の低下した患者の日和見感染としてみられる．血管侵襲性が強く，しばしば出血梗塞を起こす特徴がある．アスペルギルス腫は，肺結核の空洞や気管支拡張症により

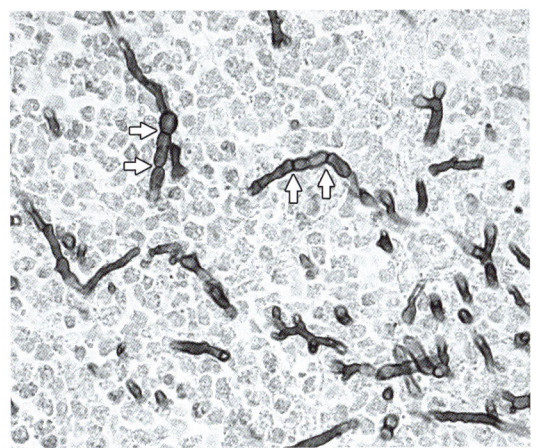

図17 アスペルギルスの菌糸(Grocott染色)
菌糸には竹の節のような隔壁(矢印)が認められる.

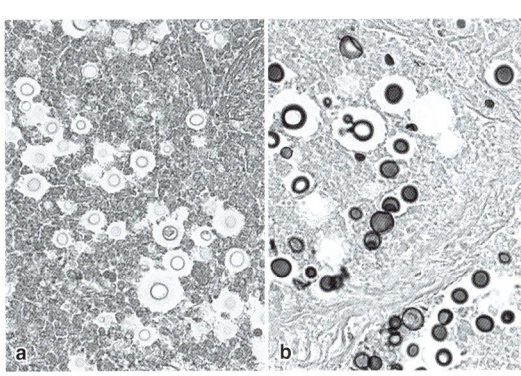

図18 クリプトコッカス
代表的な酵母型真菌である.
a. H-E染色
b. Grocott染色

拡張した腔内に菌腫(菌球)を形成するものである. アレルギー性気管支肺アスペルギルス症は, 喘息症状と好酸球浸潤を特徴とする. 形態的には放射状に伸びる菌糸が特徴的であり, 菌糸は竹の節のような隔壁を有し, Y字状鋭角的に分岐する(図17).

c. ムコール症(mucormycosis)

糸状の真菌だが, アスペルギルスの菌糸に比べ, 幅が広く, 隔壁を欠き, 分岐が不規則な点が特徴とされる. アスペルギルス同様, 血管侵襲性が強く, しばしば出血梗塞を起こす. 糖尿病の患者では鼻腔や副鼻腔に病巣を形成し, しばしば髄膜に炎症が波及する.

d. クリプトコッカス症(cryptococcosis)

土壌, ハトの糞中で増殖し, 吸入により感染する. 肺に結節性の病変を形成し, 画像上腫瘍との鑑別を要する. 組織学的に, 類上皮肉芽腫の組織球や多核巨細胞の中に酵母型の真菌が認められる(図18). 粘液染色陽性の厚い莢膜を有している. 免疫力の低下した患者では, 髄膜炎を起こすことがある.

e. スポロトリコーシス(sporotrichosis)

最も頻度の高い深在性の皮膚感染症. 皮膚の傷から感染し難治性の皮膚病変を形成する. 組織学的には非特異的な化膿性肉芽腫性炎であり, 病変内に少数の酵母様の真菌が認められる.

f. ニューモシスチス肺炎

後天性免疫不全症候群(acquired immunodeficiency syndrome : AIDS)の患者における日和見感染としてよく知られる. 組織学的には肺胞内の泡沫状の滲出物が特徴的であり, Grocott染色にて, 滲出物中に赤血球より小さい5〜7μmの成熟嚢子(嚢子は, 球形, 杯状, 三日月状と多彩な形状)が認められる(図19)(→p.58も参照).

3. 原虫感染症

健常者における感染症と日和見感染とが知られている. 前者には, マラリア症, トリパノゾーマ症, リーシュマニア症がある. ここでは, 日和見感染による代表的な原虫感染症について述べる.

a. アメーバ症(amebiasis)

赤痢アメーバ(*Entamoeba histolytica*)の感染による. 部位により, 腸管アメーバ症と腸管外アメーバ症に分類される. 腸管アメーバ症では, 大腸に潰瘍病変を形成する. 腸管外アメーバ症では, 肝膿瘍の頻度が高い. 病変部では, 泡沫状の胞体のトロフォゾイト(栄養型:trophozoite)が認められ, 生検による診断が可能である. 栄養型はPAS

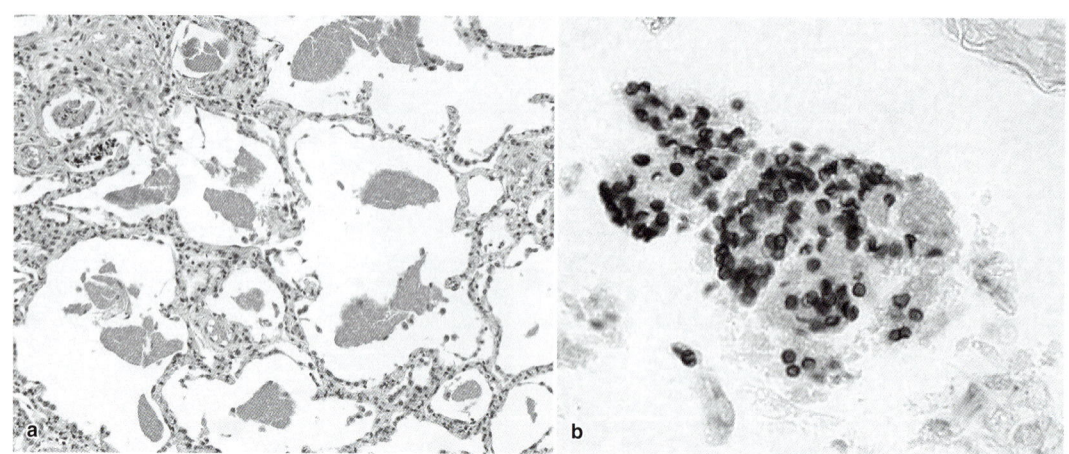

図19 ニューモシスチス肺炎
a. 肺胞内の泡沫状の滲出物が特徴である.
b. Grocott染色にて滲出物内に5〜7ミクロンの成熟嚢子を認める.

染色強陽性であり，赤血球を貪食していることが多い.

b. トリコモナス症(trichomoniasis)

Trichomonas vaginalis の感染による. 女性の腟炎，子宮頸管炎，尿道炎の原因となる. 腟，子宮頸部の細胞診にて診断可能である. 虫体は球形ないし洋梨状で，核は不明瞭で偏在性を示し，細胞質内に好酸性の顆粒が認められる.

c. トキソプラズマ症(toxoplasmosis)

Toxoplasma gondii による感染症. 健常者では不顕性感染しているが，免疫抑制状態では重篤な日和見感染症を起こす. AIDS患者におけるトキソプラズマ脳症がよく知られている. 妊婦から胎児への経胎盤感染により先天性トキソプラズマ症を発症する場合がある.

4. ウイルス感染症

ウイルス感染症では，Tリンパ球が主体の炎症細胞浸潤が特徴であり，二次性感染のない限り通常好中球反応を欠く. 以下，日常の病理検査において留意すべきウイルス疾患について簡単に述べる.

a. 単純ヘルペスウイルスと水痘・帯状疱疹ウイルス

単純ヘルペスウイルス(herpes simplex virus；HSV)には，主に口腔粘膜に感染するHSV-1と陰部粘膜に感染するHSV-2がある. 水痘・帯状疱疹ウイルス(varicella-zoster virus；VZV)は初感染病変が水痘であり，その後神経節の神経細胞に潜伏感染する. 免疫力が低下すると再発し神経の走行に従って水疱を形成する(帯状疱疹，herpes zoster). いずれも水疱内の感染細胞に特徴的なすりガラス状核(核内封入体)が認められる. 時に好酸性，大型の核内封入体〔Cowdry(カウドリー)A型〕の出現をみる.

b. Epstein-Barr ウイルス(EBV)

多くの日本人は小児期に不顕性感染を起こしている. 思春期以降に初感染が起きると伝染性単核症を発症する. エプスタイン・バー(EB)ウイルスは一部の癌やリンパ腫の腫瘍細胞において高頻度に検出され，腫瘍発生との関連性が議論されている. 感染細胞では，*in situ* hybridization法によりEB virus encoded small RNA(EBER)が核内に検出される.

c. サイトメガロウイルス(CMV)

多くは不顕性感染であり，免疫低下により日和

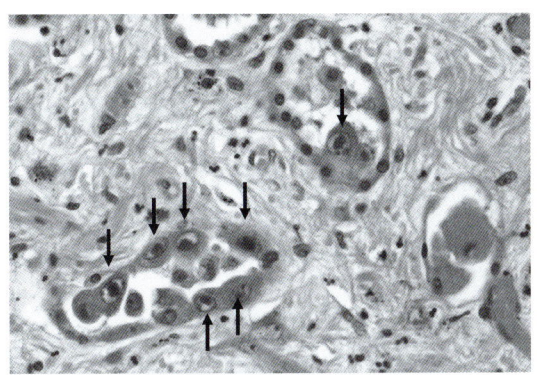

図20　サイトメガロウイルスの核内封入体

見感染を起こす．フクロウの目とよばれる特徴的な核内封入体と粗大顆粒状の細胞質内封入体が認められる（図20）．H-E染色のみでも診断は可能であるが，免疫染色により感染細胞の検出はより容易となる．

d. ヒトパピローマウイルス（HPV）

100種類以上の型があり，型により感染部位，病型，発癌リスクが異なる．皮膚では，尋常性疣贅，扁平疣贅，子宮頸部・腟・外陰では，尖形コンジローマや異形成，扁平上皮癌，口腔や喉頭では乳頭腫の原因となる．子宮頸癌では，HPV16，18の検出される頻度が高い．HPVに感染した細胞では，核周囲に特徴的な明庭が形成される．

e. ヒトTリンパ球向性ウイルス（HTLV）

ヒトT細胞白血病ウイルスともいう．HTLV-1,2があり，HTLV-1は成人T細胞白血病の原因として知られる．母乳により幼児期に垂直感染した患者の一部が成人になって発症する．分葉状の核を有する特徴的な腫瘍細胞（花弁状細胞；flower cell）が出現する．

f. 肝炎ウイルス（hepatitis virus）

肝障害を起こすウイルスは多いが，特に肝細胞を主体に感染に肝炎を起こすウイルスとしては，主にA，B，C，D，E型の5種類のウイルスが知られている．慢性肝炎，肝硬変の原因として問題になるのは，B型とC型であり，特にわが国ではC型によるものが多い．B型肝炎ウイルスによる慢性肝炎や肝硬変では，特徴的な好酸性硝子様封入体を有する肝細胞が認められる．「すりガラス状肝細胞」とよばれ，HBs抗原に対する免疫染色で陽性となる．

5. プリオン病

プリオン（prion）とは，蛋白のみからなる感染因子であり，異常にリフォールド（refold）した蛋白質が，正常蛋白質を自身と同じ異常型構造に変換することで伝播，感染するとされる．Creutzfeldt-Jakob（クロイツフェルト・ヤコブ）病（CJD）が代表的な疾患である．脳灰白質に特徴的な海綿状変性を引き起こす．

6. 新興感染症

1970年以降に新たに認識された公衆衛生上の問題となる感染症を指す．高病原性鳥インフルエンザ，エボラ出血熱，マールブルグ熱，ラッサ熱，腸管出血性大腸菌感染症などが該当する．

7. 再興感染症

かつて存在した感染症で公衆衛生上ほとんど問題とならない程度までに減少していたが，近年再び増加してきたものを指す．結核，百日咳，ジフテリアなどがこれにあたる．

a. 日和見感染症

通常では病原性をもたないような弱毒微生物による感染症のことを指す．メチシリン耐性黄色ブドウ球菌，緑膿菌，非結核性抗酸菌などによる細菌感染，アスペルギルスなどによる真菌感染，サイトメガロウイルスなどによるウイルス感染，トキソプラズマ症などによる原虫感染などがある．

b. 院内感染

院内で発生する感染症の総称であり，薬剤耐性菌によるものや日和見感染によるものが多い．

F 免疫異常

本項を理解するために

1. 免疫異常に関連した疾患としては，アレルギー疾患，自己免疫疾患，免疫不全症，移植片拒絶反応があり，それぞれさまざまな疾患，病態が含まれる．
2. 過剰な免疫反応による組織傷害をアレルギーあるいは過敏症とよぶ．アレルギー反応は以下の4型に分類される．
3. 自己免疫疾患とは，免疫寛容が内因的あるいは外因的要因により破綻することで発症する．全身性のものと臓器特異的なものがある．
4. 血管炎症候群とは，全身のさまざまな太さの血管に炎症が起こる疾患群を指す．疾患により炎症の起きる血管の径や組織像に特徴がある．
5. 免疫系を構成するさまざまな要素が機能しないため，免疫系が正常に働かない疾患に対する総称．先天性と後天性のものがある．
6. 移植片拒絶反応とは，移植を行った後に起こる一連の免疫反応を指す．超急性拒絶，急性拒絶，慢性拒絶に分類される．

　免疫は本来生体の防御機構として感染の予防に働くものであるが，過剰な免疫反応は時に細胞の傷害を引き起こすことがある．このような生体にとって有害な免疫反応による疾患として，アレルギー疾患と自己免疫疾患があげられる．その一方，免疫機能の低下による先天性，後天性のさまざまな疾患があり免疫不全症と総称される．また臓器移植においては，免疫反応により移植臓器が傷害を受ける．このように，免疫異常に関連した疾患は①アレルギー疾患，②自己免疫疾患，③移植片拒絶反応，④免疫不全症に大別される．以下，それぞれの疾患について解説する．

1. アレルギー反応とその分類

　過剰な免疫反応による組織傷害をアレルギー（allergie）あるいは過敏症（hypersensitivity）とよぶ．アレルギー反応は4型に分類される（表3）．

2. 膠原病と自己免疫疾患

a. 膠原病（collagen disease）とは

　1942年にKlemperer（クレンペラー）らが結合織にフィブリノイド変性という共通した病理組織学的所見を有する全身性の疾患群に対して名づけた概念．古典的には，関節リウマチ，全身性エリテマトーデス，全身性硬化症，多発筋炎・皮膚筋

表3　アレルギー反応の分類

	機構	疾患，病態
Ⅰ型	肥満細胞や好塩基球の表面に結合した抗IgE抗体にアレルゲンが結合すると，肥満細胞や好塩基球から多量の血管作動性アミンや炎症性メディエータが放出され，血管透過性の亢進や平滑筋の収縮，好酸球の浸潤が引き起こされる	アナフィラキシーショック，薬剤アレルギーの一部，気管支喘息，アレルギー性鼻炎など
Ⅱ型	細胞表面に付着したIgG，IgMにより補体系が活性化され，細胞を傷害するとともに炎症細胞浸潤を誘導する．あるいは細胞に結合したIgGがFcレセプタを介してNK細胞あるいは組織球が結合し，貪食や細胞性の傷害が引き起こされる．	自己免疫性溶血性貧血，特発性血小板減少性紫斑病，Goodpasture（グッドパスチャー）症候群（抗基底膜抗体）など
Ⅲ型	IgG，IgM，IgAなどによって形成された免疫複合体が組織に沈着し補体を活性化することにより組織傷害が引き起こされる	血清病，全身性エリテマトーデス，関節リウマチなどの疾患における糸球体腎炎，関節炎，血管炎，間質性肺炎など
Ⅳ型	細胞性免疫により引き起こされる細胞傷害	接触皮膚炎，真菌，結核感染症，移植免疫反応

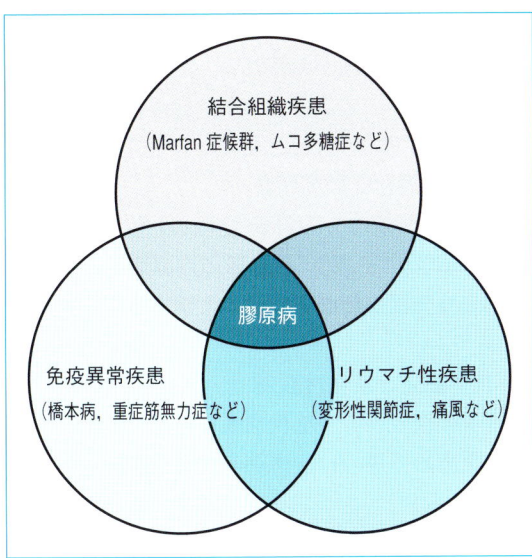

図21 自己免疫疾患と膠原病の関係

```
                    全身性
・関節リウマチ          ・結節性多発動脈炎
・全身性エリテマトーデス  ・リウマチ熱
・全身性硬化症          ・Sjögren症候群
・皮膚筋炎, 多発筋炎     ・混合性結合組織病

                    臓器特異性
・橋本病               ・尋常性天疱瘡
・Basedow病           ・交感性眼炎
・悪性貧血             ・多発性硬化症
・インスリン依存性糖尿病  ・自己免疫性溶血性貧血
・原発性胆汁性肝硬変     ・特発性血小板減少性
・重症筋無力症            紫斑病
・Goodpasture症候群
```

図22 全身性自己免疫疾患と臓器特異的自己免疫疾患

炎, 結節性多発動脈炎, リウマチ熱が含まれる. 発症には, 自己免疫異常が関与すると考えられており, **図21** に示すような疾患概念の重複が存在する.

b. 自己免疫疾患

自己免疫疾患は, 自己構成成分に対する免疫反応(自己免疫；autoimmunity)の抑制, すなわち免疫寛容が, 内因的あるいは外因的要因により破綻することで発症する. 自己免疫疾患には, **図22** に示すように全身性のものと臓器特異的なものがある.

c. 膠原病, 自己免疫疾患の発症機構

膠原病と自己免疫疾患は, 環境要因と遺伝要因が複雑に絡んで発症すると考えられている. 遺伝性要因としては, HLAの遺伝子多型, 遺伝子変異(稀な自己免疫疾患の原因)がある. 環境要因としては, 感染, 薬剤, 紫外線, 性ホルモン, 外傷があげられる.

d. 全身性自己免疫疾患

以下, 主な全身性の自己免疫疾患について概説する.

1) 関節リウマチ (rheumatoid arthritis)

好発年齢は30～50歳代(小児にも発症し若年性リウマチとよばれる). 女性に多い(患者の約75％は女性). 日本の患者数は約30万人. 覚醒時の関節のこわばり(morning stiffness)を特徴とする. 血管炎を合併することがあり, 悪性リウマチ(MRA)という.

a) 関節リウマチの関節病変

手関節, 腕関節, 股関節, 頚椎などをおかす. 滑膜は絨毛状に増殖する. 濾胞形成を伴うリンパ球, 形質細胞の浸潤が特徴的. 増殖した肉芽組織(パンヌス)が周囲軟骨, 骨組織を破壊する. 蛍光免疫法にて滑膜にIgG, 補体の沈着をみる.

b) リウマトイド結節 (rheumatoid nodule)

中心部のフィブリノイド壊死巣, それを取り囲むように柵状に配列する組織球, 類上皮細胞からなる. 主に関節周囲の軟部組織にみられるが, 心臓, 肺などで認めることもある.

サイドメモ：自己免疫疾患の原因について

自己寛容の機構(とその破綻)としては, 以下のような機序が考えられている.
❶ 胸腺, 骨髄における自己反応性クローンの削除
❷ 末梢における自己反応性クローンの削除
❸ 末梢における自己反応性クローンのアネルギー
❹ 制御性T細胞 Treg による抑制

上記機構の破綻, あるいは分子擬態(molecular mimicry)による交差反応, 隔絶抗原(免疫特権部位)の露出などが, 自己免疫性疾患の原因と想定されている.

2) リウマチ熱 (rheumatic fever)

A群溶血性連鎖球菌（溶連菌）に感染してのち1～3週間に生じる．5～15歳が好発年齢．関節，心臓，血管，神経などをおかす．特に心臓では弁膜，心内外膜，心筋が好発部位である．

3) 全身性エリテマトーデス
 (systemic lupus erythematosus；SLE)

約90％が女性で20～30歳代に好発する．わが国の患者数は約23,000人．種々の核，細胞質，細胞膜成分に対する自己抗体の産生がみられる．抗DNA抗体，抗Sm抗体はSLEに特異的である．主にⅢ型アレルギーによる多臓器の障害をきたす．皮膚症状（蝶形紅斑，円状紅斑），関節炎，糸球体腎炎，漿膜炎，中枢神経障害，血液学的異常（溶血性貧血，好中球減少，血小板減少），ルポイド肝炎など多彩な症状を呈す（lupusはラテン語で狼の意味）．

a) SLEの腎病変

腎炎はfocal-diffuse（巣状-びまん性）まで原発性糸球体腎炎のほとんどのパターンが起こりうる．蛍光抗体法ではメサンジウム，係蹄壁にIgG，IgM，C1qの沈着が顆粒状にみられる．特徴的な病変としてwire-loop lesionがある（内皮細胞下への免疫複合体，血漿成分の沈着に起因）．

b) SLEにおけるその他の臓器の病変

Libman-Sacks（リブマン-サックス）型心内膜炎にみられる疣贅，脾臓血管のonion-skin lesion（玉ねぎの皮様変化），全身性の血管炎（壊死性血管炎），慢性活動性肝炎（ルポイド肝炎）などがある．

4) 全身性硬化症 (systemic sclerosis；SSc)

強皮症（scleroderma）ともいう〔かつては進行性全身性硬化症（progressive systemic sclerosis；PSS）とよばれた〕．発症年齢は20～60歳代が多い．女性が男性の3～5倍．日本人の患者数は約1万人．抗核抗体，特に抗Scl-70抗体（DNAトポイソメラーゼに対する抗体）の出現頻度が高い（40～70％）．局在型やCREST症候群などの亜型がある．

a) 皮膚・関節病変

初期には浮腫，血管周囲性のリンパ球浸潤がみられる（浮腫期）．進行すると，真皮の線維化，付属器と表皮の萎縮がみられる．関節の炎症性病変は稀で，関節の破壊はないが，靭帯，筋膜の線維化をきたし拘縮の原因となる．

b) 全身性硬化症の肺病変

間質性肺炎による肺線維症〔蜂窩肺（honey-comb lung）の形成〕．小動脈の内膜肥厚，内腔狭窄により肺高血圧をきたすことがある．

5) 皮膚筋炎と多発性筋炎

全身の横紋筋に炎症性病変をきたす疾患．皮膚病変を認める場合は皮膚筋炎（dermatomyositis；DM），認めない場合は多発性筋炎（polymyositis；PM）とよぶ．男女比は1：2～3で40歳代に好発．有病率は人口10万人あたり5～8人である．皮膚筋炎では悪性腫瘍を合併しやすい．多発性筋炎では血管炎を合併しやすい．抗核抗体を40～60％に認める．特に抗体Jo-1抗体（histidyl-tRNA synthetaseに対する抗体）は10～25％に出現する（本症に特徴的）．

a) 皮膚筋炎に特徴的な皮膚病変

- Gottron（ゴットロン）徴候：手指の背部にみられる落屑を伴った角化症，隆起性紅斑を指す．
- Heliotrope（ヘリオトロープ）疹：上眼瞼の薄黒いスミレ色の発疹のこと．

b) 多発性筋炎の筋病変

単核球の浸潤，筋線維の変性・脱落がみられる．

6) Sjögren（シェーグレン）症候群

病名は最初に記載したスウェーデン人の眼科医Henrik Sjögren（1899-1986）による．涙腺，唾液腺の炎症により眼と口腔の乾燥をきたす．好発年齢は40～60歳代で，男女比は1：9．日本の患者数は約1万7千人．リボ核酸に対する自己抗体（抗SS-A抗体，抗SS-B抗体）が高頻度に認められる．眼と唾液腺が主な障害臓器だが，全身性の自己免疫疾患に分類される．ほかの膠原病や自己免疫性疾患を高頻度に合併する．B細胞の過剰反応が示唆される．

a) 唾液腺の組織像

小導管を中心に小リンパ球が浸潤する．進行す

ると腺房は萎縮する．

b）他の臓器病変

　乾燥症状は鼻腔，気道，消化管，皮膚にみられることもある．リンパ球の浸潤が，唾液腺，涙腺のみならず，肺に及ぶこともある．罹患期間の長い患者では，B細胞性悪性リンパ腫の合併がみられる．

7) 結節性多発動脈炎（polyarteritis nodosa；PN）

　中〜小の筋性動脈をおかす壊死性血管炎．男女比は4：1で男性に多い．若年から中年者に発症する．病因としてB型肝炎ウイルス，薬物過敏症が示唆されている．免疫複合体によるⅢ型アレルギーが関与している．好中球の細胞質に対する自己抗体（anti-neutrophil cytoplasmic antibody；ANCA）は陰性．

　壊死性血管炎では中動脈のフィブリノイド壊死と血管周囲のリンパ球浸潤がみられる．陳旧化した血管炎では，瘢痕化し，しばしば断裂した弾性板が認められる．

8) 混合性結合組織病
　　（mixed connective tissue disease；MCTD）

　SLE，SSc，DM・PMの部分的特徴を併せ持つ．抗nRNP（nuclear-ribonucleoprotein）抗体陽性という特徴を有する．全般的に臓器病変は軽微だが，ときに肺高血圧症を合併する．

9) オーバーラップ症候群（overlap syndrome）

　個々の膠原病の定型的な病像を併せ持つことがあり，これをオーバーラップ症候群という．SLE＋SSc，SSc＋DM，RA＋SLEなどがある．

3. 移植と拒絶反応

　機能回復の困難な臓器障害に陥った場合，臓器の提供を受けて移植（transplant）することにより治療することが可能となっており，臓器移植の対象となる臓器としては，腎，心，肝，肺などがある．白血病や再生不良性貧血などの血液疾患では，骨髄細胞を静脈内に注入して移植する骨髄移植が行われる．提供する人はドナー（donor），提供を受ける人はレシピエント（recipient），ドナーから提供された移植片はグラフト（graft）とよばれる．ドナーとレシピエントの関係により，臓器移植は，自家移植（ドナーとレシピエントが同じである移植），同系移植（一卵性双生児間での移植），同種移植（同種の異なるドナーとレシピエント間での移植），異種移植（異なる種間での移植，たとえばブタからヒトへの移植）に分類される．同種移植では，組織適合性抗原を標的とした細胞性あるいは液性の免疫反応により移植片の傷害が惹起されるが，そのような免疫反応を拒絶反応（rejection）とよぶ．拒絶反応の抑制には免疫抑制剤を使用するが，免疫抑制が強すぎると日和見感染症が引き起こされる．したがって，臓器移植を成功させるには，適切な免疫抑制が必要となる．拒絶反応は，宿主対移植片反応と移植片対宿主反応に分けられる．

a. 宿主対移植片反応

　宿主対移植片反応（host-versus-graft reaction；HVGR）は腎，肝，心などの臓器移植においてみられる拒絶反応であり，発生時期や病態により，以下の3つに分類される．

1) 超急性拒絶反応（hyperacute rejection）

　移植後24時間以内に起きる．移植時にすでに移植片に対する抗体が存在している場合に生じる．血栓形成により重篤な臓器障害をきたす．

2) 急性拒絶反応（acute rejection）

　移植後数日から数週にかけて起きる拒絶反応．細胞性と液性免疫の両者が関与するが，主に問題となるのは細胞性免疫である．リンパ球を主体とし，種々の程度の好中球や好酸球をまじえた炎症細胞浸潤を認める．

3) 慢性拒絶反応（chronic rejection）

　移植後数か月から数年にかけてみられる．炎症細胞の浸潤よりも線維化を主体とする変化がみられる．

表4　先天性免疫不全の分類

- リンパ球の欠損，減少，機能異常
    - 複合型免疫不全症候群
        - X染色体連鎖重症複合型免疫不全症候群(X-SCID)
        - アデノシンデアミナーゼ欠損症
    - 無または低γグロブリン血症
        - X染色体連鎖無γグロブリン血症
        - X染色体連鎖高IgM症候群
        - IgA単独欠損症
        - 分類不能型低γグロブリン血症
    - Wiskott-Aldrich症候群(WAS)
    - DiGeorge症候群
- 原発性食細胞異常症
    - X染色体連鎖慢性肉芽腫症
    - 白血球粘膜不全症
    - ミエロペルオキシダーゼ欠損症
- 原発性補体異常症

b. 移植片対宿主反応

骨髄移植において，ドナー由来の免疫細胞が，レシピエントの細胞を攻撃することにより生じる病態であり，移植片対宿主病(graft-versus-host disease；GVHD)ともよばれる．急性GVHRと慢性GVHRに分類される．急性GVHRでは，皮膚，消化管，肝が障害される．

4. 免疫不全

免疫機能の低下する病態を免疫不全とよぶ．免疫機能の低下により感染症を発症しやすい．病型によっては，腫瘍(特にリンパ血液系腫瘍)の発生頻度が増加する．先天性と後天性の免疫不全がある．

a. 先天性免疫不全

機能不全をきたす免疫機能や細胞の種類により分類されている．リンパ球の欠損，減少，機能異常をきたす疾患には，液性と細胞性の両者の低下するもの(複合型免疫不全症候群)，液性免疫の低下するもの(無または低γグロブリン血症)，細胞性免疫の低下するもの〔Wiskott-Aldrich(ウィスコット・オールドリッチ)症候群，DiGeorge(ディジョージ)症候群〕があり，さらに食細胞や補体の機能異常による疾患も存在する(表4)．

b. 後天性免疫不全

悪性腫瘍，感染症，医原性(薬剤性)，加齢などが原因となる．ここでは，後天性免疫不全症候群(acquired immunodeficiency syndrome；AIDS)について述べる．

1) 後天性免疫不全症候群(AIDS)

ヒト免疫不全ウイルス(human immunodeficiency virus；HIV)の感染によって免疫不全をきたした病態を指す．

CD4を発現するT細胞，マクロファージ，樹状細胞，グリア細胞などに感染する．CD4＋T細胞の減少により，CD4＋T細胞依存性の免疫機能が障害され，重篤な日和見感染症を発症する．AIDSでみられる日和見感染症としては，カンジダ，クリプトコッカス，結核，非結核性抗酸菌，トキソプラズマ，サイトメガロウイルス，単純ヘルペスウイルス，水痘ウイルスによるものが知られている．悪性リンパ腫，カポジ肉腫，子宮頸癌の発生頻度が増加する．

G 循環障害

本項を理解するために

❶ 浮腫とは細胞外液のうち組織間液が異常に増加する病態を指す．肺では通常，肺水腫とよばれる．腹水，胸水は，それぞれ，腹腔，胸腔に体液が異常に貯留した病態であり，浮腫と同様の機序で起きる．

❷ 充血は流入の増加による血管内血液量の増加，うっ血は流出の障害による血管内血液量の増加を指す．

❸ 血栓とは，心臓や血管内にできた血液凝固塊を指す．血栓の誘因としては，ウィルヒョウの三徴(Virchow's triad，内皮細胞の傷害，血流の変化，凝固亢進状態)がある．

❹ 塞栓とは，血液内に形成された血栓などが血流にのって他の部位に運ばれ血管を閉塞する病態を指す．塞栓を形成するものとしては，血栓

のほか，腫瘍，真菌，細菌，空気，脂肪，骨髄，羊水などが知られている．
❺ 梗塞とは血管の閉塞により血液の供給が途絶えることによって生じる組織の虚血性壊死を指す．心筋梗塞，脳梗塞がよく知られる．
❻ 播種性血管内凝固(disseminated intravascular coagulopathy；DIC)とは，血液凝固系の活性化，血栓形成と，それに引き続いて起こる線溶系の活性化による出血傾向を特徴とする重篤な病態を指す．全身性の出血斑，微小血栓の多発による虚血性壊死巣がみられる．
❼ DICを起こす要因としては，悪性腫瘍，重症感染症，ショック，火傷，外傷，薬剤，不適合輸血，妊娠中毒症，羊水塞栓症など，多くの疾患や病態が挙げられる．
❽ ショックとは，広範な組織灌流傷害により種々の組織，臓器の機能が障害される病態を指す．組織学的には，全身の臓器に虚血性の壊死ないし傷害がみられる．

1．浮腫，水腫

a．浮腫とは

体液はヒトの体重の約60％を占め，うち細胞内液と細胞外液がそれぞれ約40％，約20％と推定されている．細胞外液は約5％の血漿と約15％の組織間液からなる．浮腫とは細胞外液のうち組織間液が異常に増加する病態を指す．肺では通常，肺水腫とよばれる．腹水，胸水は，それぞれ，腹腔，胸腔に体液が異常に貯留した病態であり，浮腫と同様の機序で起きる．

b．微小循環における水分移動を決める要因

浮腫の原因としては，① 静脈圧の上昇(静脈血栓症，心不全，腫瘍による圧迫など)，② 膠質浸透圧の低下(肝障害，ネフローゼ症候群，低栄養)，③ 透過性の亢進(炎症，ショック)，④ リンパ管の閉塞(腫瘍，フィラリア)，⑤ 塩の過剰摂取，塩の貯留(腎不全)があげられる．

c．浮腫，水腫の病態

1) 心不全における浮腫，水腫

左不全では肺静脈圧が上昇し肺浮腫が起きる．心拍出量の低下により，レニン，アルドステロン系の分泌が増し，その結果Na^+の貯留が起き浮腫を悪化させる．さらに右心不全が加わると，中心静脈圧と末梢静脈圧の上昇によって浮腫が増す．心不全による浮腫では，腎不全による浮腫に比べ下肢の浮腫が強い．

2) 腎不全における浮腫

腎不全では塩の排出の低下により塩の貯留が起き，全身の浮腫が起きる．心不全による浮腫と比べ眼瞼や目の周囲に強い特徴がある．

3) 肺水腫

左心不全では肺静脈圧の上昇(前述)により，ショックでは肺毛細血管の透過性亢進により肺水腫が起きる．腎不全による尿毒症においても肺水腫の合併が起きる．組織学的には，肺胞内に蛋白に富む好酸性物質の滲出ないし漏出が認められる．肺水腫はガス交換を妨げ呼吸不全の原因となる．

4) 脳浮腫

頭部外傷，脳腫瘍，脳出血，脳梗塞においてみられる．脳浮腫により脳が腫大すると頭蓋骨により圧迫され脳ヘルニアを起こす．脳ヘルニアは直接死因になるため，脳浮腫の予防と治療は重要である．

2．充血，うっ血

a．充血，うっ血の定義

充血とは，流入の増加による血管内血液量の増加を指す．組織学的には，小動脈，毛細血管の拡張がみられる．うっ血とは，流出の障害による血管内血液量の増加を指す．小静脈，毛細血管の拡張がみられる．

b. 充血，うっ血の病態
1) 肺うっ血

左心不全が原因となる．肺うっ血は呼吸不全を起こす．

2) 肝うっ血

右心不全による中心静脈圧の上昇が原因となる．急性期には，中心静脈周囲の類洞内に赤血球のうっ滞が認められる．中心静脈周囲の肝細胞には，虚血により変性や壊死が起きる．うっ血肝の肉眼像は，「にくずく肝（nutmeg liver）」とよばれる．今日では稀となったが，慢性肝うっ血により肝硬変に至ることもある．

3. 出血

a. 大きさによる分類

皮下出血では，出血の大きさから，いくつかの名称が区別して用いられる．
- ❶ 点状出血（petechia）1〜2 mm 大
- ❷ 紫斑（purpura）3 mm 以上
- ❸ 斑状出血，溢血斑（ecchymosis）1〜2 cm 大

出血により血液が貯留し腫瘤状になったものは「血腫（hematoma）」とよばれる．

b. 出血の原因

動脈瘤や静脈瘤の破綻（くも膜下出血，脳出血，大動脈瘤破裂，食道静脈瘤の破裂，など），梗塞による血管の破綻（出血性梗塞），出血性炎（急性膵炎，劇症肝炎），腫瘍による血管の破綻などが原因となる．出血傾向，出血素因を背景に起きることもある．

c. 出血傾向，出血素因の原因

刺激のない状態で，あるいはごく軽度の刺激によって出血し止血しにくい病態を出血傾向あるいは出血素因とよぶ．その原因としては，① 血小板の異常（白血病，再生不良性貧血，薬剤アレルギー），② 血管の異常（ビタミンC欠乏症，先天性結合織疾患），③ 血液凝固系の異常（血友病，ビタミンK欠乏症，肝障害など）があげられる．

4. 血栓と血栓症

a. 血栓の定義

血栓（thrombus）とは，心臓，血管内にできた血液凝固塊を指し，血栓のできる病態を血栓症（thrombosis）という．

b. 血栓の原因，誘因

血栓の原因，誘因としては，① 内皮細胞の傷害，② 血流の変化（turbulence, stasis），③ 凝固亢進状態，があり，これらをウィルヒョウの三徴（Virchow's triad）とよぶ．より具体的には，長期臥床，心筋梗塞，動脈硬化，心房細動，人工心臓弁，高脂血症，喫煙，肥満，悪性腫瘍，多血症，鎌状赤血球症，アンチトロンビンⅢ欠損，妊娠，経口避妊薬，抗リン脂質抗体があげられる．

c. 血栓の種類

血栓は色調により，白色血栓，赤色血栓，混合血栓に分けられる．白色血栓は，最初に形成される血栓であり，主に血小板，線維素により形成される．赤血球を含まないため白色調となる．血小板の層と白血球の層が線状の模様を形成する（図23）．赤色血栓とは，主に線維素，赤血球から形成される血栓である．混合血栓は，白色血栓と赤色血栓の混在からなるものを指す．そのほか，心房，心室，血管壁に付着した血栓を壁在血栓とよぶ．感染性心内膜炎などにおいて形成される血栓は，疣贅とよばれる（図24）．感染性の場合と非感染性の場合がある．

d. 血栓の経過

血栓のたどる経過としては，① 剥離して塞栓症，梗塞を起こす，② 内腔を閉塞し，梗塞を起こす，③ 溶解する，④ 器質化あるいは再疎通するという4つの場合が考えられる．

5. 塞栓と塞栓症

a. 塞栓の定義

血液内に形成されたもの（多くは固体だが，液

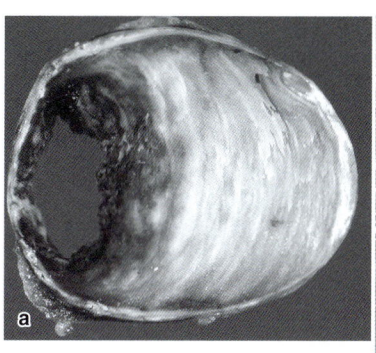

図23 腹部大動脈瘤内にできた層状血栓
a．大動脈瘤の割面を示す．腔内の大半は層状構造を示す血栓で占められている．
b．組織学的に血小板の層と赤血球の層が認められる．

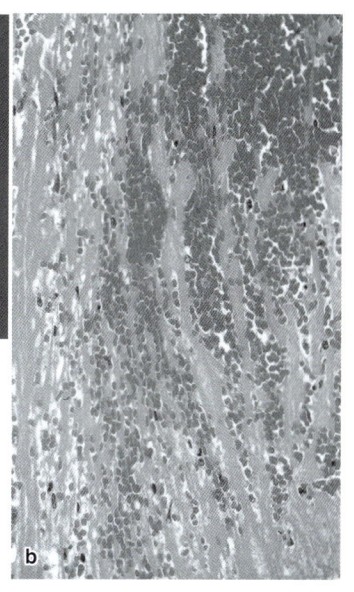

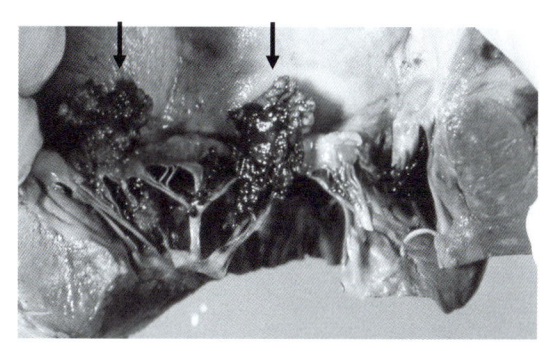

図24 僧帽弁に付着した血栓（疣贅）

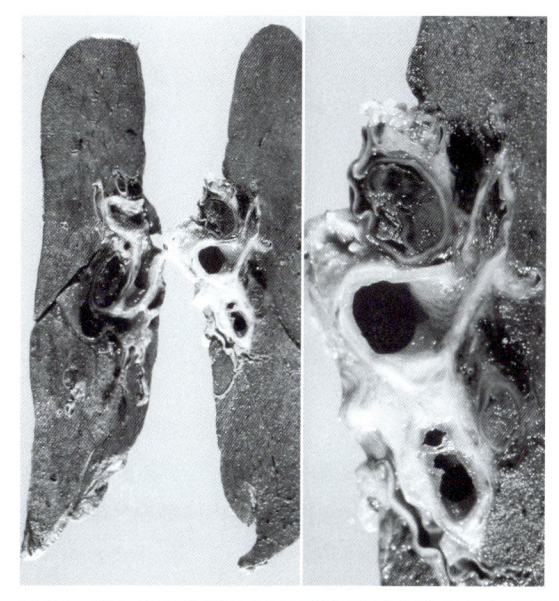

図25 肺血栓塞栓症において肺動脈内にみられた血栓

体，気体の場合もある）が血流にのって他の部位に運ばれ血管を閉塞することがある．その場合の閉塞物を塞栓（embolus），その状態を塞栓症（embolism）とよぶ．塞栓の多くは血栓（血栓塞栓症；thromboembolism）であるが，以下に示すようなさまざまなものが塞栓となりうる．

b．塞栓の種類
1）血栓塞栓
　剝離した血栓が遠隔臓器まで血流に運ばれて塞栓を起こす．最も一般的な塞栓の原因．下肢静脈に由来する血栓が肺動脈の血栓塞栓症を起こすことはよく知られている（図25）．肺動脈幹や太い肺動脈の分岐部に塞栓がまたがるとき騎乗塞栓（saddle embolism）という．そのほか，心房細動にみられる心房内血栓，心内膜炎での弁の疣贅，大動脈の粥状硬化巣に形成される壁在血栓などに由来するものが多い．

2）コレステリン塞栓
　動脈硬化によって形成されたアテローマの破片が原因となる．頸動脈，脳動脈，大動脈に由来す

3) 腫瘍塞栓

腫瘍細胞が血管（主に静脈）に侵入することで形成される．

4) 真菌塞栓

血管侵襲性の強い真菌（アスペルギルス，ムコール）の全身感染症においてしばしばみられ，出血性梗塞を起こす．

5) 細菌塞栓

感染性心内膜炎で形成された感染性の疣贅が原因となる．

6) 脂肪塞栓と骨髄塞栓

外傷による骨折や組織挫滅に伴って脂肪組織や骨髄組織が血管内に入り込み，肺の血管内に塞栓が形成される．

7) 気体塞栓

外傷や分娩において血管内に空気が入り血管を閉塞する場合がある．また，急速な減圧により血液に溶けた窒素が血管内に気体として遊離し塞栓を起こすことがある（潜函病）．

8) 羊水塞栓

分娩に伴い羊水や胎児の皮膚，脂肪などの組織が母体の静脈内に入り肺の血管内に塞栓を起こす．

6. 梗塞

a. 梗塞の定義

梗塞（infarct, infarction）とは血管の閉塞により血液の供給が途絶えることによって生じる組織の虚血性壊死を指す．

b. 梗塞の種類

出血を伴い暗赤色にみえる梗塞を出血性梗塞とよぶ（図26）．再灌流が生じたときに出血をきたしやすい．凝固壊死に陥っているが出血を伴わない

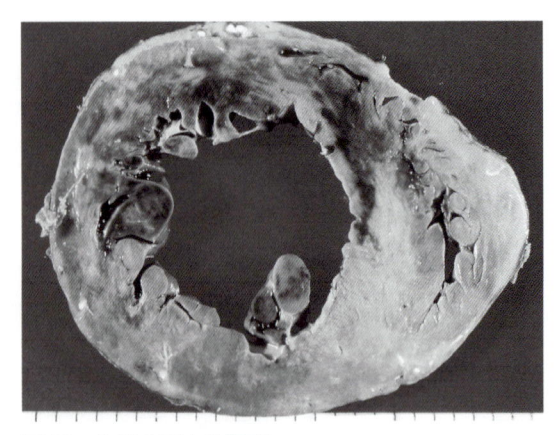

図26　心臓の出血性梗塞

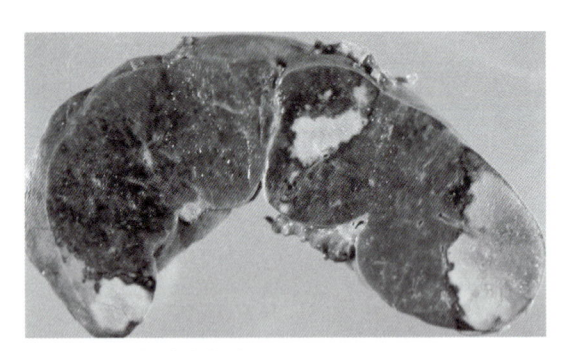

図27　脾臓の白色梗塞

場合は白色調にみえ，貧血性（白色）梗塞とよばれる（図27）．

c. 梗塞の組織像の経時的変化

初期には，虚血による組織の壊死とそれに引き続いて好中球の浸潤がみられる．時間の経過とともに肉芽組織が形成され，好中球浸潤は組織球とリンパ球の浸潤に変わる．肉芽組織は線維化，瘢痕化し治癒する．線維化，瘢痕化したものは陳旧性梗塞という．陳旧化した病変部は収縮し表面は陥凹する．

d. 梗塞の発生に関係する因子

梗塞の発症には，① 血管閉塞の起こる速度と程度，② 血管構築による影響（傍循環の有無など．肝では門脈と肝動脈，肺では肺動脈と気管支動脈というように，血流が二重にあるため梗塞が起こりにくい），③ 組織の虚血への感受性，④ 心肺機能，動脈血の酸素分圧，などの因子が関係している．

7. 播種性血管内凝固[症候群]

a. 定義

播種性血管内凝固(disseminated intravascular coagulopathy；DIC)とは，種々の原因によって起きた血液凝固系の活性化，血栓形成と，それに引き続いて起こる線溶系の活性化による出血傾向を特徴とし，微小血栓の多発による循環障害と全身性の出血が発生する重篤な病態である．

b. DICの原因，基礎疾患

DICを起こす要因としては，悪性腫瘍，重症感染症，ショック，火傷，外傷，薬剤，不適合輸血，妊娠中毒症，羊水塞栓症など，多くの疾患や病態があげられる．

c. DICの病理形態学的特徴

複数の臓器に微小フィブリン血栓，巣状の虚血性壊死，出血傾向に関連した点状ないし斑状の出血が認められる．

d. DICの臨床検査学的特徴

血液学的な検査では，血小板の減少，フィブリノーゲンの低下，凝固因子の低下，プロトロンビン時間の延長，FDP (fibrin degradation products)の上昇(特にD-ダイマー)，Anti-thrombin Ⅲの低下が認められる．

8. ショック

a. ショックの定義

広範な組織灌流傷害により種々の組織，臓器の機能が障害される病態．歴史的には外傷後の患者の血行病態を指す言葉としてショック(shock)が使われだした．血行病態としては，循環血液量の低下，静脈還流の減少，血圧低下，心拍出量の減少があり，虚血による組織障害と機能不全をきたす．

b. ショックの発生原因による分類

出血や外傷による出血性(ないし低血量性)

表5 ショックの組織学的特徴

肺	肺水腫，硝子膜形成，器質化など(びまん性肺胞障害)．
腎	腫大，尿細管壊死，間質浮腫
肝	小葉中心性壊死
心	収縮帯壊死，巣状壊死，心内膜下壊死
その他	消化管，脳，副腎では，出血や虚血壊死がみられる．

ショック，心不全による心原性ショック，感染症による敗血症性ショック，アレルギーによるアナフィラキシーショックなどがある．

c. ショックの病態

血管作動性物質(プロスタグランジン，ヒスタミン，セロトニン，キニン)の過剰産生，組織球の活性化，サイトカインの過剰産生，補体の活性化，凝固系亢進，DIC，など複合的な要因がショックの病態に関与していると考えられている．

d. ショックの病理形態像

ショックの組織学的な特徴は，虚血性の壊死と臓器傷害である(表5)．

H 代謝異常

本項を理解するために

❶ 代謝異常では，糖質，脂質，蛋白，無機物質が細胞内外に蓄積し，しばしば特徴的な組織像を呈する．遺伝子素因の関与するものが多いが，糖尿病，動脈硬化症，脂質異常症，痛風などのように，生活習慣や環境要因により二次的に代謝異常をきたす場合もある．

❷ 糖尿病とは，インスリンの作用あるいは分泌の低下，およびその両者が原因となり，高血糖をきたす代謝疾患であり，原因により，①1型糖尿病，②2型糖尿病，③その他の特定の機序・疾患によるもの，④妊娠糖尿病に分類される．

❸ 糖尿病では，糖代謝異常に加えて，脂質代謝異

常, 大小の血管障害, 網膜症, 腎症, 神経障害などの合併症がみられる. 易感染性の原因ともなる.
❹ 痛風は, プリン体代謝産物である尿酸の血中濃度の上昇を基礎病態とし, 不溶性の尿酸ナトリウムが関節液への析出, 結合組織への沈着を起こす疾患である. 中年の男性に多く, 手指, 足趾の関節, 耳介に皮下結節(痛風結節)を形成する. 尿酸は腎間質にも沈着し, 間質性腎炎, 尿路結石の原因となる.
❺ 鉄が組織に沈着する病態はヘモジデローシスとよばれる. これに対し, ヘモクロマトーシスとは, 鉄の過剰な組織沈着により臓器障害を生じる疾患であり, 一般的には遺伝性のものを指す.
❻ Wilson(ウィルソン)病は銅が肝臓, 大脳基底核, 腎臓, 角膜などに沈着する遺伝性疾患である.
❼ アミロイドとは, H-E染色で淡好酸性, コンゴーレッド染色にて橙色に染まり, 偏光顕微鏡では緑色の複屈折を示す物質の総称である. 原発性のもの, 多発性骨髄腫に伴うもの, 関節リウマチなどに続発するもの, 遺伝性のものなどさまざまなタイプがある.

1. 脂質代謝異常

a. 単純脂質異常〔脂質異常症(高脂血症), リポ蛋白血症〕

血中のトリグリセリド, 総コレステロール, リン脂質, 遊離脂肪酸などが異常に増加した病態を指す. 遺伝性, 家族性のものと, 糖尿病, 肥満, ネフローゼなどに続発するものがある. リポ蛋白の異常の組合せから, いくつかの病型に分類される. 脂質異常症では, 血管の粥状硬化, 皮膚・軟部組織の黄色腫, 脂肪肝の形成が促進される.

b. 複合脂質代謝異常

複合脂質の多くはリソソームにて行われるため, その代謝酵素の欠損により多量の複合脂質がリソソーム内に蓄積する. リソソームに異常に物質が蓄積する疾患を総称してリソソーム病とよぶ. 代表的なものとして, リン脂質が蓄積するスフィンゴリピドーシス〔Gaucher(ゴーシェ)病, Niemann-Pick(ニーマン・ピック)病, Tay-Sachs(テイサックス)病, Fabry(ファブリー)病など〕, ムコ多糖症などがある. 網内系に沈着し肝脾腫を起こすもの, あるいは神経細胞に蓄積し中枢神経障害を起こすものが多い.

1) 粥状硬化(atherosclerosis)

大動脈, 冠状動脈, 脳底動脈などの大, 中の動脈に好発する. 組織学的には① コレステロール, リン脂質の沈着, ② コラーゲンなどの基質の増加, ③ 平滑筋細胞の遊走・増殖が認められる. 脂肪線条は, 斑状ないし線状の表在性あるいは軽度隆起の黄色病変として認められる. 内膜に脂質の沈着とそれを貪食した組織球がみられる. 脂肪線状は, 粥状硬化の初期病変と考えられているが, 異論もある. 線維斑は, 限局性灰白色調の隆起性病変であり, 線維化し硬く触れる. 粥腫とは粥状硬化の完成した病変を指し, 多量の脂質沈着を伴った無細胞性の壊死巣と膠原線維や平滑筋からなる線維性組織が形成される. 周囲に泡沫化した組織球やリンパ球の浸潤を伴う. さらに進行し粥腫に出血, 潰瘍化, 血栓形成などの二次性変化が起きたものは複合病変とよばれる. 遊離した血栓は, 血流で運ばれ脳などの塞栓源となる.

2) 脂肪肝(fatty liver)

脂肪滴が肝細胞に蓄積した状態を指す. 組織学的には, 大滴性と小滴性のものがみられる. 脂肪滴の分布からは, 小葉中心性と小葉辺縁性に分類されるが, 進行するとびまん性に脂肪滴の蓄積が起きる. 小葉中心性は虚血, アルコール, 薬物, 糖尿病, 肥満による場合, 小葉辺縁性は, 高脂質食, 脂質異常, リン中毒などの場合でみられる.

3) 黄色腫(xanthoma)

強い黄色調の隆起性病変であり, 組織学的には, 脂質を蓄積し泡沫状になった組織球が結節状に集簇して認められる.

2. 糖質代謝異常

a. 糖原病（glycogenosis）

　グリコーゲンの分解酵素の先天性欠損により細胞内にグリコーゲンの蓄積をきたす一群の疾患を指す．欠損する酵素により8型に分類されているが，グリコーゲンの蓄積と障害が起きる臓器によって，肝型，筋型，肝筋型に大きく分かれる．グルコース-6-リン酸化酵素欠損による von Gierke（フォン・ギールケ）病（I型糖原病）は肝臓型．酸性マルターゼ欠損による Pompe（ポンペ）病（II型糖原病）は肝筋型であるが特に心筋に蓄積する．グリコーゲンは水溶性のため通常の標本作製の過程で流出するため，グリコーゲンの蓄積した細胞は空胞状となる．グリコーゲンの蓄積は核内にみられることもある．糖原病の多くは常染色体劣性遺伝の形式をとる．

b. 糖尿病（diabetes mellitus）

1）定義と病態

　糖尿病とは，インスリンの作用あるいは分泌の低下，およびその両者が原因となり，高血糖をきたす代謝疾患である．糖代謝異常に加えて，脂質代謝異常，大小の血管障害，網膜症，腎症，神経障害などの合併症がみられる．また糖尿病は易感染性（黄色ブドウ球菌，緑膿菌，カンジダなど）の原因ともなる．

2）分類

　糖尿病は，原因により，①1型糖尿病，②2型糖尿病，③その他の特定の機序・疾患によるもの，④妊娠糖尿病に分類される．95％以上を2型糖尿

サイドメモ：組織切片での糖原（グリコーゲン）の染色

　PAS 染色にて赤紫色に染色される．グリコーゲンは水溶性のためホルマリン固定された組織では流出し空胞状にみえる．そのため，グリコーゲンの検出には無水アルコールで固定することが推奨される．粘液もPAS 陽性のため，グリコーゲンであることの確認はジアスターゼ消化試験により行う．

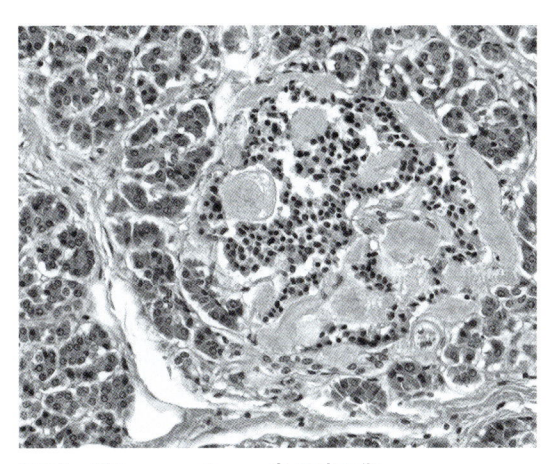

図28　膵 Langerhans 島の硝子化

病が占める．

　1型糖尿病は，主に免疫学的機序により Langerhans（ランゲルハンス）島のβ細胞が破壊され，そのため絶対的なインスリン欠乏に陥る．小児，思春期に発症することが多い．組織学的に，発症早期にはリンパ球浸潤（膵島炎）がみられるが，経過とともに膵臓は萎縮し，免疫組織化学染色にてインスリンを産生する細胞（β細胞）の消失が確認できる．

　2型糖尿病は，インスリン抵抗型とインスリン分泌不全型に分けられる．組織学的に Langerhans 島の硝子化が特徴的に認められる（図28）．硝子化物はアミロイドの性質を有している．生化学的にはβ細胞から分泌されるポリペプチドであるアミリンからなる．

　糖尿病には，慢性膵炎，膵癌，ヘモクロマトーシス，あるいは妊娠や副腎皮質ステロイドの投与に伴う二次性のものがある．

3）病理

　前述した Langerhans 島の変化のほかに，糖尿病では，全身臓器に大小の血管障害とさまざまな臓器障害がみられる．大血管障害（macroangiopathy）は，心臓，脳，下肢の比較的太い血管に起きる動脈硬化性変化を指し，心筋梗塞，脳卒中，下肢閉塞性血管障害による皮膚潰瘍や壊死の原因となる．微小血管障害（microangiopathy）では，細小動脈壁の硝子化が起こり，網膜症（retinopathy)，腎症(nephropathy)，神経障害(neuropathy)の原因となる(網膜症，腎症，神経症を triopathy という)．

3. アミノ酸代謝異常

　アミノ酸代謝にかかわる酵素の欠損による．40種類以上が知られている．代表的なものに，フェニルアラニン水酸化酵素の先天性欠損によるフェニルケトン尿症がある．生後早期からフェニルアラニンの摂取制限により発症を防ぐことができる．そのほか，アルカプトン尿症，チロシン症，ホモシスチン尿症，シスチン症などがある．

4. 核酸代謝異常と痛風

　痛風(gout)とは，プリン体の代謝産物である尿酸が血中に増加した結果，不溶性の尿酸ナトリウムが組織に沈着し炎症をきたす疾患である．プリン体の過剰摂取，尿酸の産生過剰や，尿酸塩の尿中排泄低下などが痛風の原因となる．中年の男性に多く，手指，足趾の関節，耳介に皮下結節(痛風結節)を形成する．関節液には尿酸ナトリウムの針状結晶がみられる．痛風結節は肉眼的にチョーク様を呈し，組織学的には異物型多核巨細胞，組織球が取り囲む弱好酸性結節として認められる(図29)．尿酸ナトリウムは水溶性のため無水アルコールによる固定が推奨される．急性の痛風発作は，関節腔に析出した尿酸塩が滑膜炎を起こすことが原因であり，補体の活性化が関与する．尿酸は腎間質にも沈着し，間質性腎炎，尿路結石の原因となる．

5. 生体色素代謝異常

　生体内で合成される色素には，① ポルフィリンやヘム誘導体，② メラニン，③ リポフスチンやセロイドがある．このような生体色素，特にヘモグロビンとビリルビンの異常による疾患が多く知られているが，ここではこれら生体色素の過剰な沈着について述べる．

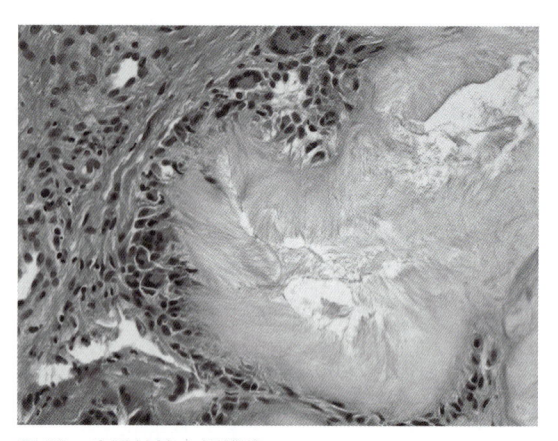

図29　痛風結節の組織像

a. ビリルビン代謝異常

　赤血球の赤い色素はヘモグロビンであり，ヘモグロビンはポルフィリン環に鉄原子の結合したヘムの部分と蛋白であるグロビンの部分からなっている．

　ヘム分解で生成した水溶性の低い非抱合型ビリルビン(間接ビリルビン)は，血漿中のアルブミンと結合した状態で肝臓に運ばれる．次いで肝臓でグルクロン酸抱合を受け抱合型ビリルビン(直接ビリルビン)となり，胆汁中に分泌され，胆道から十二指腸へ排出される．正常では血中のビリルビン濃度は 1 mg/dL 未満であるが，溶血性貧血のようにビリルビンの産生が増加し肝臓からの排出量を超えると間接ビリルビンが増加する．これに対し，肝細胞の機能障害，あるいは胆道の機械的閉塞などでは，直接ビリルビンが増加する．血中に増加したビリルビンは組織に拡散し，組織は黄色を呈する．このような状態を黄疸(jaundice)とよぶ．

　胆道の閉鎖をきたす病態では，拡張した胆管や毛細胆管内に胆汁色素の貯留が認められる(図30)．高度の黄疸をきたした症例では，腎臓の尿細管内に胆汁色素の貯留が認められ，胆汁性腎症(biliary nephrosis)とよばれる．

　生体内のヘムの大部分はヘモグロビンに由来するが，それ以外にもミオグロビン，チトクローム，カタラーゼなどのヘム蛋白がある．ヘム中の鉄はヘモジデリンとして細胞内に取り込まれ，組織中

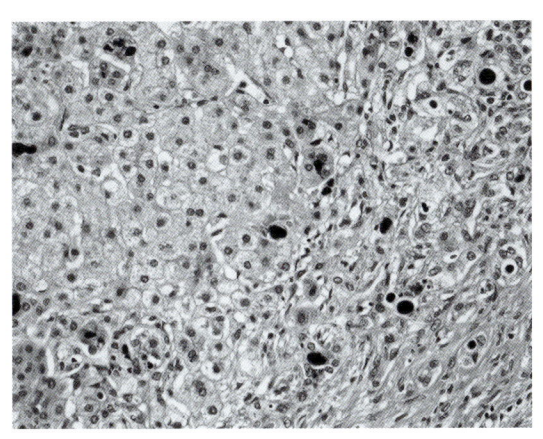

図 30 胆道閉塞においてみられた胆汁のうっ滞像

に沈着する（→ 6-a. 鉄代謝異常）．

b. メラニン代謝異常

　メラニンはアミノ酸のチロシンから合成される褐色ないし黒褐色の色素である．産生はメラノサイトによって行われるが，周囲の表皮細胞や組織球にも取り込まれる．したがって，メラニン色素を有する細胞がメラノサイトではない．表皮，毛髪以外では，網膜や黒質，青斑核の神経細胞にもメラニン色素が認められる．メラノサイトの病的な増殖（色素性母斑，メラノーシス，メラノーマ）だけでなく，脂漏性角化症，基底細胞癌においてもメラニン色素の増加により黒色調にみえるので注意が必要である．白皮症（albinism）は，チロシン代謝異常により皮膚，毛髪，網膜のメラニン色素が完全ないし部分的に欠損する先天性の疾患である．通常，常染色体劣性遺伝し，皮膚癌のリスクが高い．

c. リポフスチン，セロイド代謝異常

　リポフスチンとはリソソーム内に生じた過酸化脂質に由来する褐色色素である．加齢や消耗性疾患に伴い，心筋細胞，肝細胞，神経細胞に認められることが多い（→ p.10：図 11）．炎症などで生じた崩壊産物を組織球が貪食すると，その結果胞体が淡くくすんだような黄褐色調を呈する場合があり，そのような色素をセロイド色素とよぶ．セロイドもリポフスチンと同様，過酸化脂質に由来す

る色素と考えられる．

6. 無機質代謝異常

a. 鉄代謝異常

　鉄はアポフェリチンと結合したフェリチン分子として体内に貯蔵されるが，鉄の過剰な状態ではヘモジデリン（hemosiderin）という褐色色素となって沈着し，ヘモシデローシス（hemosiderosis）とよばれる．出血部では，時間の経過とともに，赤血球の崩壊に由来する鉄がヘモジデリン色素となって組織に沈着する．全身性のヘモジデローシスは，① 輸血の反復，② 鉄の過剰摂取，③ 溶血性貧血などの無効造血をきたす疾患などが原因となって起きる．鉄の沈着は，主に組織球などの網内系細胞に認められる．

　ヘモクロマトーシス（hemochromatosis）とは，鉄の過剰な組織沈着により臓器障害を生じる疾患であり，一般的には遺伝性のものを指す．遺伝性ヘモクロマトーシスの多くは 6 番染色体にある HFE 遺伝子の変異が原因であり，常染色体劣性遺伝疾患である．腸管からの鉄の吸収が増加し，鉄の過剰な組織沈着が起き，肝障害から肝硬変，皮膚の色素沈着，膵の線維化，糖尿病などが起きる．鉄の沈着は内分泌臓器や心筋にも起き，さまざまな障害をきたす．

b. 銅代謝異常

　消化管で吸収した銅は門脈を経て肝臓に運ばれ，セルロプラスミンと結合した状態で各組織に運ばれ，一部は胆汁に排出される．Wilson（ウィルソン）病は常染色体劣性遺伝疾患で，ATP7B とよばれる遺伝子に異常があるため，肝臓による銅の胆汁への排泄とセルロプラスミンとの結合が障害され，その結果，銅が肝臓に沈着し肝障害を引き起こす．銅の沈着は，大脳基底核，腎臓や角膜などにも起きる．血中のセルロプラスミンは低下，尿中銅排泄は増加し，血清銅は低下している．肝臓の生検検体においてルベアン酸染色やロダニン染色により銅の沈着を確認できるが，銅の沈着は慢性胆汁うっ滞でも認められ，必ずしも Wilson

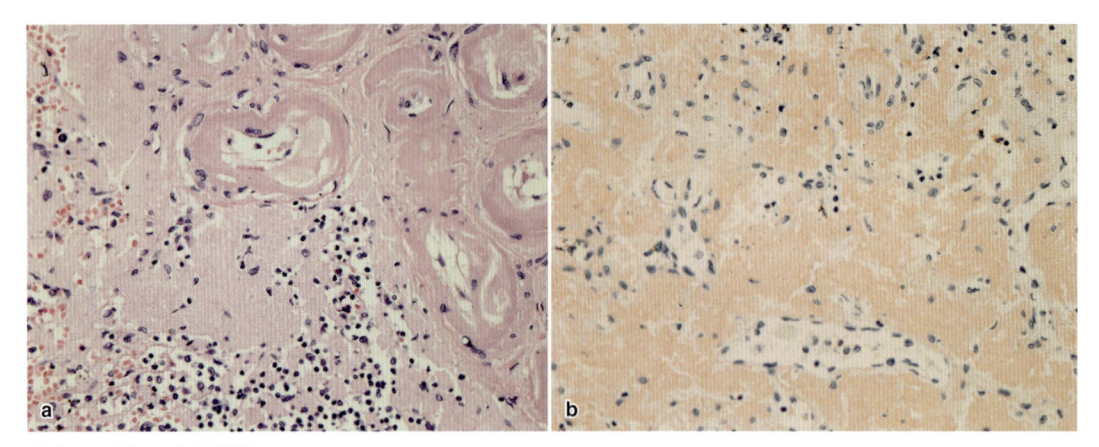

図31 アミロイド沈着
H-E染色にて淡好酸性(a), コンゴーレッド染色にて橙色に染まる(b).

病に特異的ではない.

7. カルシウム・骨代謝異常

血清カルシウムは約9〜11 mg/dLであり, 主に副甲状腺ホルモン(parathyroid hormone；PTH), カルシトニン, 活性型ビタミンDによって複雑に調節されている.

a. 高カルシウム血症

副甲状腺機能亢進症, 腎不全などは高カルシウム血症の原因となる. 高カルシウム血症では, 正常ではカルシウム沈着の起きない部位にもリン酸カルシウム塩が沈着する(異所性石灰化あるいは転移性石灰化とよばれる). 悪性腫瘍では, しばしば高カルシウム血症がみられるが, 腫瘍細胞から分泌されるPTH-related protein (PTHrP)のPTH様作用による場合と骨転移による骨吸収による場合がある.

石灰沈着は, 血中カルシウム濃度が正常であっても変性・壊死部にみられることがあり, 異栄養性石灰化とよばれる.

沈着したカルシウムは, ヘマトキシリンで濃青色に染色され, Kossa(コッサ)反応(→p.171)にて黒く染まる.

b. 骨代謝異常

骨粗鬆症(osteoporosis)は, 破骨細胞の過剰な作用により骨量の減少する病態である. これに対し, 骨の石灰化不良のため, マトリックス蛋白に対しリン酸カルシウムが減少する病態があり, 成人では骨軟化症(osteomalacia), 小児ではくる病(rickets)といわれる.

8. アミロイド代謝異常

アミロイドはH-E染色で淡好酸性, コンゴーレッド染色にて橙色に染まり, 偏光顕微鏡では緑色の複屈折を示す物質の総称である(図31). 透過電子顕微鏡では短い線維状の物質として認められる.

アミロイドーシス(amyloidosis)はアミロイドが組織に沈着する病態であり, 原発性と続発性, あるいは全身性と局所性に分類される. 続発性アミロイドーシスとは, 結核や関節リウマチなどの持続的な感染や炎症を起こす疾患に伴うものを指す. さらにアミロイドの性質から, ALアミロイド(多くの原発性アミロイドーシスと多発性骨髄腫), AAアミロイド(二次性アミロイドーシス)という分類もあるが, 最近ではアミロイドの前駆蛋白の生化学的性格が詳細に判明するようになってきている(表6).

続発性アミロイドーシスにおけるアミロイドの

表6 アミロイドーシスの分類

疾患名	アミロイド蛋白	前駆蛋白
原発性アミロイドーシス	AL	immunoglobulin L chain(κ, λ)
骨髄腫に伴うアミロイドーシス		
続発性アミロイドーシス	AA	SAA (serum amyloid A)
家族性地中海熱		
Muckle-Wells症候群		
家族性アミロイドーシス	ATTR	TTR(prealbumin)
老人性アミロイドーシス		
FAP(アイオワ型)	AApo AI	apolipoprotein(AI)
家族性アミロイドーシス（フィンランド型）	AGel	gelsolin
アミロイドーシスを伴った遺伝性脳出血	ACys	cystatin C
	AH	IgG$_1$(γ_1)
透析アミロイド症	Aβ_2M	β_2 microglobulin
甲状腺髄様癌	ACal	procalcitonin
2型糖尿病	AIAPP	IAPP(islet amyloid polypeptide)
Alzheimer病	Aβ	amyloid β-protein

前駆蛋白（serum amyloid protein A；SAA）は，肝臓で合成される急性期蛋白である．インターロイキン-1（IL-1）やIL-6の刺激により肝細胞で合成，分泌される．家族性アミロイドポリニューロパチーはプレアルブミン〔prealbumin（transthyretin；TTR）〕の沈着により末梢神経障害をきたす疾患である．長期透析患者では，β_2ミクログロブリンに由来するアミロイドの沈着により手根管症候群を発症することが問題となっている．

I 腫瘍

本項を理解するために

❶ 腫瘍とは，正常状態から逸脱し過剰な細胞増殖を起こした組織のことであり，これはがん遺伝子やがん抑制遺伝子の異常により生じる．腫瘍の組織・細胞はその形態も異常を示す．

❷ 腫瘍進展形態（浸潤性，膨張性），組織細胞形態（腺形成，角化，ほか）から，腫瘍の性格を窺い知ることができる．良性腫瘍は局所にとどまるが，悪性腫瘍は周囲の組織に浸潤し，別の場所に転移する．ここでは，腫瘍発生の原因，腫瘍の性格とその形態変化を学ぶ．

1. 腫瘍とは

腫瘍（neoplasm）とは，正常状態から逸脱し過剰に細胞増殖を起こした組織のことである．一般的に腫瘍細胞の増殖は不可逆的であり，自律的である．多くの腫瘍はある空間を占拠し塊を作ることが多いため（白血病などは例外），ギリシャ語で「膨張」の意味を示す'tumor'も腫瘍と同義語として用いられることがあるが厳密には異なる．

腫瘍は，局所で過剰な細胞増殖を示すのみの良性腫瘍（benign neoplasm）と周囲組織に不規則に侵入（浸潤；invasion）したり遠隔部に転移（metastasis）し，最終的に人を死に至らしめる可能性を有した悪性腫瘍（malignant neoplasm）に分けられる．

2. 腫瘍の形態

腫瘍化した細胞には細胞形態に変化が生じる（細胞異型）．一般に，細胞は大型化するが特に核が大型化し，核/細胞質比（N/C比）が上昇する（図32）．また核クロマチンは増量し，顕微鏡下では正常核より不規則に濃く見える．核小体は明瞭化している．このような異常細胞も，多くの場合元の細胞の性格を種々の程度に保持しており，このため，たとえば腺上皮細胞なら腺管形成傾向を，扁平上皮細胞なら角化傾向を示す（図33, 34）．このような腫瘍細胞は，同時に腺管形状の不整や角化異常（角化亢進，不全角化）などを示すことも多い

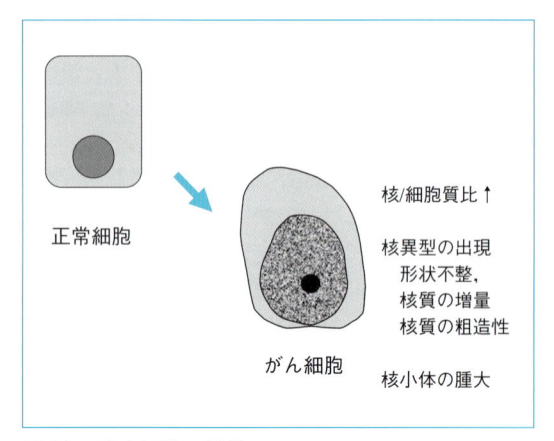

図32 腫瘍細胞の特徴

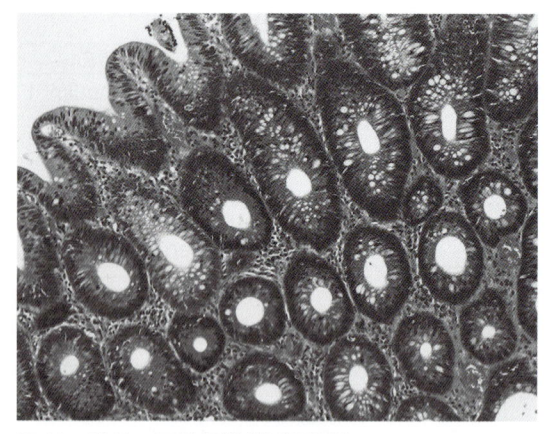

図33 腺系の異常組織（管状腺腫）

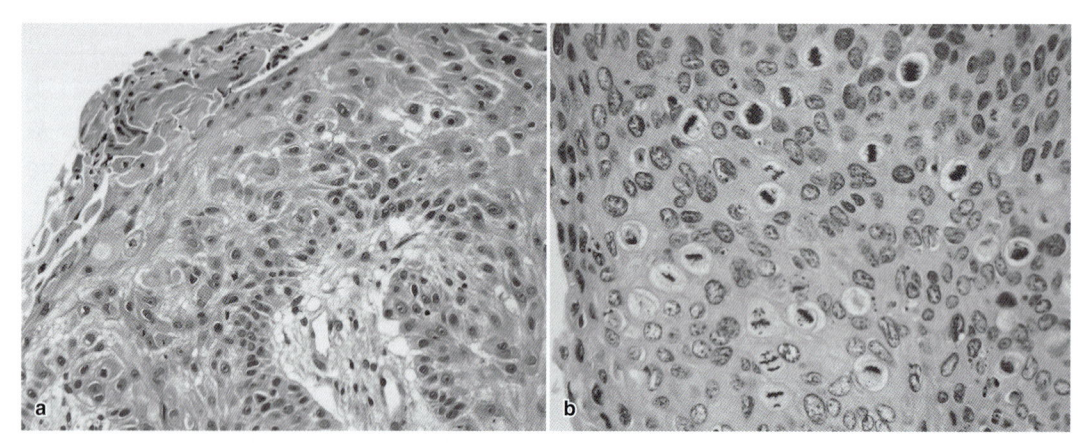

図34 扁平上皮系の異常組織（扁平上皮癌）
a．異常な角化傾向を示す．
b．核分裂像が多発している．

（構造異型）（図35, 36）．これらの異常細胞・組織が増殖することで塊をつくるようになり，放射線画像，MRI，超音波検査や肉眼的にも異常な組織として同定されるようになる．

腫瘍の肉眼形態はさまざまで，臓器表面（粘膜表面など）にできるものでは，ポリープ状に隆起したり，潰瘍化したりする（図37）．実質性の臓器（肝臓や腎臓，膵臓など）にできるものでは，球状〜星芒状に発育する．

3. 腫瘍の性質と発育の様子

腫瘍の多くは，その元をたどると理論的には1つの細胞が何らかの原因によって遺伝子異常を起こし増殖したもの（単クローン性増殖）と考えられる．しかし，発生母地のある範囲で複数の細胞の腫瘍化で1つの腫瘍を形成する場合もあると考えられている．また，同じ臓器（たとえば，肝臓や膀胱・尿管）には，同時性にそれぞれ肝細胞癌や尿路上皮癌が多発すること（多中心性発生）がしばしば認められる．

腫瘍の発育には，その性質によって発育の様子が異なり，大きく膨張性発育と浸潤性発育に分けられる．膨張性発育は，細胞の増加により局所の容積が増すだけであり，結果として外に向かって凸状となり，圧排性増殖ともいう．膨張性発育を示す腫瘍の多くは良性腫瘍であるが，悪性腫瘍でも肝細胞癌や腎細胞癌などのようにしばしば膨張

図35 腺系上皮の異常

細胞異型
- 核の腫大，クロマチンの増量
- 細胞・核の異常な形状クロマチンの増量と分布の不整

構造異型（腺系組織の場合）
- 腺腔が不整となってくる
- 腺管形成が不明瞭となる
- 不規則な細胞の増生をみる

異型度　低い ← → 高い

図36 扁平上皮の異常

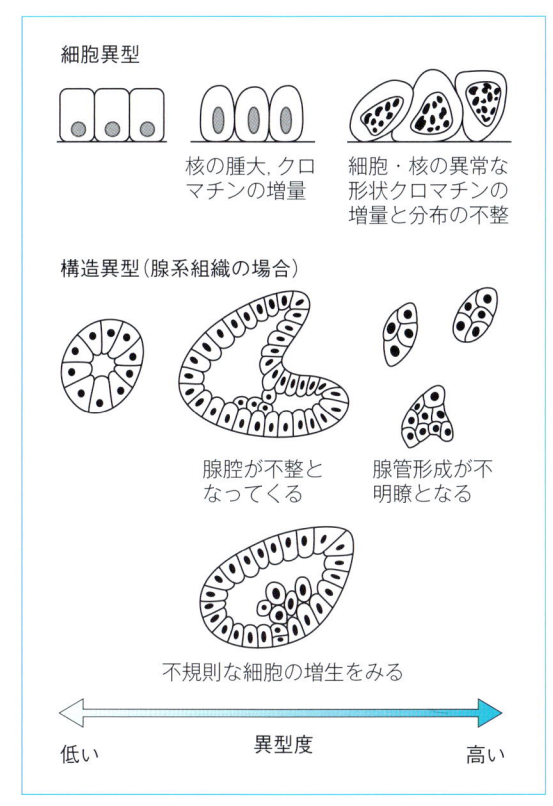

a. 過角化
b. 異[常]角化（角化細胞）
c. 錯角化/不全角化（角化しても核が残る）

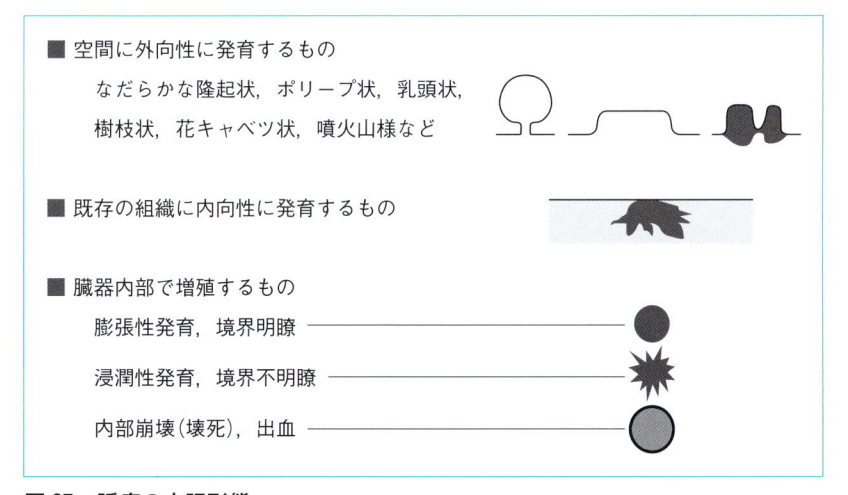

図37 腫瘍の肉眼形態

■ 空間に外向性に発育するもの
　なだらかな隆起状，ポリープ状，乳頭状，樹枝状，花キャベツ状，噴火山様など

■ 既存の組織に内向性に発育するもの

■ 臓器内部で増殖するもの
　膨張性発育，境界明瞭
　浸潤性発育，境界不明瞭
　内部崩壊（壊死），出血

性発育を示すものもある．

　浸潤性発育は，悪性腫瘍にみられる発育様式で，腫瘍周囲の既存の組織に浸み入るようにして発育するものである．上皮系腫瘍が浸潤性発育を示す場合は，しばしば細胞集団の大きさを小さくしたり，紡錘状の間葉細胞のように形態変化をしながら進展していく像が観察される．浸潤性増殖により腫瘍細胞が血管やリンパ管に入ると，血流やリ

ンパ流にのって他の臓器に生着する転移（metastasis）という現象が起こる（それぞれ血行性転移，リンパ行性転移という）．浸潤性発育の過程で腫瘍細胞が腹膜や胸膜に達してそれらを貫くと，それぞれの腔内に腫瘍細胞がばらまかれるような転移（播種転移；dissemination）が生じる．この播種転移が生じた状態を腹膜癌腫症，胸膜癌腫症などとよぶ．

4. 腫瘍の分類

腫瘍は，良悪性，発生部位，由来組織，組織型などさまざまな視点での分類がなされ得るが，臨床的観点からはしばしば良性腫瘍と悪性腫瘍に二大別され，細胞の系統からは上皮性腫瘍と非上皮性腫瘍に二大別される（表7）．ただし，これらが混在した混合性腫瘍や奇形腫といった複数の胚葉にわたる組織からなる特殊な腫瘍もある．

良性腫瘍と悪性腫瘍の最も大きな違いは，良性腫瘍は局所で発育するのみであるのに対し，悪性腫瘍は周囲組織への浸潤（invasion）と遠隔臓器への転移（metastasis）を起こす特性を有していることである（表8）．

a. 上皮性腫瘍

上皮は，形態的特徴より扁平上皮，腺上皮，移行上皮（尿路上皮）に分けられるが，神経内分泌細胞も上皮的性格を有している．これらに対応した分化を示す良性腫瘍には，扁平上皮乳頭腫（squamous papilloma），腺腫（adenoma），移行上皮乳頭腫などがある．悪性化したものはそれぞれ，扁平上皮癌，腺癌，移行上皮癌に分類される．上皮系悪性腫瘍の英名は'carcinoma'であり，それぞれsquamous cell carcinoma, adenocarcinoma, transitional cell carcinoma, neuroendocrine carcinomaとよばれる．

b. 非上皮性腫瘍

非上皮組織には，線維組織，脂肪組織，骨組織，平滑筋組織，横紋筋組織のほかに，血球がある．良性腫瘍は，上皮性腫瘍と同様'-oma'を付けてよぶ．線維腫（fibroma），脂肪腫（lipoma），骨腫（osteoma），平滑筋腫（leiomyoma）などである．一方，悪性化したものは，線維肉腫（fibrosarcoma），脂肪肉腫（liposarcoma），骨肉腫（osteosarcoma），平滑筋肉腫（leiomyosarcoma）などと「肉腫'-sarcoma'」を付けてよばれる．

c. 混合性腫瘍

上皮性成分と非上皮性成分がともに増殖した腫瘍である．たとえば，乳腺の線維腺腫（fibroadenoma）は，乳管様の腺組織と間質線維組織の成分が混在して増殖している．また，唾液腺の多形腺腫（pleomorphic adenoma）では，上皮による管状

表7 腫瘍の分類

発生母地/分化	良性	悪性
上皮性		
扁平上皮	乳頭腫	扁平上皮癌
腺上皮	腺腫	腺癌
移行上皮	乳頭腫	移行上皮癌
神経内分泌細胞		神経内分泌腫瘍
非上皮性		
平滑筋	平滑筋腫	平滑筋肉腫
横紋筋	横紋筋腫	横紋筋肉腫
線維組織	線維腫	線維肉腫
脂肪組織	脂肪腫	脂肪肉腫
軟骨	軟骨腫	軟骨肉腫
骨	骨腫	骨肉腫
血管	血管腫	血管肉腫
胚細胞	成熟奇形腫	未熟胚細胞腫
造血リンパ節	リンパ増殖性病変	悪性リンパ腫，白血病

表8 良性腫瘍と悪性腫瘍の特徴

	良性	悪性
組織分化度	よく分化している（正常組織に近い形態を示している）	分化のよいものから悪いものまである．（概して正常組織からの形態的逸脱が大きい）
発育速度	一般に緩徐．核分裂像は稀	緩徐なものから速いものまである
浸潤	なし	周囲の組織に浸潤性に増殖する．周囲との境界はしばしば不整・不明瞭である
転移	なし	頻発する

構造, 腺房様構造, 充実性胞巣などとともに粘液に富んだ間質細胞の成分があり, 両者が境界不明瞭に移行して存在する.

混合性腫瘍にも悪性腫瘍があり, 癌腫と肉腫が混在する. さまざまな臓器に癌肉腫がみられるが, 子宮の悪性中胚葉性混合腫瘍や滑膜肉腫のほか, 肝芽腫, 腎芽腫, 膵芽腫など胎児性腫瘍でも上皮, 非上皮成分が混在する.

d. 奇形腫（teratoma）

複数の胚葉の正常組織に類似した組織成分が混在して腫瘍をなしている. ほとんどは精巣, 卵巣などの生殖器のほか, 体の正中部にある仙骨, 縦隔, 松果体などに発生する. 成熟した成分のみから構成されるものは成熟奇形腫で, 多くは囊胞状で, 皮膚, 皮脂腺や毛胞などを含んでいる. 未熟な成分（胎芽組織）が含まれるものを未熟奇形腫とよぶ.

5. 腫瘍の発生原因と機序

腫瘍の原因は, 先天的あるいは後天的な遺伝子配列の異常, 遺伝子発現の異常などと考えられる. 後天的に遺伝子異常を生じさせる原因としては, 自然発生的な突然変異, ウイルス感染, 発がん性物質, 放射線や紫外線の影響などが考えられる. 遺伝による腫瘍は多くても全体の10％未満と考えられている.

a. 突然変異

がんの約20％が自然発生的に起こる遺伝子の複製エラーが原因と考えられている. 人間の1個の細胞の中にはDNA配列が31億塩基対あり, 1回の複製で3/31億の確率で突然変異が生じるとされている. 遺伝子には, DNA修復遺伝子や, がん抑制遺伝子といった正常細胞の維持にかかわる重大なものがあり, それらに複製エラーが生じると, 正常細胞としての働きができなくなり, がん化の一段階を踏むことになる.

b. ウイルス感染

ヒトのがんの15％程度にウイルス感染が関与していると考えられている. ウイルス感染とがんの発生に非常に強い関係がみられるものとして, ヒトT細胞白血病（もしくはリンパ好性）ウイルス（HTLV）1型と成人T細胞白血病/リンパ腫, ヒトパピローマウイルスと子宮頸癌, B型およびC型肝炎ウイルスと肝細胞癌, Epstein-Barrウイルスと鼻咽頭癌や悪性リンパ腫の一部, ヒトヘルペスウイルス8型とKaposi（カポシ）肉腫などがある.

c. 発がん性物質

イギリスの外科医, Percival Pott（パーシバル・ポット）は, 煙突掃除夫に陰囊癌が高頻度に発生することから, その因果関係を調査し, 掃除中に付着した煙突の煤が癌を引き起こすと報告した（1775）. これが世界初の発がん性物質の発見となり, 同時に, 世界初の職業がんの報告といわれている. その後, アニリンが膀胱癌を引き起こすこと, ベンゼンが原因による白血病があることや, 喫煙が原因による肺癌があることなどが報告されてきた. 発がん性物質のなかには, 直接, 細胞に攻撃して突然変異を起こし, DNAを損傷させる物質が多いとされている. ただし, がんと発がん性物質の因果関係は判明していても, それがどう

サイドメモ：がん遺伝子とがん抑制遺伝子

がんの発生・成長に関係する遺伝子は, もともと正常な細胞の中にもあるもので, ①細胞の増殖, ②異常になった細胞の細胞死を誘導, ③傷の付いたDNAの修復などの働きをしている. ところがこのような遺伝子に異常が生じると, 細胞の増殖が無制限に行われ, 異常になった細胞も死なずに残って増殖し, DNAの修復が行われず異常な機能を示す細胞が増えるなどということが起こるようになり, それがすなわち癌化とよばれる現象である. ここで①の細胞増殖に関与する遺伝子を「がん遺伝子」, ②③に関与する遺伝子を「がん抑制遺伝子」とよぶ. このようながん遺伝子とがん抑制遺伝子は, しばしばアクセルとブレーキの関係にたとえられる.

d. 放射線や紫外線

日光曝露による皮膚の悪性黒色腫，扁平上皮癌，基底細胞癌などの発生や，放射線被曝による白血病，甲状腺腫瘍，乳癌，皮膚癌，脳腫瘍などの発生が知られている．

e. その他

アスベストは建築物，断熱材などに広く用いられていた物質で，硬くて細い繊維である．アスベスト曝露に関連する腫瘍は，胸膜や腹膜に発生する悪性中皮腫である．

J 発生異常と遺伝子, 染色体異常

1. 発生異常

胎生期の障害が原因となり，さまざまな臓器において肉眼的な形態異常が起こりうる(**表9**)．このような発生異常の原因としては，内因としての遺伝的要因と外因としての環境要因(感染，薬物，化学物質，放射線，ホルモンなど)がある．遺伝性のものでメンデル性の遺伝(mendelian inheritance)を示すものもあるが，多くは後述する多因子遺伝子疾患に属する．発生異常をきたす感染症としては，風疹，サイトメガロウイルス，ヘルペスウイルス，トキソプラズマ，梅毒などがある．薬物，化学物質としては，ニコチン，サリドマイド，有機水銀のほか，抗菌薬のなかに催奇形性の疑われるものがあるので注意が必要である．

2. 遺伝性疾患

生物学的な特徴が親から子へと子孫に伝わる現象を指し，このような遺伝現象は遺伝子によって説明される．遺伝子の本体はDNAであり，遺伝性疾患はDNAの異常によって起きる．遺伝性疾患は，遺伝様式により以下のように分類すること

表9　臓器組織の発生異常

部位	疾患
頭頸部，顔面	外耳奇形，先天性胸腺無形成症，甲状舌管囊腫，唇裂，口蓋裂，顔面裂
神経系	無脳症，脳ヘルニア，無頭蓋症，頭蓋披裂(無脳児)，小頭症，脳脊髄髄膜瘤
循環器	心臓脱，心房中隔欠損，心室中隔欠損，Fallot(ファロー)四徴症，大血管転位
呼吸器	気管食道瘻，気管閉鎖症，肺形成不全，先天性肺囊胞
消化管	臍ヘルニア，食道閉鎖，肝外胆管閉塞，輪状膵，Meckel(メッケル)憩室，Hirschsprung(ヒルシュスプルング)病，鎖肛
泌尿器	腎無形成，囊胞腎，重複尿管，直腸尿瘻
生殖器	尿道下裂，停留精巣，先天性鼠径ヘルニア，陰囊水腫
骨格系	短頸症，軟骨無形成症，先天性股関節脱臼，二分脊椎

ができる．

a. メンデル遺伝性疾患

単一遺伝子の異常によって起き，約1万種類の疾患が知られている．遺伝様式により，さらに常染色体優性遺伝，常染色体劣性遺伝，伴性遺伝に分けられる．それぞれの遺伝様式を示す代表的なメンデル遺伝性疾患を**表10**に示す．

常染色体上の各遺伝子は父親と母親それぞれに由来する1対の遺伝子からなっている．1対のうち一方に異常があった場合に，他の一方が正常であっても発症するものを常染色体優性遺伝という．これに対し，1対の遺伝子の双方に異常があった場合にのみ発症するものを常染色体劣性遺伝という．原因遺伝子がX染色体上にある場合は伴性遺伝とよばれる．多くの場合，発症はX染色体を1本しかもたない男性に限られる．女性の場合は保因者となる．

b. 非メンデル遺伝性疾患

単一遺伝子の異常ではあるが，単メンデルの法則に従わないものがあり，非メンデル遺伝性疾患という．

表10 代表的なメンデル遺伝性疾患

常染色体優性遺伝病	常染色体劣性遺伝病	伴性遺伝病
楕円赤血球症	Gaucher（ゴーシェ）病	先天性魚鱗癬
球状赤血球症	GM₁-ガングリオシド蓄積症	Wiskott-Aldrich（ウィスコット・オールドリッチ）症候群
晩発性皮膚ポルフィリン症	Werdnig-Hoffmann（ウェルトニッヒ・ホフマン）病（脊髄筋萎縮症）	Alport（アルポート）症候群
Huntington（ハンチントン）病	囊胞性線維症	Fabry（ファブリー）病
家族性腺腫性ポリープ症	ガラクトース血症	Lesch-Nyhan（レッシュ・ナイハン）症候群
結節性硬化症	フリードライヒ運動失調	血友病B
鎌状赤血球症	色素性乾皮性	脆弱X症候群
Marfan（マルファン）症候群	フェニルケトン尿症	血友病A
遺伝性多発性嚢胞腎	Wilson（ウィルソン）病	
	Tay-Sachs（テイ・サックス）病	常染色体遺伝，伴性遺伝の両様式をとる遺伝病
	チロシン血症	Charcot-Marie-Tooth（シャルコー・マリー・トゥース）病
	Pompe（ポンペ）病	慢性肉芽腫症
	ホモシスチン尿症	高度複合免疫不全症
	ヘモクロマトーシス	

卵子は豊富な細胞質を有するが精子には細胞質がほとんどない．そのため，父親と母親からそれぞれ受け継がれる核遺伝子と異なり，ミトコンドリア遺伝子のほとんどは母親に由来する．ミトコンドリア遺伝子には酸化的リン酸化に関与する蛋白がコードされているため，ミトコンドリア遺伝子の変異では好気的エネルギー産生が障害され，エネルギー需要の高い脳や骨格筋の機能障害が引き起こされるため，ミトコンドリア脳筋症とよばれる．解糖系が優位となるため，代謝産物の乳酸やピルビン酸が蓄積し糖尿病様の病態を示すことがある．対立遺伝子のうち父親（あるいは母親）由来の遺伝子のみが発現する遺伝子があり，ゲノム刷込み（genomic imprinting）とよばれる．発現するはずの遺伝子に異常がある場合に発症する．

c. 多因子遺伝子疾患

多数の遺伝子に生じた変異が原因となり引き起こされる疾患を指す．口唇・口蓋裂，先天性心疾患などの先天性奇形，あるいは，高血圧，糖尿病，肥満，痛風などの生活習慣病，統合失調症，自己免疫疾患などが多因子遺伝子疾患に属している．それぞれの効果は小さい遺伝子変異が組み合わさった結果起こる．

3. 染色体異常症

染色体の数的異常や構造異常を示す疾患，状態を指す．染色体異常の大部分は，配偶子の形成過程と受精後の分裂時に生じる．数的異常としては，相同染色体が3個あるトリソミー，1個しかないモノソミーがある．同一個体のなかで，異なる染色体数の細胞が混在している場合はモザイクとよばれる．染色体の構造異常としては，重複，欠失，逆位，転座，イソ染色体，環状染色体などがある．

a. 常染色体異常症

21トリソミー〔Down（ダウン）症候群〕が代表的疾患である．1866年Downにより初めて記載された．トリソミー型のほかに，転座型やモザイク型（正常細胞とトリソミー細胞のモザイク）がある．頻度は出生1,000人に1人だが，母親が40歳の場合100人に1人であり，母親の年齢が高いほど頻度は高くなる．精神発達遅延，特徴的顔貌（扁平な鼻根部，外上がり眼裂，耳介の変形など）を示し，消化器の奇形，血液疾患などを伴う．そのほかのトリソミーとしては，18トリソミー，13トリソミーがある．また5番短腕の部分欠失は，乳児期に子猫が啼くような甲高くか細い泣き声を出すことが特徴で，猫鳴き症候群とよばれる．

b. 性染色体異常症

Turner(ターナー)症候群は，X染色体モノソミー 45, XO あるいは X 染色体短腕モノソミーにより起きる．モザイクによる場合もある．頻度は出生女児 2,500 人に 1 人．外見は女性だが，低身長，翼状頸，二次性徴の欠如を認める．

Klinefelter(クラインフェルター)症候群は，X染色体の過剰による．核型は 47, XXY が多いが，X 染色体を 3 個持つもの，モザイクによる場合もある．頻度は出生男児 600 人に 1 人．外見は男性だが，男性的な第二次性徴の欠如と不妊を特徴とする．高身長で，痩せた体型を示すことが多い．

4. 遺伝子診断

遺伝子診断の方法としては，FISH(fluorescent *in situ* hybridization)法，PCR(polymerase chain reaction)法，シーケンス法などがある．詳細は本シリーズの『遺伝子検査学』を参照されたい．

参考文献

1) エマニュエル・ルービン(著)/鈴木利光, 他(監訳)：カラールービン病理学 臨床医学への基盤. 西村書店, 2007
    ※臨床医学を意識した病理学，病理病態学の記述には定評がある．少し分厚いが，少し踏み込んで知りたいときに参照すればきっと役に立つだろう
2) 小池盛雄, 他(編)：組織病理アトラス 第 5 版, 文光堂, 2005
    ※病理組織像の写真から病気の理解に入っていける．文章による説明は必要最小限でコンパクトにまとめられており通読用にも適している

第2章 病理学各論

学習のポイント

❶ 人体は多くの臓器，器官から成り立っており，それぞれの臓器，器官を侵すさまざまな疾患がある．疾患の病因，病態を正しく理解するためには，まず臓器，器官の正常構造，機能を理解することが重要である．

❷ それぞれの疾患には，特徴的な肉眼像，組織像がみられる．肉眼像と組織像を関連づけて理解するとともに，臨床像，病態も合わせて疾患の全体像を理解するように努めることが大切である．

A 循環器系

本項を理解するためのキーワード

❶ **先天性心疾患**
心奇形は生殖細胞期の染色体異常，あるいは，心臓の完成する前（胎生2か月以前）の感染症，薬剤服用などで生じる．比較的頻度の高い心奇形として心房中隔欠損症，心室中隔欠損症などがあげられる．

❷ **心筋症**
多くは特発性心筋症であり，うっ血性心不全をきたす拡張型心筋症，心室壁の肥厚をもたらす肥大型心筋症などがある．

❸ **虚血性心疾患**
虚血性心疾患は心筋を栄養する冠状動脈における血流の途絶が原因で起こる．狭心症は一過性だが，心筋梗塞は心筋の壊死した状態である．

❹ **動脈硬化症**
動脈硬化症では，動脈壁が肥厚し，内腔にコレステロール沈着，石灰化などが生じる．

1. 心臓

心臓（heart）は内胚葉と外胚葉の間に位置する中胚葉から分化誘導されて形成される．心臓の発生は胎生約2週ごろより始まり，胎生1か月程度では三日月形の円筒にすぎないが，胎生2か月頃には，心房・心室中隔と弁で隔てられた4つの部屋をもつ心臓の形態がほぼ完成する．

心臓の上部には左心房，右心房があり，下部には左心室，右心室がある（図1）．心房はうすい壁をもち，静脈から血液を受け入れる部分であり，一方の心室は厚い壁を有し，動脈へと血液を絞り出すポンプの働きを有する．左心室から出て大動脈→全身の小動脈→毛細血管→全身の小静脈→心臓右心房に至る経路を大循環系（体循環）とよび，一方，右心室から出て，肺動脈→肺毛細血管→肺静脈→左心房に至る経路を小循環系（肺循環）とよぶ．また，各箇所には逆流を防ぐための弁が配置されており，右心室と肺動脈の境にある弁を肺動脈弁，左心室と大動脈の境にある弁を大動脈弁，左心房と左心室の境にある弁を僧帽弁，右心房と右心室の境にある弁を三尖弁とよぶ．

心臓はポンプとしての機能を有効に働かせるために，一定のリズムで，かつ，心房から心室へと

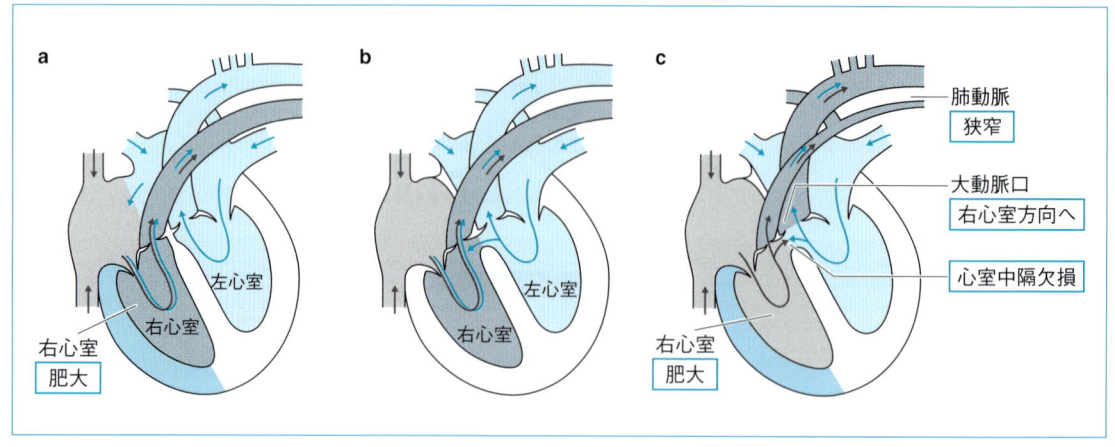

図1 心臓の奇形
a．心房中隔欠損症：心房中隔(卵円孔)に欠損があるため血液が左心房から右心房に流れる．右心室が肥大し，肺動脈血流量が増加する．
b．心室中隔欠損症：心室中隔に欠損があるため，血液が左心室から右心室に流れる．
c．Fallot(ファロー)四徴症：大動脈口が右心室の方向に移動し，心室中隔欠損・肺動脈狭窄・右心室肥大がある．

順序よく収縮させる必要がある．心筋の収縮と弛緩のタイミングを調整する仕組みを刺激伝導系とよぶ．刺激伝導系は，高位右房に位置する洞房結節，心房中隔基底部の右房側に位置する房室結節，ここから心室中隔を下行するHis(ヒス)束，さらに心室の底に放散するPurkinje(プルキンエ)線維からなっている．心電図においては，P波は心房筋の興奮を意味しており，その興奮は房室結節で少し時間がずれた後に，His束，さらに左脚，右脚のPurkinje線維へと伝わり心室全体を興奮させることで，幅の短いQRS波を形成する．

心臓は動脈の付け根から分岐する左右の冠状動脈で栄養されている．左冠状動脈はさらに前下行枝，回旋枝に分かれる．右の冠状動脈は右心房・右心室・中隔後部・左心室後壁の一部を栄養し，左冠状動脈は左心房・左心室・中隔前部を栄養している．

a. 先天性心疾患

心奇形(cardiac anomaly)の成立時期は主に2つに分かれる．1つは生殖細胞期，つまり，生殖細胞が形成され受精に至るまでの期間であり，Down(ダウン)症候群，18トリソミー(trisomy 18)などの染色体異常がこれにあたる．もう1つは受精後出生までの期間であり，特に心臓の形態がほぼ完成する胎生2か月までの間に，子宮内感染，胎盤感染，あるいは薬剤服用などの外因によって心奇形が引き起こされる．妊娠初期の風疹の感染によって起こる先天性風疹症候群(congenital rubella syndrome；CRS)は，新生児に心奇形，白内障，難聴などをきたすことで知られる．

頻度の高い代表的な心奇形を以下に記す．

1) 心房中隔欠損症(atrial septal defect；ASD)

卵円孔の開存した状態である．欠損孔を通じて，心房血が左心房から右心房へと流れる(図1a)．臨床的に症状が出ないことが多いが，卵円孔が大きい場合には，労作時息切れなどの心不全症状が出ることがある．

2) 心室中隔欠損症 (ventricular septal defect；VSD)

心室中隔に孔が開いた状態であり，左心室から右心室へと血液が流れる(図1b)．その結果，右心室，肺動脈の血圧が高まり，肺高血圧症(pulmonary hypertension；PH)を引き起こす．さらに，肺高血圧が進行し，右心室圧が左心室圧を上回ると，今度は右心室から左心室へと血液が流れ，両

心室が肥大する．これを Eisenmenger(アイゼンメンガー)症候群という．

3) ファロー四徴症(tetralogy of Fallot；TF)
肺動脈弁狭窄，心室中隔欠損，大動脈騎乗(大動脈弁口が心室中隔にまたがった状態)，肺動脈狭窄の4つの奇形を合併した状態(図1c)．肺血液量が少なくなり，右心室の静脈血は心室中隔欠損孔を介して左心室へと流れ，そのまま体循環へと流れるため，チアノーゼをきたす．

4) 動脈管開存症(patent ductus arteriosus；PDA)
胎生期には肺動脈から大動脈へと血液を流す動脈管〔Botallo(ボタロー)管〕が，出生後も閉鎖されない状態をいう．

b. 心膜，心内膜の疾患
心筋の外側を覆っているのが心膜(heart sac)，内側を覆っているのが心内膜(endocardium)である．心膜は，さらに，心臓の表面を覆う臓側心膜と，外側の壁側心膜の2層に分かれる．以下に，心膜，心内膜それぞれをおかす疾患を記す．

b-1. 心膜の疾患
1) 心囊液貯留(pericardial effusion collection)
50 mL 以上の貯留液と定義される．心囊水腫とは心囊内における漿液性の濾出液の貯留した状態を指し，ネフローゼ症候群，低蛋白血症，心不全などにより全身浮腫を起こした際にみられる．心囊血腫は心囊内に血液が貯留した状態であり，心臓，大動脈の損傷によって起こる．心囊液貯留が著しく，心臓を圧迫し心拍を障害する状態を心タンポナーデ(cardiac tamponade)といい，急死の原因となる．

2) 急性心膜炎(acute pericarditis)
漿液性，ないし，線維性の滲出液を伴う心膜の炎症．原因としては，細菌やウイルス感染，自己免疫性疾患などがあげられるが，実は，原因のわからない特発性心膜炎が最も多い．症状，徴候として，胸痛，心摩擦音があげられる．

3) 慢性心囊炎(chronic pericarditis)
慢性的な炎症によって，著明な線維化，石灰化を伴い，その結果，心囊の癒着，心囊腔の消失を引き起こし，心室の拡張を妨げる．拡張障害による全身うっ血症状や労作時息切れなどが起こりうる．また Kussmaul(クスマウル)徴候吸気時に静脈圧が逆に上昇する現象)がみられる．

b-2. 心内膜の疾患
1) 非細菌性血栓性心内膜炎(nonbacterial thrombotic endocarditis；NBTE)
癌の末期や重症感染症など，種々の原因で低栄養の状態にあった際にみられる．脆弱な疣贅が，僧帽弁，大動脈弁の弁膜の閉鎖縁に沿ってみられる．剝がれた疣贅は，時に塞栓症を引き起こす．

2) 感染性心内膜炎(infective endocarditis；IE)
細菌，真菌などの感染による心内膜の炎症．抜歯，カテーテル感染などが原因となりうる．弁尖から腱索まで達するような大きな腫瘤塊が僧帽弁，大動脈弁の弁膜に付着することがある(図2)．

3) リウマチ性弁膜炎(rheumatic valvulitis)，リウマチ性心内膜炎(rheumatic endocarditis)
リウマチ熱(rheumatic fever)とは A 群 β 溶血性レンサ球菌の上気道感染であり，発熱・倦怠感・貧血・疼痛を起こす．感染に伴う自己免疫機序により，全身の組織に炎症を起こし，約60〜70%の症例で心臓を障害する．そのなかでも弁膜の障害が最も多く，僧帽弁，大動脈弁の狭窄・閉鎖不全を起こす．また，心内膜炎によって，僧帽弁，大動脈弁の閉鎖縁にびらんが生じ，そこにフィブリンや血小板が付着し，閉鎖縁に沿った数珠状の小さな疣贅が生じる．

4) Libman-Sacks(リブマン-サックス)型心内膜炎
全身性エリテマトーデス(systemic lupus erythematosus；SLE)の際にみられる．弁の表，裏に小型〜中型の疣贅の付着を伴う．

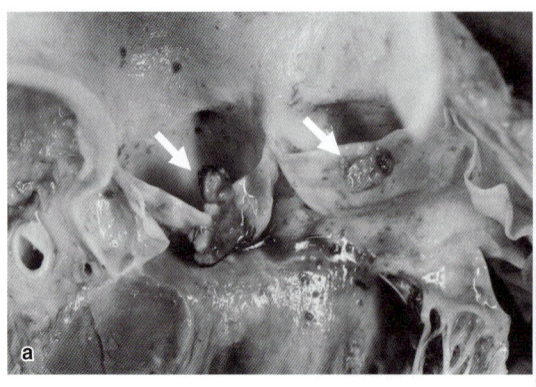

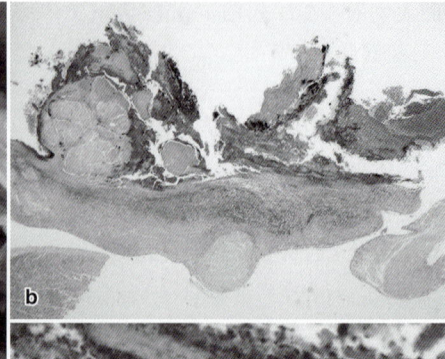

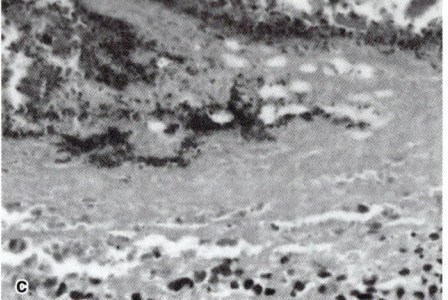

図2　感染性心内膜炎
細菌性心内膜炎の症例.
a. 肉眼像：大動脈弁に疣贅の付着を認める(矢印). 組織像(bは弱拡大像, cは強拡大像)：大動脈弁に細菌塊の付着と好中球浸潤を認める.

c. 心臓弁膜症

心臓弁膜症(valvular heart disease)とは心臓の弁膜の変形によって, 弁の働きが障害された状態を指す. 主に, 狭窄症と閉鎖不全症に区別される. 狭窄症では, 弁尖の癒着などによって弁の開きが障害され, 血流量が低下する. その結果, 心室, 心房に病的な圧負荷が生じ, 肥大や拡張を起こす. 一方, 閉鎖不全症では弁の閉鎖が不完全なために逆流が起こり, 余分な血液量を送り出すことが必要となる. その結果, 心房, 心室に病的な容量負荷が生じ, 肥大や拡張を起こす.

d. 心筋の肥大

正常心臓の大きさは, 成人男性約350g, 成人女性約320gである(体重, 年齢で多少の補正が必要). 過度の負荷がかかれば代償性肥大を起こし, 心重量は増す. ただし, 心肥大による適応には限界があるために, 心不全に陥りやすい. 心肥大をきたす疾患を以下にあげる.

1) 遠心性心肥大

心臓を通過する血液量の増加(容量負荷)による, 内腔の拡張を特徴とした肥大. 動静脈シャント, 弁の逆流(僧帽弁閉鎖不全症や大動脈閉鎖不全)など. 多くの場合, 内腔の拡張とともに壁の肥厚も生じる.

2) 求心性心肥大(concentric hypertrophy)

循環末梢の抵抗の増大(圧負荷)による, 心室壁の肥厚と内腔の非拡大を特徴とする肥大. 高血圧, 大動脈縮窄症, スポーツ心など.

3) 肺性心(cor pulmonale)

肺循環の圧の増加により, 右室の拡張と肥大が生じる. 肺気腫などの慢性肺疾患, 肺高血圧症など.

4) その他

アミロイドが蓄積するアミロイドーシス, グリコーゲンが蓄積するPompe(ポンペ)病などの蓄積疾患が知られている.

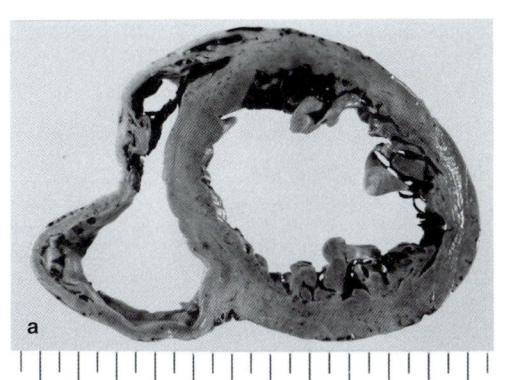

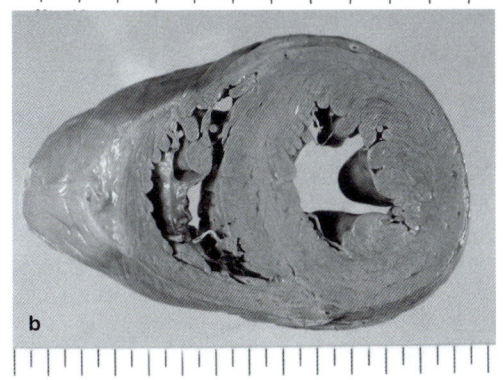

図3　心筋症
a．拡張型心筋症：左心室，右心室の著明な拡張を認める．
b．肥大型心筋症：左心室，右心室壁の肥厚を認める．

e．心筋症

　何らかの原因により心筋に傷害が起こり，進行性に心不全，あるいは突然死を起こす疾患である．大部分は原因不明であり，特発性心筋症（idiopathic cardiomyopathy）とよばれる．原因または全身疾患との関連が明らかな心筋疾患は，特定心筋疾患（続発性心筋疾患；secondary cardiomyopathy）として区別される．以下に，特発性心筋症について述べる．

1）拡張型心筋症（dilated cardiomyopathy；DCM）

　臨床的にはうっ血性心不全をきたす．心筋細胞の収縮力が低下し，心重量の著しい増加と内腔の拡張を認め，外観は箱型ないし球状を呈する（図3a）．組織学的には，心筋細胞の肥大と空胞変性が目立ち，周囲に線維化を伴う．

2）肥大型心筋症（hypertrophic cardiomyopathy；HCM）

　心筋細胞の伸びやすさが低下し，心室壁の肥厚と，心内腔の著明な狭小化を呈する（図3b）．肥厚した心筋壁には軽度の線維化を伴う．組織学的には，心筋細胞の特徴的な錯綜配列を認める．

3）拘束型心筋症（restrictive cardiomyopathy；RCM）

　心筋の収縮力は保持されているが，拡張時に十分拡張しきれない状態．中等度の心肥大と顕著な心内膜線維化をきたす．石灰化や血栓付着を伴うこともある．心房の著明な拡大も特徴の1つである．

f．虚血性心疾患

　心筋に栄養する冠動脈の血流が，部分的，あるいは，完全に途絶することで引き起こされる心筋の障害を虚血性心疾患（ischemic heart disease；IHD）といい，その代表疾患には，狭心症と心筋梗塞がある．多くは冠動脈の粥状硬化による狭窄（図4）が原因であるが，血栓症，冠動脈の攣縮によっても起きる．

1）狭心症（precordial anxiety, angina pectoris；AP）

　心筋が一過性に虚血に陥ったために生じる自覚症状であり，心臓部に起こる激烈な疼痛発作をきたす．

2）心筋梗塞（myocardial infarction；MI）（図5）

　冠動脈の狭窄，閉塞によって，その栄養している分布領域の心筋に壊死が生じた状態であり，激しい胸痛，ショック状態などを引き起こし，重症例は死に至る．左冠動脈前下行枝に障害が起こりやすく，その結果，その分布領域である左心室前壁，心尖部が梗塞に陥りやすい．通常，心筋壊死の範囲が1cm以上のものを心筋梗塞とする．心筋梗塞が心室壁厚の1/2を超えた場合は貫壁性梗塞（transmural infarction），心内膜側の1/2にとどまるものを心内膜下梗塞（subendocardial in-

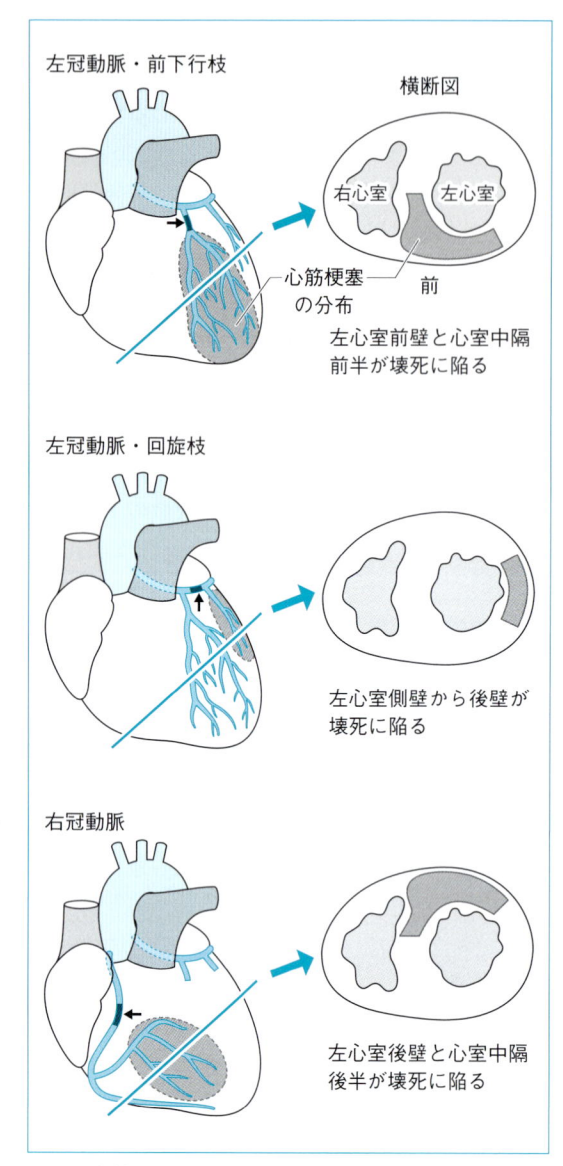

図4 粥状硬化による冠動脈閉塞の好発部位

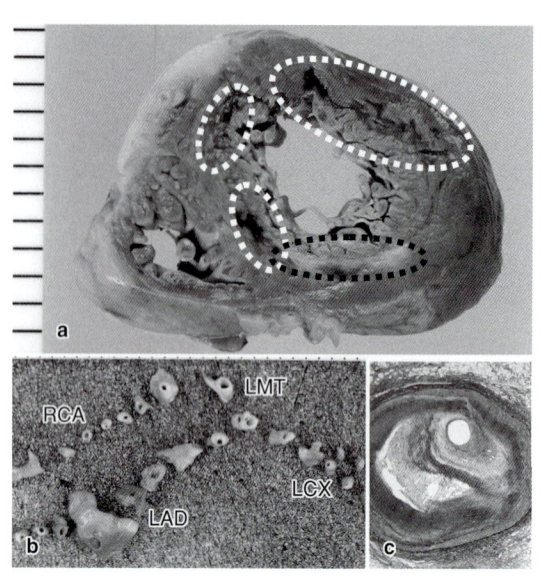

図5 急性・陳旧性心筋梗塞
a．心室中隔と左心室にみられる黒色調（出血調）の部分は新しい梗塞巣である（白い点線で囲まれた部分）．左心室後壁の淡く白色調を呈する部分は古い梗塞巣である（黒い点線で囲まれた部分）．
b．同症例の冠動脈（RCA：右冠状動脈，LMT：左冠動脈主幹部，LAD：左前下行枝，LCX：左回旋枝）．3枝において狭窄を認める．
c．冠動脈の狭窄の組織像（90％以上の狭窄）．

farction）という．組織学的には，急性期（発生後24時間前後）には心筋細胞の凝固壊死や好中球浸潤像を認め，1週間後には線維芽細胞が増生して肉芽組織形成が進行し，発生後2か月以上過ぎると線維性瘢痕となる．

3）心筋炎（myocarditis）

ウイルス感染によるものが主であり，全身症状とともに，心筋に炎症が生じる．大部分のウイルス性心筋炎は治癒するが，劇症性心筋炎へと移行する例も報告されている．また，ウイルス性心筋炎が慢性化し拡張型心筋症に至ることもあるが，詳しい機序はわかっていない．ウイルス性以外にも，細菌性，原虫などによる心筋炎もある．

g．心不全

心不全（heart failure）とは，心筋梗塞，高血圧や弁膜症などによる圧負荷，先天性心疾患，特発性心筋症など，あらゆる心疾患の最終的に到達する病態である．心臓は，血液を送り出すポンプとしての働きを有するが，心不全とは，このポンプ機能が低下して心拍出量が低下した状態であり，その結果，動脈側への血流が不足し，一方，静脈側には血液が滞りうっ血をきたす．

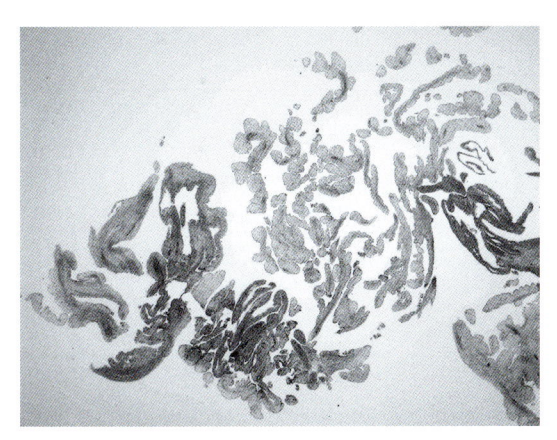

図6　乳頭筋線維弾性腫の組織像
幼弱な線維性組織の乳頭状増殖を認める.

h. 腫瘍

1) 粘液腫（myxoma）

　心臓原発腫瘍の中で最も頻度が高い. 大部分が有茎性であり, 左心房からの発生が多い. 肉眼的にはゼリーのような外観を呈しており, 卵円孔近縁の中隔から発生することが多く, 腫瘍の茎と心内膜は連続している. 組織学的に粘液様な基質を背景として, 紡錘形, 卵円形を呈する腫瘍細胞が認められる.

2) 横紋筋腫（rhabdomyoma）

　幼児の心臓原発腫瘍のほとんどを占める. 多発性である.

3) 乳頭筋線維弾性腫（papillary fibroelastoma）

　剖検時や摘出時に偶然発見される病変であり, 大動脈弁に好発する. 肉眼的にはイソギンチャク様の乳頭状増殖を示す（図6）.

4) 悪性中皮腫（malignant mesothelioma）（図7）

　心膜を覆う中皮細胞から生じる悪性腫瘍. 臨床的には咳嗽, 呼吸困難などの症状と繰り返される心囊水貯留を認め, 心囊液の細胞診で発見される場合もある（→ p.230：図42, 43）. 発症年齢も幼児から成人まで幅広い. 腫瘍はびまん性に心臓を覆うように発育する. 組織学的には, 上皮性成分と非上皮性成分からなる二相性を示すが, どちらかが

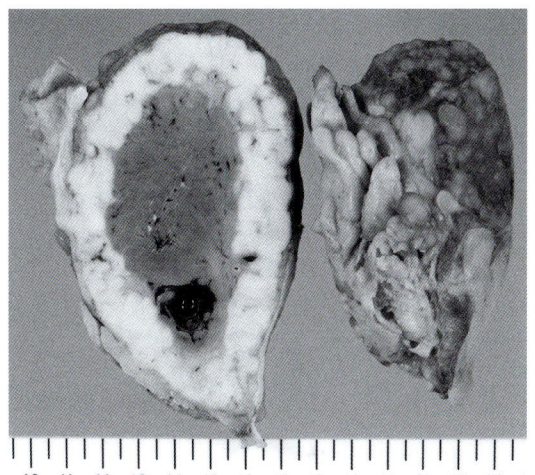

図7　心囊原発悪性中皮腫（肉腫型）
心囊と心はがっしりと癒着し剥離することはできなかった. 心囊膜は保たれているが, 心外膜から心筋への腫瘍の浸潤が認められる.

優位な場合には, 上皮型中皮腫, 肉腫型中皮腫に分類される.

2. 血管

　動脈（artery）は心臓からの血液を体の末端へと送る遠心性の血管であり, 高い内圧がかかっている. 大動脈は内膜・中膜・外膜からなり, 各層の境には内弾性板, 外弾性板が存在する. 中膜は厚く平滑筋細胞と弾性線維からなるが, どちらの成分が豊富かによって, 弾性動脈, 筋性動脈に分かれる. 肺動脈や, 大動脈ならびに大動脈から分岐する総頸動脈, 鎖骨下動脈, 総腸骨動脈などの太い血管は, 中膜に豊富な弾性線維を有する弾性動脈である. 一方, 腎動脈や冠状動脈のような直径数mm程度の中等大の動脈は, 中膜の平滑筋がよく発達し, 内腔に比べて厚い壁を有しており, 筋性動脈である.

　静脈（vein）は毛細血管に続くものであり, 末梢の血液が合流しながら心臓へと注ぐ, 求心性の血管である. 静脈において血液を流す駆動力は, 毛細血管からのわずかな圧力と心房の吸い込みだけであり, 静脈にかかる圧力は低い. そのため, 動脈に比べて壁は薄く, 直径も大きい. 下大静脈な

どは中膜は貧弱であり，薄い内膜と厚い外膜がみられ，外膜は多量の縦走筋を含む．ただし，大伏在静脈のような皮静脈は，かなり厚い内膜と比較的発達した中膜(輪走筋層)を有している．

a. 先天性異常

1) 大動脈縮窄症(aortic coarctation；CoA)

大動脈に限局した狭窄であり，弓部から下行大動脈の間に好発する．高血圧，左心肥大をしばしば引き起こす．

2) 大血管転位症
　　(transposition of great arteries；TGA)

大動脈と肺動脈の起始部に奇形が生じる疾患であり，すなわち，大動脈が右心室から起始し，肺動脈は左心室から起始しているために，重度のチアノーゼを生じる．心室中隔欠損，動脈管開存，卵円孔開存などを合併する．

b. 動脈硬化症

動脈硬化とは動脈壁が肥厚・硬化あるいは変性する疾患であり，年齢を重ねるごとにその変化は強くなっていく．動脈硬化症(arteriosclerosis)は3つに分類される．

1) 粥状硬化症

アテローム性動脈硬化症(atherosclerosis)ともいう．大動脈および中動脈に好発する．内膜に水腫・線維化・コレステロール沈着・石灰化などを伴う巣状の肥厚を生じ，潰瘍化と出血をきたす．一般的に，動脈硬化とはこの粥状硬化を指す．正常の動脈内面はなめらかであるのに，粥状硬化で

サイドメモ：粥状硬化の危険因子

代表的な危険因子は，高脂血症，高血圧，喫煙の3つである．その他，年齢(粥状硬化の早期病変は小児期に生じる)，性差(他の要因が同じならば男性に多い．また，閉経前にはあまり認められない)，家族傾向(遺伝性リポプロテイン代謝障害などの血中脂質分画異常)，高脂血症(高コレステロール血症が最も重要だが，LDLの濃度とも相関がある)などがあげられる．

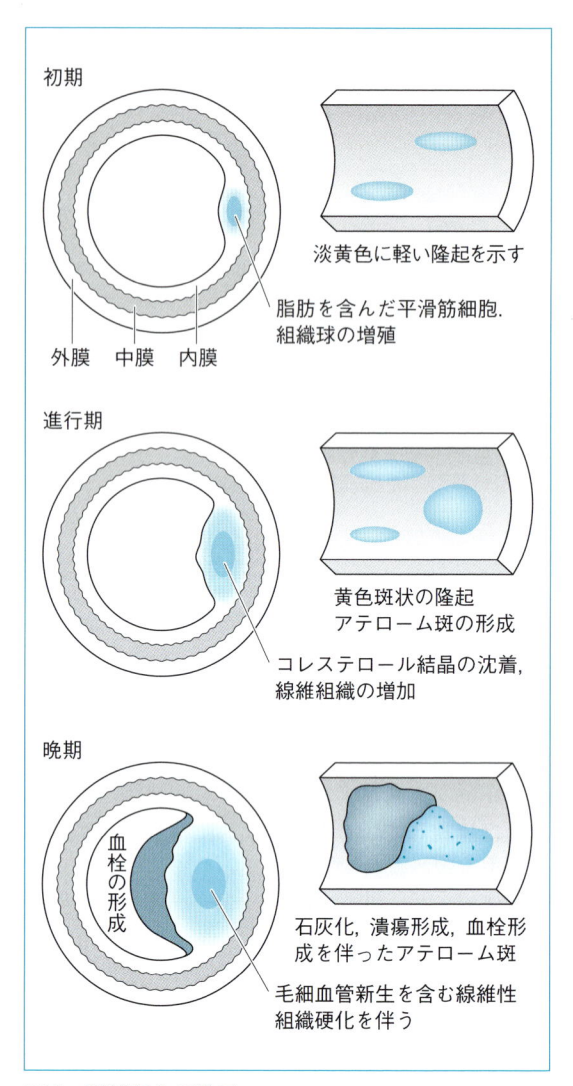

図8　粥状硬化の進展

は血管内腔がざらざらになり，血栓ができやすくなる(図8)．

2) 中膜硬化症(medial sclerosis)

Mönckeberg(メンケベルク)硬化症ともいう．筋型動脈の中膜に石灰化が起こる．血管内腔を狭窄しないため，臨床的にあまり重要ではない．

3) 細動脈硬化症(arteriolosclerosis)

しばしば高血圧，糖尿病に合併する．硝子変性と過形成があり，内腔狭窄により臓器に虚血性障害を引き起こす．

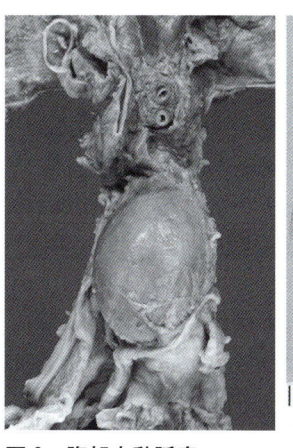

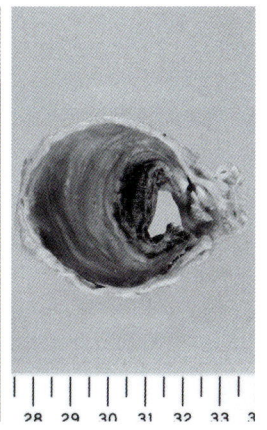

図9 腹部大動脈瘤
6 cm大の動脈瘤を認める．右図はその割面像であり，瘤内に血栓形成を認める．

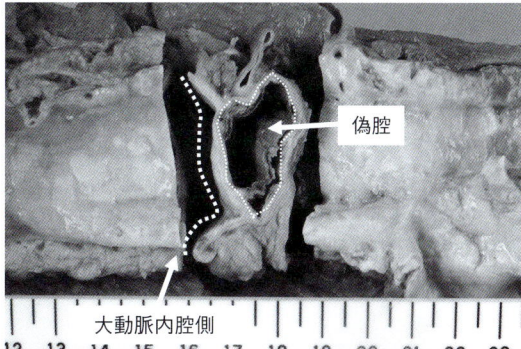

図10 大動脈解離
大動脈の内腔とは別に，偽腔の形成がみられ，内腔に血腫が付着している（大動脈は切り開かれた状態になっている．大動脈壁の一部に割を入れて，立てた状態）．

c．動脈瘤

動脈の異常な拡張を動脈瘤（aneurysm）とよぶ（図9）．動脈瘤には真性瘤と仮性瘤がある．真性瘤は，血管の内腔の局所的な拡張であり，血管壁の著しい脆弱化をきたした部分に生じる．瘤の壁に動脈の既存の構造を残している．一方，仮性瘤は比較的稀であり，本来の血管壁の構成成分である内膜，中膜，外膜のすべてによって覆われていない動脈，あるいは，静脈の瘤を指す．動脈硬化のみで起こることは稀で，手術や外傷，感染などに続発して起こることが多い．

大動脈に生じる動脈瘤として，粥状硬化症，梅毒などによって生じるものがある．

1）粥状硬化性動脈瘤（atherosclerotic aneurysm）

アテローム硬化性動脈瘤ともいう．最も起こりやすい部位は腹部大動脈であり，一般に腎動脈レベルより末梢である．囊状，円筒状，紡錘形にふくらみ，15 cmほどにも達する．高度な粥状硬化に伴い中膜は破壊され脆弱化している．しばしば壁在血栓が瘤の中に認められる．

2）梅毒性大動脈炎（syphilitic aortitis）と梅毒性大動脈瘤（syphilitic aortic aneurysm）

第3期梅毒で生じる．閉塞性動脈内膜炎により大動脈の中膜を栄養する血管が侵されると，リンパ球，形質細胞浸潤を伴いながら中膜の弾性線維，筋細胞が破壊され，中膜に星状の線維性瘢痕と外膜の線維性肥厚が生じる．中膜の不規則な瘢痕の収縮により，長軸方向の不規則なしわ，すなわち，ちりめんじわが内膜表面に生じる．さらに，中膜の脆弱化から動脈瘤の形成に至る．

d．大動脈解離

大動脈解離（aortic dissection）とは，血管が中膜の層面に沿って解離し，大動脈の壁内に血液で満たされた腔（偽腔）を形成することである（図10）．偽腔が拡大することで，内腔の狭窄，閉塞が生じ，臓器の虚血や梗塞を起こすことがある．病型の分類としてDeBakey（ドベーキー）分類が使われており，胸部大動脈から腸骨動脈に至るものをDeBakey Ⅰ型，胸部大動脈に限局するものをDeBakey Ⅱ型とし，内膜裂孔が下行胸部大動脈にあり解離が横隔膜レベルでとどまっているものをDeBakey Ⅲa型，それ以上に腹部大動脈に及ぶものをDeBakey Ⅲb型とよぶ．

e．静脈瘤

著しく拡張，蛇行した静脈を静脈瘤（varix）という．内圧の増加によって起こることが多く，下肢の表在静脈が最も多い．痔核（hemorrhoid）は肛門・直腸接合部の痔核静脈叢の静脈瘤拡張によるものである．その他，食道静脈瘤（esopharyngeal varix）がある．

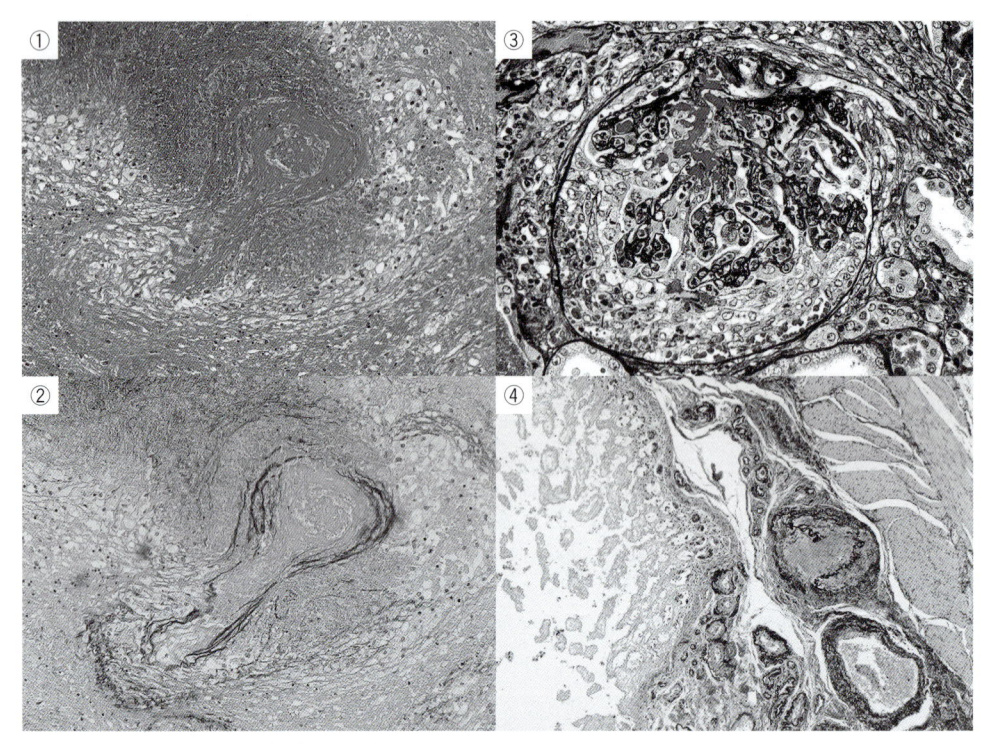

図11 顕微鏡的多発性血管炎の一例
顕微鏡的多発性血管炎は，毛細血管，静脈，細動脈などの小血管の壊死性血管炎を主体とし，小〜中動脈の壊死性動脈炎を同時に伴うこともある．図は，脾臓における小動脈のフィブリノイド壊死像(① H-E 染色，② EVG 染色)，腎臓の半月体形成性糸球体腎炎の像(③ PAM-Masson 染色)．小腸における器質化を伴う陳旧性の血管炎像(④ EVG 染色)を示す．

f. 血管炎

血管壁の炎症を血管炎(vasculitis)という．侵される血管の大きさごとに以下のような疾患がある．

1) 大血管の血管炎

巨細胞性動脈炎(giant-cell arteritis，側頭動脈炎 temporal arteritis；TA ともいう)：しばしば側頭動脈に肉芽腫性血管炎が生じる．

高安動脈炎(Takayasu arteritis)：大動脈とその主要な分岐の肉芽腫性炎症．

2) 中血管の血管炎

結節性多発動脈炎(polyarteritis nodosa；PN)：小動脈の壊死性炎症．

川崎病〔Kawasaki disease，皮膚粘膜リンパ節症候群(mucocutaneous lymphnode syndrome；MCLS)ともいう〕：中・小動脈の炎症であり，しばしば冠状動脈が侵される．

3) 小血管の血管炎

Wegener(ウェゲナー)肉芽腫症：気道の肉芽腫性炎症に加え，小〜中血管の壊死性炎症を伴う．壊死性糸球体腎炎を伴う．

Churg-Strauss(チャーグ・ストラウス)症候群，〔アレルギー性肉芽腫性血管炎(allergic granulomatous angiitis；AGA)ともいう〕：気道の肉芽腫性炎症と中小血管の壊死性炎症を認め，好酸球浸潤を伴う．

顕微鏡的多発性血管炎(microscopic polyangiitis)(図11)：細動脈，毛細血管，細静脈などの小血管の炎症．中動脈の炎症を伴うこともある．壊死性糸球体腎炎を起こす．

3. リンパ管

　血液中の血漿の一部は毛細血管から漏れ出して間質液となる．その一部がリンパ管(lymphatic ducts)に入り，胸管(あるいは右リンパ管)を経て鎖骨下静脈へと流れ込み，血液循環系と合流する．これをリンパ循環という．リンパ管の壁は静脈のそれよりも薄く，静脈以上に平滑筋の発達が悪い．最も太いリンパ管は胸管(thoracic duct)であるが，その直径は3mm程度であり，大静脈に比べると非常に細い．構造は大静脈に似ており，薄い内膜，貧弱な中膜，縦走筋を多く含んだ厚い外膜からなる．

a. リンパ管の疾患

1) リンパ管炎(lymphangitis)
　所属リンパ管に細菌などが進入して炎症を起こした状態．

2) リンパ浮腫(lymph edema)
　フィラリアの感染や，癌手術におけるリンパ節廓清などによって，リンパ管が閉塞し，浮腫を起こした状態．

3) リンパ管腫(lymphangioma)
　リンパ管の拡張や増殖を示す良性腫瘍である．先天性のものは頸部に発生することが多く，約半数は出生時からみられる．時に浸潤性に増殖し，完全摘出が困難な場合もある．後天性のものは放射線治療，手術などで中枢側のリンパ管の流れが悪くなることで，反応性に末梢のリンパ管が異常に拡張して生じることが多い．

4) リンパ管肉腫
　稀な疾患である．慢性的なリンパうっ滞のある場所に生じるが，乳癌根治術後の手術側の上肢に起こるものがほとんどである．

B 呼吸器系

本項を理解するためのキーワード

❶ 肺炎
肺炎には肺胞性肺炎と間質性肺炎がある．前者は肺胞腔内(つまり肺実質)に炎症が起こっており，後者は肺胞壁(肺間質)に炎症が起こっている．

❷ 肺感染症
結核，非定型抗酸菌などの細菌，真菌，ウイルスなどさまざまな病原菌が感染する．そのなかで，市中肺炎は健常者でも発症する肺炎であり，院内肺炎は免疫力の低下した患者に発症する肺炎である．

❸ 肺・胸膜腫瘍
主に，扁平上皮癌，腺癌，小細胞癌，大細胞癌の4型に分かれる．また，胸膜における悪性中皮腫は，その発生にアスベスト曝露との関連性が指摘されている．

1. 上気道(鼻腔・咽頭・喉頭)

　鼻腔(nasal cavity)は，吸い込まれた空気を鼻毛と免疫細胞を含む粘液により浄化する一種の濾過装置となっている．鼻腔の周辺の骨内に副鼻腔とよばれる鼻腔に開口した腔があり，上顎洞，前頭洞，蝶形骨洞，篩骨洞の4つがある．副鼻腔(paranasal sinus)の内面は，鼻粘膜の続きの粘膜で覆われているので炎症が波及しやすい．

　咽頭(pharynx)は，上咽頭，中咽頭，下咽頭からなり，下方で喉頭，食道へと続く．咽頭には，口蓋扁桃，舌扁桃，咽頭扁桃からなるWaldeyer(ワルダイエル)咽頭輪があり，リンパ球に富み，感染に対処する防御組織として機能しているとされる．

　喉頭(larynx)は気道であるとともに，左右の声帯を使って声を出す働きをもつ．

a. 鼻腔の疾患

1) 急性鼻炎(acute rhinitis)
　ウイルスとアレルギーが主原因であり，鼻粘膜

に分泌物が多量に生じ，鼻漏，鼻閉を起こした状態をいう．急性鼻炎の多くは，いわゆる鼻かぜであり，大部分がかぜのウイルスによって引き起こされる．代表的なウイルスとして，ライノウイルス，RSウイルス，インフルエンザウイルス，アデノウイルス，コロナウイルスがある．ウイルス感染に合併して細菌感染を生じることもある．アレルギー性鼻炎はⅠ型アレルギーによるものであり，抗原は花粉や，室内の塵，獣毛など，さまざまである．

2）慢性鼻炎（chronic rhinitis）

急性鼻炎，アレルギー反応，鼻粘膜刺激が持続した状態をいう．鼻閉塞感が強くなる．鼻ポリープの形成，萎縮性鼻炎，嗅覚脱失を認める場合もある．

3）副鼻腔炎（sinusitis）

副鼻腔の炎症をいうが，感冒，インフルエンザのあとの鼻炎に随伴して発生する場合や，外傷あるいは歯根炎から波及して発生する場合などがある．上顎洞，前頭洞，篩骨洞に発生しやすい．原因菌としては，連鎖球菌，肺炎球菌，ブドウ球菌などがあげられる．肥厚した粘膜が鼻腔内まで突出して鼻ポリープを形成したり，副鼻腔の入り口の閉塞によって，膿性滲出液が副鼻腔に貯まった状態（蓄膿症）になることもある．

4）Wegener（ウェゲナー）肉芽腫症

上気道から始まる肉芽腫性炎症であり，次第に全身性壊死性肉芽腫性血管炎，ならびに，糸球体腎炎へと移行する原因不明の疾患である．臨床病理学的には，①鼻，耳，上気道と肺の壊死性肉芽腫性病変，②全身の細小血管の壊死性血管炎，③壊死性糸球体腎炎の3つを特徴とする疾患である．血清中の抗好中球細胞質抗体（C-ANCA）が，Wegener肉芽腫の疾患活動性と相関することが知られており，また，早期の診断を行ううえできわめて有用である．今日では，早期診断，免疫抑制療法による早期治療で完全寛解が期待できる．

5）上顎癌（maxillary cancer）

上顎洞は最も大きな副鼻腔で，鼻腔の外側に位置する．副鼻腔の癌はこの上顎洞に発生しやすく，ここから発生した癌を上顎癌とよぶ．組織型は扁平上皮癌であり，50～60歳代に好発し，男性に多い．早期の発見は難しく，癌は上顎洞周囲を取り囲む骨壁を壊して，頬部，口蓋，眼窩などに容易に浸潤する．

b．咽頭の疾患

1）鼻咽頭癌（nasopharyngeal carcinoma）

上咽頭癌（epipharyngeal cancer）も同義である．著明なリンパ球浸潤を伴う低分化扁平上皮癌であり，EBウイルス（Epstein-Barr virus；EBV）が関与している．中国，東南アジアに多い．

c．喉頭の疾患

1）急性喉頭炎（acute laryngitis）

喉頭粘膜の表在性の急性炎症であり，細菌，ウイルスなどによって起こる．小児においては，呼吸困難の原因となる．

2）慢性喉頭炎（chronic laryngitis）

急性喉頭炎の反復や，上気道や下気道からの炎症の波及，喫煙，刺激性化学物質，声の出しすぎで起こる．

3）喉頭結節

声帯ポリープ（vocal cord polyp, laryngeal polyp）ともいう．声帯に発生する1cm以下の表面平滑なポリープ．喫煙，声帯の過度の使用など，生体に対する慢性刺激が原因となって起こる．声帯の前1/3にできることが多い．

4）喉頭癌（laryngeal cancer）

40歳以上の成人で起こりやすく，喫煙，飲酒などが大いに関係している．組織型は扁平上皮癌である（図12）．声帯に発生すれば嗄声（hoarseness；しわがれ声）が起こり，早期発見につながるが，声門上部あるいは下部に発生した場合には，発見が遅れる可能性がある．しかし，喉頭鏡によ

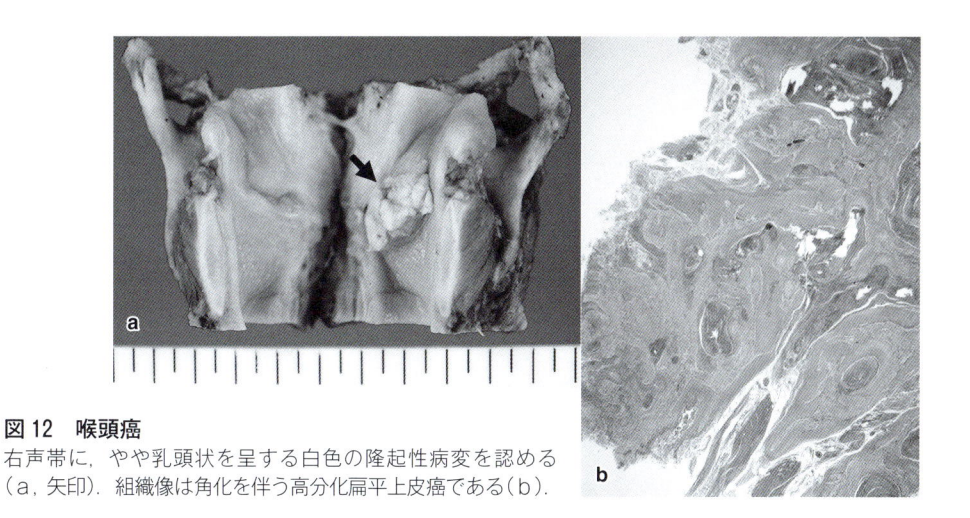

図 12 喉頭癌
右声帯に,やや乳頭状を呈する白色の隆起性病変を認める(a, 矢印).組織像は角化を伴う高分化扁平上皮癌である(b).

る検査と生検診断によって早期発見は十分可能である.

2. 気管・気管支・肺

　気管(trachea)は喉頭の輪状軟骨から下へ続くほぼ直線状の管であり,心臓の後ろで外側下方に分かれ(気管分岐部),左右の気管支(bronchus)となる.左右気管支は肺(lung)に入って分岐を繰り返し,末端はガス交換を行う肺胞となる.

a. かぜ症候群

　かぜ症候群(cold syndrome)は,気道の急性カタル性炎症に対してつけられた総称的な疾患名である.原因の大半はウイルスとされる.症状としては,水様性鼻汁,鼻閉,くしゃみ,咽頭痛,せき,微熱があげられる.病理学的には気管支粘膜の浮腫や粘膜上皮の一部に変性脱落を軽度に認めることもあるが,特異的ではない.

b. インフルエンザ

　インフルエンザ(influenza)は流行性感冒〔流感(epidemic catarrh)〕ともいう.インフルエンザウイルスの感染によって発症し,通常,寒い季節に流行する.潜伏期間1〜2日で,39℃前後の高熱で発症し,全身倦怠感を伴い,頭痛,関節痛,筋肉痛などの全身症状が強い.普通のかぜと同様に咽頭痛,せき,痰,鼻汁も出る.高齢者や,呼吸器や心臓に慢性疾患をもつ人は重症化しやすく,小児の急性脳症による死亡例も報告されている.診断は,症状に加えて,最近では,インフルエンザウイルス抗原検出キット(迅速タイプ)によって5〜20分程度で鼻粘膜から検査可能となった.

c. 気管支の炎症

1) 急性気管支炎(acute bronchitis)

　ウイルスや細菌などの感染によって,気管支粘膜に炎症が起こった状態をいう.急性上気道炎などと合併しており,咳,発熱,痰などの症状がでる.肺炎とは異なり,胸部X線上では,通常,肺には異常陰影は認められない.冬季に多発する.

2) 慢性気管支炎(chronic bronchitis)

　臨床的には,結核や気管支拡張症など既知の慢性疾患がなく,喀痰を伴った咳が一年のうち3か月以上,またそれが2年以上続く状態と定義されている.大気汚染,タバコなどの吸入物質による慢性刺激などによって起こる.

　組織学的には,気管支粘液腺の過形成,分泌物の貯留,炎症細胞浸潤,線毛上皮細胞の扁平上皮化生がみられる.

3) 気管支喘息(bronchial asthma)

　喘鳴を伴う吸気性の呼吸困難が発作性に起こる

疾患である．気道壁の平滑筋が過敏性に攣縮を起こし，気道の狭窄と，気道粘膜からの過剰分泌を起こす．

組織学的には，気管支平滑筋の肥大，気管支腺の杯細胞の増生，好酸球浸潤がみられる．また，Curschmann（クルシュマン）らせん体，Charcot-Leyden（シャルコー-ライデン）結晶などが喀痰として排出される．

外因性喘息（extrinsic asthma）：異物に対するアレルギー反応によって誘発される喘息であり，Ⅰ型アレルギーの一種である．小児期に始まる．抗原としては，ハウスダスト，ダニ，花粉，動物の毛，食物などさまざまである．

内因性喘息（intrinsic asthma）：外因性の原因が発見されないもので，中年以降に発症する．気道感染が引き金となる．炎症によって気道壁の迷走神経受容体域値が低下し，被刺激性が増加して起こると考えられている．

d. 肺炎

肺炎（pneumonia）とは，広い意味では，肺に起こる炎症性変化の総称である．炎症が肺胞腔内（肺実質）に起こっている場合には肺胞性肺炎，肺胞壁（間質）に起こっている場合には間質性肺炎とよぶ（図13）．

1）肺胞性肺炎（気管支肺炎と大葉性肺炎）

肺胞性肺炎（alveolar pneumonia）は，その広がりから気管支肺炎（bronchopneumonia）と大葉性肺炎（lobar pneumonia）に分かれる．気管支肺炎では，炎症が細気管支から周囲の肺胞に波及し，およそ小葉を単位とした領域に急性炎症を起こす．よって，病変は巣状であり，散在性に認められる．黄色ブドウ球菌，インフルエンザ菌，肺炎桿菌，化膿性連鎖球菌などの細菌感染によって生じる．一方，肺炎病変が急速に一葉以上に広がるものを大葉性肺炎という．大葉性肺炎の原因菌としては肺炎球菌があげられる．

2）間質性肺炎と肺線維症

びまん性，あるいは，限局性の肺胞壁の炎症を

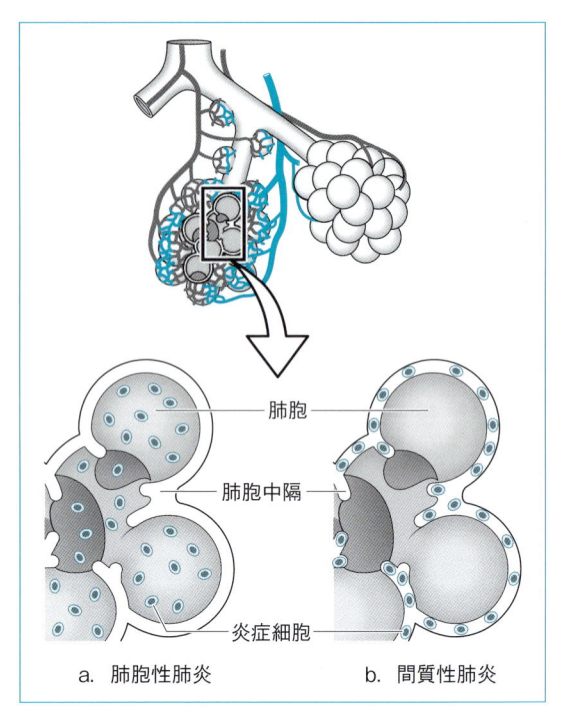

図13 肺胞性肺炎と間質性肺炎
炎症が肺胞腔内に起こっているのが肺胞性肺炎，肺胞壁（間質）に起こっているのが間質性肺炎である．

間質性肺炎（interstitial pneumonia）という．原因としては，ウイルス，マイコプラズマなどによる感染性のものや，放射線，薬剤，アレルギー，膠原病などによる非感染性のものがある．原因不明のものを特発性間質性肺炎（idiopathic interstitial pneumonia；IIP）という．間質性肺炎が慢性化すると，非可逆的な肺胞隔壁の著しい線維性肥厚をきたす．これを肺線維症（pulmonary fibrosis）といい，労作時息切れ，乾性せきなどの症状がみられ，拘束性換気障害，低酸素血症などを起こし，高齢者ではしばしば致命的となりうる．画像上，あるいは，病理組織学的に，下肺野背側，胸膜直下を中心として蜂窩状の囊胞病変（honeycomb lesion）を形成する．肺線維症は拘束性肺疾患（restrictive lung disease；肺の伸展性が制限されて換気が障害される疾患）の代表疾患でもある．

e. 肺感染症

1) 細菌性肺炎 (bacterial pneumonia)

細菌を原因とした急性肺炎．多くは肺胞性肺炎である．市中肺炎と院内肺炎とがある．

市中肺炎 (community-acquired pneumonia)：社会で生活する健常者に発症する肺炎．原因菌として，肺炎球菌，インフルエンザ菌，肺炎クラミジアなどがあげられる．

院内肺炎 (hospital-acquired pneumonia)：入院患者に発症する肺炎であり，基礎疾患（糖尿病，悪性腫瘍など）を有したり，あるいは，ステロイド，免疫抑制剤などの治療を受けている場合に，免疫力が低下し感染症を起こしやすい．原因菌としては，緑膿菌，クレブシエラ，MRSA（メチシリン耐性黄色ブドウ球菌：バンコマイシンなど一部の抗菌薬以外，ほとんどに耐性）などのグラム陰性桿菌の頻度が高い．

2) 肺結核 (pulmonary tuberculosis)

肺結核は結核菌による肺実質の破壊性病変であり，病理組織学的には壊死性肉芽腫性病変を形成する．高齢者や治療薬による免疫抑制状態，多剤耐性結核などが問題になっている．

結核菌の感染は，結核菌を排菌している患者のせき，くしゃみを吸い込んだ場合に生じる飛沫感染である．肺胞マクロファージの機能低下した状態であったり，あるいは菌の毒力が強い場合に，肺胞に菌が定着し限局性の感染巣を形成する．これを初感染巣 (primary lesion) という．結核菌は，次にリンパ管を通じ，所属リンパ節に達する．肺内の初感染巣と肺門リンパ節病巣を初期変化群 (primary complex) という．結核菌が血中に入り，血行性に全身に散布されると，粟粒大の結核結節が全身臓器に形成される．これを粟粒結核 (miliary tuberculosis) という．

結核病巣の病理像は中心部に乾酪壊死 (caseous necrosis) を伴う類上皮細胞性肉芽腫である．Langhans（ラングハンス）巨細胞が散在し，周囲にリンパ球，形質細胞などが浸潤する．Ziehl-Neelsen（チール・ネールゼン）染色によって，結核菌は陽性を示す．

3) 非結核性抗酸菌症 (nontuberculous mycobacterial disease)

非定型抗酸菌症 (atypical mycobacteriosis) ともいう．全抗酸菌症の30％弱は，この非結核性抗酸菌症であり，決して無視できない疾患である．非結核性抗酸菌症の原因菌の80％は *M. avium* complex (MAC) であり，10％弱を *M. kansasii* が占める．ちなみに，MACとは，*M. avium* と *M. intracellulare*（ともにトリ型結核菌）の2菌種をまとめた名称である．MAC症は結核とは異なり，人から人へと感染することはなく，土壌や河川などの自然界から吸引された菌が引き起こすとされる．病理像は，壊死性の類上皮細胞性肉芽腫を形成するという点，菌体がZiehl-Neelsen染色で陽性を示す点は結核と違いはない．ただし，結核でみられるような初期変化群（初感染巣と肺門リンパ節病巣）を必ずしも形成しない．慢性的な感染によって，気管支拡張症や，空洞形成をきたす．免疫力の低下した患者においては播種性MAC症を呈することもある．

4) レジオネラ肺炎 (Legionella pneumonia)

在郷軍人病ともいう．レジオネラ菌 (*Legionella pneumophila*) は，1976年夏に米国フィラデルフィアのホテルで行われた在郷軍人の大会で多発した肺炎から発見された．健常者では通常は発病しないが，抵抗力の弱い新生児や高齢者に大葉性肺炎を起こす危険性がある．冷房機，循環式風呂，加湿器，プール，噴水などからの感染が問題となっている．25～43℃で増殖するが，70℃以上の高温によって，1分以内に死滅する．

5) マイコプラズマ肺炎 (mycoplasma pneumonia)

Mycoplasma pneumoniae により起こされる肺炎．飛沫感染などによる濃厚感染であり，学校，幼稚園，保育園，家庭などの環境で感染，流行する市中肺炎の1つでもある．比較的軽度の間質性肺炎を起こし，乾性の咳がでる．エリスロマイシン，テトラサイクリン系で治療する．

6) ウイルス性肺炎 (viral pneumonia)

ウイルスを原因とした肺炎であり，通常は間質性肺炎を起こす．細菌の重複感染をきたしやすい．インフルエンザウイルス，パラインフルエンザウイルス，RSウイルス，アデノウイルスなどは気道に感染し「かぜ症候群」を起こし，多くは自然治癒するも，時に下気道へと進展し，ウイルス肺炎を生じる．特に，インフルエンザウイルスが罹患率，致命率ともに高い．また，免疫不全状態において感染するウイルスとしては，麻疹ウイルス，サイトメガロウイルスなどがあげられる．

7) SARS (severe acute respiratory syndrome)

重症急性呼吸器症候群ともいう．感染は，飛沫感染と接触感染が考えられているが，空気感染の可能性も完全には否定されていない．典型的な前駆症状（初期症状）は38℃以上の発熱，悪寒，気分不快，食欲低下，筋肉痛で，インフルエンザ感染症に似た症状を示し，やがて急性呼吸窮迫症候群（adult respiratory distress syndrome；ARDS）を起こし，重篤な状態となる．組織学的にはびまん性肺胞障害（diffuse alveolar damage；DAD）の像を呈する．

8) 肺真菌症 (pulmonary mycosis)

真菌の多くは，健常者に対しては感染症とはなりえないような病原性の弱い菌である．しかし，AIDS患者，あるいは，免疫抑制剤の長期投与などの状況において，菌のもつ病原性と宿主の有する感染防御能の均衡が破綻することで真菌感染は引き起こされる．肺感染症を起こす真菌として，カンジダ，アスペルギルス，クリプトコッカスなどがある．

カンジダ，アスペルギルスは，抗菌薬治療により常在細菌叢が乱れたときに普段は生体にとって無害な菌が異常増殖する菌交代症や日和見感染症の原因としてよくみられる．アスペルギルスは，既存の空洞で発育する真菌球（fungus ball）を形成したり，アスペルギルス抗原に対するアレルギー反応で気管支喘息発作と一過性肺浸潤を起こすアレルギー性気管支肺アスペルギルス症を引き起こす．クリプトコッカス症も，免疫力・体力が落ちた人たちがかかりやすい日和見感染の1つと考えられているが，健常人にも感染し原発性肺クリプトコッカス症を起こすこともある．鳥がクリプトコッカスを運び，糞に含まれていることがあり，そこから感染する可能性がある．人の肺に感染した際，多くは無症状であるが，免疫が抑制された状態において，肺の感染巣から体の他の部分に病原体が広がったときに初めて症状が出ることが多く，しばしば，髄膜炎・脳炎などを起こす．

病理組織診において，真菌はいずれもPAS染色，Grocott染色で陽性を示す．また，クリプトコッカスはムチカルミン染色で被膜が陽性となる．

9) ニューモシスチス肺炎 (→ p.17)

Pneumocystis jirovecii による間質性肺炎である．以前はカリニ肺炎とよばれていた．免疫不全患者に起こる日和見感染の1つであり，AIDS発症例において多い．画像上はすりガラス状陰影を呈する．組織学的には，間質性肺炎とともに肺胞内にエオシン好性で微細泡沫状物質を認める．Grocott染色で，この泡沫状物質内に球形，三日月状，杯状などを呈する成熟嚢子が確認される．

f. 塵肺

1) 珪肺 (silicosis)

結晶シリカの吸入により起こる塵肺症（pneumoconiosis）．鉱山，採石，研磨業，陶器製造業などに多い．肺実質，胸膜，肺門リンパ節に小結節が多数出現する．

2) アスベスト肺 (asbest lung)

建築材，造船，給排水設備に広く使用されているアスベスト（石綿）粉塵の吸入による塵肺である．石綿肺ともいう．肺線維症，肺腺癌，悪性中皮腫（→ p.62；229）の発生と関与している．病変部にはアスベスト小体を認めることもある．アスベスト関連疾患の労災認定上，職業性アスベスト曝露を確認することが重要である．客観的なアスベスト曝露所見の1つに胸膜プラーク（pleural plaque)があり，胸部CTで限局的な板状の胸膜肥厚として描出される．

ヨーロッパでは，80年代にはアスベストの輸入・製造や吹きつけ作業が禁止されたにもかかわらず，悪性中皮腫の患者は現在も増え続けており，2020年ごろにピークを迎えるといわれている．一方，日本では，アスベストを95年まで使い続けており，日本でのピークは2040年ぐらいになると考えられる．

g. 閉塞性肺疾患と拘束性肺疾患

拘束性肺疾患（restrictive lung disease）とは，肺の伸展性が制限されて換気が障害される疾患である．呼吸機能検査において，肺活量が減少（%肺活量＜80％）するが，1秒率（最大吸気位から呼出できる1秒間の気量を1秒量といい，その肺活量に対する百分率）は正常である．代表疾患としては，前述の肺線維症（→p.56）があげられる．

一方，閉塞性肺疾患（obstructive lung disease）は，呼気時に呼出が障害される疾患の総称である．呼吸機能検査において，肺活量は正常であるが，1秒率は70％を下回る．代表疾患として，慢性気管支炎，気管支喘息，肺気腫，気管支拡張症があげられ，これらを総称して，慢性閉塞性肺疾患（chronic obstructive pulmonary disease；COPD）という．慢性気管支炎と気管支喘息については，「気管支の炎症」の項目（→p.55）で述べているため，肺気腫と気管支拡張症について以下に記す．

1）肺気腫（pulmonary emphysema）

形態学的に，線維化を伴わない，肺胞・呼吸細気管支レベルでの壁の破壊を伴う気腔の異常な拡大を意味する（図14）．ただし，実際には線維化を伴うことも多く，特発性間質性肺炎に認められる

> **サイドメモ：中葉症候群**
>
> 中葉，舌区に非結核性抗酸菌などが感染を起こし，右葉気管支，あるいは，左舌区気管支をふさぐことで，右肺中葉，左肺舌区域に無気肺と気管支拡張症をきたすことがある．これを中葉症候群（middle lobe syndrome）という．

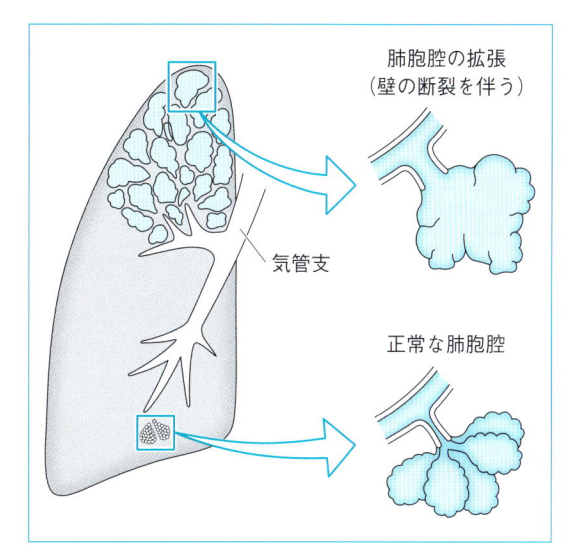

図14　肺気腫
肺胞・呼吸細気管支レベルで壁の破壊を伴う気腔の異常な拡大を認める．

蜂窩肺病変（honeycomb lesion）との鑑別が悩ましい場合もある．基本的には，気腫性変化は上葉に起こりやすく，蜂窩肺は下葉に起こりやすい．喫煙者においては，気腫と蜂窩肺が同時に存在することはよくある．

小葉中心型，汎小葉型，瘢痕周囲型，傍隔型があるが，多くは小葉中心型で喫煙と関連している．遺伝性疾患として$\alpha 1$アンチトリプシン欠損症がある．

2）気管支拡張症（bronchiectasis）

気管支の不可逆性の内腔拡張状態を指す（図15）．原因としては，幼少期の強い肺炎の既往や先天異常，あるいは気管支閉塞（腫瘍，異物など）があげられる．

h. 肺塞栓症

肺動脈には全身の静脈血が注ぎ込む．大循環系の静脈内の栓子が血流にのって肺に到達し，肺動脈を閉塞した状態を肺塞栓症（pulmonary embolism）という（図16）．エコノミークラス症候群（economy class syndrome）はその代表であり，長時間，同じ姿勢で座っていたりした場合に，大腿深部静脈内に血栓が生じてしまい，これが何らか

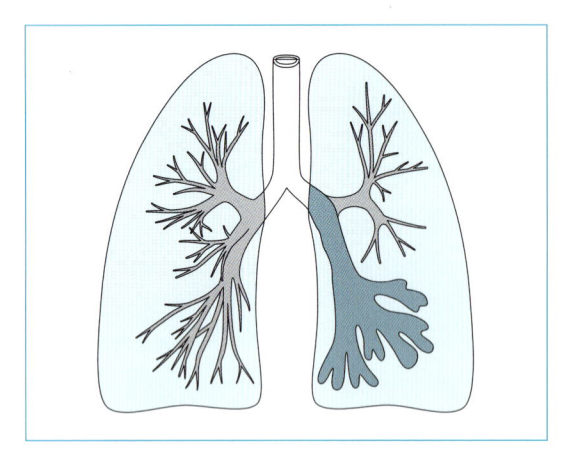

図15　気管支拡張症
気管支が嚢状，円柱状に拡張している．

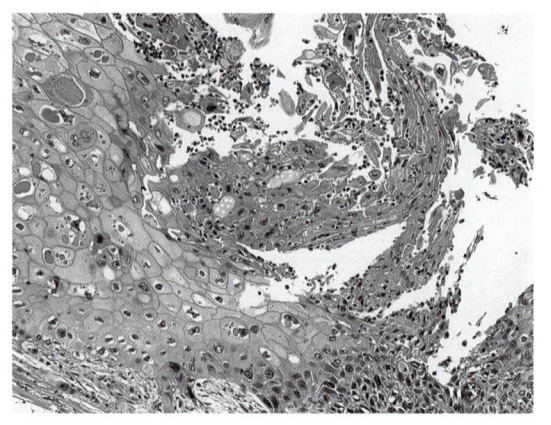

図17　扁平上皮癌
幅広い細胞質を有する癌細胞が層状に増殖している．角化傾向を示す．

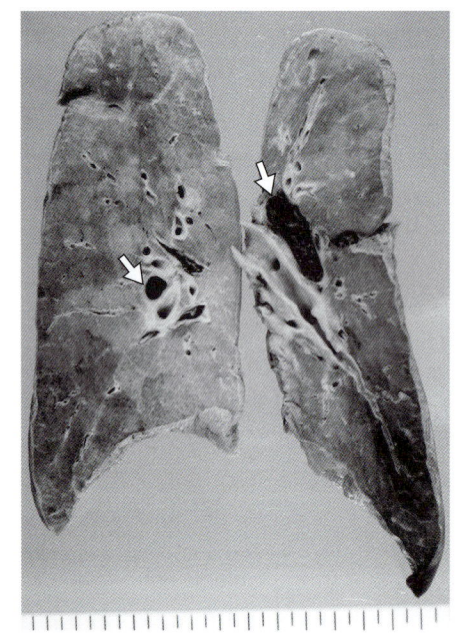

図16　肺動脈血栓塞栓症
両側肺の比較的太い肺動脈内に血栓塞栓を認める(矢印)．

のはずみで遊離して，右心房→右心室→肺動脈へと流れ，肺の動脈を詰まらせる血栓塞栓症である．血栓塞栓のほかに，脂肪塞栓，骨髄塞栓，腫瘍塞栓，空気塞栓，羊水塞栓などがある．

i. 肺腫瘍(lung tumor)
i-1. 良性腫瘍
1) **過誤腫(hamartoma)**
　正常気管支構成成分の異常増殖からなる限局性病変．多くは気管支軟骨，気管支上皮からなる．

2) **硬化性血管腫(sclerosing hemangioma)**
　肉眼的には境界明瞭な球状腫瘤を形成し，組織学的には一見，血液に富んだ血管腫様の構造を呈するものの，実際には気道上皮由来の良性腫瘍．

i-2. 悪性腫瘍
　組織学的に，扁平上皮癌，腺癌，小細胞癌，大細胞癌に分類されるが，治療の観点から，小細胞癌と非小細胞癌に分類される．

1) **扁平上皮癌(squamous cell carcinoma；SCCA)**
　喫煙との因果関係が指摘されている．肺門部の太い気管支が好発部位であり，閉塞性肺炎，無気肺などを合併しやすい．腫瘍中心部で壊死を起こし，空洞を形成することがある．組織学的には，角化，細胞間橋，層状分化などを示す(図17)．

2) **腺癌(adenocarcinoma)**
　発癌因子は不明であり，近年増加傾向にある．末梢肺野が好発部位であり，胸膜直下に腫瘍病変を形成し，胸膜の陥凹を伴う．組織学的には，癌細胞は管状構造，腺房構造，乳頭状構造など多彩な像を呈する(図18)．

3) **小細胞癌(small cell carcinoma)**
　喫煙との関係が深い．扁平上皮癌と同様に，中

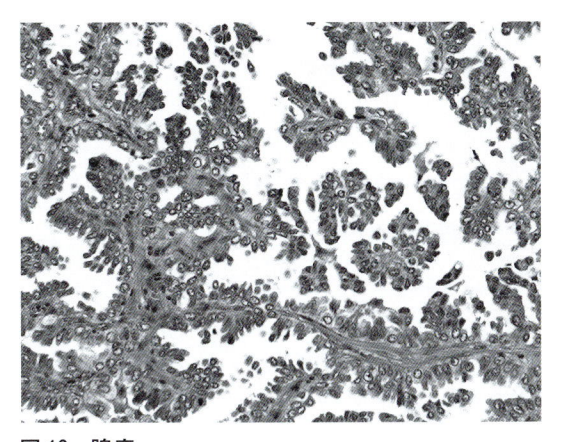

図 18 腺癌
癌細胞が乳頭状構造,管状構造を呈しながら増殖している.

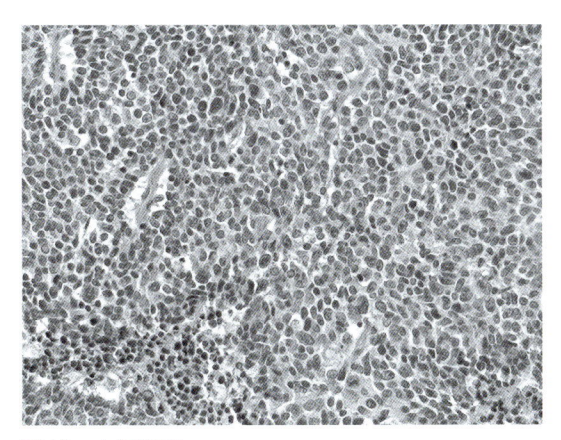

図 19 小細胞癌
N/C 比の高い小型の腫瘍細胞が密に増殖している.免疫組織化学的には神経内分泌マーカー陽性を示す.

髄性に発生することが多く,気管支内腔に突出するような腫瘍塊を形成する場合もあるが,気管支粘膜下を壁に沿うように進展することもある.浸潤能,転移能が高く,予後も不良であるが,その反面,化学療法,放射線療法に感受性が高い.組織学的には,核/細胞質(N/C)比の大きい,小形の腫瘍細胞の増殖を認める(**図 19**).クロモグラニン,シナプトフィジンなどの神経内分泌マーカーが陽性となる.

4) 大細胞癌(large cell carcinoma)

扁平上皮にも腺上皮にも分化を示さない未分化な癌である.ただし小細胞癌とは異なり,大きな不整形核を有し,顕著な核小体と,比較的幅広い

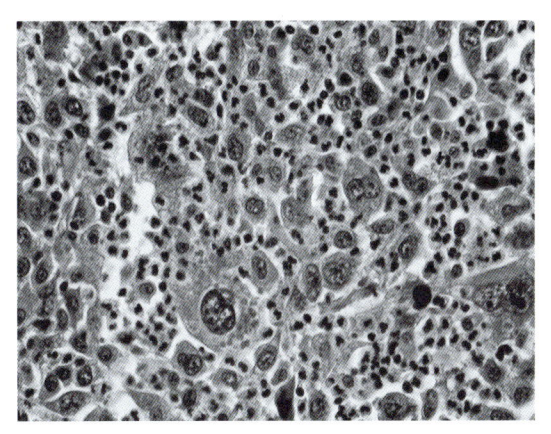

図 20 大細胞癌
大型で,ときに多核の奇怪な核を有する癌細胞の増殖を認める.扁平上皮系,あるいは,腺系への分化傾向が認められない.

細胞質を有する(**図 20**).

3. 胸膜

胸膜(pleura)には,横隔膜,肋間筋などを覆う壁側胸膜と,肺表面を覆う臓側胸膜の 2 種類があり,両者が胸膜腔を形成している.いずれの胸膜も胸膜腔側は中皮細胞で覆われている.胸膜腔は陰圧であり,少量の透明な液体を含む.

a. 胸膜炎

肺組織を覆っている臓側胸膜と,胸壁を覆っている壁側胸膜のどちらかに炎症が起こると,両方の部位に炎症は波及する.胸膜炎(pleurisy)の症状としては胸痛があり,胸水貯留によって肺や心臓を圧迫すれば,呼吸困難,咳,動悸などが生じる.細菌,ウイルス,真菌などの感染症,リウマチ,SLE などの膠原病,悪性腫瘍の胸膜浸潤(癌性胸膜炎),尿毒症(尿毒症性胸膜炎)など,さまざまな原因で胸膜炎は生じる.

b. 気胸

気胸(pneumothorax)とは胸膜腔に空気が入って陰圧が消失することであり,自然気胸,医原性気胸,外傷性気胸がある.

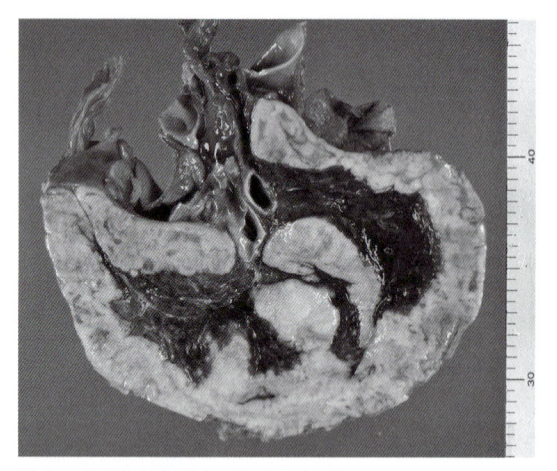

図 21　悪性中皮腫（二相型中皮腫）
胸腔内の白色充実性腫瘍の増生（厚さ 4 cm）を認める．肺実質内にも浸潤している．

c. 悪性中皮腫

悪性中皮腫（malignant mesothelioma）は胸膜を覆う中皮細胞から発生する稀な腫瘍であり，その多くはアスベスト（石綿）への曝露歴があるとされる．発症までの潜伏期間も長く，石綿曝露を中止しても 20～40 年の経過ののちに発症する．初期は多発性結節だが，進行するとびまん性に胸膜が肥厚し肺を取り囲み，周囲臓器へと浸潤する．症状としては，胸痛，乾性せき，呼吸困難，全身倦怠感，体重減少などがある．組織学的には，典型的には上皮成分と非上皮成分からなる二相性（図 21）を示すが，上皮成分の優位な場合には上皮型中皮腫，非上皮成分が優位な場合には肉腫型中皮腫となる．

C 消化器系

本項を理解するためのキーワード

❶ **胃・十二指腸潰瘍**
炎症性あるいは壊死性組織の脱落により組織表面が局所的に欠損して陥凹した病変を潰瘍という．消化性胃潰瘍は主に胃酸による胃壁の消化性破壊であり，ときには動脈の破綻をきたし，大出血を伴うこともある．

❷ **大腸癌**
大腸癌はわが国で著明に増加を示す癌の1つである．高蛋白・高脂質などの西欧型の食餌が影響しているとされている．早期癌の段階で適切な処置が行われれば，高率に完治できる．進行癌になると肝臓や肺などに転移しやすい．

❸ **脂肪肝**
脂肪肝は中性脂肪の肝細胞内への過剰な沈着を特徴とする．病変自体は非特異的であり，アルコール，肥満，糖尿病などが原因となる．組織学的に，30％以上の肝細胞に脂肪沈着をきたした場合に脂肪肝とよぶ．

❹ **肝硬変**
肝硬変は慢性肝疾患の終末状態といえるものである．肝細胞の壊死，再生の繰り返しにより，線維性隔壁で囲まれた再生結節を生じた状態．わが国の肝硬変の多くは，B型あるいはC型肝炎ウイルスによる．

❺ **膵炎**
膵炎は急性および慢性膵炎の2型に分けることが一般的である．急性膵炎の発症機序は膵液による自己消化であり，特殊な場合を除いて感染は関与していない．慢性膵炎の主な成因はアルコール飲酒によるものである．

　消化器は食物の消化，吸収の場となる口腔，食道，胃，十二指腸，小腸，大腸，直腸の管腔臓器のほかに，消化酵素を産生，貯留する肝臓，胆嚢，膵臓よりなる（図 22）．胃腸における消化と吸収の機能が順調に行われるためには，口腔（oral cavity）で食物は噛み砕かれて，唾液腺（salivary glands）の分泌液と混じて柔らかくなり，胃腸内に移動して胆汁や膵液から分泌された消化酵素と十分に混和されることが必要である．胃腺から分泌される消化酵素により本格的な消化が始まり，小腸内では消化がさらに進むとともに，消化された栄養分のほとんどが吸収される．大腸では主に水分が吸収されることで腸管内容が濃縮，固形化されて便となる．消化酵素を有する胆汁は肝臓で産生され，胆嚢に運ばれて濃縮，貯留されたのち，

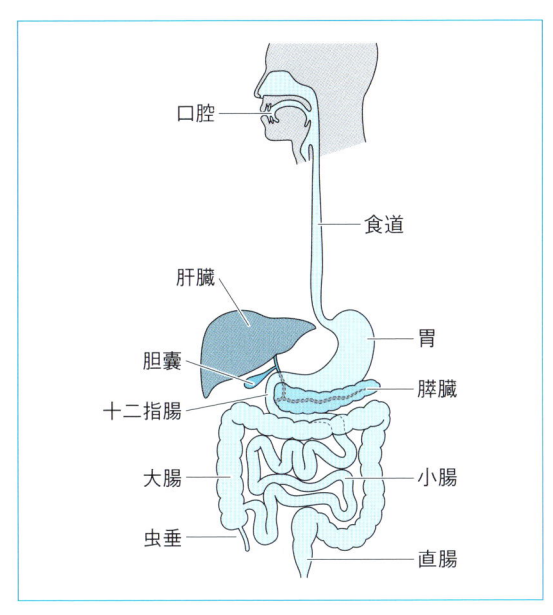

図 22 消化器の解剖学的位置
消化器系臓器は管腔臓器(口腔，食道，胃十二指腸，小腸，大腸，直腸)と，肝臓，胆嚢，膵臓からなる．

総胆管をとおって膵頭部で膵管と合流し，膵液とともに十二指腸の Vater(ファーター)乳頭部から十二指腸内腔へ分泌される．

　咽頭後部から始まり肛門に終わる消化管の基本的構造は，内腔側から粘膜，粘膜筋板，固有筋層となり，最外層は外膜あるいは漿膜で覆われている．外界に近い，食道粘膜および肛門管粘膜は重層扁平上皮からなり，胃，十二指腸，小腸，大腸，直腸粘膜は腺上皮からなる．

1. 口腔，歯，唾液腺

a. 白板症

　臨床的に粘膜上皮が斑状の白色を呈するものを白板症(leukoplakia)という．喫煙，アルコール，義歯の刺激などによって生じる．舌や歯肉に多く，扁平上皮癌の好発部位に一致するが，白板症という呼称は組織学的な所見からではなく，白色を呈するという臨床像から用いられている．

b. エナメル上皮腫

　エナメル上皮腫(ameloblastoma)は歯の形成に関与する組織に由来する歯原性腫瘍のうちの1つ．腫瘍実質が歯胚の上皮成分に類似した良性腫瘍である．

c. Sjögren 症候群

　中年女性に好発し，唾液腺と涙腺をおかす臓器特異的自己免疫疾患．関節リウマチや全身性エリテマトーデスなど種々の自己免疫疾患に合併する二次性 Sjögren(シェーグレン)症候群と，それらを合併しない原発性 Sjögren 症候群がある．臨床的には，乾燥性角結膜炎，口腔内乾燥，両側性耳下腺腫大などがみられる．

d. 多形腺腫

　多形腺腫(pleomorphic adenoma)は最も多くみられる唾液腺腫瘍で，若年女性に多い．多彩な組織構築を呈する良性腫瘍で，約80％は耳下腺に発生する．組織学的には，導管上皮と筋上皮の二相性を有する上皮細胞より構成される．

2. 咽頭・食道

　食道(esophagus)は，脊柱の前に位置し，咽頭に続いて起こり，胃の噴門に移行する．食道の長さは平均25 cm，切歯から噴門までの長さは37～40 cmである．食道はその高さにしたがって頸部，胸部，腹部の3部に分けられる．食道は全長に通じて同じ太さではなく，3箇所の狭窄部がある．食道上端，気管分岐部，横隔膜を通過する部位の3箇所であり，通過障害をきたしやすい．食道は他の消化管と異なり，漿膜をもたず外膜とよばれる線維膜によって隣接諸臓器と接している．

a. 食道静脈瘤

　食道静脈瘤(esophageal varix)は肝硬変などによる門脈圧亢進症によって静脈の側副路が形成されることで生じ，主として食道下部粘膜下にみられる．粘膜下の静脈の拡張，うっ滞によるものであり，粘膜の菲薄化をきたす．しばしば破綻して大出血を起こすことがある．

b. 逆流性食道炎

胃内容の食道への逆流によって生じる下部食道の炎症を逆流性食道炎(reflux esphagitis)という．びらんや潰瘍形成を伴う．粘膜面が欠損した部位には，食道重層扁平上皮層が再生するとは限らず，時に胃粘膜の円柱上皮が再生してくる．このように食道の上皮が円柱上皮によって置換されている状態をBarrett(バレット)食道とよび，食道に生じる腺癌の発生母地として知られている．

c. 食道癌

食道にも良性腫瘍と悪性腫瘍が発生する．良性腫瘍としては平滑筋腫が稀にみられるが，問題となるのは悪性腫瘍の食道癌(esophageal carcinoma)である．高齢者の男性に多くみられ，飲酒・喫煙などが関連していると考えられている．発生部位としては食道の3箇所の生理的狭窄部に好発し，組織学的にはほとんどが扁平上皮癌である．食道癌は嚥下困難を初発症状とすることが多く，進行が速く，予後はよくない．食道は漿膜を有さないため，周囲臓器に直接浸潤しやすい．

3. 胃

胃(stomach)は消化管のなかで最も膨大した部で，食物が胃に入ると，しばらくここに停滞して胃液と混ざり，消化作用を受けて粥状となって，十二指腸へ送られる．胃の包容量は大人で約1,400 mL 程度である．胃の解剖学的概観を示す(図23)．噴門部は食道との境界，幽門部は十二指腸との境界部である．幽門部は内腔面が輪状になっており，幽門輪ともよばれる．胃には前壁，後壁があり，その上縁を小彎，下縁を大彎という．胃の粘膜には噴門腺，胃底腺(胃底部と胃体部に存在)，幽門腺がある．胃底腺には胃酸を分泌する壁細胞，ペプシノーゲンを分泌する主細胞，粘液を分泌する副細胞がある．

a. 胃炎(gastritis)

胃炎とは，胃粘膜の炎症から固有胃腺の萎縮に至るまでの広範な組織学的変化を表す状態である．急性胃炎(acute gastritis)は，粘膜間質や上皮細胞間に好中球浸潤がみられ，びらん形成を認める．びらん形成の原因はヘリコバクター・ピロリ(*Helicobacter pylori*；HP)感染だけではなく，食餌，薬剤，化学物質などによっても生じる．

一方，慢性胃炎(chronic gastritis)の原因については長らく不明であったが，らせん状のグラム陰性桿菌であるHP菌の発見により，慢性胃炎の成因が明らかとなった．慢性胃炎になると，胃粘膜の腸上皮化生がみられることが多い．これは正常の胃粘膜にはもともとみられない，腸粘膜に存在するPaneth(パネート)細胞や杯細胞が出現することである．この腸上皮化生は胃癌との関連があるとされている．

b. 胃・十二指腸潰瘍

胃潰瘍(gastric ulcer)は特に男性に多く，臨床的には空腹時の心窩部痛や不快感がみられる．発生部位は胃角部が主体で，加齢に伴う慢性胃炎の拡大とともに胃上部に移行していく．発生機序としては粘液に代表される防御因子と，塩酸・ガストリンなどの攻撃因子のバランスが崩れた結果であると考えられており，また，胃炎の項で述べたようにHP菌も胃潰瘍の発生原因の1つとして重要である．胃潰瘍と同じ性質の潰瘍は十二指腸にも発生するので，胃潰瘍と十二指腸潰瘍(duodenal ulcer)を合わせて消化性潰瘍(peptic ulcer)とよぶこともある．潰瘍は粘膜筋板よりも深い部分に達する胃壁あるいは腸管壁の欠損を指し，粘膜

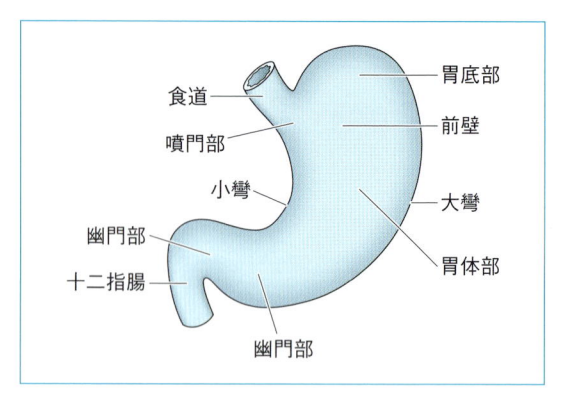

図23 胃の解剖学的概観

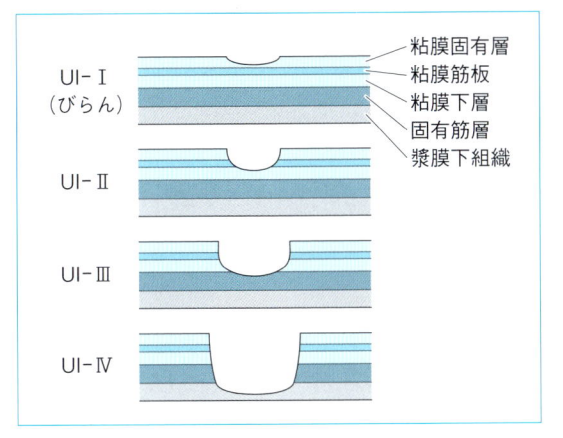

図24 胃潰瘍の割面模式図
潰瘍を英語でulcerというので，一般にUIと略されている．潰瘍が粘膜下層に及ぶとUI-Ⅱ，固有筋層あるいは前層に及ぶと，それぞれUI-Ⅲ，UI-Ⅳとなり，図のように4つに分類される．

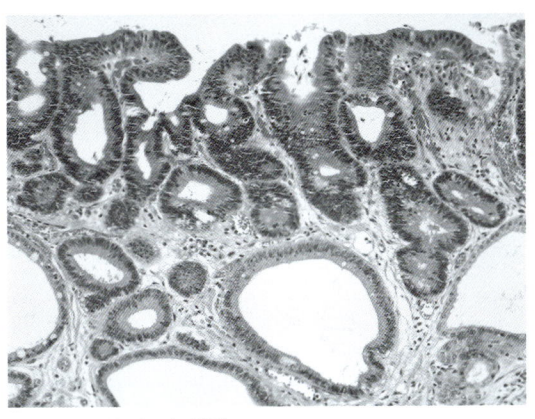

図25 胃腺腫の組織像
表層部に腺腫腺管が増生している．深部には非腫瘍性粘膜を認める．腺腫細胞の核は細長いものが基底側に立ち並んでおり，細胞異型や極性の乱れは目立っていない．

固有層に限局した組織欠損はびらん（erosion）とよばれる．組織学的には消化性潰瘍はUL-Ⅰ，Ⅱ，Ⅲ，Ⅳに分類される（図24）．UL-Ⅰは粘膜のみの欠損（びらん），UL-Ⅱは粘膜筋板の欠損，UL-Ⅲは固有筋層までの欠損，UL-Ⅳは漿膜下組織に及ぶ欠損である．潰瘍では上記の組織欠損があり，潰瘍底には壊死組織・滲出物が付着し，その直下に肉芽組織を認める．時間の経過とともに潰瘍辺縁の上皮から再生上皮が潰瘍面に延び出てきて，治癒が進むと潰瘍表面を覆い，潰瘍瘢痕となって治癒する．

胃潰瘍に対して以前は手術されることも多かったが，現在では薬物療法の進歩により，多くは内科的治療によって治癒に至る．ただし，胃潰瘍に伴って出血，穿孔が起こった場合には手術が行われることが多い．潰瘍によって太い動脈が潰瘍面に露出すると大出血をきたし，大量の吐血，下血によってショック状態となることもある．また，穿孔が起きると，胃内容物が腹腔内に漏れ出てしまい，腹膜炎（peritonitis）となる．穿孔によって空気が腹腔内に漏れ出るとCTなどの画像ではフリーエアー（free air；遊離ガス）として認識可能となり，診断の際に重要である．

c．胃腫瘍および腫瘍類似病変

1）過形成性ポリープ（hyperplastic polyp）

異型のない胃の粘膜上皮細胞の過形成によるもので，腺窩上皮型の過形成性ポリープは胃ポリープのなかでも最も代表的なものである．良性病変であり，癌化することはない．

2）胃底腺ポリープ

胃底腺領域に発生する数mm大の小型ポリープで，多発することが多い．内腔の拡張した腺管が胃底腺領域に多数混在している．上皮には異型がなく，炎症細胞浸潤は軽度である．

3）胃腺腫（gastric adenoma；図25）

上皮細胞の異型を伴う腺管の増生であり，多くは限局性の胃粘膜隆起として視認される腫瘍性病変である．通常，病変部粘膜の上層に腺腫腺管が置換するように増殖し，下層には非腫瘍性腺管が見出され，こうした二層構造により隆起性病変を形成する．頻度は低いが，癌化をきたすこともあると考えられている．

4）胃癌（gastric carcinoma）

長い間わが国で最も多い癌であったが，現在では男性については肺癌が胃癌を抜いて最も多くなっている．男女比は2：1で，中年以降に多い．

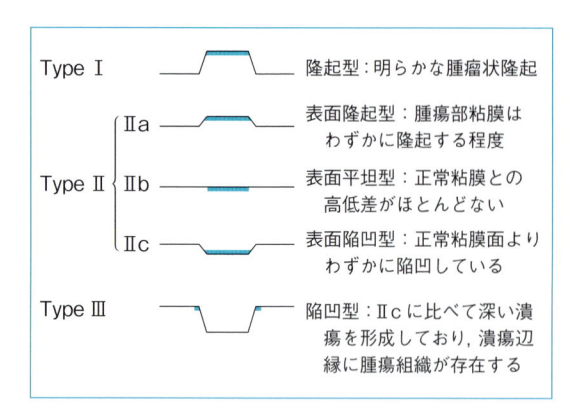

図26 早期胃癌の肉眼分類
癌が粘膜固有層または粘膜下層までにとどまるものを早期胃癌という．早期胃癌であれば治療によって高い生存率が得られるので，日本では検診が実施され，早期に胃癌を発見する努力がなされている．

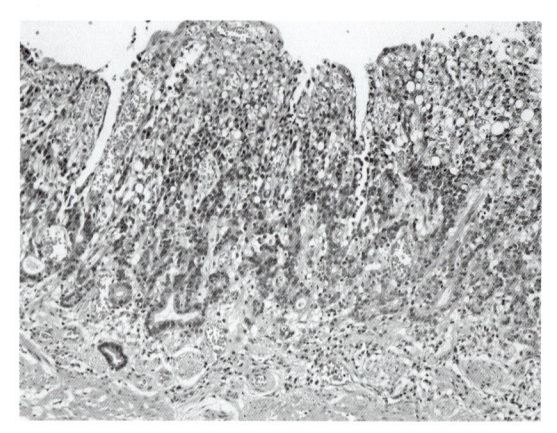

図27 早期胃癌の組織像
管腔構造がやや崩れた中～低分化型腺癌が粘膜固有層内に広がっている．下方には粘膜筋板への浸潤もなく，早期胃癌の像である．

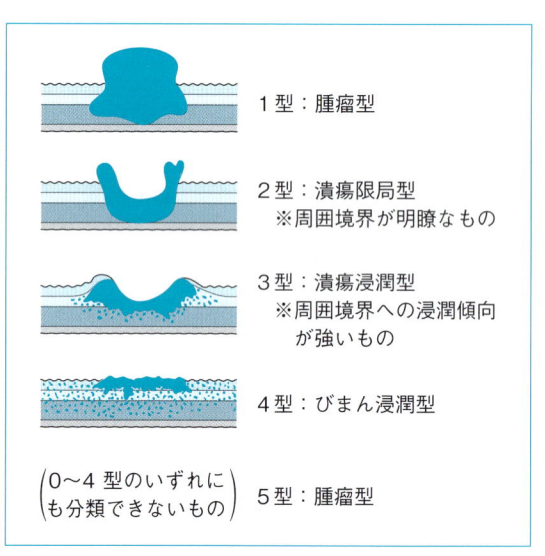

図28 進行胃癌の肉眼分類（Borrmann分類）
癌細胞が粘膜下層を超えて固有筋層に浸潤すると，腫瘍の大きさにかかわらず進行胃癌と診断される．肉眼分類にはBorrmann（ボールマン）分類が一般的に使用されている．

近年，胃癌の死亡率が減少しているが，これには早期発見，早期治療が大きく貢献している．早期の病変に対しては内視鏡的粘膜切除（EMR）が積極的に行われている．*Helicobacter pylori*（HP）の感染と胃癌の関連については主に疫学的な検討により，HPを胃癌発生に関与する発癌物質であるとしている．幽門部小彎に多く発生するが，噴門部や胃底部などにも発生する．

胃癌は胃の上皮細胞より発生する．癌の浸潤が粘膜下組織までのものを早期癌，固有筋層より深く浸潤したものを進行癌とよんでいる．

a）早期胃癌

内視鏡や診断技術の進歩に伴い，早期胃癌の発見頻度が上昇し，治療される胃癌のなかで60％以上を占めている．早期胃癌では95％程度の5年生存率が得られている．早期胃癌は，肉眼的に0型に分類され，0型はⅠ，Ⅱ，Ⅲ型に細分類されている（図26，27）．Ⅱc（表面陥凹型）とよばれるものが最も多い．

b）進行胃癌

進行癌の肉眼分類は図のように，1～5型に分けられている（図28，29）．

胃癌の多くは組織学的には腺癌であり，高分化型～低分化型腺癌に亜分類されている．組織像によって腫瘍の性格が異なっており，高齢者の隆起性病変では高分化型が多く，比較的予後が良い．

一方，びまん浸潤型の際には，低分化な癌細胞が胃壁の組織内に間質結合織の増殖を伴いながら，広い範囲にわたって浸潤増殖している．胃壁は肥厚して硬くなり，胃の運動が障害される．このような場合には硬癌（スキルス胃癌；scirrhous gastric carcinoma）とよばれる．

転移は主としてリンパ行性で，胸管を経て左鎖骨上窩リンパ節に転移した場合はVirchow（ウィルヒョウ）転移という．播種性転移は，胃癌が漿膜

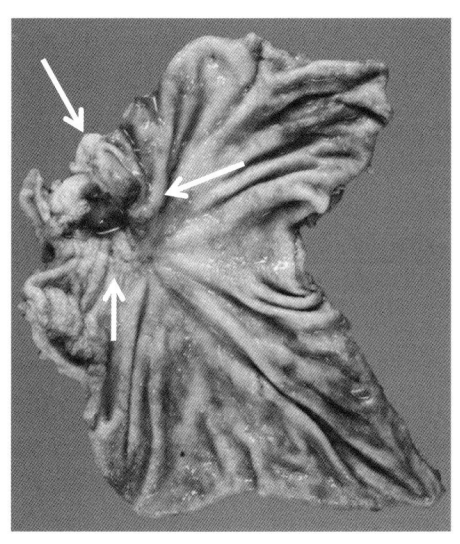

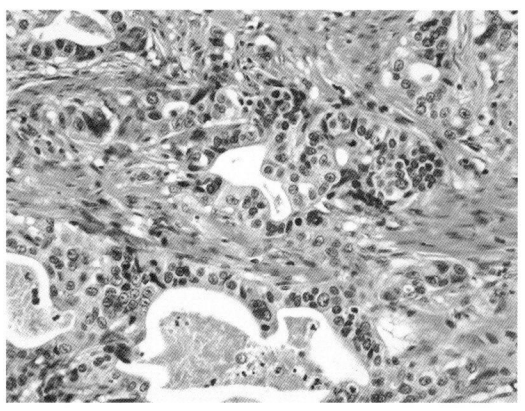

図29 進行胃癌の肉眼像と組織像
幽門前庭部に隆起性病変の中心部に潰瘍を伴ったBorrmann 3型の腫瘍組織を認める（矢印）．腫瘍組織と正常粘膜との境界が不明瞭となる部分もある．不整管腔構造を呈する中分化型管状腺癌が浸潤性増殖を示している．

表面に露出し，腹腔内にばらまかれるように広がるものをいう．卵巣に生じた転移をKrukenberg（クルーケンベルグ）腫瘍とよぶ．血行性には，肝や肺などに転移しやすい．

5) カルチノイド腫瘍(carcinoid tumor)

胃の内分泌細胞より発生するとされる．カルチノイド腫瘍は一般的には，小ポリープ，粘膜下腫瘍の形態を示す．腫瘍細胞は大きさが均一でmonotonous（単調）なものが多いが，大小不同や核分裂像が目立つ場合は，転移の可能性を有する内分泌細胞癌として区別されることもある．

6) 消化管間葉系腫瘍

消化管間葉系腫瘍の大部分を占めるのはgastrointestinal stromal tumor(GIST)であり，組織学的には主として紡錘形細胞からなる腫瘍である．CD34やc-kitというマーカーに陽性となる一群である．GISTの由来となる細胞は，腸管の筋層内にあり蠕動運動をつかさどるペースメーカー細胞であるCajal（カハール）介在細胞である．GISTの良悪性に関しては，腫瘍の大きさや核分裂像が指標とされている．

7) 悪性リンパ腫(malignant lymphoma)

消化管はリンパ組織の発達が良好であり，胃原発性悪性リンパ腫は，胃における悪性非上皮性腫瘍の約60％を占める．多くはMALTリンパ腫(mucosa-associated lymphoid tissue lymphoma；MALT lymphoma)とよばれる，marginal zone B cellを起源とする悪性リンパ腫である．粘膜上皮への異型リンパ球浸潤がみられ，HP感染と関連がある．MALTリンパ腫のほかに，マントル細胞リンパ腫や濾胞性リンパ腫などのB細胞リンパ腫が多い．

4. 腸管

小腸(small intestine)は消化管のなかで最も長い管で，約6.5〜7.5 mある．腸，肝臓および膵臓の分泌物によって消化が行われ，栄養物質を吸収する．小腸は腸間膜をもたない十二指腸(duodenum)と腸間膜をもつ空腸(jejunum)，回腸(ileum)よりなる．小腸は絨毛構造によって，粘膜の吸収面を拡大しているのが特徴である．

大腸(large intestine)は，回腸と直腸の間にあって，腹腔の外周に沿うように位置している．小腸よりも短く（約1.7 m），太い．大腸は盲腸(cecum, typhlon)と結腸(colon)で構成され，結腸は部位により上行，横行，下行，S状結腸に区分される．虫垂(appendix)は盲腸から伸び出ている．大腸の主な機能は，水分と塩類の吸収であり，1日約

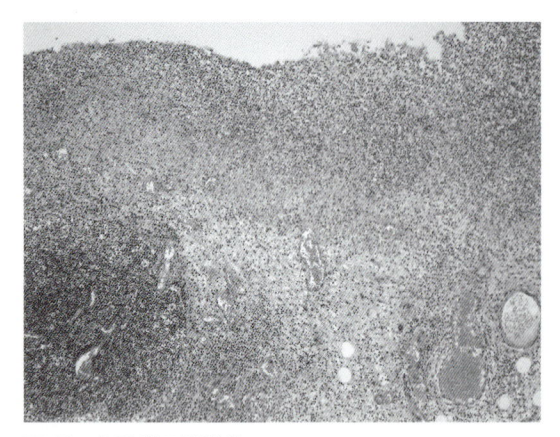

図30 虫垂炎の組織像
上皮はほぼ脱落し、肥厚した虫垂壁内には炎症細胞の強い浸潤を認める.

1,000〜2,000 mL の粥状液に含まれる水分の90%が大腸で吸収され、便となって排泄される.

直腸（rectum）は、消化管の最下端を占め、消化・吸収作用は行われず、便の排出をつかさどる.

a. 虫垂炎（図30）

俗に「盲腸」とよばれることの多い病気であるが、実際は盲腸の先から伸び出ている虫垂の炎症であり、虫垂炎（appendicitis）とよぶのが正しい. どの年齢層にも起こるが、若い年齢、10〜20歳代に多い. 臨床的には、急激に発症し、臍周囲の痛みと吐き気で始まり、痛みは右下腹部に限局していく. 発熱、白血球増加、CRP上昇を伴う. 虫垂は細い盲端に終わっているという解剖学的構造から、一度炎症が起こると炎症による浮腫のため入り口が閉鎖されやすく、閉ざされた管腔の内圧が高まるため炎症が波及しやすい. 急性虫垂炎は炎症の程度により、カタル性虫垂炎、蜂窩織炎性虫垂炎、壊疽性虫垂炎の3型に分類される. カタル性虫垂炎では、炎症は粘膜に留まり、切除することなく治癒しうるが、壊疽性虫垂炎では、虫垂壁は壊死に陥っており、切除による治療が必要である. 放置すると虫垂壁が破れて穿孔を起こし、腹膜炎に至る.

b. 腸閉塞（イレウス）

種々の原因によって起こる腸管の通過障害を腸

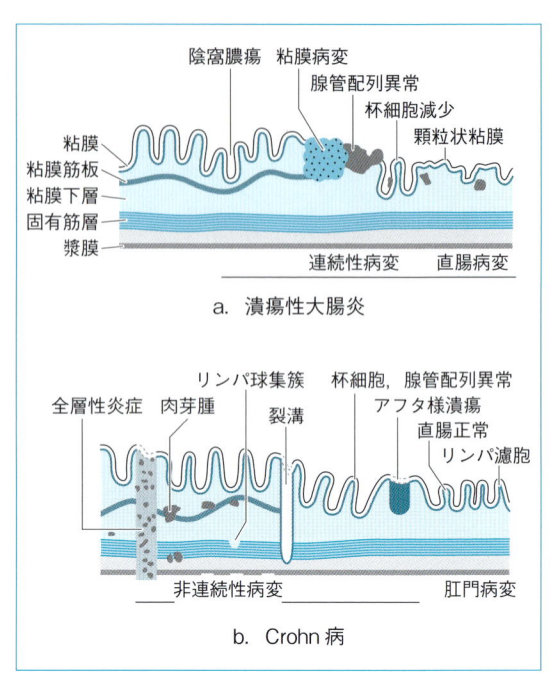

図31 潰瘍性大腸炎とCrohn病の組織学像の対比
潰瘍性大腸炎は、主に粘膜固有層内に炎症をきたす. 炎症は連続性であり、陰窩膿瘍や杯細胞減少を認める. 一方Crohn病は、全層性炎症を生じる非連続性病変である. 裂溝や肉芽腫形成を認める.

閉塞（イレウス；ileus）とよび、急性と慢性、機械的イレウスと麻痺性イレウスに分類される. 機械的イレウスには腸管内腔の閉塞、腸管同士あるいは腹膜との癒着による腸管が屈曲、腸管が連続する腸管内に嵌入する腸重積などによるものが含まれる. 麻痺性イレウスは腸の蠕動運動麻痺によって生じる.

c. ヘルニア

ヘルニア（hernia）とは、なんらかの圧力によって、臓器が元の位置からずれることをいう. 腹腔の内側は腹膜で覆われているが、その外側には筋肉や脂肪があり、血管や神経が腹腔内外を出入りしている. 出入りする部位は腹膜や筋肉による被覆が弱く、腹圧がかかると同部位から腸管が脱出することがある. 鼠径ヘルニア、横隔膜ヘルニア、臍ヘルニアなどがある. 加齢に伴い腹膜が脆弱になると腹腔内の腸管などが腹圧により脱出し、ヘ

ルニアが発生することもある．

d. Crohn病（図31）

Crohn（クローン）病は，回腸末端や大腸に潰瘍を形成する原因不明の炎症性疾患である．10～30歳代の若年者に発症する傾向にあるが，いずれの年齢にもみられる．組織学的には，線維化や潰瘍を伴う肉芽腫性炎症性病変からなり，炎症は腸管の全層に及ぶ．肉眼所見としては，縦走潰瘍，敷石像，炎症性ポリーポーシス，瘻孔，肛門病変などがあげられる．小腸では縦走潰瘍を示す疾患の多くはCrohn病である．敷石像（cobblestone appearance）は小潰瘍によって囲まれた残存正常粘膜が隆起することで生じる．病変のある部位の腸壁は肥厚，狭窄をきたすこともあり，腹痛，発熱，通過障害などの原因となる．切除標本所見によれば，非乾酪性類上皮肉芽腫，全層性炎症，潰瘍，裂溝の4つが診断根拠となる．次に述べる潰瘍性大腸炎との鑑別点は，Crohn病では病変が非連続性，区域性であり，びまん性に病変が拡がる場合でも正常粘膜の介在を認めることである．

e. 潰瘍性大腸炎（ulcerative colitis）

潰瘍性大腸炎は，大腸（特に直腸）の特発性，非特異性の炎症性疾患である．Crohn病とは異なり，粘膜および粘膜下組織を侵し，しばしばびらんや潰瘍を形成する慢性炎症性病変であり，病変は連続性にみられる（図31）．病変の拡がりによって全結腸型，左側大腸型，直腸型などに分類される．原因は不明であり，30歳以下の成人に多いが，小児や中年以降にもみられる．潰瘍性大腸炎の病期は大きく分けて活動期と寛解期があり，その他に再燃期などがある．組織学的所見は病期により変化するが，活動期には著明な炎症細胞浸潤，陰窩上皮の杯細胞減少，陰窩膿瘍，陰窩炎などがみられる．病変の増悪と寛解を繰り返すのが特徴であり，長期経過例では，癌を合併することもある．

f. 大腸ポリープ

腸管のなかでポリープ（polyp）の大多数は大腸に発生する．大腸ポリープのなかで最も多いのは大腸腺腫（adenoma）で，胃腺腫と異なり，しばしば癌化するので注意が必要である．ほかには非腫瘍性ポリープである過形成性ポリープや炎症性ポリープなどがある．大腸にポリープが多発する疾患があり，家族性大腸ポリポーシス（familial polyposis coli）とよばれ，遺伝により家族性に発生する．癌化率が高く，全結腸切除などが行われることもある．

g. 大腸癌（図32, 33）

大腸癌（colon cancer）は食生活の変化に伴い，近年増加傾向にある．腸管発生に関しては，小腸癌はきわめて稀で，大腸のうち最も頻度の高い部位は直腸で，S状結腸，下行結腸の順となる．大腸癌は症状が出現するのが遅いこともあり，胃癌に比べて発見が遅くなることが多い．

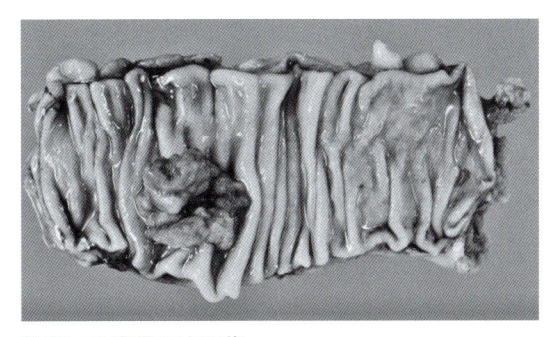

図32 大腸癌の肉眼像
潰瘍限局型進行癌．周囲粘膜との境界は明瞭．

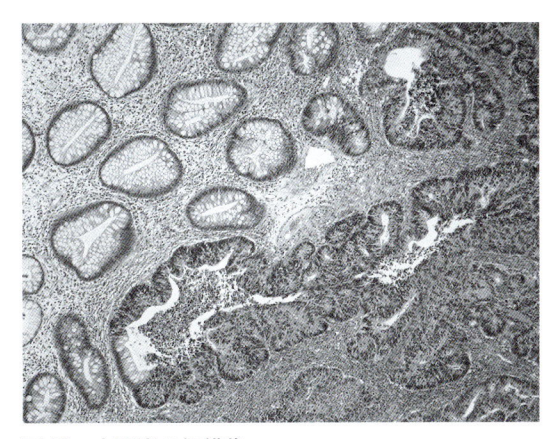

図33 大腸癌の組織像
管状腺癌（右下）とほぼ正常な粘膜（左上）が隣接している．

大腸癌の組織発生には腺腫を経て癌に至る adenoma-carcinoma sequence と，腺腫を経ずに直接癌が発生する de novo cancer があると考えられている．大腸癌も胃癌と同様に肉眼分類があり，表在型（0型），腫瘤型（1型），潰瘍限局型（2型），潰瘍浸潤型（3型），びまん浸潤型（4型），分類不能（5型）に分類される．表在型は，癌浸潤の深さが粘膜層（M），粘膜下層（SM）までの癌を表し，早期癌に相当する．リンパ節転移の有無は問わない．進行癌では固有筋層以深に癌が浸潤した状態であり，血管内に癌組織が入り込み，肺や肝臓などに転移することも多い．大腸癌は大部分が腺癌であり，異型度により高分化，中分化，低分化腺癌に亜分類される．高分化腺癌は高円柱状の癌細胞が明瞭な腺管を形成するもので，中分化腺癌は癒合状腺管が目立つものが多く，これらが大部分を占める．その他には，粘液癌，扁平上皮癌などがある．

h. カルチノイド腫瘍

カルチノイド腫瘍（carcinoid tumor）は内分泌細胞の高分化な腫瘍である．発生部位により前腸，中腸，後腸由来のカルチノイド腫瘍に分類されている．日本では後腸由来の直腸，前腸由来の胃に多く発生するが，中腸由来の空腸や回腸にも発生する．虫垂カルチノイド（appendiceal carcinoid）は虫垂腫瘍の50％以上を占める．肉眼的には粘膜下腫瘍の形態を呈することが多く，組織学的には，索状，リボン状構造を呈する低悪性度腫瘍で，時にリンパ節，肝転移をきたす．

5. 肝臓

肝臓（liver）は，消化器系では最も大きい臓器であり，成人における肝重量は約1,200～1,500 gである．横隔膜のすぐ下にあり，腹腔の上右側部を占めている．肝臓は糖質，蛋白質，脂質などの中間代謝に深く関係しており，胆汁の主成分である胆汁酸は脂質の吸収に不可欠である．肝臓に流入する血管には栄養血管である肝動脈と機能血管である門脈がある．門脈は全消化管を流れた血液が集まって肝臓に流入する血管で，送り込まれた血液中の糖分をグリコーゲンに変えて肝臓で貯蔵したり，小腸で消化吸収された栄養分を用いて蛋白質の生合成を行ったりする．

a. 黄疸（図34）

黄疸（jaundice）とは，胆色素（ビリルビン）の生成増多あるいは排泄障害により，血清中のビリルビン濃度が病的に上昇し，皮膚や眼球結膜をはじめ，全身の臓器・組織が黄色く染まった状態である．ビリルビンは胆汁の主成分であり，肝臓で合成・分泌されたのち，胆嚢で一時貯蔵・濃縮が行われ，十二指腸乳頭部から排泄される．ビリルビンのもとは赤血球破壊に由来するヘモグロビンであり，ヘモグロビンは主に細網内皮系臓器である脾臓に取り込まれて分解され，ビリルビンに変化する．これが血漿蛋白と結合して間接型ビリルビンとして肝臓に運ばれる．肝臓に取り込まれた間接型ビリルビンは，肝細胞内で直接型ビリルビンに加工される．このようにビリルビンは複雑な過程を経て生成・排泄される．黄疸はそのどこかに障害があることで生じ，障害の部位によりそれぞ

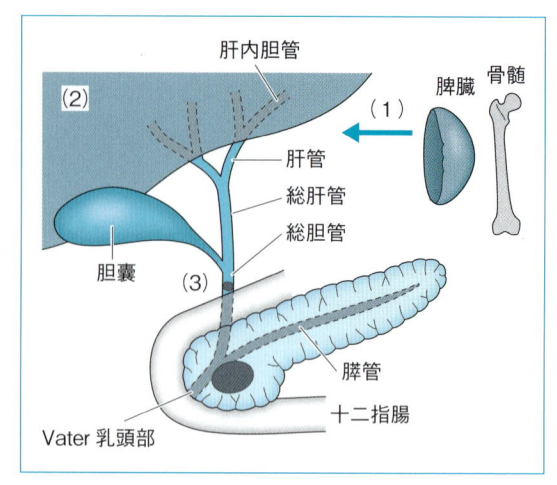

図34 ビリルビン生成と黄疸の発生機序
(1) 脾臓や骨髄や脾臓で過剰な赤血球の破壊が起きると，肝臓で処理しきれなくなり，間接型ビリルビンが増加し，溶血性貧血が生じる．
(2) 肝細胞が障害されると，間接型と直接型ビリルビンがともに増加し肝細胞性黄疸となる．
(3) 胆石や腫瘍などで，胆管が閉塞すると直接型ビリルビンが増加し閉塞性黄疸が生じる．

れ特徴的な黄疸が発生する．

1）肝前性黄疸（prehepatic jaundice）

網内系の機能亢進や赤血球の細胞膜の抵抗力の低下により赤血球が大量に破壊され，多量の間接型ビリルビンがつくられると，肝からの排泄が追いつかず，血液中に停滞することで黄疸が起こる．新生児重症黄疸や溶血を起こすような各種の溶血性貧血が代表的である．

2）肝細胞性黄疸（hepatic icterus）

肝細胞の機能障害によりビリルビンの代謝・排泄が障害されるために起こる黄疸をいう．肝細胞が障害されるので，血中の間接型ビリルビンが増加するが，毛細胆管が破れて血中に胆汁が流れ込むので直接ビリルビンも増加する．ウイルス性肝炎や中毒などの際に起こる．

3）肝後性黄疸（posthepatic jaundice）

肝細胞以後すなわち肝内および肝外の胆管のどこかに閉塞があり，胆汁通過障害をきたすことで生じる．胆汁がうっ滞するので，血清中に増加するのは主に直接型ビリルビンである．胆管癌，結石，後述する先天性胆道閉鎖症の際にみられ，閉塞性黄疸（obstructive jaundice）ともよばれる．

b. 肝炎

肝炎（hepatitis）は肝全体に及ぶ壊死炎症反応で，臨床経過と病理組織像より急性肝炎と慢性肝炎に大きく分けられる．

1）急性肝炎（acute hepatitis）

古典的な急性肝炎は，発熱，黄疸，全身倦怠感などで発症する．肝全体に及ぶ壊死炎症反応を伴うが，多くの症例では2,3か月の経過で改善し，残存する肝細胞の再生力によって，数か月以内にほぼ正常にまで回復する．大部分は治癒に至るが，慢性肝炎に移行するものもある．ごく少数の重症例では，肝細胞が広範な壊死に陥り，重篤な肝不全症状を呈する劇症肝炎（fulminant hepatitis）となる．劇症肝炎例では，強い黄疸が生じ，死亡率も高い．

2）慢性肝炎（chronic hepatitis）

肝炎の発症後6か月を経ても炎症が続き，肝機能異常が持続しているものをいう．C型肝炎は慢性化することが多い．慢性肝炎が再燃し活動性になると，門脈域に接する肝細胞が炎症細胞によって破壊され，炎症が肝実質に及ぶ．肝細胞の壊死と再生が繰り返され，肝硬変に移行する．

b-1. ウイルス性肝炎（viral hepatitis）

肝炎のなかで最も多いものはウイルス性肝炎であるが，ほかにもアルコール，薬物，自己免疫や胆道疾患が原因となることもある．ウイルス性肝炎の原因となるウイルスとしては肝炎ウイルスのA型，B型，C型がよく知られている．その他D，E，G型肝炎などがある．

A型肝炎は経口感染するウイルス感染症で，食物や飲み水を介して集団発生することが多いことから伝染性肝炎ともいわれる．慢性肝炎に移行することはなく，予後良好な疾患である．

B型肝炎は輸血や経皮的に感染する水平感染と，出生時に母体から児に感染する垂直感染がある．血清肝炎ともよばれ，B型肝炎ウイルスによるものである．ウイルスの一部であるHBs抗原やHBc抗原が，血清中や肝細胞内に検出される．A型肝炎とは異なり，慢性肝炎や肝硬変に移行することがあり，治療が必要な疾患である．

C型肝炎はC型肝炎ウイルスによる肝炎で輸血や経皮的に感染する．劇症化することは稀であるが，慢性化しやすく，半数以上が慢性肝炎や肝硬変に移行し，それらを背景として肝癌が発生することも多い．

b-2. アルコール性肝炎（alcoholic hepatitis）

アルコール多飲による肝障害．初期には肝細胞の脂肪変性が起こり，脂肪肝（fatty liver）とよばれる状態となる．肝実質の約30％以上の肝細胞に脂肪沈着がある場合をいう．肝細胞の膨化，限局性壊死，好中球浸潤などを伴って，臨床的には黄疸や血清トランスアミナーゼの上昇がみられる肝炎様症状が現れる場合があり，アルコール性肝炎とよばれている．脂肪肝は可逆性で，適切な食事

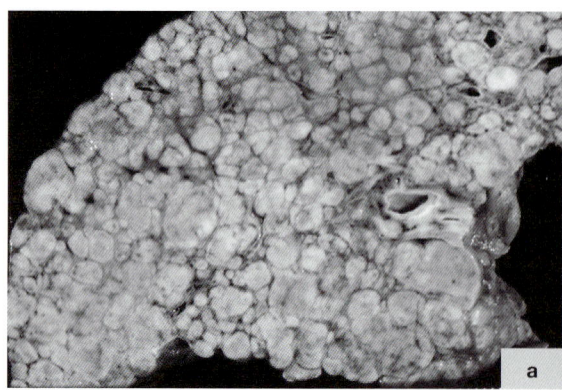

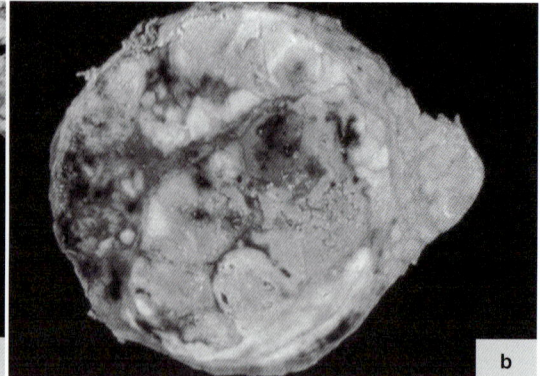

図 35 肝硬変および肝癌
a．肝硬変．数 mm～2,3 cm 大程度の再生結節が混ざり合っている．
b．肝細胞癌．被膜形成を有する腫瘍組織．出血や壊死を伴っている．辺縁部には肝硬変を伴った背景肝組織を認める．

療法が行われれば，数週間で消失するが，慢性化すると線維増生が始まり，アルコール性肝硬変 (alcoholic cirrhosis) へ移行していく．

近年，アルコール非多飲者で，大滴性の脂肪沈着がみられ肝細胞周囲の線維化を伴うことがわかり，非アルコール性脂肪性肝炎 (non-alcoholic steatohepatitis；NASH) として臨床的に注目されている．

c．肝硬変（図 35a）

肝硬変 (cirrhosis) は肝細胞の脱落，肝実質の強い線維増生・瘢痕化，再生結節，偽小葉の形成が肝全体にびまん性に出現する状態で，慢性肝疾患の終末像である．肝は硬化・縮小し，表面もびまん性に凹凸不整となり，ここまで病変が進むと元どおりには回復できなくなる．肝内の血管構築も改変され，肝機能の十分働かなくなり，肝性昏睡や門脈圧亢進症のような重篤な合併症を引き起こす．

1）肝性昏睡 (hepatic coma)

肝不全の状態になると体内で産生されるアンモニアなどの有毒物に対する解毒機能が低下する．体内の有毒物が増加することで意識レベルが低下し，最終的には昏睡に陥り死亡する．

2）門脈圧亢進症 (portal hypertension)（図 36）

胃・腸・脾臓などからの血液は，門脈を介して

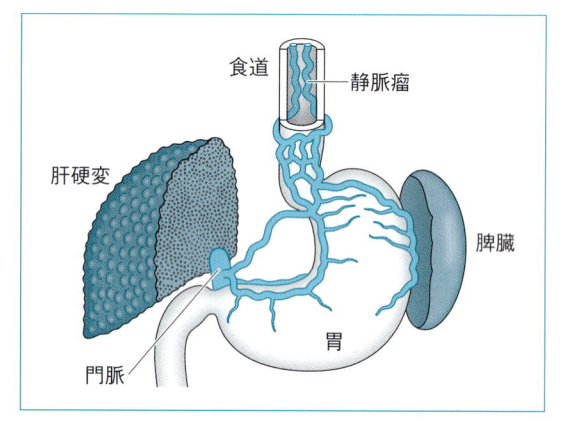

図 36 肝硬変による門脈圧亢進症
肝硬変によって肝臓内に血液が戻りにくくなるため，門脈圧が亢進し胃の静脈を介して食道へ達し，食道静脈瘤を形成する．脾への血流も増加し，うっ血を伴った脾腫となる．

肝に集められる．肝硬変では肝の正常構造が破壊され，実質が硬くなり，肝内を通る門脈の枝が圧迫されるので，門脈内に血液がうっ滞して門脈圧が上昇し，門脈圧亢進症となる．門脈は他の多くの静脈とも交通しているために，門脈圧が高くなると，門脈血は迂回して別の脇道へ流れるようになる．この脇道は側副血行路ともよばれ，食道静脈瘤，腹壁静脈の怒張，痔，脾腫などを生じる．

d．肝癌（図 35b）

肝癌 (liver cancer) は発生母地の違いから肝細胞癌と胆管癌に分けられる．

1) 肝細胞癌（hepatocellular carcinoma）

肝原発の悪性腫瘍のなかで最も多く，B型およびC型肝炎ウイルス感染に伴った肝硬変に合併することが多い．肉眼的には，肝に結節状の大型腫瘤を形成し，組織学的には，発生母地である肝細胞に類似した癌細胞が索状～島状に配列する．胎児期に肝細胞が合成しているα-フェトプロテインやビタミンK欠乏により生じる異常蛋白であるPIVKA-Ⅱが血液中に分泌されるので，肝細胞癌の診断や治療効果判定の目安として利用されている．

2) 肝内胆管癌（intrahepatic bile duct cancer）

肝内の胆管上皮から発生する癌で，肝細胞癌よりも発生頻度は低く，肝炎ウイルスや肝硬変との関連はみられない．組織学的には腺癌である．

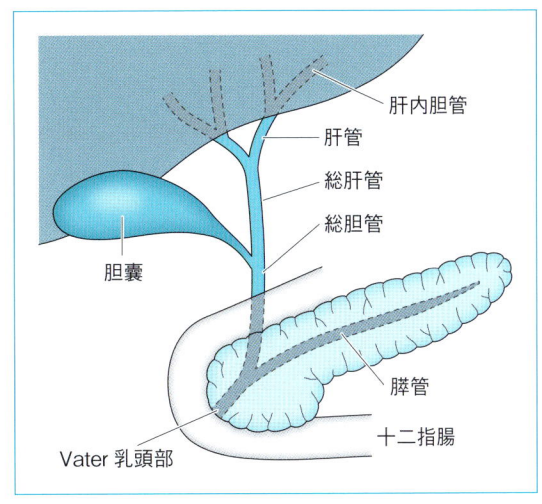

図37　胆管と膵管の模式図
胆管は肝内胆管と肝外胆管に分けられる．肝外胆管は肝管以下をさし，左右の肝管が合流したあと総肝管となり，胆嚢管と合流したあと，膵頭部で主膵管と合流し，十二指腸乳頭へ開口する．

6. 胆嚢，胆道系

胆道（bile duct）とは「肝細胞から分泌された胆汁が十二指腸に流出するまでの全排泄経路」を指すが，肝外胆管，胆嚢，乳頭部を含む肝外胆道系と肝内胆道系に分けられる．右肝管，左肝管，上部胆管で囲まれる部位を肝管合流部とよび，肝管合流部から胆管・胆嚢管合流部までを総肝管，それより下方を総胆管とよんでいる（図37）．胆嚢（gallbladder）は壁の薄い中空臓器で，肝臓で産生された胆汁を貯蔵し，十二指腸に脂肪を含む食物が入ると，それに反応して胆汁を放出する．総胆管と膵管の合流部はOddi（オッディ）筋とよばれる平滑筋に取り囲まれており，通常は十二指腸内容物の逆流を防ぐために閉じられている．

a. 胆嚢炎と胆石症

胆嚢炎（cholecystitis）は症状および経過から急性と慢性に分けられる．急性胆嚢炎の成因としては循環障害・感染などの関与が考えられている．組織学的にはうっ血，出血，浮腫などがみられる．慢性胆嚢炎の成因としては，急性胆嚢炎の遷延化よりも，むしろ胆石による持続的な慢性刺激により発生すると考えられている．慢性胆嚢炎の組織学的変化としては線維化，慢性炎症細胞浸潤などがあげられる．

胆石症（cholelithiasis）は，結石が肝内胆管，胆嚢内，肝外胆管にみられるもので，原因としては胆汁のうっ滞，細菌感染，胆汁の組成変化などが考えられている．結石には組成によりコレステリン結石，ビリルビン結石などがある．結石による刺激および通過障害による二次的な細菌感染により胆嚢炎や胆管炎が生じる．結石が総胆管に嵌頓すると疼痛発作を起こしたり，閉塞性黄疸を引き起こす．

b. 先天性胆道閉鎖症

生まれたときから，肝門部から十二指腸乳頭部に至る胆管のどこかの部分で閉塞が生じている状態を先天性胆道閉鎖症（congenital biliary atresia）という．手術によって胆汁を排泄するようにしなければ，胆汁のうっ滞により肝機能不全をきたして死亡する．

c. 胆道癌（肝外胆管癌，胆嚢癌）

1) 肝外胆管癌（extrahepatic bile duct cancer）

肝外胆管癌は総胆管，肝管，胆管・胆嚢管合流

部(3管合流部)に好発する．総胆管では十二指腸への開口部である乳頭に生じやすく，乳頭癌(papillary carcinoma)ともよばれる．いずれも細い管であるので閉塞性黄疸で発症するものが多い．肉眼的には乳頭状隆起，狭窄，壁のびまん性肥厚などを示し，組織学的には管状腺癌および乳頭状腺癌が大部分を占める．

2) 胆嚢癌(gallbladder cancer)

60～70歳代に好発し，女性の発生率が高い．胆嚢癌の多くは胆石症を合併していることから，リスク要因と考えられている．組織学的には，管外胆管癌と同様に腺癌が多くを占めるが，腺扁平上皮癌や粘液癌などもみられる．

7. 膵臓

膵臓(pancreas)は消化腺の1つで，外分泌臓器であり，かつ内分泌臓器でもある．膵臓の大部分は外分泌組織であり，唾液腺に類似した小葉構造を示す．微細な導管が集まって1本の膵管となり，十二指腸乳頭部に開口して，膵液が分泌され，消化に関与する．内分泌腺としては膵内にあるLangerhans(ランゲルハンス)島があり，インスリン，グルカゴン，ソマトスタチンなどを産生し，血中に分泌する．

a. 膵炎

膵炎(pancreatitis)は急性膵炎，慢性膵炎に大きく分けられている．近年，自己免疫性膵炎という疾患概念が提唱されている．

1) 急性膵炎(acute pancreatitis)

急性膵炎は，膵液に含まれる消化酵素による自己消化と，それに続く急性炎症性病変を生じた状態である．重篤な膵疾患であり，暴飲・暴食の後に起こることが多い．急激な上腹部通，嘔吐，発熱などをきたす．胆石症や十二指腸乳頭部付近の炎症により出口がふさがると膵液がうっ滞し，膵組織内に膵液が漏れてしまい，自己消化が起こるようになる．膵液中の酵素の一部は血中に入り込み，臨床的には血清中や尿中アミラーゼとして測定される．その値は急性膵炎の重篤度をよく反映しており，治療効果判定の目安となる．

2) 慢性膵炎(chronic pancreatitis)

膵小葉内，小葉間や膵管周囲の持続性炎症によって外分泌組織が不規則に破壊，消失し，線維化と慢性炎症細胞浸潤をきたす．膵実質は硬くなっており，しばしば石灰沈着や偽嚢胞を認める．血清アミラーゼ値が上昇していることも多い．外分泌機能，つまり膵液産生が低下するので，消化障害，吸収不良，脂肪便などの症状を呈する．

3) 自己免疫性膵炎(autoimmune pancreatitis)

自己免疫性膵炎は主膵管の狭細像や膵腫大を呈し，その発症に自己免疫機序の関与が疑われる膵炎である．通常の慢性膵炎の診断基準に合致せず，ステロイド療法が有効な膵炎である．血液検査では高γグロブリン血症，高IgG血症，高IgG4血症，自己抗体の存在などから自己免疫機序の関与が疑われている．病理組織学的には，膵にリンパ球，形質細胞を主とする著明な炎症細胞浸潤と線維化を認める．自己免疫性膵炎はそれに関連する多彩な膵外病変とまとめてIgG4関連自己免疫疾患とよばれることもある．

b. 膵腫瘍(pancreatic tumor)

膵腫瘍は，上皮性腫瘍と非上皮性腫瘍に大別され，上皮性腫瘍はさらに外分泌腫瘍と内分泌腫瘍に分けられる．外分泌腫瘍は，嚢胞性膵腫瘍，膵管内腫瘍，および最も頻度の高い浸潤性膵管癌に大きく分類される．そのほかに頻度は低いが，腺房細胞癌，膵solid-pseudopapillary腫瘍，小児に発生する膵芽腫などがある．外分泌腫瘍は発生部位により，頭部，体部および尾部腫瘍に分けられ，約2/3の症例が膵頭部に発生する．

1) 嚢胞性膵腫瘍

肉眼的に嚢胞構造を呈し，嚢胞内に異型上皮の増生が目立つ限局性病変．上皮の性質および異型によって，粘液性嚢胞腫瘍，漿液性嚢胞腫瘍に分

類され，それぞれには良性の囊胞腺腫(cystadenoma)と悪性の囊胞腺癌(cystadenocarcinoma)が存在するが，大部分は良性病変である．中高年女性の膵尾部に好発し，男性例は稀である．無症状で，画像診断で偶然見つかることも多い．

2) 膵管内腫瘍(pancreatic intraductal tumor)

膵管内に限局している腫瘍で，膵管の拡張が肉眼的に確認できる病変である．組織学的には，膵管内乳頭粘液性腫瘍(intraductal papillary mucinous neoplasm；IPMN)と膵管内管状乳頭腫瘍(intraductal tubulopapillary neoplasm；ITPN)の2種類に分類される．IPMNは主膵管あるいは大型分枝内に限局して増殖し，通常，豊富な粘液産生を特徴とする腫瘍である．高齢男性の膵頭部に好発することは膵管癌と類似している．ITPNは，明瞭な粘液産生を示さず，主に異型の強い細胞からなら腺管増生を示す膵管内腫瘍である．組織学的には，腫瘍腺管の密な増生が主体であり，巣状の壊死を伴うこともある．

3) 浸潤性膵管癌

浸潤性膵管癌は膵腫瘍の約60%を占め，その60～70%は膵頭部に発生する．膵頭部の癌は近傍に総胆管や十二指腸乳頭が存在するため，これらを圧迫して早期から閉塞性黄疸をきたすことが多い．さらには，膵管系も圧迫・閉塞されるため，その末梢部に膵炎をきたし，組織学的には著しい萎縮・線維化を伴う．一方，体尾部に発生した癌は症状を呈することが遅く，早期発見が困難となる．予後はきわめて不良であり，非浸潤性腫瘍である上皮内癌や膵管内腫瘍とは区別される．組織学的には，浸潤性膵管癌の大多数は分化の高い管状腺癌で占められている．

8. 腹膜〔細胞診の項(→ p.226)も参照〕

腹腔，腸間膜，大網，腹腔内臓器の外膜を覆う1枚の漿膜を腹膜(peritoneum)とよんでいる．組織学的には一層の中皮細胞で覆われており，中皮下には結合組織があり，血管やリンパ管を豊富に含む．腹膜腔には少量の漿液があり，臓器運動の摩擦を防いでいる．

a. 腹水

腹腔内に大量の液体が貯留するものを腹水(ascites)という．原因としては門脈圧亢進，低蛋白血症，全身性うっ血などがあげられる．癌性腹膜炎や結核性腹膜炎では，しばしば血性腹水となる．

b. 腹膜炎

一般的にみられる腹膜炎(peritonitis)は，胃十二指腸潰瘍，虫垂炎，憩室穿孔に伴う細菌感染によるものである．炎症の広がりによって限局性腹膜炎と汎発性腹膜炎とに分けられる．このほかにも胆道穿孔によって胆汁が漏出することで生じる胆汁性腹膜炎などもある．

c. 癌性腹膜炎

癌細胞が腹腔内に散らばり，腸管漿膜，腹膜あるいは腸間膜に新たな癌巣を形成する現象を播種(dissemination)といい，腹水はしばしば血性となる．これを癌性腹膜炎(cancerous peritonitis)という．

d. 腹膜中皮腫瘍

1) 良性中皮腫(benign mesothelioma)

腹膜に付着する限局性の小腫瘤としてみられることが多い．乳頭状構造の表面には一層の腫瘍細胞が被覆している．アスベスト吸入との関連はない．

2) 悪性中皮腫(malignant mesothelioma)

40歳以上の男性に好発し，半数以上の例にアスベスト被曝の関与があるとされている．組織学的には，上皮性，肉腫様，二相型の3型に分類される．二相性では上皮型と肉腫型が混在するものをいう．悪性中皮腫の予後は不良である．

D 内分泌系

本項を理解するためのキーワード

❶ 甲状腺機能亢進症
甲状腺ホルモンの過剰状態を甲状腺機能亢進症という．甲状腺ホルモンが過剰になると，細胞代謝が亢進された状態となり，多彩な臨床症状を呈する．Basedow（バセドウ）病は甲状腺機能亢進をきたす代表的な疾患である．

❷ 甲状腺癌
甲状腺に発生する悪性上皮性腫瘍を甲状腺癌とよぶ．甲状腺癌の大部分は乳頭癌であり，他の甲状腺疾患と同様に若年成人から中年にかけての女性に多く発症する．

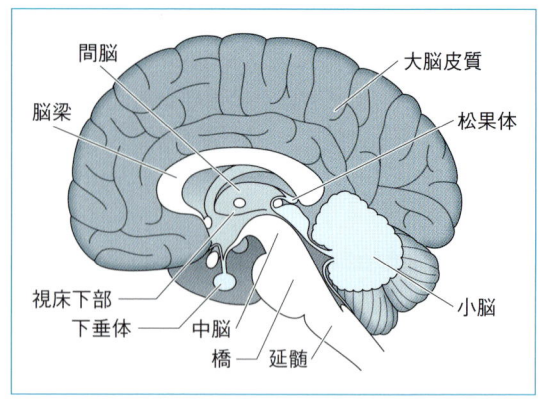

図38 下垂体，視床下部，松果体の解剖学的位置
下垂体は視床下部の下に垂れ下がっているように位置する．視床下部から命令が出て，下垂体に伝わり，下垂体の前葉と後葉からホルモンが血中に出る．

ホルモンの働きによって，からだ全体はバランスのとれた成長が促され，生体の恒常性の維持に深く関与している．ホルモンは内分泌腺でつくられる化学的情報伝達因子で，血行を介して全身の臓器へ送られ，標的臓器の代謝を調節している．標的臓器には，それぞれのホルモンに感受性のある細胞の受容体（レセプター）が特異的に結合することによってその作用が発揮される．

内分泌臓器の構造あるいは機能的異常によって，ホルモンが多くつくられ過ぎる機能亢進症と，ホルモンが不足する機能低下症がある．機能亢進症の原因としてはホルモンを産生する細胞が増えてしまう過形成や腫瘍がある．機能低下症は炎症などによる内分泌腺組織の破壊によって生じる．

1. 視床下部

視床下部（hypothalamus）は第三脳室底にあり，細い漏斗によって下垂体とつながっている．視床下部–下垂体で産生される種々のホルモンは，それぞれ特異的に全身の他の内分泌腺から産生されるホルモン分泌を調整している（図38）．

2. 下垂体

下垂体（pituitary gland）は頭蓋底のトルコ鞍のくぼみに位置し，約0.6gの小指頭大ぐらい小さな内分泌臓器である．下垂体は前葉と後葉に区分され，前葉では成長ホルモン（growth hormone；GH），甲状腺刺激ホルモン，副腎皮質刺激ホルモン（adrenocorticotropic hormone；ACTH），黄体刺激ホルモン（luteinizing hormone；LH）などの種々のホルモンが産生される．後葉は前葉と比べて小さく，神経構造からなり，抗利尿ホルモンなどが分泌される．

a. 下垂体性巨人症，先端巨大症

下垂体から分泌される成長ホルモン（GH）の過剰分泌が骨端線の閉じる以前の小児に起こると下垂体性巨人症（pituitary gigantism）となり，骨端線が閉じた後に生じると先端巨大症（acromegary）となる．原因は下垂体腺腫によるものが多い．

b. Cushing 病

下垂体腺腫のうち約10％は，副腎皮質ホルモン（ACTH）を持続的に産生するACTH産生腺腫である．ACTHの持続的分泌によって副腎皮質過形成が起こり，糖質コルチコイドの分泌が増加し，中心性肥満，満月様顔貌などのCushing（クッシ

ング)症候群の症状を呈する．Cushing症候群のうち下垂体腺腫が原因であるものをCushing病という．

c. 下垂体性小人症

小児期に成長ホルモン(GH)が欠乏すると下垂体性小人症(pituitary dwarfism)となる．原因としては下垂体あるいは近傍に腫瘍が生じることによる，下垂体組織の物理的障害のほかに，特発性の下垂体機能障害もあげられる．

d. 下垂体機能低下症

下垂体機能の低下(hypopituitarism)によって副腎皮質ホルモン(GH)，甲状腺刺激ホルモン(thyroid-stimulating hormone；TSH)，黄体刺激ホルモン(LH)など種々のホルモン分泌が減少すると，全身の種々の内分泌腺の働きが悪くなり，様々な症状を呈するようになる．分娩後の出血によって下垂体前葉が虚血・壊死に陥った状態をSheehan(シーハン)症候群とよび，乳汁分泌を呈し，乳腺の退縮，全身倦怠感などをきたす．

e. 尿崩症

尿崩症(diabetes insipidus)とは，視床下部-下垂体後葉系の障害によって，抗利尿ホルモン(バソプレッシン，antidiuretic hormone；ADH)の分泌が不足するため，多尿(5L以上/日)を主訴とし，口渇や多飲を引き起こす．原因は視床下部，下垂体付近の腫瘍，炎症などがあげられる．

f. 下垂体腺腫

下垂体腺腫(pituitary adenoma)は，前葉細胞が腫瘍性に増殖した疾患であり，多くは良性腫瘍であるが，腫瘍の圧迫によって視野狭窄をきたすこともある．ホルモン産生に伴う症状が生じることから多彩な病態を示す．

3. 松果体

松果体(pineal body)は視床後部の一部を構成する小さな内分泌器で，概日リズムを調節するホ

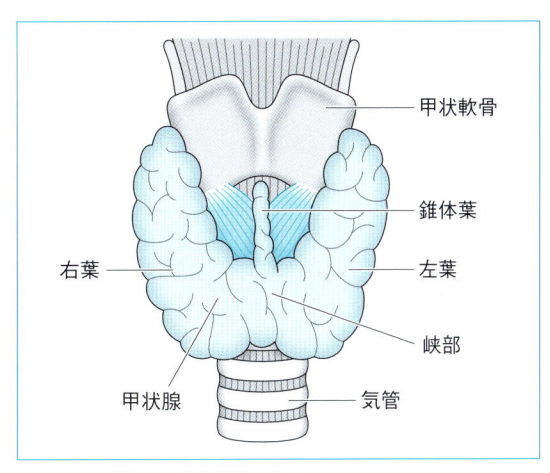

図39 甲状腺の解剖学的位置
甲状腺は頚部・気管上部の前面に位置する内分泌器官で，右葉・左葉と両者をつなぐ峡部からなる．

ルモンであるメラトニンを分泌する．胚細胞腫瘍(germ cell tumor)の好発部位でもある．

4. 甲状腺

甲状腺(thyroid gland：図39)は頚部前面，甲状軟骨のやや下あたりにある15～20g程度の内分泌臓器で，蝶のような形をしている．組織学的には，直径200～400μm程度の濾胞とよばれる球状の構造体の集合からなる．濾胞内面を覆う上皮細胞は血液中のヨードを取り込み，甲状腺ホルモンを産生する．つくられたホルモンは濾胞内にコロイド物質として貯留され，必要に応じて血中に分泌される．

a. Basedow病

甲状腺の過形成による機能亢進症の代表的な疾患にBasedow(バセドウ)病がある．Basedow病は女性に多く，特に20～40歳代に好発する．びまん性甲状腺腫，甲状腺機能亢進症，眼球突出，頻脈，基礎代謝亢進，多汗など，特異な症状を示す疾患である．組織学的な変化の程度は症例間で大きく異なるが，典型例では甲状腺濾胞の過形成がみられ，濾胞上皮は腫大し，上皮はしばしば鋸歯状あるいは乳頭状に突出する．発生原因としては，甲状腺刺激ホルモン(TSH)とは異なる甲状腺刺激作用を有する物質が，自己免疫によって体内で

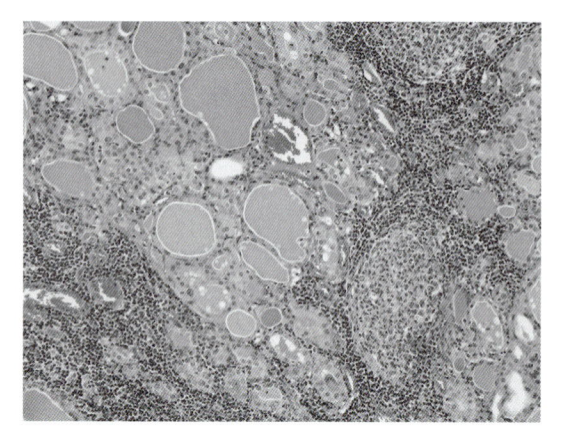

図40 橋本病の組織像
リンパ濾胞形成を伴った著明なリンパ球浸潤があり，甲状腺濾胞は好酸性変化や濾胞の小型化がみられる．

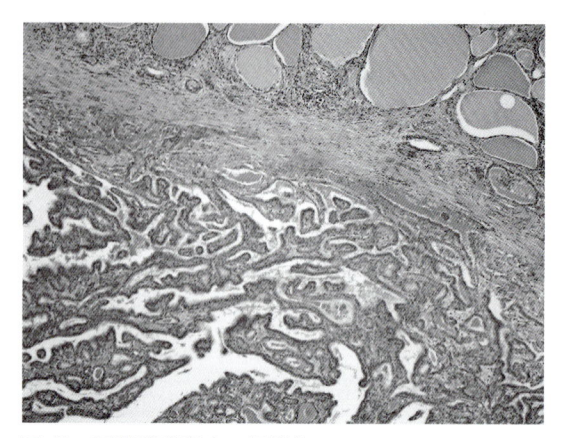

図42 甲状腺乳頭癌の組織像
既存の甲状腺組織(上方)と乳頭癌成分(下方)を認め，境界部には線維性被膜の形成がみられる．

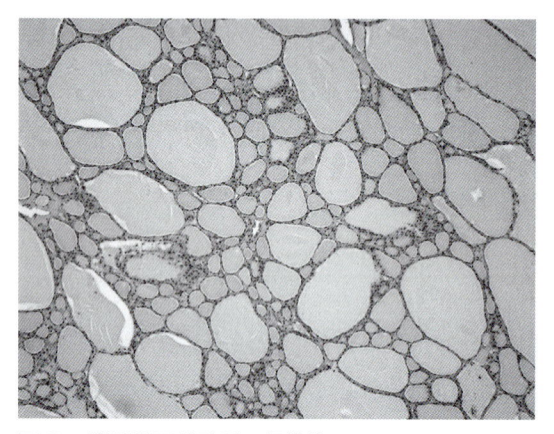

図41 腺腫様甲状腺腫の組織像
大小の濾胞構造を認める．非結節部と上記のような像を示す結節部との間には明瞭な被膜形成のないことが腺腫様甲状腺腫の特徴とされている．

産生されることで，甲状腺ホルモンの産生と甲状腺の過形成，腫大を引き起こすと考えられている．つまり，Basedow病は自己免疫疾患の1つであると考えられている．

b．橋本病(図40)

橋本病(Hashimoto disease)は代表的な臓器特異的自己免疫疾患の1つで，典型例では甲状腺は硬く，びまん性に腫大し，最終的には線維化を伴って萎縮をきたすことが多い．組織学的には，胚中心を有するリンパ濾胞が多数みられ，リンパ球や形質細胞などの炎症細胞浸潤が著明である．臨床的には甲状腺機能低下を示す．リンパ球性甲状腺炎，自己免疫性甲状腺炎ともいう．

c．甲状腺の腫瘍

1) 腺腫様甲状腺腫(adenomatous goiter；図41)

最も頻度の高い甲状腺の過形成性疾患であり，結節性過形成(nodular hyperplasia)，腺腫様過形成(adenomatous hyperplasia)などともよばれる．甲状腺組織の過形成と大小のコロイドを伴う多発性結節性病変がみられる．本例は，加齢とともに頻度が増大し，男性よりも女性に多い．甲状腺の重さについては，大きなものでは200gを超えることもある．肉眼的には，甲状腺表面には不規則な凹凸があり，被膜を持たない多数の結節形成を認める．甲状腺機能は正常に保たれていることが多い．

2) 濾胞腺腫(follicular adenoma)

濾胞上皮に由来する良性腫瘍であり，被膜に囲まれた結節状の腫瘤として単発性にみられ，中年女性に好発する．発生頻度は比較的高く，ヨード不足地域に高頻度に認めることも知られている．通常は無痛性の頸部腫瘤が主訴であり，甲状腺機能の異常は認めない．

3) 甲状腺癌(thyroid cancer；図42)

甲状腺癌は男性よりも女性に多く発生し，若い

女性にもみられる．組織型としては乳頭癌，濾胞癌，髄様癌などがある．乳頭癌の頻度が最も高く，90％以上を占める．臨床病理学的特徴としては，リンパ節転移や腺内転移をきたしやすい．濾胞癌は濾胞上皮に由来するもので，甲状腺癌の5〜10％程度である．リンパ節転移は少なく，血行性に骨や肺に転移しやすい．髄様癌は甲状腺の傍濾胞細胞（C細胞）に由来する悪性腫瘍で，C細胞癌ともよばれ，カルシトニンを分泌する．90％以上の症例で，アミロイド物質の沈着を認める．多発性内分泌腫瘍症（multiple endocrine neoplasia；MEN）Ⅱ型の一部分症として発生するものがある．甲状腺癌は，他の部位の癌に比べると発育が遅く，長期生存例が多く，病理解剖時に潜在癌として偶然発見されることも多い．

5. 副甲状腺（上皮小体）

副甲状腺（parathyroid gland）は径1〜3mm程度の麦粒大の小さな臓器であり，甲状腺の外側後面に上下左右に計4個分布している．副甲状腺ホルモン（パラソルモン，parathyroid hormone；PTH）を分泌することで，カルシウムの吸収と排泄，血中のカルシウム濃度を調節し，骨のカルシウムレベルを正常に保つ．カルシウムレベルの調節にはPTHのほかにビタミンDも関与している．また，腎臓からリンの排泄を促進させる働きもあり，腎不全になると高リン酸血症が持続する．

a．副甲状腺機能亢進症

副甲状腺に過形成，腺腫や癌が生じるとPTHの過剰分泌が起こり，カルシウムの代謝異常が生じる．過形成の場合は4個の副甲状腺すべてが大きくなることが多く，腺腫では1腺のみが腫大する．副甲状腺機能亢進症（hyperparathyroidism）では，血中のカルシウム濃度が増加し，骨からカルシウムが抜けることで，病的骨折をきたしやすくなる．同時に尿中のリン酸が高くなり，腎臓の尿細管にも石灰沈着がみられ，尿路結石を生じる．皮膚，腎臓，肺などにも石灰沈着が起こる．

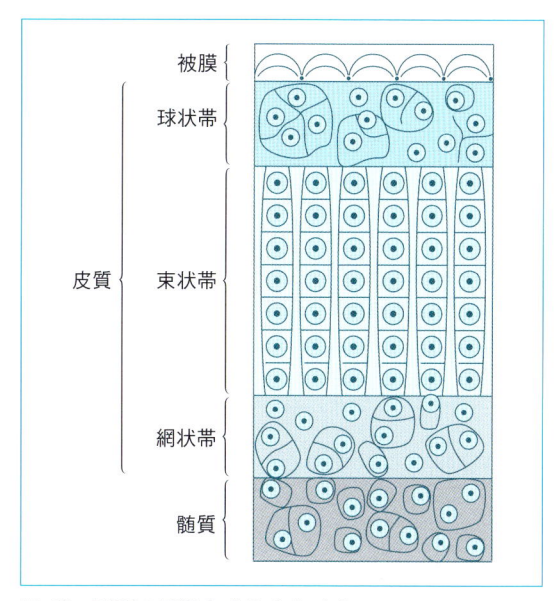

図43　副腎の構造と産生されるホルモン
副腎皮質は最外層より球状帯，束状帯，網状帯の3層構造を形成している．球状帯からはアルドステロン，束状帯からは糖質コルチコイド，網状帯からは性ステロイドが分泌される．

b．副甲状腺機能低下症

原因不明の特発性副甲状腺機能低下症や，稀に先天性甲状腺形成不全に合併することもあるが，甲状腺摘出手術の際に副甲状腺も同時に摘出されることによって生じる続発性副甲状腺機能低下症（secondary hypoparathyroidism）のほうが多い．PTHの低下により血中カルシウム濃度が低下し，筋神経系の興奮性が高くなり，痛みを伴う筋肉のけいれんであるテタニー発作がみられる．

6. 副腎

副腎（adrenal gland；図43）は外傷，手術，感染など種々のストレスに対応するための重要な役割を担っている．組織学的には，副腎は胎生学的に異なる，外側の皮質と内側の髄質の2つの部分から構成されている．前者が副腎皮質ホルモンであるステロイドホルモンを，後者がノルアドレナリンやノルエピネフリンなどのカテコールアミンを合成，分泌している．皮質は外側からアルドステロンを産生する球状帯，糖質コルチコイドを産生

する束状帯，性ステロイドを産生する網状帯の3層で構成されている．

a. Cushing 症候群

副腎皮質から糖質コルチコイドが過剰に分泌されて起こる代謝異常である．成人女性に多く，満月様顔貌，中心性肥満，糖尿病，高血圧などを示す．原因としては，①下垂体性(→ p.76)，②副腎皮質腫瘍によるもの，③異所性 ACTH 産生腫瘍によるものなどがあげられる．

b. 原発性アルドステロン症

原発性アルドステロン症(primary aldosteronism)は皮質の過形成や腺腫などによりアルドステロンが過剰に分泌されるために起こり，Conn(コン)症候群ともよばれる．高血圧や低カリウム血症が起こる．低カリウム血症の結果，多飲・多尿，口渇，テタニーなどがみられる．

c. Addison 病

慢性の副腎皮質機能低下症は Addison(アジソン)病とよばれており，自己免疫疾患と考えられている特発性 Addison 病のほかに，結核などの感染，炎症や癌の転移による副腎皮質の広範な破壊，萎縮が原因となる．副腎皮質ホルモンが欠乏するため，全身倦怠感，体重減少，筋力低下，低血糖，低血圧および皮膚や口腔粘膜のメラニン色素の増加などを生じる．

d. 褐色細胞腫

カテコールアミンを分泌する腫瘍であり，成人に発生し，大部分は副腎髄質に生じる良性腫瘍である．褐色細胞腫(pheochromocytoma)はクロムを含有している固定液などで固定すると腫瘍組織が褐色調を呈することに由来する名称である．症状としては，特発性高血圧，頭痛，代謝亢進によるやせ，発汗などがあげられる．

e. 神経芽細胞腫

神経芽細胞腫(neuroblastoma)は，多くは5歳以下の幼児にみられる悪性腫瘍で，副腎髄質の交感神経成分から発生する．骨，肝，リンパ節などに転移しやすい．

7. 膵臓 (膵炎，膵腫瘍については→ p.74)

膵臓は，結合織で囲まれた多数の小葉，小葉間の結合織間の膵管，および膵全体にわたって小葉間に広く散在する膵島(Langerhans 島)よりなる．特に尾部に多く，Langerhans 島内には，グルカゴンを含む α 細胞，インスリンを含む β 細胞，ソマトスタチンを含む δ 細胞，および膵ポリペプチドを分泌する PP 細胞が認められる．

E 腎・尿路系

本項を理解するためのキーワード

❶ 糸球体腎炎
糸球体疾患は体系的な分類が困難とされているが，WHO による分類が一般的である．基本的には原発性糸球体疾患，系統的疾患における糸球体腎炎，血管性疾患あるいは代謝性疾患における糸球体病変，遺伝性腎病変に分けて分類されている．

❷ 腎腫瘍
腎臓には多彩な腫瘍を生じるが，尿細管上皮細胞由来の腺腫あるいは腎細胞癌が圧倒的に多い．代表的な乳幼児悪性腫瘍では Wilms(ウィルムス)腫瘍があげられる．

❸ 尿路系腫瘍
膀胱，腎盂，尿管を被覆する上皮はすべて尿路上皮であり，それらに発生する腫瘍性病変は本質的に同じである．良性上皮性腫瘍の大部分は乳頭腫であり，悪性上皮性腫瘍は尿路上皮癌となる．

腎臓(kidney)の機能は通過する血液を濾過し，老廃物を除去することにある．その過程において生体内の水と電解質のバランスを調節し，血液中の酸塩基平衡の調節を行っている．このように腎臓の排泄機能はホメオスタシス(恒常性)の維持にきわめて重要な役割を担っている．そのほかにも腎臓は血圧を調節するホルモンであるレニン，プ

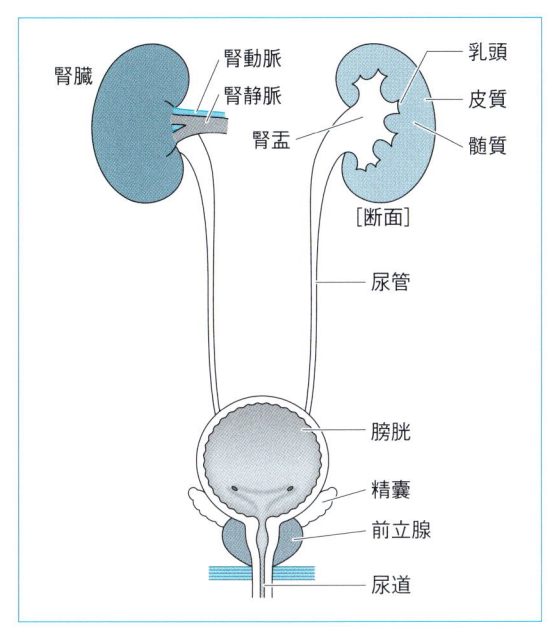

図44 腎臓と尿路の解剖学的概観（男性の模式図）
腎臓でつくられた尿は，腎盂に出て尿管を通って膀胱に入る．そして尿道を通って排泄される．

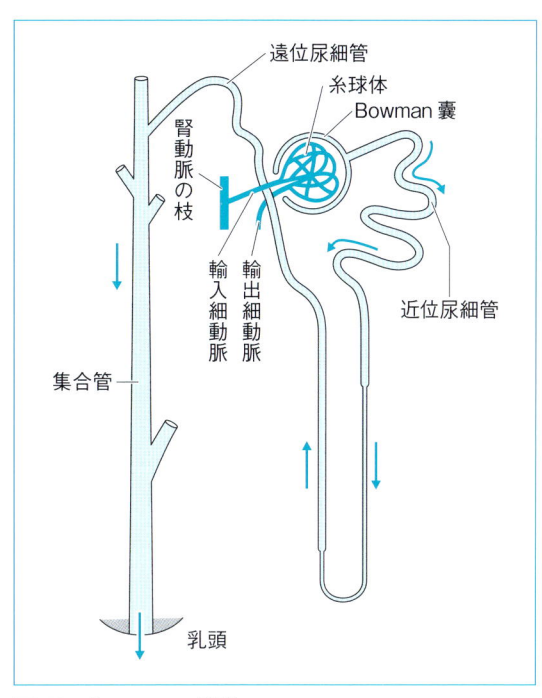

図45 ネフロンの構造
糸球体で濾過された原尿は尿細管に送られ，尿細管による吸収と濃縮を受けて，尿となって腎盂内へ排泄される．

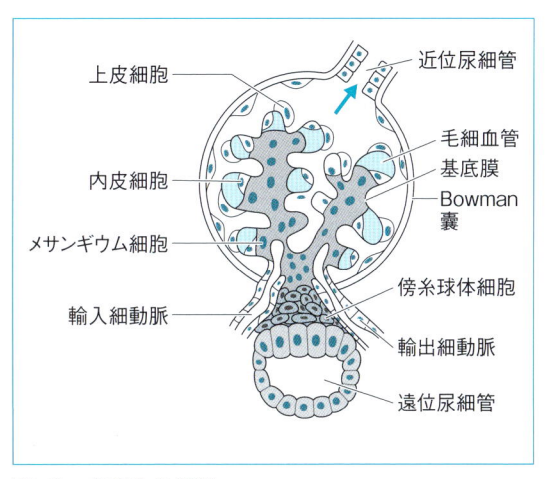

図46 糸球体の構造
糸球体は絡み合った毛細血管の集合で，基本構造として内皮細胞，メサンギウム，基底膜，上皮細胞からなる．輸入動脈から入ってきた血液は毛細血管で濾過されて原尿となる．そしてBowman囊内に出た原尿は尿細管に送られる．

ロスタグランジンや赤血球の産生を促すエリスロポエチンを分泌する重要な臓器である．

　腎臓はソラマメ形で，長径10〜12cm，重さ100〜300gで，腰椎の両脇に位置する．腎臓実質は外側にある皮質と内部にある髄質とに分けられる．皮質にある糸球体で原尿は尿細管に送られ，腎門部にある腎盂（renal pelvis）に集められ，尿管（ureter）を通って膀胱（bladder）に蓄えられた後，尿道（urethra）より排泄される．組織学的には，ネフロン（nephron）とよばれる基本的な構造で尿はつくられる（**図44, 45**）．ネフロンは1個の糸球体とそれを取り囲むBowman（ボーマン）囊とそれに連続する1本の尿細管よりなる．その数は片側の腎臓に100万〜150万あるといわれている．糸球体（glomerulus）は，毛細血管が絡み合った球状の構造物であり，この毛細血管で濾過されたものが原尿（glomerular firtrate）である（**図46**）．原尿は近位尿細管（proximal tubule）および遠位尿細管（distal tubule）を流れていくが，ここで各種のイオン交換や水分の再吸収が行われて，最終的には尿（urine）となる．原尿は1日約150Lであり，これをもとに約1.5Lの尿がつくり出される．

1. 腎臓

a. 急性尿細管壊死

急性尿細管壊死(acute tubular necrosis)は，尿細管上皮に広範な変性・壊死を生じ，重篤な腎機能障害をきたす．腎機能が急に悪くなった状態である急性腎不全の原因となる．臨床的には，急激な乏尿・無尿となり，血液尿素窒素(blood urea nitrogen；BUN)が上昇して，急性腎不全を呈する．急性尿細管壊死の原因としては，外傷，重症の火傷，感染症などがあげられ，しばしばショック状態を伴っている．腎臓に血液が十分に行かないことが尿細管障害の原因と考えられており，ショック腎(kidney in shock)ともよばれる．適切な治療を受けると，尿細管が再生し，回復する可逆的な腎機能障害である．したがって，外傷や重症の火傷の患者では，尿量のチェックが患者の状態把握に重要となる．

腎不全の程度を表す指標としては，BUNが一般的で，腎機能が低下すると老廃物である尿素がうまく排泄されず，BUNが上昇する．そのほかに血清クレアチニンの値も腎不全の指標となる．

b. 慢性腎不全

腎臓の機能が徐々に悪くなった状態を慢性腎不全(chronic renal failure)とよび，患者はいろいろな症状を呈する．腎機能が低下すると水や塩分の排泄がうまくいかないため，細胞間に血漿成分がたまり，浮腫となる．尿細管が障害されると各種のイオン交換がうまく行われないために血液のpHが酸性のほうに傾き，アシドーシスとよばれる状態になる．さらには体内のカルシウムやリンの異常により副甲状腺の働きが活発となる．腎不全の進行とともに腎外症状(消化器症状，呼吸器症状，精神・神経症状など)を示した場合を尿毒症(uremia)とよぶ．尿毒症の原因としては，腎の排泄機能の低下だけではなく，それによって生じるさまざまなホルモン，代謝物などの蓄積があげられる．

c. 水腎症

尿路の閉塞によって，閉塞部より上方の尿路の内圧が高まり，尿管，腎盂，腎杯は押し拡げられて大きくなる．腎実質は圧迫されて菲薄化し，機能低下をきたす．このような状態を水腎症(hydronephrosis)という．水腎症となる原因としては先天性のものと後天性のものがある．先天的な原因としては，尿管の無形成や狭窄などがある．後天性の原因としては，尿路結石，尿管・膀胱・前立腺の腫瘍，尿路の炎症による狭窄，妊娠などがある．閉塞の原因が膀胱以下であれば両側性水腎症となり，完全閉塞であれば無尿となる．片側性の場合は，もう一方の腎臓が代償性に機能するために，発見されるのが遅くなることがある．

d. 高血圧と腎臓

高血圧(hypertension)は原因のはっきりしない本態性高血圧と，原因の明らかな続発性高血圧に分けられる．腎臓が原因で生じる続発性高血圧には腎血管性高血圧と腎実質性高血圧がある．腎血管性高血圧では，腎そのものに病変はないが，腎動脈本幹や分枝に狭窄があり，血液量が不足するために，糸球体の細動脈近傍にある傍糸球体細胞から血圧を上げる物質であるレニンが分泌されることで生じる．本態性高血圧の場合にも，細動脈硬化が合併することがあり，この場合には腎実質に血液が十分送られないので，その一部が線維化などを伴って小さくなる．このような状態を腎硬化症(nephrosclerosis)といい，腎障害の弱い良性腎硬化症と，腎不全や尿毒症を呈する悪性腎硬化症とがある．

e. 糸球体の病変 (表1, 図47)

糸球体疾患は体系的な分類が難しいが，一般的に用いられているWHO分類によると，原発性糸球体疾患，系統的疾患における糸球体腎炎，血管性疾患における糸球体疾患における糸球体病変，代謝性疾患における糸球体病変に分けられる．糸球体に病変が起こると濾過される蛋白量が増加し尿中に漏れ出ることで蛋白尿が生じる．血液成分が濾過されずにそのまま出ると血尿となる．一般

表1 糸球体病変の WHO 分類

原発性糸球体疾患
 微小変化群
 巣状および分節状糸球体病変
 びまん性糸球体腎炎
  a．膜性腎症
  b．増殖性糸球体腎炎
   （半月体形成性糸球体腎炎を含む）
  c．硬化性糸球体腎炎
系統的疾患における糸球体腎炎
 ループス腎炎
 紫斑病性腎炎
 IgA 腎症
血管性疾患における糸球体病変
 顕微鏡的多発動脈炎
 Wegener（ウェゲナー）肉芽腫症
代謝性疾患における糸球体病変
 糖尿病性糸球体硬化症
 アミロイド腎症

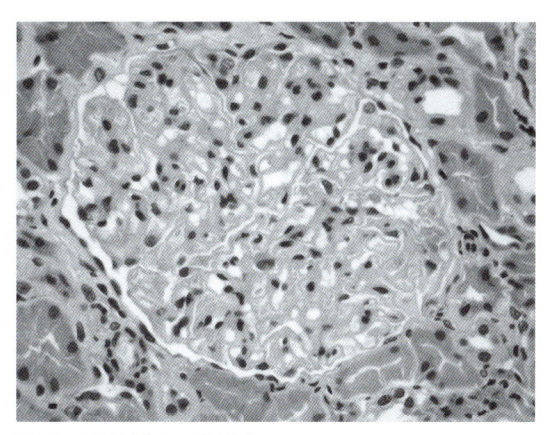

図48　膜性腎症の組織像
糸球体係蹄壁の膜性肥厚を認める．メサンギウム細胞の増生は目立っていない．

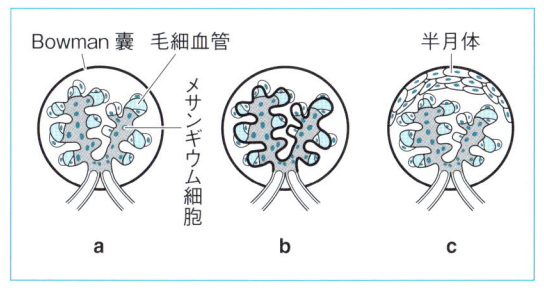

図47　代表的な糸球体腎炎の模式図
a．正常糸球体．
b．膜性腎症．糸球体係蹄壁が膜のように厚くなる．
c．急性進行性糸球体．Bowman 嚢内に上皮細胞が増殖して半月体を形成する．

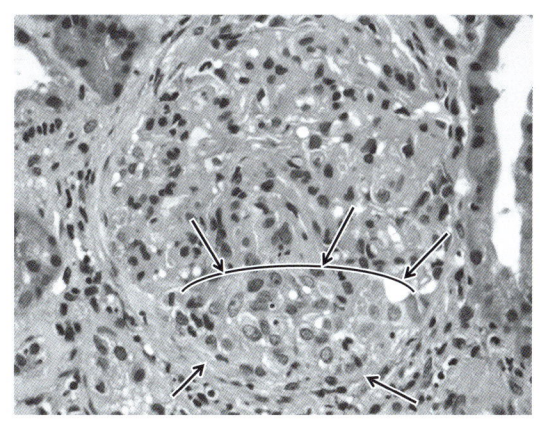

図49　半月体糸球体腎炎の組織像
Bowman 嚢腔内に上皮細胞が増殖し半月体を形成している．半月体は古くなると細胞成分は減少して，線維性半月体となり，最後には硬化糸球体に至る．

に蛋白尿が高度で，尿沈渣で各種円柱がみられ，さらに血尿を伴うときには糸球体性蛋白尿を疑う．蛋白尿や血尿の有無を調べるには，試験紙を尿にひたして，色調の変化を見る試験紙法がある．

種々の糸球体疾患の際にしばしばみられる臨床像としてネフローゼ症候群（nephrotic syndrome）がある．これは高度の蛋白尿（1日3.5 g 以上），血清蛋白が低下する低蛋白血症，血清の膠質浸透圧の低下による浮腫，脂質異常症を呈する．高血圧は認めない．ネフローゼ症候群は前述のような臨床症状を呈するものであり，特定の疾患名ではない．ネフローゼ症候群を起こす糸球体疾患としては，小児では微小糸球体変化，成人では膜性腎症などがあげられる．ステロイドによく反応するが，ステロイドの減量によって再発する場合もある．

1）原発性糸球体疾患
a）微小変化群

微小変化型ネフローゼ症候群，リポイドネフローゼともよばれる．小児ネフローゼの80％を占める．患児には蛋白尿が持続するが，腎生検で採取された組織を顕微鏡で観察しても，糸球体にはほとんど変化がみられないので微小変化群とよばれている．

b) 巣状および分節状糸球体硬化症
　（glomerulosclerosis）

ステロイド抵抗性のネフローゼ症候群に含まれる．本症の大部分はステロイド抵抗性で，適切な治療が施されないと，やがて腎不全となる．髄質近くの糸球体に巣状あるいは分節状にメサンギウム基質の増加，線維化による硬化を認める．

c) 膜性腎症(membranous nephropathy；図48)

多くは成人にみられ，ネフローゼ症候群の主要原因となっている．組織学的には，糸球体の毛細血管係蹄壁の肥厚がみられる．これは，上皮細胞下に免疫複合体が沈着するためであり，蛍光抗体法ではIgG，C3の顆粒状沈着を認める．銀染色でスパイク状の突出を認めるのが特徴である．

d) 急速進行性(半月体形成性)糸球体腎炎(図49)

臨床的に急性進行性腎炎症候群の多くに相当する最も予後の悪い糸球体腎炎(glomerulonephritis)である．若年および成人にみられ，小児には稀である．症状は進行し，発病から数週あるいは数か月以内に腎不全に陥ってしまう．組織学的には，Bowman嚢と糸球体係蹄との間に半月体とよばれる肉芽組織のようなものが認められる．半月体によって糸球体が押しつぶされることによって腎不全症状が出てくる．管外性糸球体腎炎ともよばれる．

2) 系統的疾患における糸球体腎炎

a) ループス腎炎(lupus nephritis)

全身性エリテマトーデス(systemic lupus erythematosus；SLE)にみられる糸球体腎炎をいう．SLEは女性に多い自己免疫疾患で，合併症として腎症が多く，これが生命予後に影響を及ぼす．SLEでは各種自己抗体の産生がみられるが，DNAに対する抗体との免疫複合体が糸球体に沈着するために病変が起こる．臨床的な腎症状はさまざまで，血尿，蛋白尿，急性腎炎症候群，慢性腎炎症候群，ネフローゼ症候群などを呈する．

b) IgA腎症

IgA腎症は日本人に最も多い糸球体腎炎で，腎生検で診断された原発性糸球体腎炎の30～40%を占める．持続的顕微鏡的血尿が主体で，時に反復性血尿を示したり，上気道感染に引き続いて肉眼的血尿を認めたりする．経過は長いが症状は軽度であることが多い．しかしながら，ネフローゼ症候群を示し，腎不全に移行するものもある．組織学的には，メサンギウム領域に半球状に突出するIgAの沈着を認める．

3) 血管性疾患における糸球体病変

全身の血管に血管炎をきたす疾患群が存在し，腎機能を障害するものがある．血管炎による症状は各種臓器に影響を及ぼすため多彩である．病変血管のサイズなどによって分類されており，結節性多発動脈炎では比較的太い動脈に変化が生じる．顕微鏡的結節性多発動脈炎，Churg-Strauss(チャーグ・ストラウス)症候群，Wegener(ウェゲナー)肉芽腫症では毛細血管レベルの細い血管に障害をきたすために糸球体腎炎様の臨床症状を呈する．近年，ANCA関連腎炎とよばれる疾患群があり，腎臓内科の臨床において重要な位置を占めている．ANCAとは，好中球に対する自己抗体で，顕微鏡的結節性多発動脈炎あるいはChurg-Strauss症候群ではp-ANCAが，Wegener肉芽腫ではc-ANCAが血清中にみられる．

4) 代謝性疾患における糸球体病変

a) 糖尿病性腎症(diabetic nephropathy)(図50)

糖尿病の合併症として微小血管病変があり，腎臓の機能低下を引き起こし，糖尿病性腎症とよばれる．多くの患者が蛋白尿を示し，ネフローゼ症候群となることもある．わが国における透析導入原因の第1位となっている．高血圧症や動脈硬化症を合併することが多いため腎機能低下が進行する場合が多い．組織学的には，びまん性球状の変化で糸球体は腫大することが多い．糸球体係蹄の著しい肥厚と，びまん性にメサンギウム領域の拡大，基質の増加がみられる場合(びまん性変化)や，基質の増加に伴ってメサンギウムの肥厚が結節状に見える場合(結節性変化)がある．この結節は糸球体係蹄の辺縁部にみられることが特徴で，Kimmelstiel-Wilson(キンメルスティール・ウィルソン)結節とよばれる．

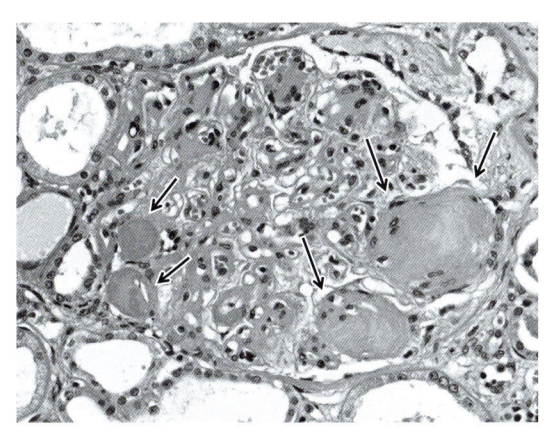

図50　糖尿病性腎症の組織像
結節性硬化病変は糖尿病性腎症でしばしばみられる特徴的な病変であり，Kimmelstiel-Wilson nodule ともよばれる．

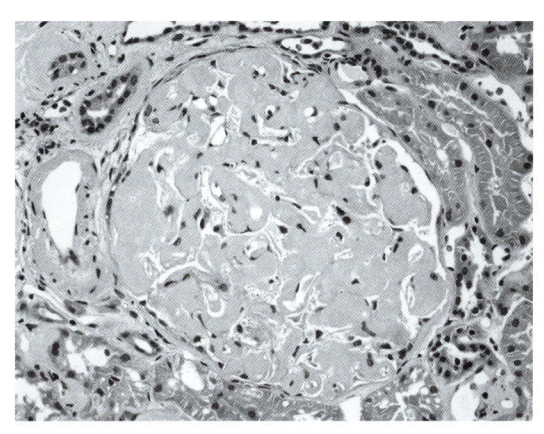

図51　アミロイド腎症の組織像
内皮細胞下やメサンギウム基質などにアミロイドが沈着すると，光顕上では好酸性基質の沈着像として確認できる．

b）アミロイド腎症（amyloidosis）（図51）

　全身性アミロイドーシスの一部分症として発症し，多くはネフローゼ症候群の形をとり治療に抵抗性である．アミロイドーシスには全身性アミロイドーシスと限局性アミロイドーシスに分類されるが，成因については不明なことが多い．組織学的には，糸球体係蹄の内皮細胞下とメサンギウムにアミロイドの沈着を認める．沈着しているアミロイドはコンゴーレッド染色などの染色や偏光顕微鏡，電子顕微鏡による検索によっても確認できる．

f. 腎臓の感染症

1）腎盂腎炎（pyelonephritis）

　尿路から逆行性に細菌感染を起こし，腎盂および腎実質に炎症を及ぼす．多くは一側性に生じる．尿路感染症を起こす細菌として最も多いのは大腸菌である．女性は男性よりも尿道が短いため，大腸菌が尿路に侵入しやすい．そのほかに，尿路結石，前立腺肥大による尿のうっ滞などが誘因となる．

　急性腎盂腎炎：発熱や腰痛を主訴と，突然発症する．抗生物質や多量の飲水により比較的早期に治癒するが，病変が進行すると尿細管の破壊から炎症が間質に波及して膿瘍を形成し，腎機能の低下をきたすことがある．尿中には多数の好中球が認められる膿尿の状態となる．

　慢性腎盂腎炎：急性腎盂腎炎を繰り返して移行する場合と，無症状のうちに病変が進行する場合とがある．組織学的には，間質の慢性炎症があり，線維化や尿細管の萎縮などを伴う．瘢痕や腎盂の変形をきたし，腎表面に凹凸を認める．

2）腎結核症（renal tuberculosis）

　結核菌が肺などの結核病巣から血行性に散布されて生じる．腎に結核結節を形成する．腎盂内に乾酪壊死となった病巣を伴ったモルタル腎とよばれる状態になることも以前は多かったが，近年では稀である．

g. 腎腫瘍

　腎臓には多彩な腫瘍が生じるが，悪性腫瘍では，成人に発症する腎細胞癌，小児の腫瘍である Wilms 腫瘍が大部分を占める．

1）腎細胞癌（renal cell carcinoma；図52）

　腎腫瘍の70～80％を占め，50～70歳代に好発する．尿細管上皮から発生すると考えられている．2～3 cm からこぶし大までの球状腫瘍のことが多く，初期には被膜に覆われている．腫瘍細胞の胞体は淡明で脂質やグリコーゲンに富むため，肉眼的には腫瘍割面は黄色調を呈することが多い．出血を伴うと暗赤色を呈し，変性によってゼリー状

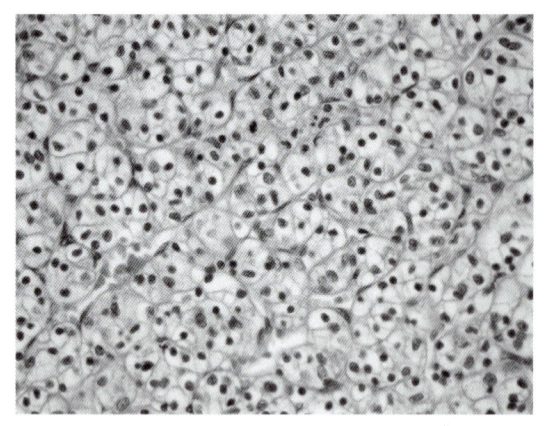

図 52　腎細胞癌の組織像
腫瘍細胞は淡明で，小型類円形の核を有する．腫瘍胞巣間は毛細血管よりなり，間質の線維成分に乏しい．

となることもある．一般に血行性転移が多く，肺，肝，骨，脳などへの転移がみられる．

2）Wilms（ウィルムス）腫瘍

胎生期の未熟な腎組織の残存から発生すると考えられている．乳幼児悪性腫瘍の代表的なもので，0〜4歳児にピークがあり，ほとんどは10歳以下の小児にみられる．増殖が早いため，子どもの腹部の半分くらいを占めるような腹部腫瘍として発見されることも多い．血行性に早期に転移するが，外科的治療に加えて化学療法や放射線療法を行うことで予後はよくなってきている．

2. 下部尿路

a. 膀胱炎

尿路は感染症にかかりやすい場所であり，膀胱炎と前述の腎盂腎炎が重要である．膀胱炎も原因は細菌感染であり，原因菌としては大腸菌が多い．女性に多いが，前立腺肥大を伴った男性では尿のうっ滞があるために膀胱炎を生じることがある．

b. 尿路結石

尿路に形成される凝固物を尿路結石（urinary stone）とよんでいる．尿路結石は，尿の中には無機・有機の塩類が溶けており，なんらかの原因でこれらが結晶となり，石のように固まったものである．小さなものは尿道から尿とともに排出されるが，大きいものでは血尿や痛みを伴い，膀胱炎や慢性腎盂腎炎の原因となる．

c. 膀胱尿管逆流症

排尿時には膀胱内圧が高まるが，尿が尿管へ逆流（vesicoureteral reflux）することはない．これは，尿管が膀胱壁内に入り込んでいるために，排尿時に膀胱が収縮した際に内腔が閉鎖されるためである．先天的な原因でこの機構が働かない場合に逆流が生じる．女児に多く，尿路感染症を繰り返すことが多い．

d. 尿路系の腫瘍

腎盂，尿管，膀胱の腫瘍は，大部分が尿路上皮（移行上皮）に由来する乳頭腫および尿路上皮癌である．

1）乳頭腫（papilloma）

尿路に発生する良性上皮性腫瘍の大部分は乳頭腫である．肉眼的には内腔に向かって絨毛状から乳頭状に発育し，多発する傾向がある．組織学的には比較的細い線維組織，および毛細血管を軸とする上皮細胞の乳頭状増殖を認める．表面を被覆する細胞は尿路上皮（移行上皮），および扁平上皮などであり，それぞれ尿路上皮乳頭腫，あるいは扁平上皮乳頭腫とよばれている．乳頭腫では細胞異型はごくわずかであり，正常の尿路上皮とほとんど見分けがつかないことも多い．

2）尿路上皮（移行上皮）癌（図53）

腎盂，尿管，膀胱を被覆する上皮は尿路上皮であり，これらが悪性化すると尿路上皮癌（urothelial carcinoma）となる．50歳以上の男性に多い．尿路のなかでも膀胱に好発する．膀胱癌（bladder cancer）の初発症状の70〜90％は血尿であり，多くは無症候性血尿である．腫瘍は多発・再発する傾向があり，再発を繰り返しているうちに，膀胱壁深層へ浸潤していく．組織学的には，細胞異型度，構造異型度をもとにG1〜3までの3段階に分けて評価されることが多い．

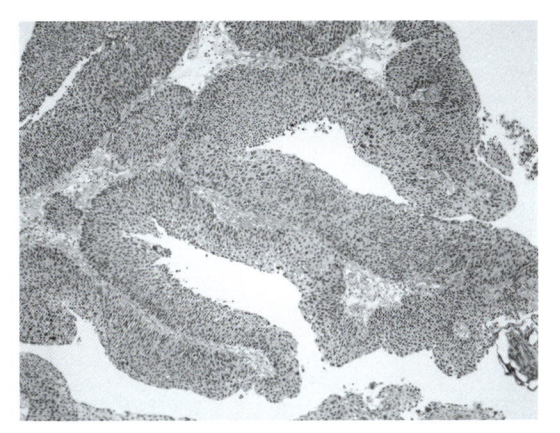

図53 尿路上皮癌の組織像
細い血管性間質を軸とする乳頭状構造を示し，腫瘍上皮は7層以上重なる．上皮内の細胞には極性の乱れがあり，細胞の大小不同も認められる．

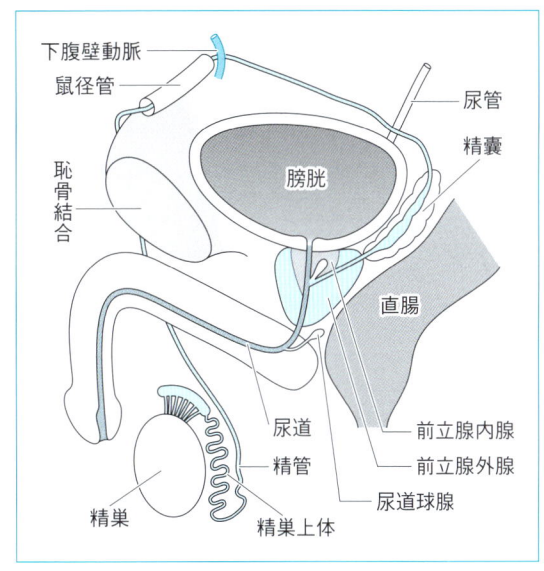

図54 男性生殖器の構造
精巣でつくられた精子は，精管を通って尿道に開口し，放出される．

上皮内癌，乳頭状尿路上皮癌にかかわらず，細胞異型の強い病変は，比較的早期に浸潤をきたす傾向にある．また一部には，乳頭状増殖を示すことなしに，粘膜下に内向性増殖を示すことがある．

上皮内癌を含む非浸潤性膀胱癌の治療としてはBCGの膀胱内注入療法が一般的であり，経尿道的切除術（transurethral resection；TUR）が行われることもある．進行した浸潤性膀胱癌では根治的膀胱全摘術および骨盤内リンパ節廓清が行われることが多い．癌の転移は，肺，肝臓，骨が多く，後腹膜や大動脈周囲のリンパ節に転移することも多い．

の大部分は扁平上皮癌であり，HPV感染が重要な役割を果たしている．体癌の多くは子宮内膜腺癌である．これは子宮内膜の腺上皮に由来する悪性腫瘍で，その2/3以上は閉経後に発生する．

❸ 卵巣腫瘍
卵巣に生じる腫瘍はきわめて多彩である．組織発生の立場からは，表層上皮性・間質性腫瘍，性索間質性腫瘍，胚細胞腫瘍などに大別され，これらのなかでは表層上皮性・間質性腫瘍が最も頻度が高い．

F 生殖器系

本項を理解するためのキーワード

❶ 前立腺癌
欧米諸国では男性悪性腫瘍の中で最も頻度の高いものの1つである．近年，わが国でも増加傾向にある．組織学的には腺癌の像を呈し，骨転移やリンパ節転移を起こしやすい．

❷ 子宮癌
子宮癌は子宮頸癌と子宮体癌に分けられる．頸癌は全体の80％強，体癌は20％程度を占める．頸癌

1. 男性生殖器

男性生殖器は主に精巣（睾丸），前立腺，陰茎よりなる（図54）．精巣（testicle）は陰嚢内にある約20gの楕円球状の臓器で，陰嚢内に存在する．精子を産生するとともに，アンドロゲンとよばれるホルモン分泌を行う．前立腺（prostate）は尿道起始部を取り囲むように位置し，健常成人では弾性硬，クルミ大の大きさである．組織学的には，腺管構造と線維筋性間質がみられ，被膜に包まれて

いる．前立腺肥大の好発部位である尿道周囲の内腺領域と前立腺癌が好発する外腺領域に分けられる．陰茎(penis)は尿道とこれを取り囲む海綿体(cavernous body)によって構成される．海綿体は線維筋性組織が迷路状に小柱をなしてできた塊で，勃起時には血管腔とよばれる空間が血液で満たされる．尿道は排尿と尿道前立腺部に開口する精管からの精液の放出を行う．

a. 停留精巣

精巣が陰嚢まで下降しておらず，腹腔内，鼠径管がない，あるいは陰嚢上部にとどまっている状態を停留精巣(retained testicle)といい，男児の1〜3％にみられる頻度の高い先天異常である．組織学的には，精子形成の場となる精細管の直径が減少する．精子の元となる細胞数が減少することで不妊の原因となることもある．また停留精巣では一般と比べて精巣胚細胞腫瘍，特にセミノーマの発生頻度が高いことが知られている．

b. 精巣捻転

精巣捻転(testicular torsion)とは，精索を軸として精巣が捻転し，精巣に循環障害を生じた状態で長時間未治療のまま放置すると精巣は血流が途絶え梗塞を起こす．運動の後に起こることが多く，急激な陰嚢の疼痛を主訴とする．

c. 性分化異常症

ヒトの性表現型の基本は女性型であり，精巣の機能によって男性型が能動的に形成される．精巣が形成されない場合には，生殖器は受動的に女性型となる．男性の染色体は46XY，女性の染色体は46XXであるが，男性のY染色体には，精巣形成を誘導するSRY(sex-determining region on Y)遺伝子が存在する．46XYの個体でもSRY遺伝子の異常などにより精巣への分化が障害されると卵巣組織が出現しうる．このように生殖器と外性器の表現型の異常を性分化異常症とよぶ．同一個体内に卵巣組織と精巣組織が存在する真性半陰陽や，表現型は女性であるが，無月経と索状性腺を特徴とする性腺形成異常症，X染色体が過剰と

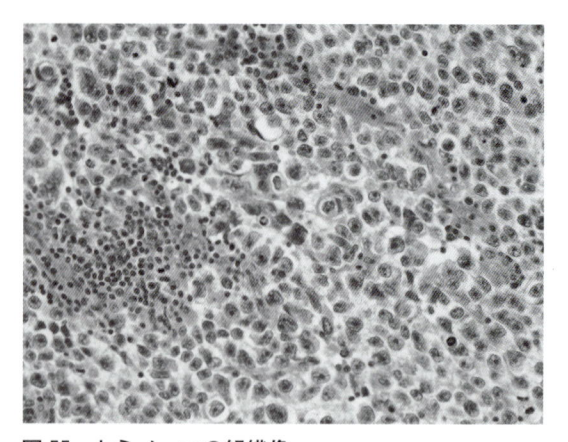

図55 セミノーマの組織像
明るい細胞質をもつ大型類円形細胞が敷石状に増殖し，間質にリンパ球の浸潤を伴う．精巣腫瘍のなかで最も頻度の高い組織型である．

なる，47XXYなどを示すKlinefelter(クラインフェルター)症候群なども性分化異常症に含まれる．

d. 男性不妊症

男性不妊症(male sterility)の原因としては精子形成障害が最も多く，ほかに精路通過障害，染色体異常などがあげられる．精子形成障害は原因不明の特発性のものが多い．精路通過障害の原因には，先天性，精巣上体炎，前立腺炎などがある．染色体異常ではKlinefelter症候群が大部分を占める．男性不妊症患者の精巣では成熟停止，精子形成不全などの組織学的な変化がみられることがある．

e. 精巣腫瘍

精巣腫瘍(testicular tumor)の発生頻度は低いが，青壮年期男性に発生する代表的な悪性腫瘍である．組織学的には胚細胞性腫瘍，精索/間質腫瘍，その両方をもつ腫瘍などに分類され，90％以上が胚細胞腫瘍である．胚細胞腫瘍のうち，セミノーマが約半数を占め，混合型胚細胞性腫瘍，単一組織型胚細胞腫瘍と続く．精巣腫瘍発生の年齢分布には3つのピークがあり，小児期は卵黄囊腫瘍と奇形腫，青壮年期はセミノーマ，混合型胚細胞腫瘍など，老年期は悪性リンパ腫の頻度が高い．

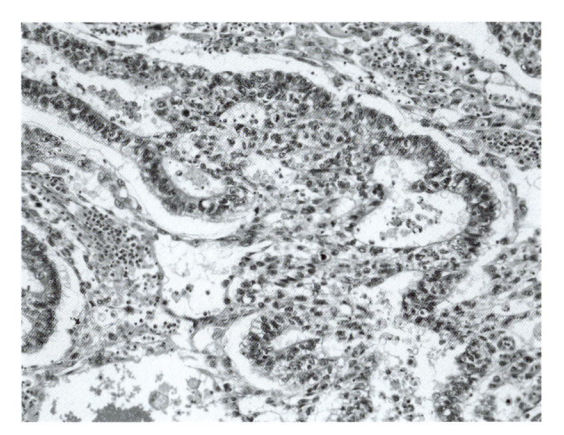

図56 胎児性癌の組織像
未熟な上皮様細胞が管状構造をとって増殖している。乳頭状あるいは充実性増殖を示すこともあり、高度の壊死や出血を伴うこともある。悪性度の高い組織型である。

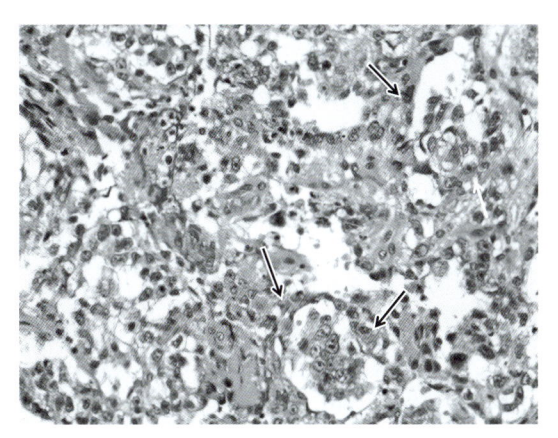

図57 卵黄嚢腫瘍の組織像
特徴的な乳頭状構造であるShiller-Duval（シラー・デュバル）小体（矢印）やくびれのある腔の形成を認める。腫瘍細胞は免疫組織化学的にAFP陽性を示す。

1）セミノーマ（seminoma）（図55）

30～40歳代に好発する。セミノーマは精巣の腫大によって発見されることが多く、肉眼的には灰白色からクリーム色の分葉状腫瘍である。停留精巣に生じる割合が高い。特異的な腫瘍マーカーはないが、hCG（ヒト絨毛性ゴナドトロピン）が軽度上昇するものもある。組織学的には、大型類円形細胞の増殖とリンパ球浸潤がみられる。卵巣にも同様の組織像を呈する腫瘍があり、卵巣ではdysgerminomaとよぶ（→p.95）。

2）胎児性癌（embryonal carcinoma）（図56）

30歳代に好発する悪性度の高い腫瘍で、腫瘍マーカーとしてhCGやAFP（α-fetoprotein）が高値を示す。肉眼的には、高度の壊死や出血を伴う充実性腫瘍としてみられ、組織学的には、大型の上皮様細胞が管状、乳頭状ないし充実性に増殖する。

3）卵黄嚢腫瘍（yolk sac tumor；図57）

小児の精巣胚細胞性腫瘍の70％以上を占める。腫瘍マーカーはAFPが全例上昇する。胎児期の卵黄嚢や尿膜管、胎児外間葉組織への分化を示す悪性腫瘍と定義されている。

上記以外にも卵巣にみられるのと同様の奇形腫、絨毛癌などの精巣腫瘍がある。

f. 前立腺肥大症

前立腺は加齢とともに形態学的変化をきたして増大する。ホルモン系に変化が現れてくる40～50歳代に目立ち始めるので、男性ホルモンが前立腺肥大症（benign prostatic hyperplasia）の原因とされているが、その機構はまだ明らかではない。組織学的には、分泌を行う腺成分および周囲の線維筋性間質成分の数量的な増加がみられる。通常、内腺とよばれる尿道周囲前立腺に生じる。前立腺が肥大すると尿道が圧迫されるため排尿障害やそれに伴う膀胱炎などの合併症を引き起こす。前立腺の後壁は直腸の前壁に接するので、肥大した前立腺は経肛門的に行う直腸診で触知される。治療は主に薬物療法と経尿道的前立腺切除術（TUR-P）によって行われる。

g. 前立腺癌（図58）

前立腺癌（prostatic cancer）は60～70歳代に好発し、近年増加傾向にある。以前は早期診断が困難であったために、手術不可能な時期に発見されることも多かったが、血中PSA（前立腺特異的抗原）、PSP（前立腺酸性フォスファターゼ）の定量や超音波などの画像診断により、早期発見例が増えてきている。前立腺肥大症と同様に直腸診も有効であり、硬く触知されることが多い。組織学的には、主として外腺領域に発生し、管腔を形成す

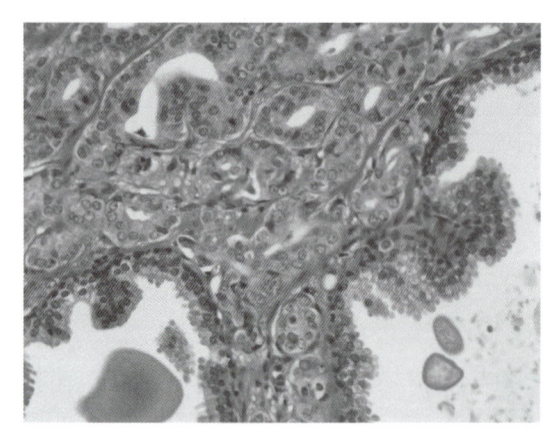

図 58　前立腺癌の組織像
過形成性腺管（両側の大型腺管）の間に小型腫瘍腺管（前立腺癌）が浸潤している．腫瘍細胞の核は非腫瘍性上皮成分に比べて大きい．

る腺癌であり，骨への転移をきたしやすい．骨などの転移巣が最初に発見され，前立腺の原発巣が後に発見される癌を潜在癌（occult cancer；オカルト癌），前立腺肥大など非悪性疾患の手術で採取された組織に偶然がんが発見されるがんを偶発癌（incidental cancer）とよび，臨床的に無症状で経過することの多い癌である．通常は針生検によって確定診断が行われる．前立腺癌の多くがホルモン依存性に増殖するため，ホルモン療法が有効であり，予後は比較的良好である．

h. 感染症

1）梅毒（syphilis），クラミジア（clamidial urethritis）

梅毒の初期感染巣は，亀頭・包皮の初期硬結であり，無痛性の鼠径リンパ節腫脹を伴う．スピロヘータの感染による．クラミジア感染症は尿道炎の原因の1つとして知られている．

2）尖圭コンジローマ（condyloma acuminatum）

ヒト乳頭腫（パピローマ）ウイルス（HPV）感染によって生じる性感染症（STD；sexually transmitted disease）である．特にHPV type 16, 18は悪性化との関連がいわれている．男性の尖圭コンジローマは女性の子宮頸癌の発生と関連しており，重要な意味をもつ．肉眼的には，外尿道口付近にできる単発あるいは多発する隆起性病変とし

てみられる．

i. 陰茎癌

陰茎癌（penile cancer）は亀頭や包皮に好発する．包茎など局所の汚染による慢性炎症が素因とさえているが，最近では女性の子宮頸癌と同様，HPV type 16, 18との関連が示唆されている．組織学的には，ほとんどすべてが扁平上皮癌である．治療法は外科的原発巣除去と鼠径リンパ節廓清に化学療法が行われる．

2. 女性生殖器

女性生殖器は子宮，腟，両側卵巣および卵管よりなる（図59）．

子宮（uterus）は小骨盤内正中に位置し，前方には膀胱，後方には直腸が存在する．子宮と直腸の間に形成される領域はDouglas（ダグラス）窩とよばれ，立位になった際に腹腔内で最も低い位置となる．子宮は大きさ，形ともに洋梨に類似し，中心に内腔を有する．子宮体部，子宮頸部，両者の移行部である子宮峡部からなる．子宮は受精卵着床と成長の場であり，一定の周期的変化を示し，子宮の大きさは分泌期に最大となる．腟（vagina）は子宮頸部に連続する管状の臓器で，成人では全長7〜8 cmである．生殖器成人の卵巣（ovary）は約5〜10 gの白色扁平な示指頭大の臓器で，主な機能は卵形成および排卵とエストロゲンなどのホルモン分泌である．卵管の長さは約5 cmで，卵管膨大部で卵は受精する．

a. 腟炎

腟炎（vaginitis）は婦人科外来患者のなかで頻度の高い疾患である．原因としては，細菌感染，外傷，タンポンなどの異物，女性ホルモンの低下による萎縮性腟炎などがあげられる．一般に腟粘膜表層には粘液が付着しているため，細菌感染に対する抵抗性は強いが，高齢者や妊婦では抵抗性が弱まって腟炎を生じやすい．大腸菌やブドウ球菌などの細菌感染によって生じる非特異的腟炎のほかに，カンジダなどの腟真菌症，トリコモナス原

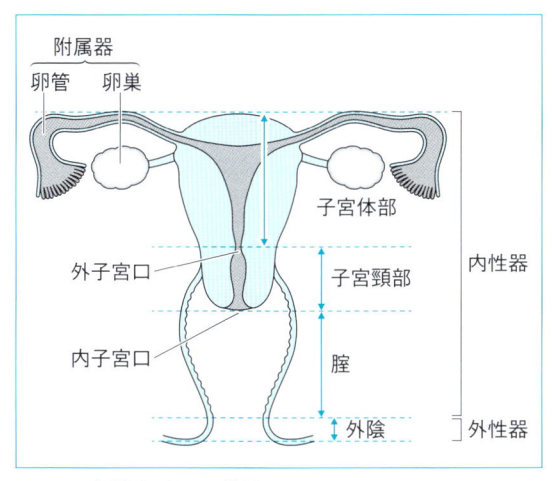

図59 女性生殖器の構造
腟から子宮頸部へ向かう入り口を外子宮口，頸部と体部の移行部である子宮峡部を内子宮口とよぶこともある．

虫による感染もみられる．

b. 子宮頸管炎

子宮頸管炎（cervicitis）は非感染性と感染性に分けられ，前者の原因は機械的あるいは化学的刺激や放射線照射などがある．後者の原因としては細菌，クラミジア，アメーバ，ウイルスなど多岐にわたる．上行感染によって子宮内膜炎をきたすこともある．

c. 頸管ポリープ

頸管ポリープ（uterine cervical polyp）は頸管腺上皮に被覆された頸管粘膜の隆起性病変で，外子宮口から突出して見えることがある．炎症に伴う反応性病変であり，上皮に異型はない．持続する慢性炎症のために扁平上皮化生を伴うことが多い．扁平上皮化生とは，正常では円柱上皮に覆われている頸管粘膜が扁平上皮に置き換わる状態をいう．

d. 子宮頸癌

子宮頸癌（uterine cervical cancer）は女性生殖器悪性腫瘍のうち最も頻度が高い．組織学的には，扁平上皮癌が3/4を占め，残りの多くが腺癌である．好発部位は子宮頸部頸管移行部，子宮入口部

である．子宮頸癌の最大の危険因子はヒト乳頭腫（パピローマ）ウイルス（HPV）感染であり，特にtype 16, 18が関与している．初期には臨床症状がほとんどないが，早期に発見されると予後がよいため，子宮腟鏡検査（コルポスコピー；colposcopy），細胞診，生検などによる検査が重要である．細胞診はほとんど痛みを伴わない検査法であり，スクリーニングとして用いられ，悪性細胞の判定が行われる．子宮頸部の上皮異常は，異形成，上皮内癌，浸潤癌と一連の病変として観察される．

1）異形成，上皮内扁平上皮病変（図60）

子宮頸部における前癌病変と考えられている病変で，扁平上皮と円柱上皮の接合部に好発する．以前は異型の程度によって軽度，中等度，高度異形成に分類されてきたが，扁平上皮癌および前癌病変，HPVなどの関係が明らかになってきたことから，これらに基づいてLSIL（軽度扁平上皮内病変），HSIL（高度扁平上皮内病変）の2群に分けられている（→p.207）．LSILは軽度異形成に相当し，未治療でもほとんど癌化することのない可逆性非腫瘍性と考えられる．一方HSILは中等度異形成，高度異形成，上皮内癌を含む病変で，腫瘍性病変と考えられる．

2）扁平上皮癌（squamous cell carcinoma）

子宮頸癌の多くは扁平上皮癌で，HSILに含まれる非浸潤性の上皮内癌，浸潤が5 mmまでの微小浸潤扁平上皮癌，それ以上の浸潤を示す扁平上皮癌に分類される．上皮内癌では治療後再発することはほとんどないが，浸潤癌となってリンパ節や他臓器に浸潤すると予後は悪くなる．

3）腺癌（adenocarcinoma）

子宮頸部では内腔を被覆する上皮下に内頸腺があり，これらが悪性化すると腺癌となる．内頸腺の構造は保たれ，間質浸潤はないが，腺上皮が悪性化したものを上皮内癌（adenocarcinoma in situ；AIS）とよぶ．

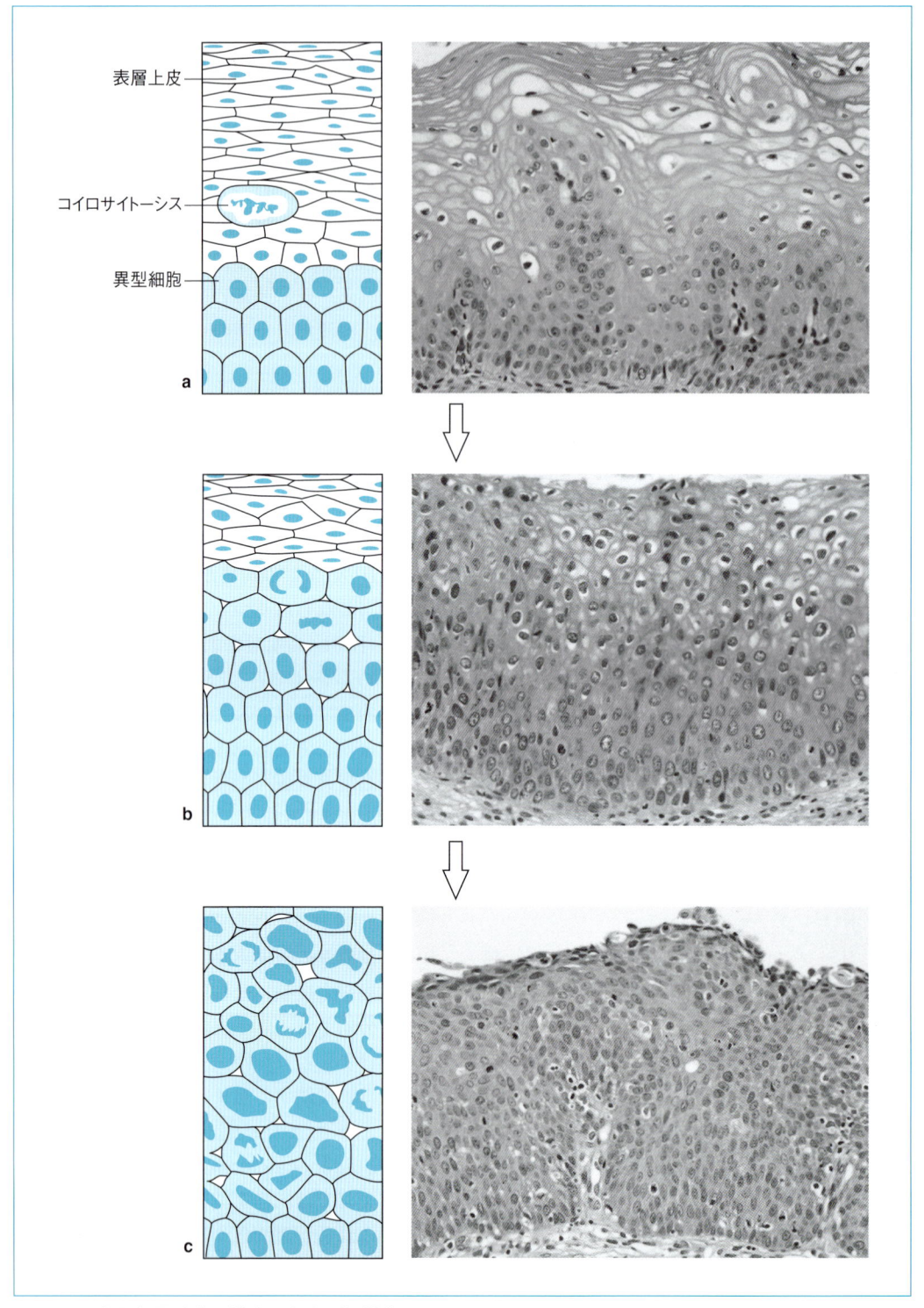

図中ラベル（a）：
- 表層上皮
- コイロサイトーシス
- 異型細胞

図60 子宮頸部異形成の模式図および組織像
 a．軽度異形成：粘膜の下1/3程度に異型細胞が増生している．
 b．中等度異形成：粘膜の下2/3-1/2に異型細胞が増生し，表層近傍にはコイロサイトーシスを認める．
 c．高度異形成：全層が異型細胞に置換されている．

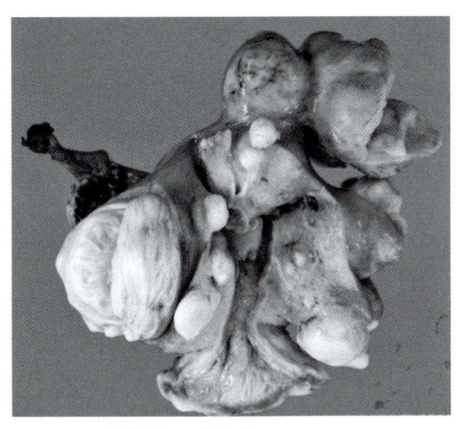

図61 子宮筋腫の肉眼像
壁内や漿膜下に多数の筋腫結節を認める．結節は白色充実性で，流れるような縞模様が窺えるものもある．

e．子宮平滑筋腫（子宮筋腫）（図61）

　女性生殖器の腫瘍で最も高頻度にみられるもので，一般的には子宮筋腫（uterine myoma）とよばれている．臨床的には，月経過多，貧血，腹部腫瘤で発見される．子宮筋層の平滑筋から発生する良性腫瘍で，単発性のものもあるが，多発性に腫瘤を形成することが多い．肉眼的には，周囲組織との境界が明瞭な白色充実性腫瘍としてみられる．内膜直下に存在すると内膜下ポリープ様となり，不正出血や月経過多を引き起こす．子宮外表面に突出する漿膜下筋腫では捻転を引き起こすこともある．平滑筋腫はエストロゲンに対する感受性があり，閉経後は退縮する傾向がある．組織学的には，葉巻タバコ様の桿状核を有する紡錘形細胞が，束状構造を形成し，これらが複雑に交錯しながら増殖している．しばしば，粘液変性，硝子化，石灰化などの二次変性に陥りやすい．核分裂像はほとんどなく，経過に伴って悪性化することはほとんどない．悪性腫瘍である平滑筋肉腫の発生は非常に稀である．

f．子宮内膜症

　子宮内膜症（endometriosis）は，非腫瘍性の子宮内膜と同様の組織が，外陰部，卵巣や直腸壁など正常ではみられない部位に異所性に出現したもので

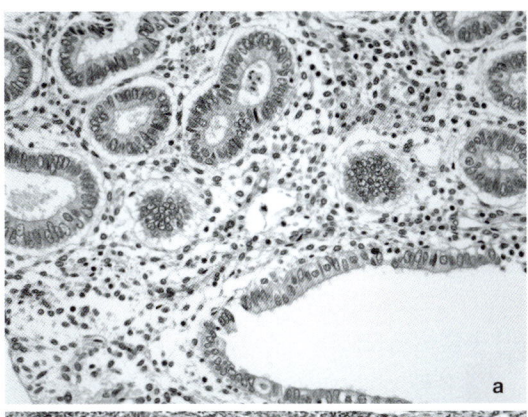

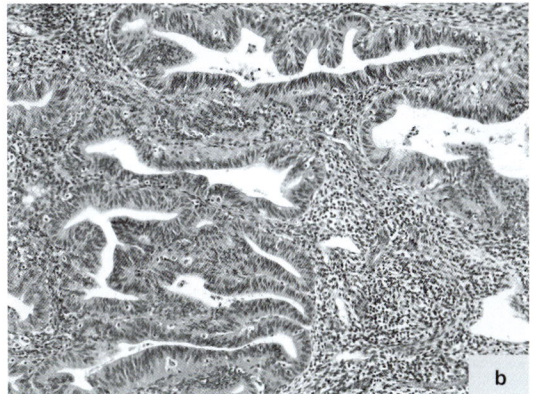

図62 子宮内膜増殖症の組織像
a．単純型子宮内膜増殖症．軽度の拡張を伴った内膜腺腺管を認める．細胞異型および構造異型はみられない．
b．複雑型子宮内膜異型増殖症．腺管が密に増殖し，腺管は内腔が不整となる構造異型を伴って複雑になっている．細胞異型もみられる．

ある．組織学的には，内膜腺が固有間質を伴って存在する．ホルモン変化に反応して，月経時には出血を繰り返し，月経痛の原因となることもある．平滑筋増生を伴って島状に内膜組織が散見されることがあり，腺筋症（adenomyoma）とよばれる．

g．子宮内膜増殖症

　子宮内膜増殖症（endometrial hyperplasia）は，エストロゲンの過剰刺激によって引き起こされる内膜変化で，内膜腺の増殖に伴い内膜が肥厚する疾患である．臨床的には，閉経直前から閉経直後に好発し，症状としては不正性器出血を起こすことが多い．組織学的には，核異型（細胞異型）の有無から，子宮内膜増殖症と子宮内膜異型増殖症に

区分され、さらに増生する腺管の構造異型の複雑性の有無によって単純型と複雑型とに分けられる(図62)．異型を伴わない子宮内膜増殖症が癌に至ることはほとんどなく、ホルモン療法によって増殖を伴わない内膜や萎縮内膜に変化する．一方、複雑型子宮内膜異型増殖症では、放置すると高頻度で癌に進展するとされている．

h. 子宮体癌(図63)

子宮体癌(uterine corpus cancer)は近年増加傾向にあり、増加の原因として食生活の変化などがあげられ、高血圧、肥満などが危険因子として知られている．持続性のエストロゲン高値も癌化にかかわっており、ホルモン補充療法のためにエストロゲン製剤が長期投与されると子宮体癌の発生頻度は上昇する．好発年齢は50歳代で、子宮頸癌よりの好発年齢よりも5歳程度高い．臨床的には不正性器出血を主訴に発見されることが多い．子宮頸癌と同様に細胞診や組織診による診断が行われるが、解剖学的構造のために採取が困難なことも多く、内膜搔爬生検が重要である．子宮内膜異型増殖症を背景として発生することが多い．組織学的には内膜腺の構造を模した類内膜腺癌が約90％を占め、残りは腺扁平上皮癌や特殊な組織型を示すものがある．類内膜腺癌は分化の程度によって3段階(Grade 1～3)に分類され、充実性成分の割合や細胞異型の程度によって区分される．

i. 卵巣腫瘍(表2)

卵巣を構成する組織学的多様性から、多種多様の組織型の卵巣腫瘍(ovarian tumor)が発生する．卵巣の表層細胞に由来する表層上皮性・間質性腫瘍、卵子周囲の細胞に由来する性索間質性腫瘍、卵子のもととなる胚細胞に由来する胚細胞腫瘍、その他の腫瘍に分類される．

1) 表層上皮性・間質性腫瘍(図64)

卵巣腫瘍のなかで最も頻度が高い．上皮性腫瘍の大部分が囊胞性であり、上皮の性質によって、漿液性と粘液性に区分される．上皮成分の細胞異型および構造異型の程度によりそれぞれ、良性、

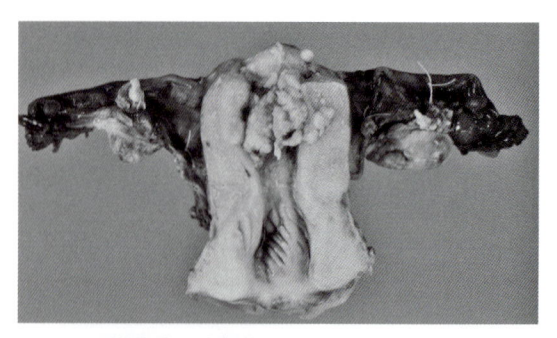

図63 子宮体癌の肉眼像
子宮体部内腔に突出する隆起性病変を認める．組織学的には、類内膜腺癌が最も多い．

境界悪性、悪性に分類される．良性病変は上皮成分の増殖および異型がなく、境界悪性病変では上皮成分の増殖を伴い、細胞異型も有するが、間質浸潤はみられない．悪性、つまり癌になると間質浸潤があり、癌としての細胞異型も認める．漿液性囊胞性腫瘍では、上皮成分の細胞質に粘液はなく、囊胞内にサラサラの漿液を容れている．粘液性囊胞性腫瘍では、上皮細胞質内に粘液を容れており、粘稠な内容液を囊胞内に認める．

2) 性索間質性腫瘍

性索構造由来組織成分から発生する卵巣腫瘍である．顆粒膜細胞腫、莢膜細胞腫、線維腫などの顆粒膜・間質細胞腫瘍の分類されるもののほかに、セルトリ・間質細胞腫瘍、ステロイド細胞腫瘍などがある．

3) 胚細胞腫瘍(図65)

a) 未分化胚細胞腫(dysgerminoma)

精巣に発生するセミノーマと同一の組織像を示す悪性腫瘍で、卵巣の胚細胞腫瘍においも最も未分化な表現形をもつ腫瘍と考えられている．悪性腫瘍であるが、化学療法や放射線療法が有効である．

b) 卵黄囊腫瘍(yolk sac tumor)

10～20歳代に好発する悪性腫瘍で、AFPが腫瘍マーカーとなる．胎生期の内胚葉成分・卵黄囊成分が表現形と考えられ、組織学的には多彩な像を呈する．

表2 卵巣腫瘍の組織分類

I. 表層上皮性・間質性腫瘍 surface epithelial-stromal tumors
　A. 漿液性腫瘍　serous tumor
　　1. 良性 benign　　　　　　　　漿液性嚢胞腺腫　serous cystadenoma
　　2. 境界悪性 borderline　　　　漿液性境界悪性腫瘍　serous borderline tumor
　　3. 悪性 malignant　　　　　　　漿液性腺癌　serous cystadenocarcinoma
　B. 粘液性腫瘍　mucinous tumor
　　1. 良性 benign　　　　　　　　粘液性嚢胞腺腫　mucinous cystadenoma
　　2. 境界悪性 borderline　　　　粘液性境界悪性腫瘍　mucinous borderline tumor
　　3. 悪性 malignant　　　　　　　粘液性腺癌　mucinous cystadenocarcinoma
　C. 類内膜腫瘍　endometrioid tumors
　　1. 良性 benign
　　2. 境界悪性 borderline
　　3. 悪性 malignant　　　　　　　類内膜腺癌　endometrioid adenocarcinoma
　　　　　　　　　　　　　　　　　　癌肉腫　carcinosarcoma
　D. 明細胞腫瘍　clear cell tumors
　　1. 良性 benign
　　2. 境界悪性 borderline
　　3. 悪性 malignant　　　　　　　明細胞癌　clear cell adenocarcinoma
　E. 移行上皮腫瘍　transitional cell tumors
　　1. 良性 benign　　　　　　　　ブレンナー腫瘍　Brenner tumor
　　2. 境界悪性 borderline
　　3. 悪性 malignant

II. 性索間質性腫瘍 sex cord-stromal tumors
　A. 顆粒膜・間質細胞腫瘍　granulosa-stromal cell tumors
　　1. 顆粒膜細胞腫　granulosa cell tumor
　　2. 莢膜細胞・線維芽細胞性腫瘍　theca cell-fibroblastic tumor
　B. セルトリ・間質細胞腫瘍　Sertoli-stromal cell tumors
　　1. セルトリ・ライディッヒ細胞腫　Sertoli-Leydig cell tumor
　C. ステロイド細胞腫　steroid cell tumors

III. 胚細胞腫瘍 germ cell tumors
　A. ディスジャーミノーマ　dysgerminoma
　B. 卵黄嚢腫瘍　yolk sac tumor
　C. 胎芽性癌　embryonal carcinoma
　D. 非妊娠性絨毛癌　non-gestational choriocarcinoma
　E. 奇形腫　teratoma

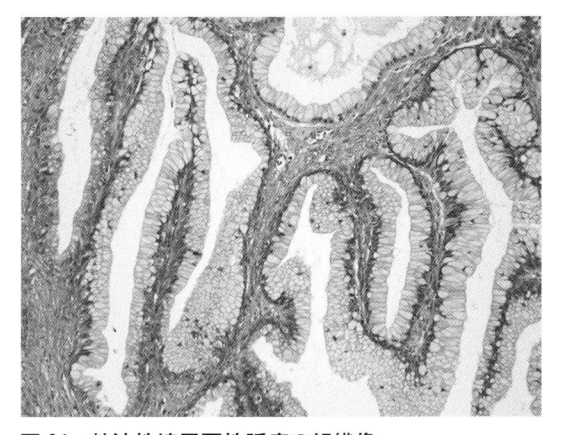

図64 粘液性境界悪性腫瘍の組織像
嚢胞内に子宮頸管上皮に類似する上皮の増殖を認める．細胞異型は強くはなく，浸潤性病変は認めない．

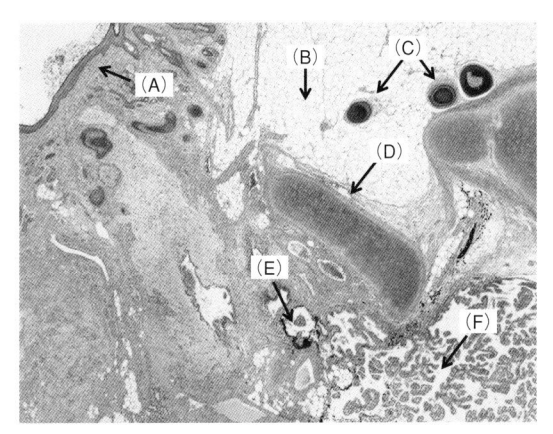

図65 奇形腫の組織像
(A)重層扁平上皮，(B)脂肪組織，(C)毛髪，(D)軟骨，(E)メラニン，(F)脈絡膜組織など多彩な組織成分が混在している．

c) 奇形腫（teratoma）

若年者の卵巣腫瘍のなかで最も多いのは胚細胞腫瘍に属する成熟嚢胞性奇形腫（皮様嚢腫）であり，嚢胞内に毛髪，皮脂様物質などを容れており，組織学的には，皮膚および皮膚付属器，神経組織，骨，歯などの三胚葉由来の多様な組織を認める．

G 血液・造血器系

本項を理解するためのキーワード

❶ 白血病
骨髄で白血球系細胞が腫瘍性に増殖する疾患であり，FAB 分類によって細かく分類されている．

❷ 悪性リンパ腫
リンパ球系細胞の増殖を示す腫瘍であり，主に Hodgkin リンパ腫，非 Hodgkin リンパ腫に大きく分かれる．

❸ Hodgkin（ホジキン）リンパ腫
頸部などから始まり，連続性に広がる腫瘍であり，病期分類がその治療法と予後を決定づける．

❹ 非 Hodgkin リンパ腫
大きく，B 細胞性と T 細胞性に分かれる．B 細胞性においては，抗 CD20 抗体（リツキシマブ）が有効である．

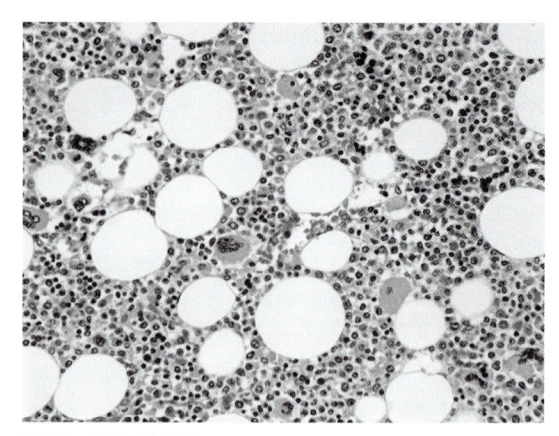

図66 正常骨髄像
細胞密度（骨髄腔に占める造血細胞の面積比）は成人で50％前後である．造血細胞としては，顆粒球系細胞，赤芽球系細胞，骨髄巨核球系細胞があり，多彩な印象である．骨髄球系細胞と赤芽球系細胞の比は3：1程度である．

1. 血液

骨髄（bone marrow）の主な機能は造血（hematopoiesis）であり，赤血球，白血球，血小板を産生する（図66）．造血は胎生初期（2週から2か月頃まで）では卵黄嚢で行われ，40日から7か月頃までは肝臓，脾臓で行われる．5か月頃から骨髄での造血が始まり，出生時には骨髄のみとなる．骨髄は造血細胞からなる細胞髄と脂肪髄で構成されているが，新生児では細胞髄の比率はほぼ100％であるのに対して，成人で50％，70歳以上では30％以下と年齢とともに低下していく．

a. 貧血

貧血（anemia）とは血液中の赤血球数およびヘマトクリット，ヘモグロビン量の減少した状態である．貧血の原因としては，赤血球の産生機能の減少，赤血球減少の亢進があげられる．前者には再生不良性貧血，骨髄への癌転移，白血病などによる造血細胞の障害や，赤芽球産生に必要なビタミン B_{12}，葉酸などの欠失（鉄欠乏性貧血，巨赤芽球性貧血）などがある．後者には，失血性貧血，脾機能亢進，溶血性貧血などがある．以下に代表的な貧血について説明する．

1）鉄欠乏性貧血（iron deficiency anemia；IDA）

原因は慢性的な出血（月経過多，癌，消化管潰瘍など），鉄の摂取量の減少（消化管における吸収障害，食物からの摂取量の低下），妊娠など鉄必要量の増加などが知られる．末梢血の赤血球は小型でヘモグロビン量は少なく（小球性低色素性），骨髄では正赤芽球が増加し，過形成性骨髄を呈する．

2）巨赤芽球性貧血（megaloblastic anemia）

ビタミン B_{12}，葉酸欠乏などが原因である．骨髄は幼弱な大型赤芽球（巨赤芽球）が著明に増加し，過形成性骨髄を呈する．巨赤芽球性貧血の代表的疾患として悪性貧血（pernicious anemia；PA）が

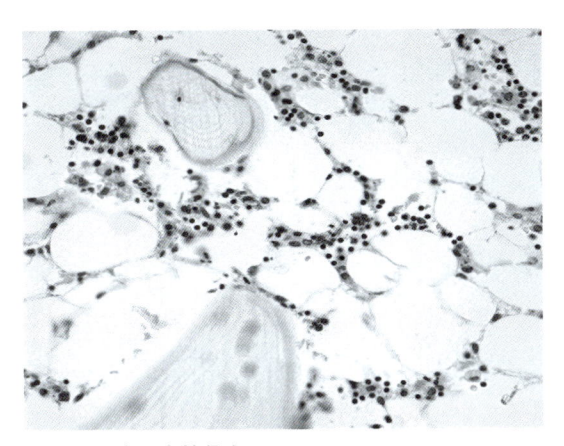

図 67　再生不良性貧血
骨髄 3 系統が低下し，ほぼ脂肪髄である．

あり，これはビタミン B_{12} の欠乏による．ビタミン B_{12} の吸収には胃粘膜で産生される内因子が必要であるが，手術によって，あるいは，高度の萎縮性胃炎，自己免疫性疾患によって内因子が欠乏すると，ビタミン B_{12} の吸収が障害され悪性貧血となる．

3) 再生不良性貧血（aplastic anemia）（図 67）

骨髄における造血能力が低下し，3 系統（赤芽球系，顆粒球系，巨核球系）の造血細胞がすべて減少し，脂肪組織のみからなる低形成性骨髄となる．多くの場合，原因は不明である．放射線の被曝，抗菌薬や抗癌剤の投与，感染症などで起こることもある．平均赤血球ヘモグロビン濃度（mean corpuscular hemoglobin concentration；MCHC），平均赤血球容積（mean corpuscular volume；MCV）ともに正常を示す正球性正色素性貧血を示す．

4) 溶血性貧血（hemolytic anemia）

赤血球の寿命は 120 日程度であるが，その寿命がくる前に破壊されることによる貧血を溶血性貧血という．正球性正色素性貧血であり，赤血球の崩壊による血清中の間接ビリルビンの増加，黄疸，尿中ウロビリノーゲンの増加，末梢血中の網状赤血球の増加，脾腫などを起こす．原因としては，遺伝性球状赤血球症，鎌状赤血球症などの先天性溶血性貧血，赤血球に対する抗体によって溶血が生じる自己免疫性溶血性貧血，発作性夜間ヘモグロビン尿症，胎児赤芽球症（新生児溶血性疾患）などがある．胎児赤芽球症は Rh 因子（−）の母体に，Rh 因子（＋）の胎児に対する抗体ができ，それが胎児の赤血球を破壊することで生じる．新生児に強い溶血性黄疸と大脳基底核へのビリルビン沈着（核黄疸）をきたし，重症の場合脳性小児麻痺を起こす．

b. 白血球増加症と白血球減少症

1) 白血球増加症（leukocytosis）

末梢血液中の白血球が正常範囲を超えて増加した状態をいう．多くの感染症において，白血球，特に好中球の増加がみられる．また，白血病において幼弱な白血球系細胞が著明に増加し，末梢血に出現するが，これに類似した反応として，癌の骨髄転移，粟粒結核などの感染症に伴って，末梢血中に白血球の増加と，正常ではみない幼弱な白血球の出現をみることがある．これを類白血病反応（leukemoid reaction）という．

2) 白血球減少症（leukopenia）

末梢血液中の白血球数の減少した状態をいう．好中球の減少した状態を顆粒球減少症（granulocytopenia/高度に減少した場合は無顆粒球症 agranulocytosis）といい，薬物中毒，細菌感染，ウイルス感染などが原因となる．また，再生不良性貧血に伴っても白血球減少は起こる．無顆粒球症では易感染性となり，重篤な肺炎や敗血症を起こしやすい．

c. 白血病

白血病（leukemia）は骨髄で白血球系細胞が腫瘍性に増殖する状態であり，骨髄内には幼弱白血球が増加し，末梢血において白血病細胞が出現する．正常な白血球，赤血球，血小板は減少するため，易感染性，貧血，出血傾向を示す．白血病細胞は肝臓，脾臓などさまざまな臓器に浸潤する．分類としては，顆粒球系が腫瘍化したものを骨髄性白血病（myeloid leukemia；ML），リンパ球系が腫瘍化したものをリンパ性白血病（lymphocytic

表3 FAB 分類

急性骨髄性白血病 (AML)	M0	分化傾向のほとんどない骨髄芽球性白血病
	M1	分化傾向の乏しい骨髄芽球性白血病
	M2	分化傾向のある骨髄芽球性白血病
	M3	前骨髄球性白血病
	M4	骨髄単球性白血病
	M5	単球性白血病
	M6	赤白血病
	M7	巨核芽球性白血病
急性リンパ急性白血病 (ALL)	L1	芽球は小形で均一
	L2	芽球は大型で不均一
	L3	バーキット型、芽球は大型で均一

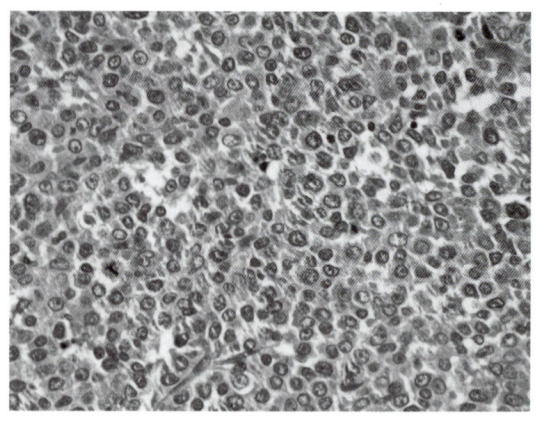

図68 急性骨髄性白血病 (AML)
Cellularity ほぼ100%の過形成性骨髄であり、芽球（白血病細胞）のみの密な増殖を認める。
芽球は核小体が明瞭であり、胞体は（ALL などと比較すると）やや幅広い。核分裂像が散見される（つまり増殖能が高い）。

leukemia) という。また、幼弱な細胞段階で腫瘍化し発病後急速な経過をたどるものを急性白血病とよび、一方、各成熟段階がみられ、あるいは、成熟型のリンパ系細胞または造血細胞が目立ち、緩慢な経過をたどるものを慢性白血病という。

c-1. 急性白血病 (acute leukemia ; AL)

白血病全体の80%を占める。骨髄および末梢血中に白血病細胞が多数出現する。その細胞形態、臨床象は多彩であり、FAB 分類（French-American-British Co-operation Group によって1976年に制定された分類）によって細かく分類されている（表3）。

1) 急性骨髄性白血病
 (acute myeloid leukemia ; AML)

急性白血病の過半数であり、FAB 分類のM1, M2に相当する。骨髄において、骨髄芽球に似た白血病細胞がびまん性に増殖する（図68）。

2) 急性前骨髄球性白血病
 (acute promyelocytic leukemia ; APL)

FAB 分類のM3に相当する。著明な出血傾向を伴う。骨髄では前骨髄球に似た白血病細胞が増殖する。最近ではビタミンAの誘導体の全トランス型レチノイン酸 (all-trans retinoic acid ; ATRA) が著効することが知られており、予後良好である。

3) 急性骨髄単球性白血病 (acute myelomonocytic leukemia ; AMMoL), 急性単球性白血病 (acute monocytic leukemia ; AMoL)

FAB 分類のM4, M5に相当する。単球系の形態および特徴を示す白血病細胞が増加している。

4) 赤白血病 (erythroleukemia)

FAB 分類のM6に相当する。増殖する腫瘍細胞は、赤芽球系細胞と顆粒球系細胞の2系統からなる。

5) 巨核芽球性白血病
 (megakary oblastic leukemia)

FAB 分類のM7に相当する。腫瘍細胞は、単核のものが多いが、複数の核を有するものも認められる。細胞質辺縁に多数の小型の細胞突起 (bleb) を有し、成熟巨核球に類似する。しばしば急性の骨髄線維症を合併する。

6) 急性リンパ球性白血病
 (acute lymphocytic leukemia ; ALL)

リンパ系の腫瘍細胞が、主に末梢血に混じり白

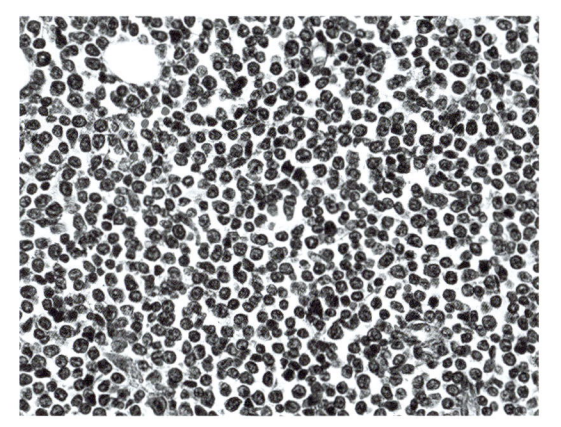

図69　急性リンパ急性白血病(ALL)
芽球のみの密な増殖を認める．AMLに比べ，胞体は乏しい．

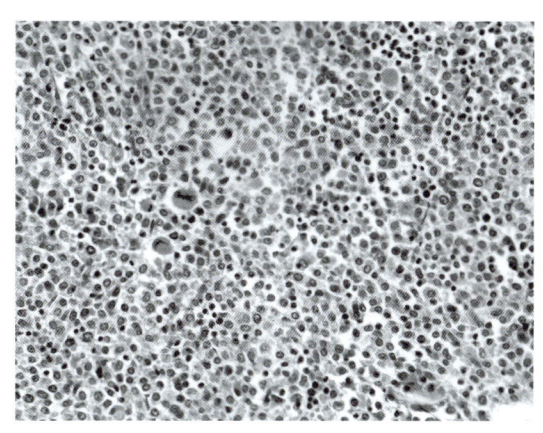

図70　慢性骨髄性白血病(CML)
cellularity90％以上の過形成性骨髄であり，特に顆粒球系細胞の増加を認める．幼弱な骨髄芽球や前骨髄球から成熟した分節核球まで連続して増加している．巨核球も比較的増生している．相対的に，赤芽球は減少する．

血病の像を呈するものをリンパ球性白血病という（図69）．一方，腫瘍の増殖が主にリンパ節であるものをリンパ腫というが，必ずしも両者は明瞭に線引きできるわけではない．FAB分類では，L1（小細胞性），L2（大細胞型），L3（Burkitt型）に分類される．小児，若者に多い．比較的化学療法が効きやすい．

c-2. 慢性白血病(chronic leukemia；CL)
1) 慢性骨髄性白血病
　　　(chronic myeloid leukemia；CML)
　末梢血中の白血球の増多と脾腫を伴う．骨髄は過形成性骨髄像（図70）を示すが，顆粒球系細胞は急性白血病とは異なり，未熟な細胞から成熟した細胞まで各成熟段階を示す．また，巨核球の増加を伴う．成人に多く，経過は緩慢であるが，数か月〜数年の慢性期を経たのちに，増殖細胞の分化成熟が障害され，急性白血病と類似した像を示す．これを急性転化(blast crisis)という．特異的な染色体異常として，フィラデルフィア染色体(Ph；22番染色体長腕の一部の9番への転座)が大多数において認められる．また，好中球アルカリフォスファターゼ活性の低下がみられる．

2) 慢性リンパ性白血病(chronic lymphocytic
　　　(lymphatic)leukemia；CLL)
　B細胞性由来の腫瘍であり，高齢者(60歳以上)に好発する．骨髄，末梢血，リンパ節，脾臓，肝臓などさまざまな臓器に浸潤する．

3) 成人T細胞白血病
　　　(adult T-cell leukemia；ATL)
　わが国で発見された白血病であり，九州や四国の南部を多発地帯とする．白血病細胞の核は不整形の切れ込みを有し花びら状の分葉構造を示す．Tリンパ球系の性格を有しており，レトロウイルスであるHTLV-1の感染によって，Tリンパ球が腫瘍化したものである．

d. 骨髄異形成症候群
　骨髄異形成症候群(myelodysplastic syndrome；MDS)は3系統の骨髄細胞(赤芽球系細胞，顆粒球系細胞，巨核球系細胞)に成熟障害がみられ，骨髄芽球が軽度増加した状態であり，白血病の前段階的な意味合いをもつ．高率に白血病へと移行する．骨髄細胞の成熟障害を反映して，しばしば血球の形態・機能異常がみられる．骨髄は過形成性であることが多いが，末梢血では血球減少がみられる〔いわゆる無効造血(ineffective erythropoiesis)で

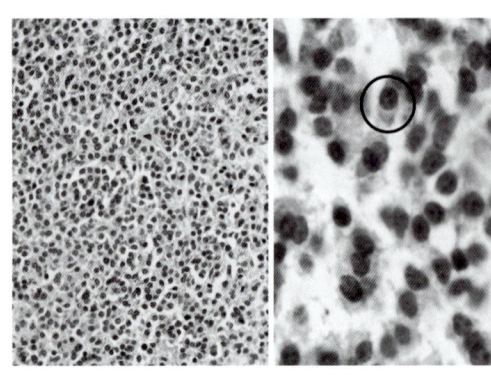

図71　多発性骨髄腫
形質細胞の密な増生像を認める．形質細胞は核が偏在性であり，核周明庭を有する．

あり，骨髄細胞のアポトーシス(apoptosis)が亢進した状態である］．白血球減少に伴い，易感染性となるため，しばしば重篤な感染症を起こしやすい．

e. 多発性骨髄腫

多発性骨髄腫(multiple myeloma；MM)は，40歳以上に好発し，男性に多い．頭部，体幹骨の骨髄に腫瘍細胞が腫瘤を形成し，骨の破壊吸収がなされる．X線像で，打ち抜き状の骨透瞭像(punched-out lesion)を認める．腫瘍細胞はBリンパ球由来であるが，免疫グロブリンを産生するまでに分化した形質細胞の形態を示している(図71)．M蛋白とよばれる単クローン性免疫グロブリンを産生し，血中に流れる．その結果，尿中にはBence Jones(ベンス・ジョーンズ)蛋白が出現し，円柱を形成して腎尿細管障害を引き起こす(骨髄腫腎；myeloma kidney)．全身性アミロイドーシスをきたすこともある．

f. 特発性血小板減少性紫斑病

特発性血小板減少性紫斑病(idiopathic thrombocytopenic purpura；ITP)では血清中に血小板に対する抗体が産生され，脾臓で血小板の破壊が亢進する．その結果，末梢血内の血小板が減少し，出血傾向が出る．また，骨髄では巨核球の増加がみられる．小児では，ウイルス感染に伴って起こり，一定の期間で終わる急性のものが多いが，成人では慢性化する場合が多い．

2．リンパ節

リンパ節(lymph node)はリンパ管の経路の途中に介在しており，免疫応答を発動することで，真菌，細菌，ウイルス，あるいは癌細胞などが血管系に入り込むのを食い止める役割を果たす．

リンパ節はソラマメ型で被膜に覆われており，被膜近くの皮質と中心部の髄質，さらに皮質と髄質の間に位置する傍皮質領域に分けられる．皮質にはリンパ濾胞が形成されており，細菌感染などの刺激が加わると，リンパ濾胞に免疫反応の結果としてリンパ球が集まった胚中心が生じる．リンパ球には，胸腺に由来し細胞性免疫に関与するT細胞と，骨髄に由来し液性免疫に関与するB細胞，T，Bどちらにも属さないNK細胞がある．B細胞は主に皮質に存在し，T細胞は傍皮質領域に存在する．

a. 炎症性疾患

1) ネコひっかき病(cat-scratch disease)

30歳以下の若年者でみられ，猫に引っ掻かれたのち，1～3か月後に，その所属リンパ節が発熱とともに腫大するリンパ節の化膿性炎症性疾患である．手を引っ掻かれれば，腋窩リンパ節や頸部のリンパ節が腫大する．ある種のウイルス，クラミジア感染によって起こる．組織学的には，中心部に壊死と膿瘍形成がみられ，その周囲には柵状に配列肉芽腫形成がみられる．

2) 結核性リンパ節炎(tuberculous lymphadenitis)

結核菌の感染によって起こる．組織学的には，乾酪壊死と類上皮細胞・Langhans巨細胞からなる肉芽腫形成が特徴である．結核菌の初感染巣となる肺門部リンパ節や縦隔リンパ節でみられることが最も多いが，頸部や腸管リンパ節に生じることもある．

3) 伝染性単核球症(infectious mononucleosis)

EBウイルス(Epstein-Barr virus；EBV)の感染

によって生じ，発熱，咽頭痛，リンパ節腫脹などの症状を伴う．経口感染によって起こり，キスによっても伝染するためキス病(kissing disease)ともいわれる．通常は，小児期にEBVに感染しても特異的な症状を伴わない不顕性感染であり，成人期には80%以上の人がその抗体を有している．伝染性単核球症は小児～若年者(15～25歳)におけるEBVの初感染によって生じることが多い．末梢血にリンパ球の増加と異型リンパ球の出現を認める．リンパ節においては，組織学的に種々の大きさの異型リンパ球，大型芽球の増殖がみられるが，リンパ節の構造は比較的保たれている．

b. 悪性リンパ腫

リンパ球系細胞が腫瘍性に増殖した悪性腫瘍を悪性リンパ腫(malignant lymphoma)という．多くはリンパ節に発生するが，消化管，咽頭粘膜，皮膚，骨髄など全身臓器から発生する．小児から老人まで幅広い年齢層にみられる．はじめはリンパ節，あるいは，臓器に限局していることが多いが，進行するにつれて全身リンパ節，あるいは他の臓器に広がる．骨髄に浸潤し，そこでリンパ腫細胞が増殖すれば，やがて末梢血に出現し白血病の状態となる．

悪性リンパ腫はHodgkinリンパ腫と非Hodgkinリンパ腫に大別され，治療選択を行ううえで重要な分類となっている．Hodgkinリンパ腫は連続性に進展することから，治療方針，予後を予測するうえで，その病期が重要となってくる．Hodgkinリンパ腫において，侵襲が横隔膜の上下にまたがるか否かで，病期Ⅰ,Ⅱ期と病期Ⅲ,Ⅳ期(リンパ節外臓器に浸潤)に分かれる．また，B症状とは，持続する発熱，10%以上の体重減少，盗汗があり，A症状とはこれがない状態であり，病期ⅠA,ⅡAの早期Hodgkin病は原則として放射線療法が適応となるが，ⅢB,Ⅳ期などの進行期Hodgkin病は化学療法が主体となる．一方，非Hodgkinリンパ腫は，きわめて多様であり，その組織型によって低悪性度群，中・高悪性度群，超高悪性度群に分かれている(表4)．また，Hodgkinリンパ腫とは異なり，通常，非連続性に進展し，また，節外部位に初発する例も多く，原則として，化学療法が主体である．非Hodgkinリンパ腫は主にB細胞由来のB細胞性リンパ腫とT細胞由来のT細胞性リンパ腫に分類される．近年では，B細胞性リンパ腫の細胞膜に表出しているCD20抗原に対する抗CD20抗体(リツキシマブ)が抗腫瘍効果をもたらしている．

表4 非Hodgkinリンパ腫の悪性度

	B細胞性	T細胞性(NK含む)
低悪性度	小細胞性 リンパ形質細胞性 有毛細胞白血病 脾臓辺縁帯B細胞性 MALT 節性辺縁帯B細胞性 濾胞性(Grade 1, 2, 3a)	大顆粒リンパ性 菌状息肉症 慢性型成人T細胞性
中～高悪性度	形質細胞腫/骨髄腫 マントル細胞 濾胞性(Grade 3b) びまん性大細胞型 縦隔発生硬化性大細胞型 血管内大細胞型	前リンパ球性白血病 末梢T細胞性 血管免疫芽球型 NK/T細胞性　鼻型 未分化大細胞型
超高悪性度/急性	リンパ芽球型 バーキット 形質細胞白血病	リンパ芽球型 成人T細胞性

(菊池昌弘，森茂郎(編)：最新・悪性リンパ腫アトラス．文光堂，2004より)

1) MALTリンパ腫(mucosa-associated lymphoid tissue lymphoma；MALToma)

消化管，肺などの粘膜リンパ関連組織から発生するB細胞性リンパ腫であり，比較的予後がよく，低悪性度である．胃のMALTリンパ腫は*H. pylori*感染との関連が報告されている．

2) 濾胞性リンパ腫(follicular lymphoma)

胚中心細胞由来の腫瘍細胞が濾胞状の構造(図72)を呈しながら増殖するB細胞性リンパ腫であり，50～70歳代の高齢者で生じる．濾胞構造を形成する腫瘍細胞が，ほとんど小型のcentrocytic(中心細胞性)な細胞からなる場合をGrade 1とし，大型のcentroblastic(中心芽細胞性)な細胞が多くなるにつれてGradeは上がっていく．

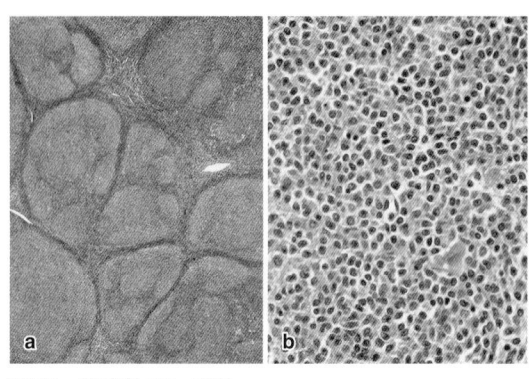

図72　濾胞性リンパ腫
弱拡大像で，結節状構造が密に認められる(a)．強拡大像で，主に小型で核の切れ込みのある濾胞中心細胞様細胞が密に認められる(b)．tingible body macrophage は認められない．

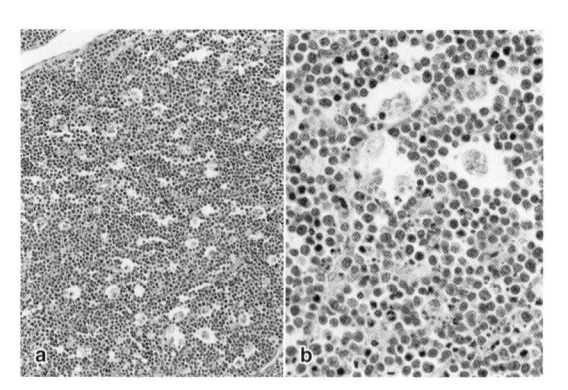

図74　Burkitt リンパ腫
弱拡大像で，腫瘍細胞増殖を背景に，明るく抜けたマクロファージが散見され，starry sky 像を示す(a)．強拡大像で，中等大の腫瘍細胞のびまん性増殖を認める．核破砕物を貪食するマクロファージを認める(b)．

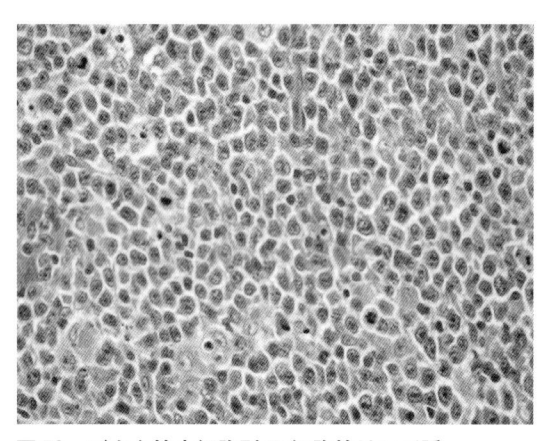

図73　びまん性大細胞型 B 細胞性リンパ腫
大型の異型リンパ球が密に増殖している．核分裂像が散見される．免疫組織化学的に CD20 陽性を示す．

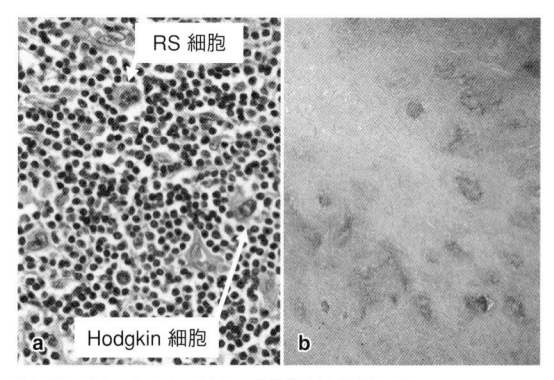

図75　Hodgkin リンパ腫（結節硬化型）
弱拡大像では著明な線維化を認める(a)．強拡大像では，背景に多彩な炎症細胞を伴うが，腫瘍細胞はごくわずかに散見される程度である(b)．単核で大型の Hodgkin 細胞と，核小体明瞭な多核の大型細胞〔Reed-Sternberg(RS)細胞〕を認める．

3) びまん性大型 B 細胞リンパ腫
   (diffuse large B-cell lymphoma)

わが国の悪性リンパ腫のなかで最も頻度が高い．大小の異型細胞がびまん性に増殖する B 細胞性リンパ腫である（図73）．

4) Burkitt（バーキット）リンパ腫

B 細胞性リンパ腫である．EBV 感染と密接に関連しているものの，散発性の非アフリカ型では EBV が検出されないものがある．わが国では小児から若年者における節外性発生が特徴的であり，卵巣，回腸，大網などの腹部臓器に多い．組織学的には，特徴的な starry-sky appearance 像を呈する（図74）．

5) Hodgkin（ホジキン）リンパ腫

頸部などの無痛性のリンパ節腫脹から始まり，通常，連続性に進展し，リンパ節以外の臓器に進展することは稀である．若年の男性に比較的多い．リンパ節は組織学的には，Reed-Sternberg（リード・ステルンベルグ）細胞とよばれる多核の巨細胞や Hodgkin 細胞の出現を認め（図75），リンパ球などの炎症細胞の割合，あるいは，背景の線維化などをもとに，リンパ球優勢型，混合細胞型，

表5 脾腫の原因

原因	おもな疾患
循環障害（うっ血）	弁膜症等による心不全，肝硬変に伴う門脈圧亢進症，特発性門脈圧亢進症〔Banti（バンチ）症候群〕
感染症	伝染性単核球症，マラリア，敗血症
代謝異常による異常物質の蓄積	Gaucher病，Niemann-Pick病，アミロイドーシス（→ p.30, 34）
血液疾患	溶血性貧血，各種白血病，悪性リンパ腫など
腫瘍	癌の転移，血管腫

結節硬化型，リンパ球減少型の4型に分かれる．

3. 脾臓

脾臓（spleen）の実質はリンパ濾胞からなる白脾髄と脾索および脾洞からなる赤脾髄からなる．白脾髄はリンパ球産生と抗体産生，赤脾髄は血液の貯留，異物の処理，赤血球破壊に伴う鉄の貯蔵などを行う．

a. 脾腫

脾臓が腫大した状態を脾腫（splenomegaly）という．原因としては，門脈圧亢進症などの循環障害に伴ううっ血，白血病などの血液疾患，伝染性単核球症やマラリアなどの感染症，代謝異常に伴う異常物質の蓄積など様々である（**表5**）．脾機能が亢進し，血球が破壊され，貧血，出血傾向などが生じる場合，脾摘の対象となりうる．

4. 胸腺

胸腺は前縦隔の上方，正中部に位置し，被膜に覆われた左右の葉構造からなる．胸腺では，T細胞の成熟が行われる．組織学的には，皮質と髄質に分かれ，皮質では主に胸腺細胞（幼弱T細胞）が密に認められるが，一方，髄質では上皮細胞が多く，同心円層状のHassall（ハッサル）小体が認められる．胸腺は思春期以後退縮する．

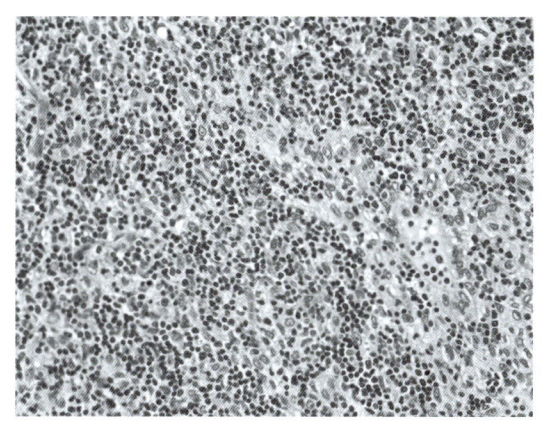

図76 胸腺腫
リンパ球が多くみられるが，腫瘍性上皮細胞も散在している．上皮細胞は類円形であり，空胞状で核小体の目立つ核を有する．

a. 萎縮と肥大

胸腺は思春期で最大に達し，以後は加齢とともに生理的萎縮を起こす．前縦隔の脂肪組織内に痕跡的に散在しているにすぎない．退縮した胸腺組織の上皮成分が嚢胞状になっていることもしばしばある．成人で胸腺が退縮せずに残存したり，あるいは，正常以上に肥大している場合，重症筋無力症を発症することがある．

b. 腫瘍

1）胸腺嚢胞（thymic cyst）

良性腫瘍である．嚢腫は胸腺に由来する種々の上皮によって覆われており，嚢胞壁には胸腺組織が存在している．

2）胸腺腫（thymoma）（図76）

胸腺腫は胸腺実質に似てリンパ球と細網細胞状の上皮細胞からなる腫瘍で，多くは40歳代以上で発生する．胸腺腫の10％では重症筋無力症の合併がみられる．胸腺腫は良性腫瘍であるにもかかわらず，浸潤，播種，転移をきたすことがあり，その場合，予後不良となりうる．

腫瘍を構成するリンパ球，上皮性分の形態，割合によって，Type A，Type B1，Type B2，Type B3にわかれる．Type Aは，紡錘形・卵円形腫瘍細胞からなる腫瘍であり，一見，非上皮性腫瘍に

類似している．細胞異型は乏しく，リンパ球は僅少，あるいは欠如している．多くは被膜を有する．Type B1 は大部分は正常胸腺皮質に類似しており，リンパ球が多く，腫瘍性上皮細胞は少数散在している．Type B2 はリンパ球が多く，腫瘍性上皮細胞は類円形で散在性ではあるが，B1 よりも多く認められる．Type B3 は上皮細胞が優位であり，シート状に増殖している．細胞の異型は欠如しているか，あるいは，あっても軽度である．

3）胸腺癌(thymic carcinoma)

胸腺癌は，強い異型性を示した扁平上皮癌の組織像を呈し，周囲に硝子化した膠原線維の幅広い間質を伴う．本来は末梢性Tリンパ球のマーカーであるCD5が上皮細胞において陽性を示すことが多い．

4）胚細胞腫瘍

若年者においてみられる．精巣にみられる胚細胞腫瘍と類似した組織像を呈する．精上皮腫(seminoma)，奇形腫(teratoma)，胎児性癌(embryonal carcinoma)などがある．

H 神経・感覚・運動器系

本項を理解するためのキーワード

❶ 神経変性疾患
ある特定の機能系統の神経細胞郡が徐々に死んでいく原因不明の疾患群である．代表疾患としてParkinson(パーキンソン)病，筋萎縮性側索硬化症などがあげられる．

❷ 脱髄疾患
有髄線維では神経軸索を髄鞘が包んでいるが，その髄鞘が崩壊する疾患が脱髄疾患である．代表疾患として多発性硬化症があげられる．

❸ 脳腫瘍
脳の部位ごとに好発する腫瘍が存在する．また，腫瘍の組織的悪性度に応じてGrade分類がなされている．星細胞系腫瘍が最も頻度が高い．

❹ 骨腫瘍
多くの骨腫瘍は年齢，発生骨，骨内占拠部などに，特徴的な好発傾向がみられる．

I. 脳・神経系

神経系は中枢神経系(entral nervous system；CNS)と末梢神経系(peripheral nervous system；PNS)に大別される．中枢神経系は脳(brain)と脊髄(spinal cord)であり，頭蓋腔と脊柱管腔内に存在する．末梢神経系には脳から発する12対の脳神経(cranial nerves)，脊髄より出る31対の脊髄神経(spinal nervus)がある．末梢神経は機能的には，体性神経と，自律神経に分かれる．体性神経には，末梢からの刺激を中枢に伝達する感覚神経と，中枢からの興奮を末梢へ伝達する神経である運動神経がある．自律神経は意志とは関係なく植物的機能(呼吸，循環など)に関する神経であり，交感神経と副交感神経がある．

a. 発生異常

胎生3週のころに外胚葉から神経板がつくられ，それが次第に陥凹し，神経堤を形成しながら，次第に癒合，閉鎖する．この過程を神経管閉鎖といい，胎生5週に完了する．こうした神経管の発達，閉鎖に異常をきたすと，その外側の髄膜，頭蓋骨および脊椎骨にも異常が生じることが多い．関連した発生異常に次のものがある．

1）二分脊椎(spina bifida)

脊椎の椎弓は，神経管閉鎖の時期からおよそ胎生11週にかけて閉鎖してくる．しかし，閉鎖が不完全な場合，脊椎骨の椎弓が欠損した状態となるため，椎骨が二分してしまう．これを二分脊椎〔または脊椎癒合不全(spinal dysraphism)〕といい，脊髄や髄膜が外部に突出していないものを潜在性二分脊椎(spina bifida occulta)，嚢状に外部に突出したものを嚢胞性二分脊椎(spina bifida cystica)という．

2) 髄膜瘤(meningocele), 脊髄髄膜瘤(myelomeningocele)

いずれも，囊胞性二分脊椎に相当する．髄膜瘤とは，椎弓欠損部もしくは頭蓋骨欠損部より髄膜が皮下へ囊胞状に突出する髄膜ヘルニアの状態をいう．突出した囊胞内には髄膜（硬膜，くも膜）と脊髄液のみであるため，臨床症状は比較的軽微である．一方の脊髄髄膜瘤は，脊髄が髄膜に覆われた状態で囊状に突出しているため，下肢の麻痺や変形，排泄障害などが起こる．

3) 無脳症(anencephaly)

胎生期3～4週の神経管閉鎖障害によって起こる．胎児脳組織の著しい低形成や全欠損がみられる．一般に頭蓋骨の欠損，形成不全を伴う．

b. 神経変性疾患

ある特定の機能系統の神経細胞が，選択的に系統的に徐々に萎縮し消失していく疾患であり，多くは原因不明である．経過は慢性，かつ進行性である．

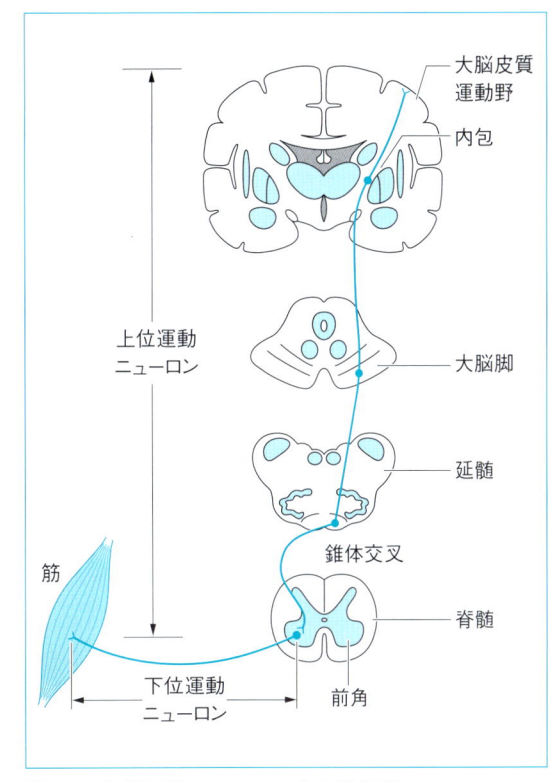

図77 上位運動ニューロンと下位運動ニューロン

1) アルツハイマー型認知症 (dementia of Alzheimer type；DAT)

大脳皮質の神経細胞が侵される．多くは老年期（60歳以上）で発症し，症状として進行性の精神衰退，認知症傾向が生じる．主に前頭葉，側頭葉，頭頂葉において対称性に大脳皮質の萎縮が認められる．組織学的には，大脳皮質に神経細胞の萎縮，脱落がみられ，多数の老人斑（アミロイドβ蛋白質と腫大した変性神経突起，神経膠細胞）の出現，神経細胞の神経原線維性変性（らせん状のねじれた線維が神経細胞の核周囲に形成）などが認められる．老人斑，神経原線維性変性は，老年期認知症，あるいは，正常加齢症例の大脳皮質にも認められる．

2) Parkinson(パーキンソン)病

多くは50歳以上の高齢者に生じ，仮面様顔貌，筋緊張，振戦，前屈姿勢，小刻み歩行などの症状がみられる．錐体外路系，特に黒質および青斑核の神経細胞の変性，消失，メラニン色素の減少がみられる．神経細胞の脱落とともに，細胞体内外，あるいは，神経突起内などにLewy(レヴィ)小体が形成される．

3) 筋萎縮性側索硬化症 (amyotrophic lateral sclerosis；ALS)

中年男性に多い．運動ニューロン（図77）の上位，下位ともに変性する個発性神経変性疾患である．下位ニューロンが先に障害されれば脊髄性進行性筋萎縮症(spinal muscular atrophy；SMA)，球麻痺から障害されれば進行性球麻痺(progressive bulbar paralysis；PBP)とよばれる．脊髄の前角運動ニューロン系が系統的に侵される．脊髄の側索を占めている皮質脊髄路の変性，萎縮のために骨格筋の神経原性萎縮をきたし，1～6年の経過をとり呼吸不全で死亡する難病である．病理学的には，前角の前後の萎縮によって脊髄は扁平化し，髄鞘染色では後索以外，特に側索，前索の淡

明化をきたす．前角細胞の単純萎縮，色素性萎縮や，神経貪食像，軸索の腫大(spheroid)，Bunina（ブニナ）小体などがみられる．脳幹では，舌下神経核，顔面神経核，疑核，迷走神経背側核などの運動神経核の脱落が起こる．中心前回の Betz（ベッツ）細胞，巨大錐体細胞 giant pyramidal cell ともいう）の変性脱落，錐体路の神経線維の減少が起こる．眼球運動核，Onufrowicz（オヌフロヴィッツ）核（オヌフ核 Onuf nucleus ともいう）は保たれる．

c. 脱髄疾患

脱髄疾患(demyelinating disease)とは髄鞘が変性・崩壊する疾患である．髄鞘を形成しているのは，中枢神経においてはオリゴデンドロサイト(oligodendrocyte)，末梢神経においては Schwann（シュワン）細胞である．軸索が選択的に障害され，軸索が正常に保たれるのを一次性脱髄，軸索の障害に続発する髄鞘の障害を二次性脱髄という．原因不明の特発性脱髄と，ウイルスやアルコールに伴う症候性脱髄がある．

脱髄性疾患としては多発性硬化症(multiple sclerosis)が代表的で，20～30 歳代に生じ，比較的女性に多い．わが国では稀な疾患である．さまざまな神経症状が増悪と寛解を繰り返す慢性疾患で，経過は病巣の発生部位によって異なる．原因は不明であり，ウイルス感染および免疫機序が考えられているが証明されておらず，遺伝的，環境的因子も加わった複合因子的発症も論じられている．組織学的には大脳，脊髄，視神経，脳幹および脳室近傍の白質に，非系統的，多発性に脱髄巣(plaque)が生じる．わが国では，視神経と脊髄を種病巣とする症例が多い．視神経と横断性脊髄炎を呈するものを視神経脊髄炎〔optic neuromyelitis, Devic（デビック）病ともいう〕，大脳半球に広範に病変が広がるものを広汎性硬化症型〔Schilder（シルダー）病〕という．組織学的には，急性期には髄鞘を貪食したマクロファージ，星状細胞の増生を認め，病巣周辺の血管周囲にリンパ球浸潤巣が形成される．陳旧性病変では，軸索も障害されグリア線維が増加しグリア瘢痕を形成する．新旧の病変は共存してみられるのも特徴である．

d. 脳血管障害

脳血管障害(cerebrovascular accident；CVA)は中枢神経系に生じる最も多い疾患であり，がん（悪性新生物），心疾患に次いで 3 大死因の 1 つとなっている．

1) 脳梗塞(cerebral infarction)

脳血流の低下によって，組織に不可逆性の変化を生じる．脳血流の低下は血管内腔の狭窄，閉塞により起こるが，原因としては動脈硬化による血栓形成が最も多く，次いで心臓弁膜症の際に形成された血栓や，腫瘍細胞による塞栓症である．分布領域の脳組織が壊死に陥り，それぞれの病巣に対応した症状を生じる疾患である．中大脳動脈の分布領域において発生することが多く，この場合，対側の麻痺，運動および感覚障害，失語症などが起こる．組織学的に壊死巣内には，髄鞘の崩壊で生じた脂質を貪食したマクロファージが多数出現し，古くなった病巣では融解壊死部が吸収され空洞化し，周囲には星状神経膠細胞の増加（グリオーシス（神経膠症）；gliosis）がみられる．

2) ラクナ梗塞(lacunar infarction)

粥状硬化によって生じる微小梗塞巣であり，大脳基底核に好発する．高齢者に多くみられ，比較的無症状である．

3) 無酸素性脳症(anoxic encephalopathy)

無酸素性脳症では選択性易襲性があり，大脳皮質の第 2～3 層，第 5～6 層の壊死による層状壊死(laminar necrosis)，海馬，小脳の Purkinje（プルキンエ）細胞が断血性変化を示す．

4) 脳内出血(intracerebral hemorrhage；ICH)

脳実質内部の出血の総称である．高血圧による出血が最も多い．血漿性動脈壊死によって小動脈瘤が形成され，ついに破綻する．高血圧による出血の起こりやすい部位は，大脳基底核，前頭葉，小脳，橋などである．その他，脳出血の原因とし

ては，出血傾向がある場合や，脳動脈瘤の破裂，動静脈奇形の破綻，アミロイド血管症，脳腫瘍の出血などがあげられる．

5）くも膜下出血
（subarachnoid hemorrhage；SAH）

くも膜下腔への出血であり，原因としては，脳動脈瘤の破裂（70〜90％），脳動静脈奇形（5〜10％）が重要である．脳動脈瘤としては，脳底部の動脈〔Willis（ウィリス）動脈輪〕に生じる先天的なものが多く，前交通動脈瘤・内頸動脈の後交通動脈への分岐部・中大脳動脈の第一分岐部などが好発部位である．出血は脳底部のくも膜下腔の広い範囲に広がる．組織学的には，細い動脈が囊状にふくらみ〔囊状動脈瘤（saccular aneurysm）という〕，内弾性板と中膜平滑筋層が欠損し，内膜は脂肪化，硝子化を示す．壁全体が結合組織で置換される場合もある

6）慢性硬膜下血腫（chronic subdural hematoma）

頭部の外傷によって，大脳皮質から硬膜静脈洞への架橋静脈が破れて出血し，くも膜と硬膜の間隙に血腫を形成する．徐々に血腫は成長し，受傷後しばらく経ってから症状が出る．

7）もやもや病（moyamoya disease）

ウィリス動脈輪閉塞症ともいう．両側の頸動脈遠位端部に生じた進行性の内膜肥厚が脳主幹動脈に及ぶことで，Willis動脈輪の著しい狭窄が起こる．組織学的には，内頸動脈終末部，前・中大脳動脈近位部の内膜における線維性結合織の増生があり，さらに新たな弾性線維が加わり層状構造を示す．その代償として出現する脳底部の動脈性の側副血行網をもやもや血管（moyamoya vessel）とよぶ．

8）脳アミロイド血管症
（cerebral amyloid angiopathy）

アミロイド・アンギオパチー（amyloid angiopathy；AA）ともいう．小動脈，毛細血管の壁にアミロイドが沈着する．軟膜から皮質内の動脈に観察され，血管壁の中膜から外膜にかけて沈着する．高齢者においては，ほぼ例外なく血管へのアミロイド沈着がみられる．アミロイド血管症は葉性出血（lobar hematoma）の原因となる．

e. 脳・神経系の感染症

1）急性化膿性髄膜炎（acute purulent meningitis）

病原体性細菌が髄膜に感染し，増殖した結果，引き起こされる急性髄膜炎である．成人では肺炎球菌，髄膜炎菌，インフルエンザ桿菌，大腸菌などが一般的である．肉眼的には，脳表面を白い膿瘍が覆う．組織学的には，くも膜下腔における多量の好中球浸潤，リンパ球浸潤，マクロファージの集簇などを認める．

2）結核性髄膜炎（tuberculous meningitis）

結核菌の血行性播種によって起こる脳底髄膜炎．肉眼的には軟膜の混濁，肥厚がみられる．組織学的には，壊死性の肉芽腫を形成し，Ziel-Neelsen染色によって，結核菌は陽性を示す．

3）真菌性髄膜炎（fungal meningitis）

クリプトコッカス，カンジダ，ムコール，アスペルギルスなどの真菌の感染によって起こる髄膜炎．クリプトコッカスが最も頻度が高い．

4）単純ヘルペス脳炎
（herpes simplex encephalitis）

1型（口部ヘルペスウイルス；HSV-1）は重篤な急性脳炎を引き起こす．側頭葉内側部，帯状回などの大脳辺縁系の片側に出血壊死を起こす．神経細胞には特徴的な抗酸性封入体〔Cowdry（カウドリー）A型核内封入体〕が認められる．2型（性器ヘルペスウイルス；HSV-2）は比較的予後のよい髄膜炎，脊髄炎を起こす．

5）日本脳炎（Japanese encephalitis）

コガタアカイエカにより伝播される日本脳炎ウイルスによる脳炎であり，日本では7月から9月に発生する．大脳皮質，大脳基底核，視床，黒質などが障害され，後遺症として固縮，振戦などを

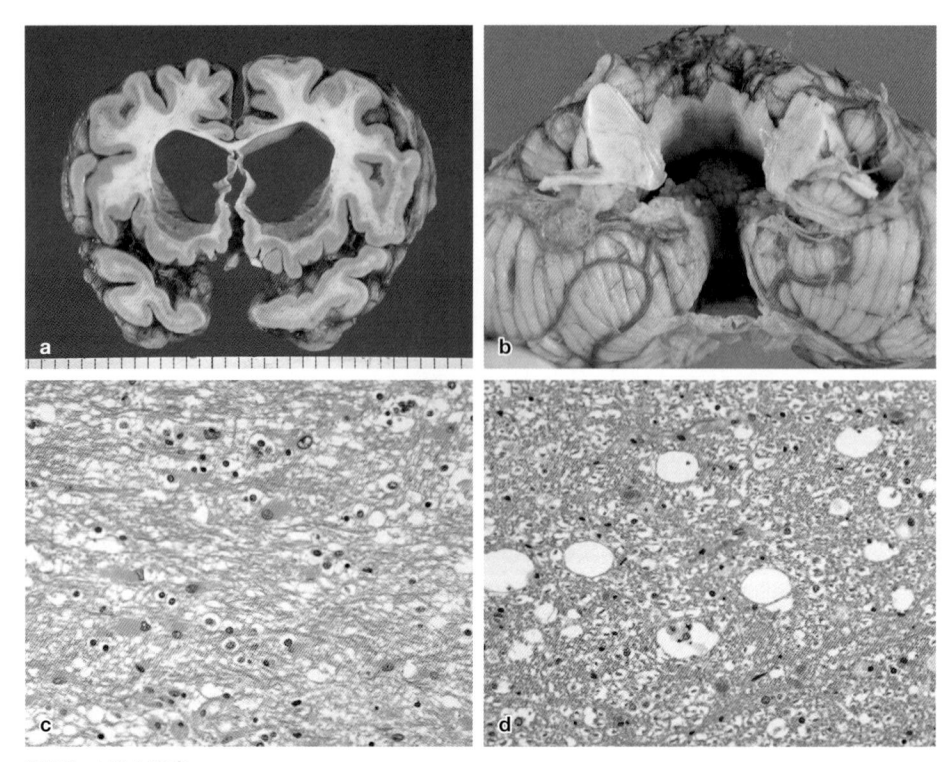

図 78　HIV 脳症
a．白質の萎縮に伴い，脳溝，脳室の拡大が目立つ．
b．中小脳脚で切離し，第 4 脳室を前方より見た図．中脳水道，第 3, 4 脳室に拡張がみられた．
c．大脳白質．不整な淡明化がみられ，肥大した星状細胞の増生を認める．
d．頸髄側索．延髄錐体から頸髄側索にかけて空胞化がみられ，時に大食細胞の出現を伴っている．

呈する．

6）急性灰白髄炎（acute poliomyelitis）

ポリオウイルスにより脳幹運動諸核，脊髄前角が侵される．いわゆるポリオ（polio），小児麻痺の原因疾患である．組織学的には，感染部位では血管周囲への著明なリンパ球浸潤と，神経細胞の脱落を認める．

7）HIV 脳症（HIV encephalopathy）（図 78）

HIV は好んで中枢神経を侵し，進行性認知症をきたす．免疫不全による日和見感染（トキソプラズマ症，ヘルペス脳炎など）も合併することが多い．HIV の感染したマクロファージによって分泌される細胞因子によって，皮質下白質に脱髄を起こす．大脳基底核も侵されやすい．肉眼的には，大脳白質の量が減少することで大脳は萎縮し，側脳室の拡大がみられる．組織学的には，白質の髄鞘は変性し，グリオーシス，ミクログリアの増加がみられる．血管周囲のマクロファージや多核巨細胞の集簇も特徴的であり，ここでウイルスが証明されうる．

8）亜急性硬化性全脳炎
　　（subacute sclerosing panencephalitis；SSPE）

麻疹ウイルスの変異株によって起こり，小児期から成人期前までに発症する．遅発性ウイルス感染症（長期間のウイルスの無症候性の持続感染後に，徐々に神経障害生じ進行する疾患）の 1 つである．病変の主座は白質であり，脱髄の脱落，さらには，軸索の崩壊を引き起こす．肉眼的には，白質の著明な萎縮と硬化がみられ，組織学的には，

髄鞘の消失を認め，さらに，炎症が乏しいにもかかわらず，著しいグリオーシスを認める．灰白質の神経細胞の核内にはCowdry A 型の好酸性封入体を認める．

9) 進行性多巣性白質脳症 (progressive multifocal leukoencephalopathy；PML)

悪性腫瘍や慢性感染症，あるいは，免疫抑制患者において，パポバウイルスの中のJCとSV40ウイルスによって生じる日和見感染症であり，亜急性の中枢神経系の脱髄疾患である．肉眼的には，皮質下白質から深部白質にかけて小さな灰色の脱髄斑が多数出現する．特に皮質下白質に集中し，脳室周辺には及ばない点で，多発性硬化症とは異なる．組織学的には，脱髄斑周囲では，血管周囲の細胞浸潤や，奇怪で巨大な核を有するアストロサイトの肥大増生を認める．

10) プリオン病 (prion disease)

核酸をもたないが，感染性を有する異常型プリオン蛋白によって生じる脳障害である．通常，正常型プリオン蛋白は脳の神経細胞に存在する．異常型プリオンは，正常型プリオンとは構造も異なり，なおかつさまざまな分解酵素に抵抗性であり，表面活性剤にも難溶性で，神経細胞に蓄積していく．異常型プリオンが正常型プリオンに接触することでこれを異常型に変え増殖すると考えられるが，その感染機序はいまだ不明な部分が多い．肉眼的には脳の萎縮と，灰白質細胞間の空胞変性を認め，空胞の増大とともに，神経細胞が変性消失し，海綿状状態を呈する．組織学的には神経細胞は消失し，アストロサイトの増生を認める．大脳皮質と大脳基底核が最も高度に障害を受ける．小脳では顆粒細胞の脱落と，Purkinje (プルキンエ)細胞の消失がみられる．プリオン抗体による染色で，シナプスに一致してびまん性にプリオン蛋白が認められる．プリオン蛋白遺伝子の変異として，P102L変異がよく知られている．

11) 脳膿瘍 (brain abscess)

脳実質内に膿瘍が貯留した状態をいう．ブドウ球菌や連鎖球菌などが膿瘍を形成しやすい．敗血症などの血行性感染，外傷などによる直接感染，口腔，鼻腔の炎症の脳への波及などによって，脳膿瘍が形成される．膿瘍周囲にはグリオーシスの形成や線維芽細胞の増生などが生じる．

12) 神経梅毒 (neurosyphilis)

梅毒スピロヘータの神経感染によって，数か月から数年の経過後に発症する神経障害である．髄液は梅毒血清反応陽性を示すが無症候のものを無症候型とよぶ．また，髄膜，血管を侵すものを髄膜血管型といい，髄膜炎，あるいは，脳腫瘍様症状を呈するゴム腫 (syphilitic gumma)，脳や脊髄の血管が侵されたことによる血管閉塞症状などがみられる．実質型神経梅毒は，スピロヘータによって脳，脊髄の実質が侵されたものであり，脊髄癆 (tabes dorsalis；脊髄の後根と後索の変性)，進行麻痺 (taboparalysis；大脳皮質と皮質下諸核が侵された状態)などが含まれる．ペニシリン導入後は激減している．

f. 中毒症

マンガン中毒では，大脳基底核の淡蒼球，尾状核が侵され，パーキンソニズムを起こす．ヘロイン常用者にみられるMPTP中毒では，微量でも体内に入ると黒質のドーパミン神経を破壊する．一酸化炭素，二硫化炭素，シアンなどによる中毒も，黒質-線条体系の神経細胞を障害し，パーキソニズムを起こす．

アルコール中毒では，ビタミンB_1欠乏によってWernicke (ウェルニッケ)脳症が起こり，眼球運動麻痺，歩行異常，記憶障害 [Korsakoff (コルサコフ)症候群] が生じ，病理学的に乳頭体，中心灰白質，下丘，第四脳室底部，視床などに病変が認められる．

メトトレキサート，カモフルなどの抗癌剤は，大脳白質の髄鞘を障害し，脱髄性変化を起こす．抗精神病薬は，その副作用として，急激な発熱，発汗，筋固縮，意識障害など悪性症候群が生じ，筋崩壊によりCPKなどの筋酵素も上昇する．キノホルムによって起こるSMON (スモン)は，下

肢の感覚障害, 運動障害, 腹部症状, 眼症状などがみられ, 病理学的に脊髄の後索, 側索において軸索の変性をきたす.

鉛, 水銀, カドミウムなどの重金属も中毒症状を引き起こし, 重篤な神経障害を引き起こす.

g. 脳腫瘍

脳腫瘍(brain tumor)は頭蓋内に発生した腫瘍であり, 原発性脳腫瘍(primary brain tumor)と転移性脳腫瘍(metastatic brain tumor)がある. 原発性脳腫瘍は, 発生母地と腫瘍細胞の病理組織学的特徴に基づいて分類がなされている. 症状としては, 脳腫瘍による頭蓋内圧亢進に伴う頭痛, 吐き気, うっ血乳頭などを呈する. また, 病変部位によって異なる症状がみられ, たとえば, 大脳半球にできた腫瘍の場合には, 片麻痺や失語症, 感覚障害などが起き, 下垂体, 視床下部の腫瘍であれば, 内分泌症状を呈する場合もある. なお, 2007年度のWHO中枢神経系腫瘍分類ではほとんどの脳腫瘍はその組織学的悪性度に応じて, GradeⅠからGradeⅣに分けられており, GradeⅠは外科的切除で完治可能な良性腫瘍, GradeⅡは5年以上の生存が期待される腫瘍, GradeⅢは2〜3年の生存が期待され, GradeⅣは無治療で1年以内に死亡する高悪性度腫瘍という目安になっている.

腫瘍の主な組織型を表6に, 好発部位を表7に示す. また, 代表的な腫瘍について以下に説明する.

1) 星細胞系腫瘍

最も代表的な神経上皮性腫瘍である. 広範な浸潤性増殖を特徴とする浸潤型と, 境界が比較的明瞭な限局型に分類される. 浸潤型には, びまん性星細胞腫(図79), 退形成性星細胞腫, 膠芽腫(図80)があり, 限局型には, 毛様細胞性星細胞腫, 多形黄色星細胞腫などがある. 浸潤型の悪性度は, 細胞異型, 核分裂像, 壊死, 微小血管増殖の4つの項目で評価され, 分類される(表8). すなわち, びまん性星細胞腫(GradeⅡ)は細胞異型はみられても, 核分裂像, 壊死, 微小血管増殖は認められず, 一方, 膠芽腫(GradeⅣ)は, 細胞異型が高度で, 核分裂像が目立ち, 偽柵状壊死, あるいは微小血管増殖像を伴う.

限局型である毛様細胞性星細胞腫は小児に頻度の高い星細胞系腫瘍であるが, WHO GradeⅠに位置づけられており, 長期の生存が期待できる. 組織学的には, 毛髪様の突起を有する毛様性細胞が増殖し, しばしば, Rosenthal(ローゼンタール)線維とよばれる好酸性の光沢のある物質の沈着を伴う.

2) 乏突起細胞系腫瘍

乏突起膠腫は, 乏突起細胞に類似した円形核と淡明な細胞質を持った円形細胞腫瘍の浸潤性増殖からなる腫瘍であり, GradeⅡに分類される. 退形成性乏突起膠腫は, 乏突起膠腫に比べ細胞密度が増し, 高度の細胞異型, 多数の核分裂像, 壊死, 微小血管増殖像などの像を呈しており, GradeⅢに相当する.

3) 上衣系腫瘍(図81)

上衣腫は上衣細胞への分化傾向を示す腫瘍であり, 脳室壁や脊髄中心管から発生する. 上衣腫はGradeⅡに分類され, 血管周囲偽ロゼットや上衣ロゼット構造を形成する. 一方, 退形成性上衣腫はGradeⅢに分類されており, 細胞密度が高く, 核分裂像が多数認められる.

4) 脈絡叢腫瘍

脈絡叢上皮に分化を示す腫瘍であり, その悪性度によって, 脈絡叢乳頭腫(GradeⅠ), 異型脈絡叢乳頭腫(GradeⅡ), 脈絡叢乳頭癌(GradeⅢ)に分類される.

5) 胎児性腫瘍

髄芽腫(図82), 原始神経外胚葉性腫瘍, 非定型奇形腫様ラブドイド腫瘍の3つが含まれており, いずれもGradeⅣに位置づけられる高悪性度腫瘍群である. 組織学的には, いずれも未分化な小型細胞の増殖を主体とする腫瘍である. 髄芽腫は小児の小脳に好発し, しばしば第四脳室を閉塞し

表6 脳腫瘍の主な組織型

A. 神経上皮系腫瘍
1. 星細胞系腫瘍
   ❶ びまん性星細胞腫（diffuse astrocytoma）
   ❷ 退形成性星細胞腫（anaplastic astrocytoma）
   ❸ 膠芽腫（glioblastoma）
   ❹ 毛様細胞性星細胞腫（pilocytic astrocytoma）
   ❺ 多形黄色星細胞腫（pleomorphic xanthoastrocytoma）
   ❻ 大脳膠腫症（gliomatosis cerebri）
2. 乏突起細胞系腫瘍
   ❶ 乏突起膠腫（oligodendroglioma）
   ❷ 乏突起星細胞腫（oligoastrocytoma）
   ❸ 退形成乏突起膠腫（anaplastic astrocytoma）
3. 上衣系腫瘍
   ❶ 上衣腫（ependymoma）
   ❷ 退形成性上衣腫（anaplastic ependymoma）
   ❸ 上衣下腫（subependymoma）
   ❹ 粘液乳頭状上衣腫（myxopapillary ependymoma）
4. 脈絡叢腫瘍
   ❶ 脈絡叢乳頭腫（choroid plexus papilloma）
   ❷ 異型脈絡叢乳頭腫（atypical choroid plexus papilloma）
   ❸ 脈絡叢癌（choroid plexus carcinoma）
5. 神経細胞系および混合神経細胞・膠細胞腫瘍
   ❶ 中枢性神経細胞腫（central neurocytoma）
   ❷ 神経節膠腫（ganglioglioma）
   ❸ 胚芽異形成性神経上皮腫瘍（dysembryoplastic neuroepithelial tumor）
6. 松果体実質腫瘍
   ❶ 松果体細胞腫（pineocytoma）
   ❷ 松果体芽腫（pineoblastoma）
7. 胎児性腫瘍
   ❶ 髄芽腫（medulloblastoma）
   ❷ 原始神経外胚葉腫瘍（primitive neuroectodermal tumor）
   ❸ 非定型奇形腫様ラブドイド腫瘍（atypical teratoid/rhabdoid tumor）

B. 末梢神経腫瘍
1. シュワン細胞腫（schwannoma）
2. 神経線維腫（neurofibroma）

C. 髄膜腫瘍
1. 髄膜皮細胞由来の腫瘍
   ❶ 髄膜腫（meningioma）
   ❷ 異型性髄膜腫（atypical meningioma）
   ❸ 退形成性髄膜腫（anaplastic meningioma）
2. 間葉系の腫瘍
   ❶ 孤立性線維性腫瘍（solitary fibrous tumor）

D. その他
1. 血管の腫瘍
   ❶ 血管芽腫（hemangioblastoma）
   ❷ 血管周皮腫（hemangiopericytoma）
2. 悪性リンパ腫（malignant lymphoma）
3. 胚細胞の腫瘍
   ❶ 胚腫（germinoma）
   ❷ 奇形腫（teratoma）
4. 頭蓋咽頭腫（craniopharyngioma）
5. 下垂体腺腫（pituitary adenoma）
6. ラトケ嚢胞（Rathke's cleft cyst）
7. 脊索腫（chordoma）
8. 転移性腫瘍（metastatic tumor）

表7 部位別好発腫瘍

部位	腫瘍
大脳全般	膠芽腫，びまん性星細胞腫，退形成性星細胞腫，乏突起膠腫，悪性リンパ腫
側頭葉	神経節膠腫[*]，胚芽異形成性神経上皮腫瘍[*]
傍矢状洞，大脳鎌，硬膜	髄膜腫
トルコ鞍・視交叉付近	下垂体腺腫，頭蓋咽頭腫，毛様細胞性星細胞腫，胚細胞腫瘍
側脳室	上衣腫，脈絡叢乳頭腫，神経細胞腫，びまん性星細胞腫，髄膜腫，上衣下腫[*]
第三脳室	上衣腫，毛様細胞性星細胞腫，脈絡叢乳頭腫
松果体	松果体細胞腫，松果体芽腫，胚細胞腫瘍
小脳	髄芽腫，毛様細胞性星細胞腫，血管芽腫
第四脳室	上衣腫，脈絡叢乳頭腫，毛様細胞性星細胞腫，上衣下腫[*]
小脳橋角部	Schwann細胞腫，髄膜腫，類表皮嚢腫
脳幹	びまん性星細胞腫

[*]頻度は低いが，発生部位が特徴的（病理と臨床，2004年10月号より）

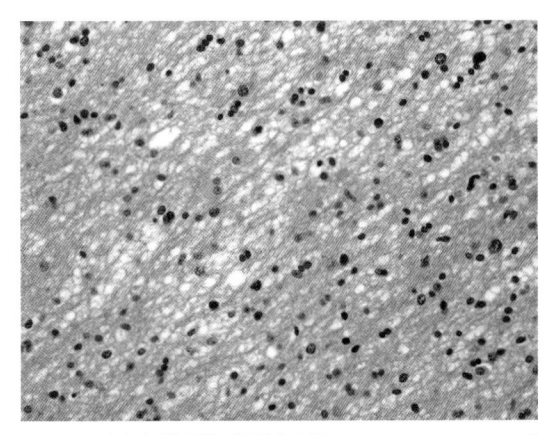

図79 びまん性星細胞腫（diffuse astrocytoma）の組織像

繊維状の背景に，異型を示す星状膠細胞の増生が認められる．細胞分裂は基本的に認められない．

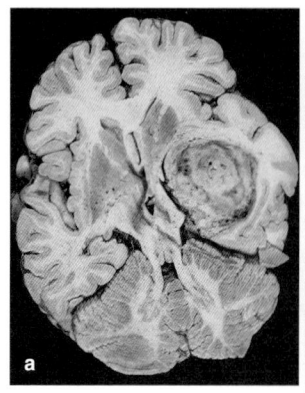

図80　膠芽腫
a．片側の側頭葉から基底核にかけて，圧排性に増殖する腫瘍を認める．
b．偽柵状壊死像．壊死巣を腫瘍細胞が放射状に取り囲む．
c．血管内皮細胞の増殖像．膠芽腫に特徴的である．
（平野朝雄：カラーアトラス神経病理　第3版，医学書院，2006より許可を得て転載）

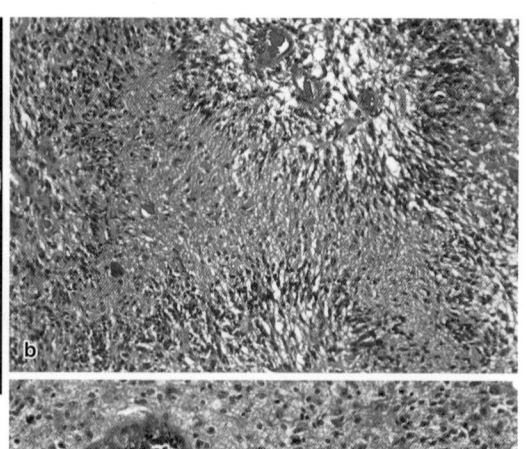

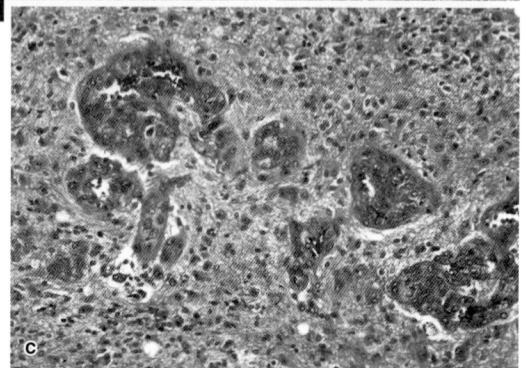

表8　浸潤型星細胞系腫瘍の悪性度分類

組織型	悪性度（Grade）	細胞異型	核分裂像	壊死，あるいは，微小血管増殖像
びまん性星細胞腫	Ⅱ	あり	なし	なし
退形成性星細胞腫	Ⅲ	あり（高度）	あり	なし
膠芽腫	Ⅳ	あり（さらに高度）	あり	あり

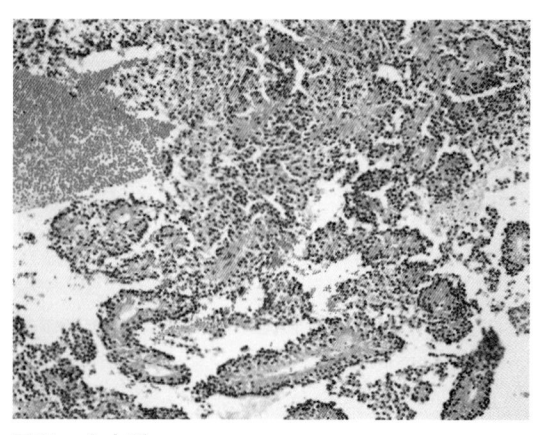

図81　上衣腫
比較的均一な類円形核と好酸性の胞体あるいは細胞質突起を有する細胞が増生している．血管周囲性偽ロゼット形成を認める．

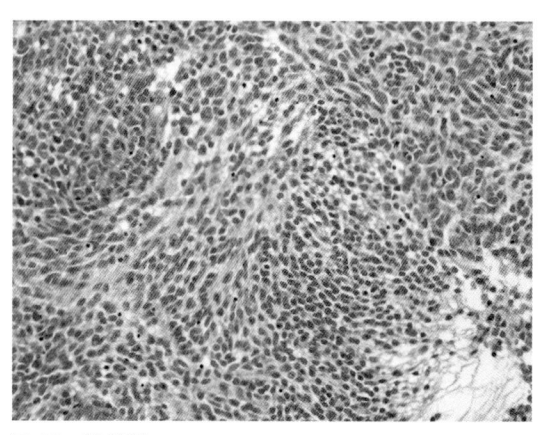

図82　髄芽腫
クロマチンに富む核と類円形ないし人参形の乏しい細胞質からなる小型細胞がびまん性に，高密度に増殖している．

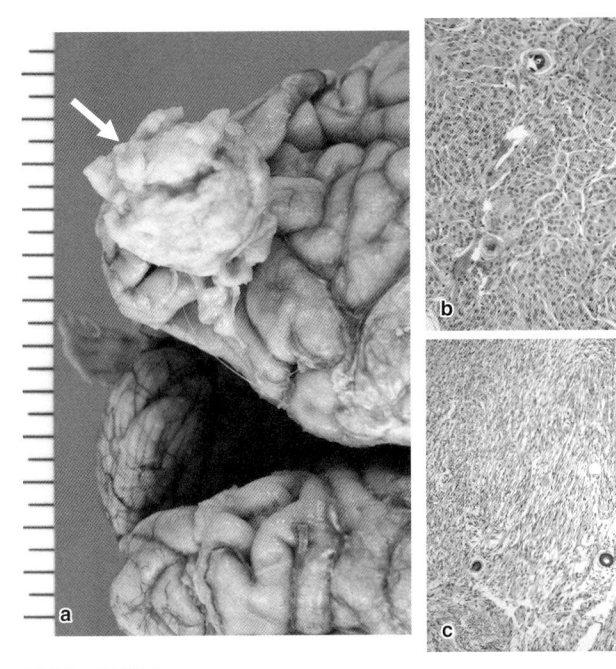

図83 髄膜腫
a. 肉眼像（左図）．左後頭葉に付着する3cm大の腫瘤（矢印）を認めた．組織学的には，傍矢状洞発生の線維性髄膜腫であった．
b. 髄膜上皮型髄膜腫（右上図）．髄膜腫の原型ともいうべき組織．類円形の淡明な核と幅広い好酸性の細胞質を有する腫瘍細胞が増生し，渦巻状配列などを呈している．
c. 線維性髄膜腫（右下図）．膠原線維を背景として，紡錘状腫瘍が増殖している．砂粒体が散見される．

水頭症を起こしたり，髄液播種をきたす．

6）Schwann（シュワン）細胞腫

良性腫瘍であるSchwann細胞腫は末梢神経であればどこでも発生しうるが，頭蓋内では第8脳神経の前庭神経において生じやすい．よって，小脳橋角部における腫瘍の鑑別診断において，必ず考えなければならない腫瘍である．組織学的には細胞成分の多い領域〔Antoni（アントニー）A〕では，紡錘形細胞が束をなしながら錯走し，核の柵状配列やVerocay（ヴェロカイ）小体（核の柵状配列と，好酸性を示す核のない部分が縞模様状にみえる配列）が特徴的にみえ，その一方で細胞成分の乏しい領域（Antoni B）も認められる．

7）髄膜性腫瘍（図83）

低悪性度の髄膜腫（Grade I）はくも膜細胞由来の腫瘍である．発生部位は傍矢状洞が多い．境界明瞭な結節性腫瘍を形成し，周囲脳実質を圧排するように増殖する．組織像としては，細胞境界不明瞭な合胞状にもみえる腫瘍細胞が分葉状構造，胞巣状構造を呈しながら増殖する．しばしば，渦巻状配列と砂粒体を伴う．核分裂像や細胞密度，細胞異型が増すと，異型髄膜腫となりGrade IIに位置づけられる．さらに，異型髄膜腫のレベルを超えた明らかな悪性腫瘍といえる異型性を伴った場合には，退形成性髄膜腫となりGrade IIIに位置づけられる．

8）悪性リンパ腫（malignant lymphoma）

中枢神経に原発するリンパ球由来の悪性腫瘍であり，原発性脳腫瘍の3%弱を占める．高齢者に多い．組織型は，diffuse large B-cell lymphomaが最も多い．

9）胚細胞腫瘍（germ cell tumor）

松果体，下垂体などで生じる．組織学的には，精巣腫瘍における胚細胞腫瘍と類似した増を呈している．ジャーミノーマ（germinoma；精巣由来のセミノーマ，卵巣の未分化胚細胞腫に相当する腫瘍），胎児性癌（embryonal carcinoma），卵黄嚢腫瘍（yolk sac tumor），絨毛癌（choriocarcinoma），奇形腫（teratoma）などがある．

10）頭蓋咽頭腫（craniopharyngioma）

ラトケ嚢（Rathke pouch）の遺残上皮から発生したと考えられる上皮性腫瘍．

11）転移性脳腫瘍（metastatic brain tumor）

肺癌が最も多く，乳癌，皮膚癌（メラノーマ）が続く．

h. 末梢神経の疾患

1）ワーラー変性

末梢神経が切断されると，神経線維の軸索と髄鞘は変性・崩壊し，崩壊物はマクロファージに貪食される．このような像をワーラー変性（wallerian degeneration）という．切断された神経束ではSchwann細胞が断端部を橋渡しするように増殖し，その中を中枢側断端から軸索が新たに伸び出し，神経の再生がなされる．

2）神経鞘腫（neurinoma, schwannoma）

末梢神経系の軸索を取り囲む髄鞘を構成する神経鞘細胞（Schwann細胞）から発生する良性腫瘍である．脳腫瘍では，小脳橋角部から発生する聴神経鞘腫がよく知られている．脳幹，小脳を圧迫する．

3）神経線維腫（neurofibroma）

神経鞘の腫瘍で，Schwann細胞と神経周皮細胞や線維芽細胞の混合増殖からなる腫瘍．von Recklinghausen（フォン・レックリングハウゼン）病〔神経線維腫症1型（neurofibromatosis type 1；NF1）ともいう〕は常染色体優性遺伝性疾患であり，神経線維腫が広範囲に皮膚に発生する．

2. 感覚器系—耳（聴覚・平衡器）

耳（ear）は，音を感じる聴覚と，体の回転・加速・傾きを感じる平衡覚の2つの感覚を司る．耳は3つの部分で構成されている（図84）．

1）**外耳（external ear）**：耳介（皮膚で覆われた軟骨組織）と外耳道からなる．外耳道内腔は扁平上皮で覆われており，上皮下には耳垢腺や毛包がみられる．

2）**中耳（middle ear）**：鼓膜から奥には中耳腔があり，耳小骨（ツチ骨，キヌタ骨，アブミ骨）と，中耳腔から鼻咽腔につながる耳管がある．鼓膜の振動を，耳小骨を介して前庭窓へと伝える．

3）**内耳（inner ear）**：内耳には骨迷路と膜迷路がある．骨迷路は側頭骨に穿たれたトンネルで，半規管，前庭，蝸牛の3つの部分に分かれており，その中にはほぼ同じ形をした膜迷路を入れている．膜迷路は刺激に対する受容体であり，膜迷路を満たす内リンパという液体の振動，動きを，有毛細胞とよばれる感覚細胞が電気的なシグナルに変換する．

a. 耳の非腫瘍性疾患

1）急性中耳炎（acute otitis media）

時間，鼓室，乳突洞，側頭骨含気蜂巣の炎症をいう．小児に多い．肺炎レンサ球菌，インフルエンザ菌がなどの細菌感染によって起こり，非特異的な化膿性炎症をきたす．感染経路としては，耳管を介した感染の波及が最も多い．耳痛，耳漏，難聴などの症状が表れる．中耳腔に膿性の滲出液が貯留し，鼓膜は外耳道へと膨隆する．鼓膜切開，あるいは鼓膜の自然穿孔によって排膿され，治癒する．

2）慢性中耳炎（chronic otitis media）

急性中耳炎が慢性の経過をたどると，鼓膜穿孔と耳漏が持続することで炎症性肉芽組織を形成し，耳小骨の破壊や鼓膜穿孔をきたし，難聴などが生じる．耳茸や真珠腫，コレステロール肉芽腫を伴う．

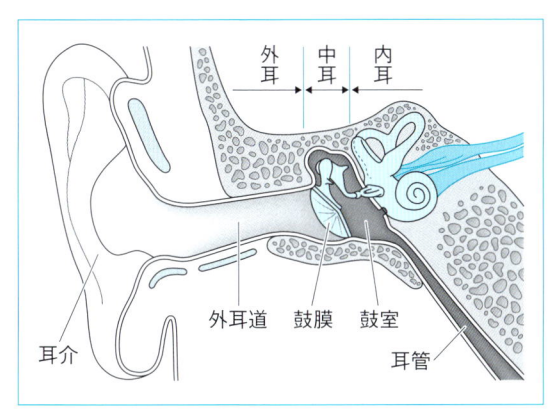

図84 耳の構造

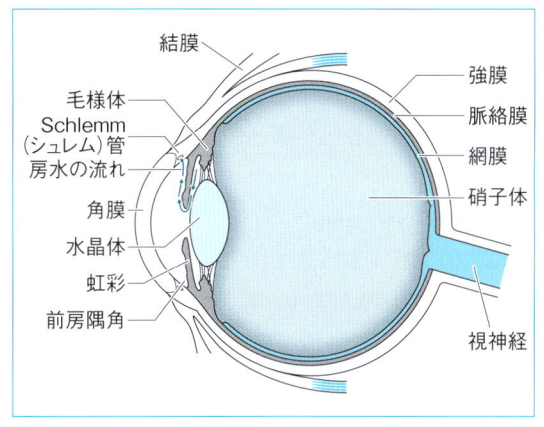

図85 眼の構造

3) Ménière（メニエール）病

眩暈，難聴，耳鳴り，耳閉感の症状を繰り返す難治性の内耳性疾患．内リンパ水腫によって，前庭と蝸牛の細胞を障害することによって起こると考えられている．

4) 副耳（accessory ear）

耳珠前方にみられることが多い．組織学的には，皮膚の隆起と，皮下における耳介軟骨に類似した弾性軟骨を認める．

5) 先天性耳瘻孔
〔congenital preauricular fistula（sinus）〕

耳前部に生じた瘻孔であり，瘻孔内腔は扁平上皮で覆われている．二次感染性の炎症を伴うことが多い．

b. 耳の腫瘍

1) 外耳の腫瘍

露出部でもあり，皮膚でよくみられる腫瘍が発生する．すなわち，脂漏性角化症やケラトアカントーマ（角化棘細胞腫）のような良性腫瘍や，日光角化症，Bowen（ボーエン）病，基底細胞癌，扁平上皮癌，メラノーマ（悪性黒色腫）のような悪性腫瘍が発生する．その他，耳垢腺から発生する耳垢腺腫，耳垢腺癌や，外耳道の軟骨，骨接合部より発生する骨腫などもみられる．

2) 中耳の腫瘍

傍神経節腫は中耳では比較的頻度が高く，女性に多い．頸静脈の傍神経節から発生する．その他，扁平上皮癌，中耳腺腫，中耳カルチノイド，神経鞘腫などもみられる．

3．感覚器系―眼（視覚器）

眼（eye）は光を刺激として受け入れる視覚器である（図85）．眼球には3層の壁構造で囲まれる．外層は角膜と強膜であり，中間層は虹彩，毛様体，脈絡膜（総称をぶどう膜という），最内層が網膜である．壁で囲まれた眼球の内容物は水晶体，硝子体，眼房水である．網膜に投射された光は網膜上の視細胞が感知し，電気信号に変わる．網膜上の神経線維は視神経乳頭に集まり，それが視神経となって外側膝上体，上丘へと電気信号を伝達する．

眼外筋は眼球に付着し，眼球運動に寄与する．眼球の前方には眼瞼があり，表面は皮膚で覆われており，裏面は結膜で覆われている．涙器として涙腺，涙道がある．

a. 眼の疾患

1) 外麦粒腫（external hordeolum）

いわゆる「ものもらい」であり，睫毛の毛根部に存在する脂腺に細菌が感染して起こる急性化膿性炎症である．眼瞼縁に発赤，腫瘤，圧痛を認める．

2) 霰粒腫(chalazion)

マイボーム腺(meibomian gland)に分泌物が溜まり，慢性肉芽性炎症をきたした状態．眼瞼に小さな固い腫瘤が生じるが，痛みはない．

3) 緑内障(glaucoma)

眼圧の上昇する疾患であり，有病率は40歳以上で人口の約4%である．失明の原因となりうる．前房に貯留している房水は，毛様体から常に作られており，水晶体と虹彩の間を通って前房に入り，隅角に位置する線維柱体の孔を介して，眼球の外へ出されて血管に入る．緑内障では，線維柱体の孔が細くなり，あるいは詰まることで房水の流出が悪くなり，眼圧が上昇する．眼圧の上昇によって視神経が圧迫され，視神経の萎縮と視野狭窄が生じる．

4) 白内障(cataract)

水晶体が白く混濁する疾患である．物がぼやけたり，かすんだりして見える．45歳以上の中年にみられ，年齢を重ねるとともに，白内障の頻度は増していく．また，風疹ウイルス感染や胎生期の水晶体形成障害などによって生じる先天的な白内障もある．

5) 結膜炎(conjunctivitis)

結膜に起こる炎症疾患を結膜炎という．大きく分けると，細菌性結膜炎，ウイルス性結膜炎，アレルギー性結膜炎がある．細菌性結膜炎は，ブドウ球菌，肺炎球菌によって起こる．ウイルス性結膜炎にはアデノウイルス8型による流行性角結膜炎，アデノウイルス3型によって起こる咽頭結膜熱(プール熱)などがある．アレルギー性結膜炎には，スギ花粉症のような季節性アレルギー性結膜炎，ハウスダストやダニなどによって起こる通年生アレルギー性結膜炎，薬品や化粧品に対して起こる偶然性のアレルギー性結膜炎などがある．

6) 網膜の疾患

a) 糖尿病網膜症(diabetic retinopathy；DR)

現代の失明の最も大きな原因の1つとなる．糖尿病による代謝異常によって網膜の毛細血管が傷害され，出血，浮腫が起こる．網膜内の出血，浮腫は中心部に起こらなければ自覚症状はないものの，数年から十年以上かけて徐々に進行していく．この経過の遅い状態を非増殖性糖尿病性網膜症(non proliferative diabetic retinopathy)という．網膜上，視神経乳頭上に新生血管が現れ，それが増殖すると，増殖性糖尿病網膜症(proliferative diabetic retinopathy；PDR)とよび，硝子体出血とよばれる眼内への出血を起こしたり，硝子体の変性，収縮に伴う後部硝子体剥離を起こしたりする．経過が速く，無治療だと数年で失明となる．

b) 網膜剥離(retinal detachment；RD)

網膜剥離とは，網膜の視細胞層が色素上皮層を脈絡膜側に残して剥離した状態である．

c) 網膜芽細胞腫(retinoblastoma)

網膜に発生する腫瘍であり，失明の原因となる．視神経へと浸潤する．遺伝性で両眼が冒されるものや，受胎後の遺伝子変異などによって，片眼性に起こるものがある．第13番染色体上の腫瘍抑制遺伝子(RB遺伝子)の欠失によって起こることが知られている．

4. 運動器系

骨格筋(skeletal muscle)は横紋筋よりなり，しばしば，腱(tendon)とよばれる白く丈夫な膠原線維束に移行したのちに骨(bone)に付着する．筋の作用はその収縮によって行われ，筋の両端が付着した2つの骨が，筋の収縮に伴って引き寄せられる．筋の収縮や緊張の命令を脳，脊髄から伝えるものは神経であり，筋に進入する神経は枝分かれしていき，最終的には筋線維の1本1本が1本の神経線維と結合した状態となる．

a. 筋肉系の疾患

筋萎縮の原因として，下位運動ニューロン障害による神経原性筋萎縮(neurogenic muscular atrophy)と，筋自体の病変による筋原性筋萎縮(myogenic muscular atrophy)がある．神経原性筋萎縮をきたした筋組織は，グループ萎縮(group atrophy）とよばれる特徴的な組織像を呈する．

1）進行性筋ジストロフィー
　　（progressive muscular dystrophy；PMD）

　筋線維の壊死，変性と再生を繰り返しながら，筋萎縮と進行性の筋脱力をきたす遺伝性筋疾患である．最も頻度が高いのは Duchenne（デュシェンヌ）型（DMD）で，伴性劣性遺伝でありX染色体のジストロフィン遺伝子の欠損により引き起こされる．症状としては，2〜5歳ころより発症し，起立，歩行の遅延から始まり，筋原性筋萎縮が進行し筋力低下の範囲が広がっていく．やがて，呼吸筋萎縮や嚥下障害を起こし，呼吸不全を起こす．また，心筋疾患を合併することも多い．

2）重症筋無力症（myasthenia gravis；MG）

　運動神経末端から骨格筋への情報伝達はアセチルコリンを介してなされる．しかし，重症筋無力症では，骨格筋におけるアセチルコリン受容体に対して自己抗体が産生されるために，この情報伝達がブロックされてしまう．症状として，筋脱力，易疲労感などがみられる．また，眼瞼下垂，複視，呼吸障害なども起こりうる．胸腺腫を合併することが多い．

b. 骨折

　骨組織が外傷などによって連続性を失った状態を骨折（fracture）という．全身症状としては，痛みや出血によるショック，発熱を認めることがあり，局所症状としては，骨折部の腫脹，疼痛，機能障害，変形，異常可動性，軋音などがある．合併症として脂肪塞栓症が生じることもあり，場合によっては死に至ることもある．骨折部位の腫脹，疼痛を伴う出血性炎症は数日で治まり，ついで仮骨とよばれる結合組織が生じ，この組織内に骨，軟骨形成が起こる．さらに，仮骨は骨芽細胞と破骨細胞の働きで再構成され骨化し，骨折部は修復されていく．

c. 骨の感染症
1）急性骨髄炎（acute osteomyelitis）

　黄色ブドウ球菌などの細菌によって引き起こされ，骨髄内に生じた化膿性の炎症を指す．12歳以下の小児に好発する．細菌が血行性に長管骨の骨幹端部の海綿骨内に運ばれ，そこに留まり，骨幹端部の成長板を障害する．抗菌薬の利用によって現在では頻度は減少しているが，もしも適切な治療がなされなければ，骨内で炎症は拡大し，重篤なものとなる．

2）結核性骨髄炎（tuberculous osteomyelitis）

　肺や腸管における結核に引き続いて，結核菌が血行性に脊椎，長管骨などに到達して結核病変を形成した病態をいう．結核性脊椎炎（tuberculous spondylitis），脊椎カリエス（spinal caries）ともよばれる．病理組織学的には，骨の破壊像と結核性肉芽腫の形成を認める．急性骨髄炎と比べて進行は早くはないが，適切な治療を行わないと，骨，関節に重篤な障害を残す．

d. 骨粗鬆症

　骨形成の減少，骨吸収の増加によって，骨の形成と吸収のバランスが崩れ，骨組織が量的に減少した状態である．病理組織学的には，骨梁がやせて菲薄化し，疎な状態となる．最も一般的な骨粗鬆症（osteoporosis）は，特発性全身性骨粗鬆症であり，中年以降，加齢に伴って全身性に骨の萎縮が進行し，背部痛や脊椎の変形，あるいは転倒などのはずみで簡単に大腿骨頸部骨折などを起こす．本症は男性よりも女性に多く，閉経に伴う女性ホルモンの減少などもかかわっている．

e. 骨・軟部組織の腫瘍
1）類骨骨腫（osteoid osteoma）

　青年期に発生する良性病変であり，下肢長管骨に限局し，増強する痛みを訴える．X線的にはナイダス（nidus）とよばれる病的透明像と周囲の硬化像が認められる．病理組織学的には，多少の石灰沈着を伴った類骨および骨梁と血管に富んだ骨梁間結合組織からなっている．

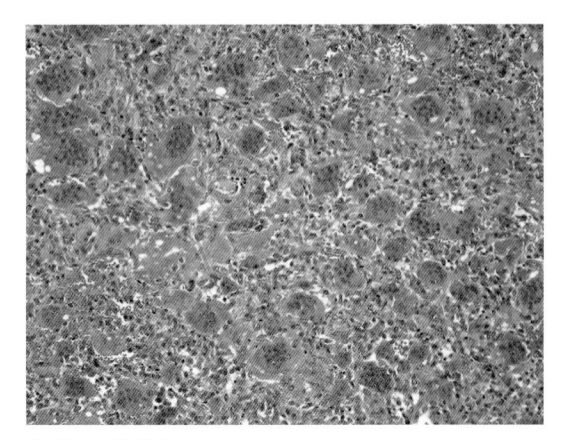

図86 巨細胞腫
組織球様細胞とともに，多数の破骨細胞型多核巨細胞の出現を認める．

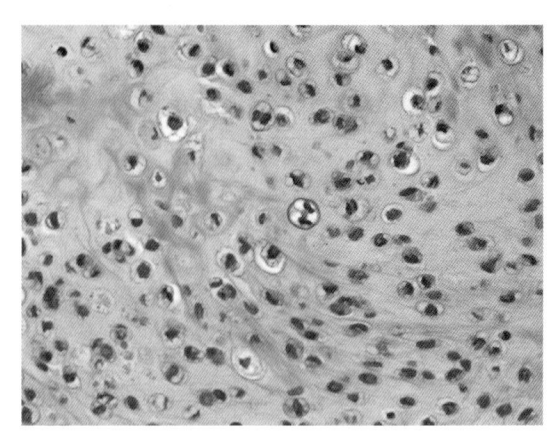

図87 軟骨肉腫
粘液様の器質を背景として，核型不整な腫瘍細胞が増殖している．

2) 巨細胞腫 (giant cell tumor；GCT)

成人期(20～40歳)に発生し，長管骨の末端，特に膝に隣接した領域に起こりやすい．骨の破壊をきたすため，病的骨折を起こしやすい．50％は良性で完全な除去により治癒するが，30％は再発する．また，10％はもともと悪性であるか，あるいは放射線治療により悪性転化をきたし，肺などに転移をきたす．病理組織学的には，多核巨細胞の増殖に伴う骨破壊(図86)．核分裂像，核異型が目立てば悪性(肉腫)と判断することも可能であるが，一般に組織像から良悪を判断するのは難しい．

3) 骨肉腫 (osteosarcoma)

若年者(10～25歳)にみられ，骨形成の能力を保持した幼若な細胞からなる腫瘍であり，部位としては，四肢の長管骨の末端，特に膝周囲に発生しやすい．腫瘍の増殖は髄腔に始まるが，初期は無症状であり，大腿下端の腫脹や発赤，痛みなどの臨床症状が生じたときには病状は進行しており，すでに肺転移を起こしていることもある．通常型骨肉腫はその組織像から，骨芽細胞型(50％)，軟骨芽細胞型(25％)，線維芽細胞型(25％)に分類される．

4) 軟骨肉腫 (chondrosarcoma) (図87)

40～70歳に好発する，軟骨形成能を有する悪性腫瘍である．骨盤，長管骨，肋骨，脊椎骨に発生しやすい．臨床的には長期間の局所の腫脹と痛みが主症状である．外科的完全切除が第一選択であり，放射線や化学療法は高悪性度病変にのみ行う．軟骨肉腫はその組織像の悪性度から Grade 1 (50～60％)，Grade 2 (30～40％)，Grade 3 (<5％；稀)に分けられる．

5) Ewing (ユーイング) 肉腫

10～30歳代で好発する比較的稀な腫瘍である．原始性神経外胚葉性腫瘍の一種と考えられている．長管骨，特に大腿骨，脛骨，上腕骨，腓骨に発生する．病理組織学的には，N/C比の高く裸核状で小型の類円形腫瘍細胞が密に増殖しており，ロゼット様の細胞配列を示す．細胞質はグリコーゲンが豊富であり，PAS染色陽性を示す．

6) 転移性骨腫瘍 (metastatic bone tumor)

悪性腫瘍はしばしば骨に転移をきたす．原発性の骨腫瘍よりも頻度が高い．悪性腫瘍は脊椎に血行性に転移することが多く，肺癌，乳癌，前立腺癌，腎癌，甲状腺癌などさまざまである．骨の形成を伴う骨形成性転移と，骨の吸収を伴う骨溶解性転移があり，多くの癌は後者であるが，前立腺癌と乳癌は骨形成性転移をきたす．

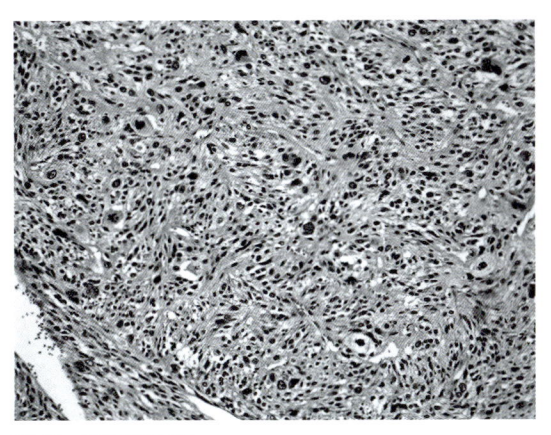

図88 平滑筋肉腫
好酸性の胞体を有する紡錘形腫瘍細胞の束状配列を認める．単核，多核の奇怪な核を有する多形性成分も認められる．

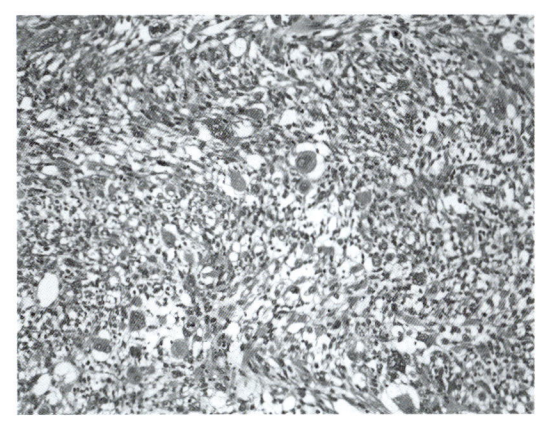

図89 横紋筋肉腫
未分化な小円形細胞や短紡錘形細胞のびまん性増殖と，好酸性の豊かな胞体を有する横紋筋芽細胞の出現を認める．

7）平滑筋肉腫（leiomyosarcoma）（図88, 89）

高齢者に多くみられ，発生部位は後腹膜，腸間膜，大血管などの深在型と皮膚，皮下などの浅在型に分かれる．深在型の方が予後不良である．組織学的には，好酸性で細線維状の細胞質と，両切りタバコ状の核を有する腫瘍細胞が束をなしながら増生している．

8）脂肪肉腫（liposarcoma）（図90）

中高年に多くみられ，大腿，殿部，後腹膜に発生する．肉眼的に黄白色調で，しばしば巨大な腫瘤を形成する．組織型から，分化型，粘液型，円形細胞型，多形型，脱分化型の5つの亜型があり，前2つは比較的予後良好であるが，後ろ3つは予後不良である．粘液型が最も高頻度であり，組織学的には，粘液基質と毛細血管網を背景に脂肪芽細胞が認められる．

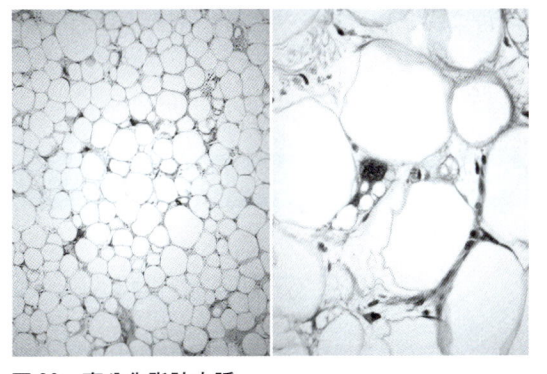

図90 高分化脂肪肉腫
左図：高分化脂肪肉腫（脂肪細胞性脂肪肉腫）の弱拡大像．成熟した脂肪細胞からなるが，若干，細胞の大小不同がみられる．また，核の異型と濃染性もみられる．
右図：強拡大像．多空胞性の細胞質と濃染する核を有する脂肪芽細胞を認める．

f. 椎間板ヘルニア

椎間板ヘルニア（disk herniation）は髄核が突出，脱出することで，脊髄が圧迫され症状が出現する（図91）．好発部位は腰椎，頚椎である．

g. 関節リウマチ

関節リウマチ（rheumatoid arthritis；RA）は膠原病の1つであり，多発性の非化膿性の関節炎を主な症状とする全身性の炎症性疾患である．関節炎は主に，手足の小関節，手首，膝，肘，肩，股，頚椎などの滑膜関節に生じる．

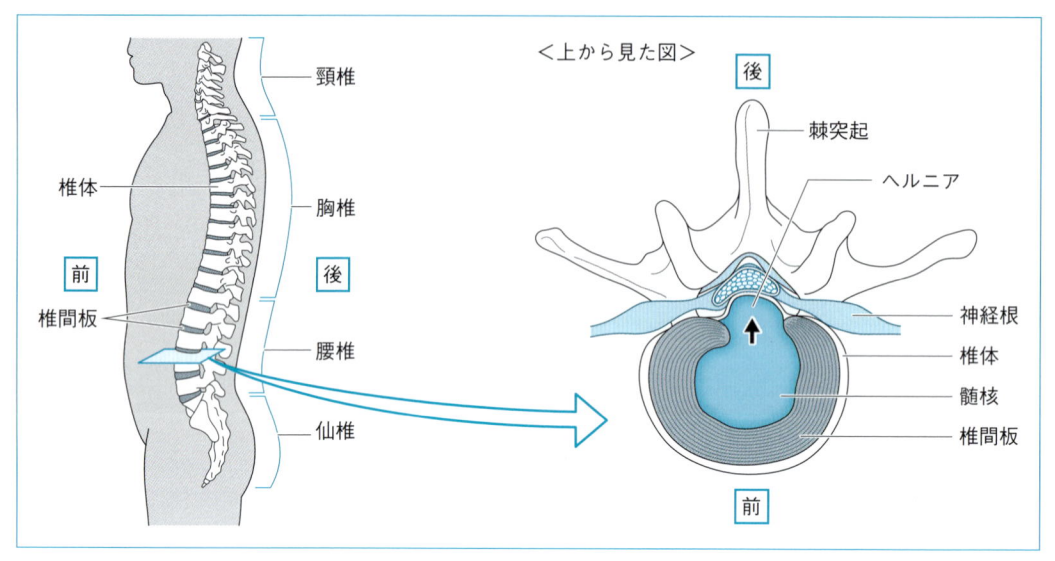

図91 椎間板ヘルニア

I 皮膚および胸壁

本項を理解するためのキーワード

❶ 乳癌
乳癌の悪性腫瘍の大部分は癌腫であり，日本人女性の罹患率は著しい増加傾向にある．乳癌の組織分類は，非浸潤癌，浸潤癌，Paget（パジェット）病の3つに大きく分けられる．

❷ 皮膚腫瘍
皮膚腫瘍は，皮膚原発の腫瘍と転移性腫瘍に分けられる．皮膚原発の腫瘍は，上皮性腫瘍，メラノサイト系腫瘍，間葉系腫瘍の3つに大きく分けられる．上皮性腫瘍は皮膚癌をさし，メラノサイト系腫瘍の代表的なものには母斑細胞母斑，悪性黒色腫がある．

1. 皮膚

皮膚（skin）は身体の外表を覆い，外界からの物理的および化学的刺激に対する防御起点としての役割を果たし，身体を守る働きをする重要な臓器である（図92）．組織学的には，表皮，真皮，皮下脂肪層の3層からなり，毛・毛包，アポクリン腺，脂腺，汗腺，立毛筋といった皮膚付属器が存在する．表皮と皮膚付属器は外胚葉，真皮は中胚葉から発生する．各層の厚さ，構成成分の大きさ，豊富さなど，量的割合は身体の部位によって異なる．たとえば，汗腺のなかでもアポクリン腺は，腋窩，乳房，外陰部といった限られた部位に存在するが，エクリン腺は，ほぼすべての皮膚に存在する．表皮を構成する細胞は，角化細胞ともよばれ，基底層から分裂，分化しながら上層に向かい，有棘層，顆粒層を経て，角化を伴った角層となる．

表皮には角化細胞のほかに，メラノサイト，Langerhans（ランゲルハンス）細胞，Merkel（メルケル）細胞が存在する．メラノサイト（色素細胞）は表皮基底側に存在し，メラニン顆粒を産生し，角化細胞に送ることで，有害な紫外線を防御している．

a. 湿疹・皮膚炎（図93）

湿疹（eczema）とは，非感染性で，主として表皮に起こる炎症をいう．からだのどの部分にも生じる．湿疹反応はアレルギー性反応によって起こるものが多い．病理組織学的な特徴的所見として

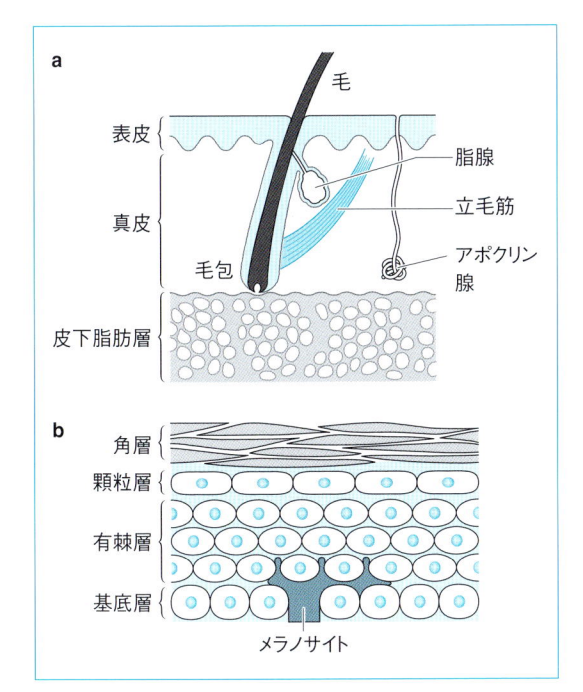

図92 皮膚および表皮の構造
a．皮膚の構造．皮膚は表皮，真皮，皮下脂肪織の3層構造よりなる．
b．表皮の構造．表皮には表皮細胞のほかに，表皮基底側にメラノサイトとよばれる色素細胞が存在する．

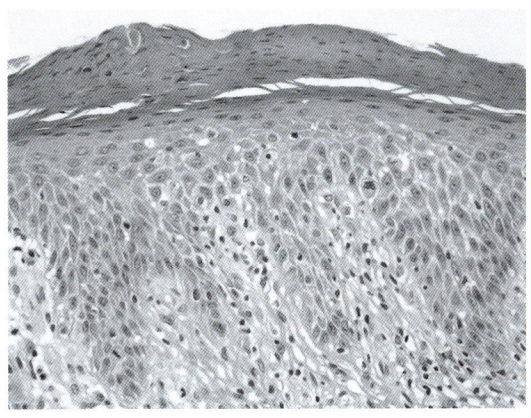

図93 湿疹・皮膚炎の組織像
表皮内にリンパ球浸潤を伴った海綿状変化を認める．

は，炎症の急性期に，表皮内のリンパ球浸潤と表皮細胞間の浮腫による海綿状変化がみられる．浮腫が著明となって表皮内水疱を形成することもある．慢性化すると皮膚が厚くなって，きめが荒れてくる苔癬化を呈し，かゆみが持続する．湿疹・皮膚炎には，接触皮膚炎，アトピー性皮膚炎，脂漏性皮膚炎などがある．

アトピー性皮膚炎では花粉，ハウスダスト，食物などに対して，IgE抗体が過剰に産生されために生じるとI型アレルギー反応である．

b. 蕁麻疹

蕁麻疹（nettle rash）とは膨疹を形成する疾患群の総称である．強いかゆみを伴った限局性の浮腫による膨疹が一過性に出現する．食事，生活環境因子，薬剤などが原因となる．組織学的には，真皮上層の炎症性浮腫が主体であり，血管周囲性に好中球，好酸球，リンパ球などの炎症細胞の浸潤

がみられる．表皮の変化は乏しい．

c. 瘢痕，ケロイド

炎症性反応などに伴って，増殖した線維芽細胞が線維化を起こし，しばらく後に膠原線維化した状態を瘢痕（scar）という．そのなかに肥大増殖した病態をつくるものがあり，ケロイド（keloid，cheloid）とよばれている．

d. 水疱性・膿疱性疾患

表皮内や表皮直下の真皮に水様の液を多量に含む病変をいう．水疱と膿疱の違いは，その内容物に単核球を含むか多核白血球を含むかによる．生じる原因としては細菌，ウイルスのほか，免疫的機序，遺伝が関与するものがある．

1) 天疱瘡（pemphigus）

表皮は細胞同士がそれぞれ架け橋のようなものがくっついている．天疱瘡では，細胞接着にかかわる架け橋が，自分自身の免疫反応によって破壊されてしまう．そして接着性を失った表皮細胞はばらばらとなり，表皮内に水がたまって水疱となる．臨床的には，皮膚や口腔粘膜に弛緩性の水疱とびらんを多発する．

e. 感染性皮膚疾患

1) 単純ヘルペス（単純疱疹；herpes simples）

単純ヘルペスは単純ヘルペスウイルスによる皮膚感染症であり，口唇ヘルペスと性器ヘルペスが有名である．組織学的には表皮細胞の核内にウイルス封入体を認める．表皮細胞が浮腫を伴って風船様あるいは球状に膨らみ，ついには壊死に陥る．表皮細胞が壊死に陥った空隙に水がたまり，小水疱を形成する．

2) 水痘（varicella），帯状疱疹（herpes zoster）

初感染時には水痘となり，原因ウイルスである水痘帯状疱疹ウイルスが脊髄の神経節に残る．免疫力，抵抗力が落ちたときに再活性化し，皮膚の末梢神経の走行に一致した小水疱形成をきたすことがあり，帯状疱疹とよばれ，小水疱が消退後に激しい神経痛を伴うことがある．

f. 膠原病

1) エリテマトーデス

皮膚に病変が限局し，他臓器の障害や免疫学的検査で異常を認めない皮膚限局型と，全身諸臓器を侵す全身性エリテマトーデス（systemic lupus erythematosus；SLE）に大別される．自己免疫疾患の1つである．全身性エリテマトーデスでは，高熱，全身倦怠などの症状とともに，鼻背を中心に両頬部に左右対称に広がる蝶形紅斑が特徴的で，同様の紅斑は手掌にも生じる．免疫複合体が形成され，皮膚病変の形成に大きな役割を果たしていると考えられており，患者には抗核抗体や抗DNA抗体などの自己抗体が検出される．

2) 皮膚筋炎（dermatomyositis；DM）

主に皮膚と筋肉を侵す膠原病で，皮疹を形成するとともに筋力低下，筋炎の症状を示す．発熱とともに紅斑が上眼瞼，体幹，四肢などに生じ，その深部の筋肉に圧痛，筋力低下がみられる．成人では内臓悪性腫瘍を合併することが多い．

3) 強皮症（scleroderma）

皮膚硬化をきたす原因不明の疾患群で，皮膚のみに限局性の硬化をきたす限局性強皮症と，皮膚病変のほかに全身他臓器の線維化を引き起こす汎発性強皮症がある．組織学的には，真皮および皮下組織の膠原線維が増えて硬くなり，やがて萎縮する．その結果，顔面や手指の皮膚がこわばり，仮面状顔貌や手の萎縮をきたすこともある．

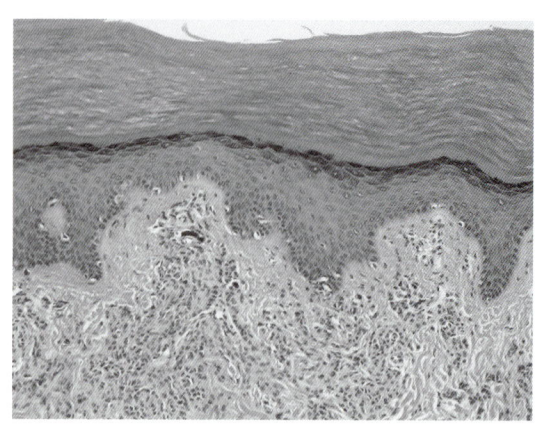

図94 母斑細胞母斑の組織像
真皮内に母斑細胞による胞巣形成を認める真皮内母斑の像．真皮表皮境界部に生じたものを境界母斑，境界母斑と真皮内母斑の両者を伴ったものを複合母斑とよぶ．

g. 皮膚腫瘍

1) 色素細胞由来の腫瘍

a) 母斑細胞母斑（nevus cell nevus；図94）

メラニンを含む母斑細胞が，表皮真皮接合部，真皮内あるいはその両部位に，巣状に増殖することで，皮膚に限局性に色素沈着を伴い隆起を伴うこともある．「ほくろ」は母斑細胞母斑の一種である．母斑の色調は母斑細胞のメラニンの量による．

b) 悪性黒色腫（malignant melanoma）

メラノサイトの悪性腫瘍である．紫外線に体する防御能が弱い白色人種に多い．腫瘍組織が表皮内にとどまっている間に転移することはないが，ひとたび浸潤すると，早くからリンパ行性，血行性に転移を起こす悪性度の高い腫瘍である．メラノサイトの悪性腫瘍であるためメラニン顆粒を産生し，黒～灰色斑としてみられることが多いが，稀にメラニン産生のほとんどない腫瘍も生じる．

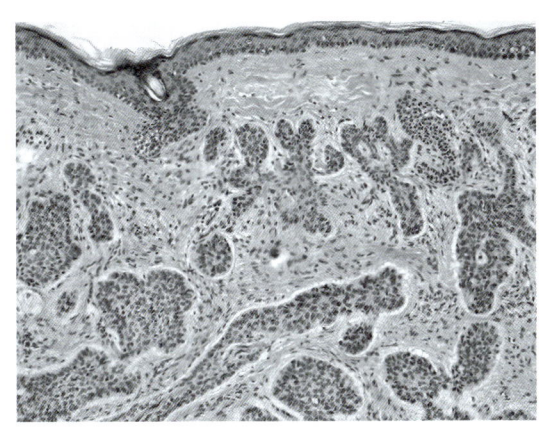

図 95 基底細胞癌の組織像
大小の腫瘍細胞胞巣からなり，表皮に連続したものもある．増生する細胞には基底細胞様細胞がみられ，腫瘍胞巣辺縁では核の柵状配列がみられる．間質との間には空隙形成を認める．

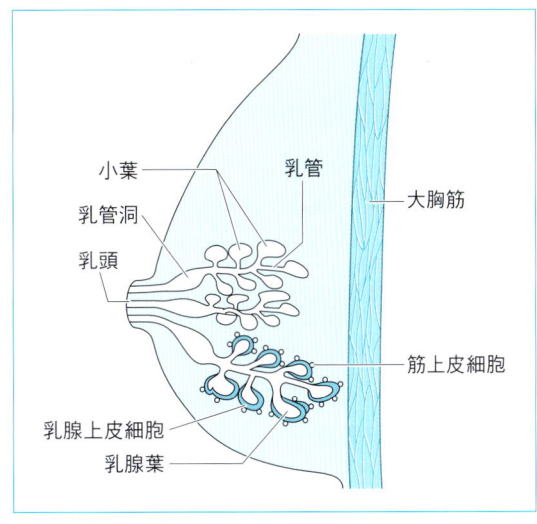

図 96 乳腺の構造
乳腺は小葉と乳管によって構成されており，乳管は乳頭に開口している．乳管は乳管上皮細胞と筋上皮の二相性を有している．

2) 皮膚癌

基底細胞癌と有棘細胞癌(扁平上皮癌)が最も頻度が高く，紫外線が誘因となっている．

a) 基底細胞癌(basal cell carcinoma；図95)

皮膚悪性腫瘍のなかで最も頻度が高く，日光露出部に好発し，高齢者の頭頸部に多い．局所再発はするが，遠隔転移はきわめて稀である．真珠様光沢を示す黒色あるいは常色の丘疹や結節を形成する．

b) 有棘細胞癌(squamous cell carcinoma)

顔面や手背などの露出部に好発する．日光角化症やBowen(ボーエン)病とよばれるような表皮内にとどまる病変であることが多いが，有棘細胞癌となって局所で浸潤傾向を示し，リンパ節転移，血行性に肺，肝，骨に遠隔転移をきたすこともある．基底細胞癌に次いで高頻度にみられる皮膚悪性腫瘍である．表皮の構成細胞である扁平上皮細胞が癌化したものであり，角化を伴うこともある．

2. 乳腺

乳腺(mammary gland；図96)は皮下脂肪層に分泌腺の本体を置き，皮膚に開口部を有する外分泌腺である．乳汁産生・分泌という重要な機能を有し，分泌された乳汁には水分，脂肪，糖，蛋白質，免疫グロブリンなど，乳児の発育に必要な物質が含まれている．発育した乳腺は15～20の区域によって構成されており，各区域の主乳管は乳頭に別々に開口している．各区域はそれぞれ20～40の小葉から形成されている．

すべての乳管は外分泌細胞である内側の乳管上皮細胞(ductal epithelial cell)と外側の筋上皮細胞(myoepithelial cell)とからなり，癌はこの上皮細胞から発生する．乳腺は月経周期に伴って小規模な増殖と退縮を繰り返し，また，妊娠・授乳期には血中のホルモンレベルが大きく変化することで，形態変化をきたす．閉経前後には乳腺の退縮が始まり，ほとんど脂肪組織で置換されてしまい散在性に乳管を認める程度となるが，出産経験の有無や肥満による体脂肪の過多などによって個体差が生じる．

a. 乳腺症

乳腺症(mastopathy)は日常診療において最も多く遭遇する乳腺疾患である．女性ホルモンの不均衡によって乳腺組織が増殖，化生，退行などの変化が生じ，これらが混在して起こる疾患を総称して乳腺症とよんでおり，その組織像は極めて多

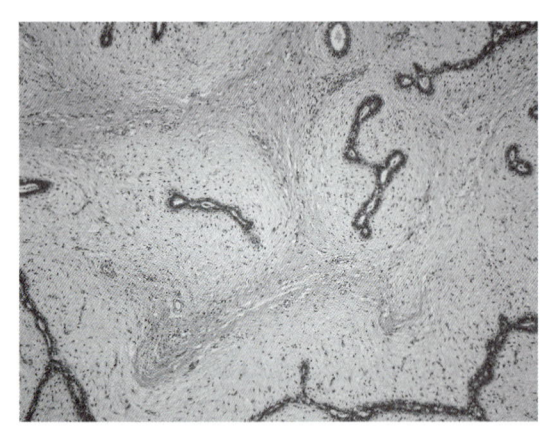

図97　線維腺腫の組織像
やや浮腫状で増殖した間質結合織により乳管は圧迫されて間隙状の分枝管腔構造を示す．線維腺腫（管内型）の像．

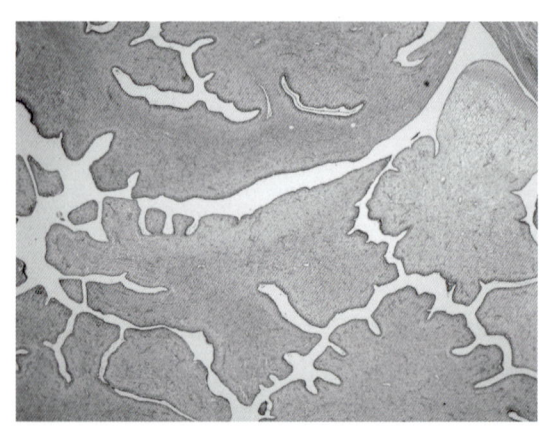

図98　葉状腫瘍の組織像
間質成分が浮腫状に増殖して葉状構造を示す．線維腺腫よりも非上皮性の線維性間質の増生が目立つ．間質成分が細胞異型や核分裂像などの悪性像を示すものを悪性葉状腫瘍とよぶ．

彩である．臨床的には性成熟期の女性に発症し，乳腺に硬結や乳頭分泌などを認め，しばしば疼痛を伴うこともあり，癌との鑑別が必要となることもある．

b. 乳腺炎

乳腺炎（mastitis）は授乳期の乳腺に起こりやすく，腺房や乳管に菌が感染して起こる．乳房に痛みのある硬結を生じ，小葉を侵して，膿瘍を形成することもある．

c. 線維腺腫（図97）

線維腺腫（fibroadenoma）は乳腺に生じる良性腫瘍のうち最も頻度が高く，性成熟期の20～30歳代の女性に好発する．周囲組織との境界が明瞭な腫瘤を形成し，肉眼的には灰白色充実性腫瘤で，軽度の分葉状構造を示す．日常診療においてしばしば出合う良性腫瘍であるが，乳癌との鑑別が問題となるような画像所見を示すことや，穿刺吸引細胞診で悪性と診断されるような細胞異型を示すことがあるので，十分な注意が必要である．

d. 葉状腫瘍（図98）

葉状腫瘍（phyllodes tumor）は乳管上皮と線維性間質がともに腫瘍性増生を示す混合腫瘍である．線維腺腫よりも結合織性の線維性間質の増生が強く，上皮成分が圧迫されて，乳管が変形し，しばしば葉状の構造を示す．また，腫瘍も大きいことが多い．間質の非上皮性成分が悪性化を示すものがあり，組織形態から腫瘍を良性，境界悪性，悪性と3つに分類されている．

e. 乳癌

近年，わが国における乳癌（breast cancer）の罹患率，死亡率は著しい増加傾向にある．乳癌の発

サイドメモ：最近の乳癌治療動向

従来，初期治療としては外科手術があげられ，抗がん剤やホルモン治療などの薬物療法は手術の補助と位置づけされてきた．近年，薬物療法は癌細胞の生物学的な知見をもとに，予後因子や治療効果の予測因子に応じて適応の決まるテーラーメード医療に向かっており，術後療法のみならず，症例によっては術前に薬物療法が行われることもある．手術，ホルモン療法，抗がん剤（化学療法）が主体であるが，HER2陽性の乳癌に対しては抗HER2抗体を用いた治療も行われている．HER-2（human epidermal growth factor receptor-2）は癌遺伝子で，上皮細胞の分化や増殖，悪性化などに関与する重要な因子である．このHER-2に対するモノクローナル抗体が，癌細胞が有するHER2の受容体に結合することで癌細胞の増殖を抑制する．特定の分子を標的として行われる治療は分子標的治療ともよばれており，近年増加傾向にある．

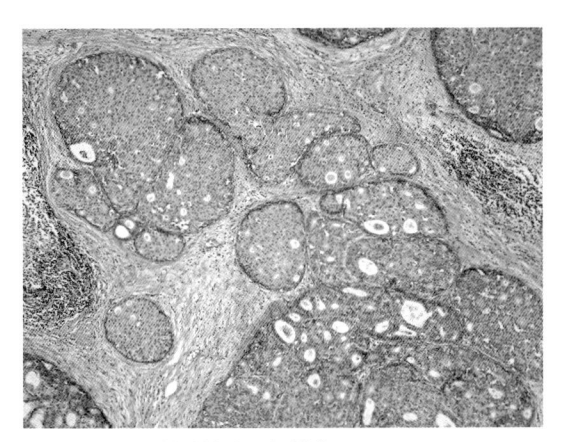

図99　非浸潤性乳管癌の組織像
乳管上皮細胞由来の癌で間質への浸潤はみられない．乳管内の癌巣は充実性，篩状，低乳頭状などさまざまな形態をとりうる．

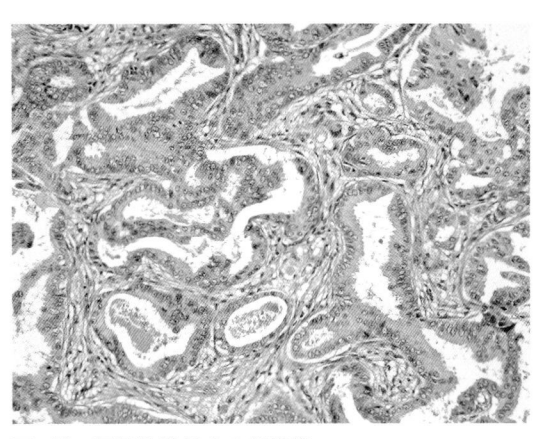

図100　浸潤性乳管癌の組織像
間質浸潤を主体とする浸潤性乳管癌である乳頭腺管癌の像．間質浸潤巣が乳頭管状構造を形成している．

生要因は多岐にわたるが，食生活の欧米化，肥満，初潮年齢の早期化，初産年齢の高齢化などが考えられており，今後さらに乳癌の発生が増加することが予測される．乳癌診断の基本は触診であるが，確定診断に至るためにはマンモグラフィ，超音波，MRI，CTなどの画像検査が行われ，次に細胞診による良・悪性の判定や，針生検あるいは外科的生検によって病理診断がなされる．癌と診断されると腫瘍進展の程度により乳房切除あるいは部分切除などの初期治療が行われる．また，乳癌細胞はリンパの流れに沿って転移することが多いため，手術時には，一番採取に癌細胞が到達すると考えられるセンチネルリンパ節や，さらには腋窩リンパ節郭清が行われる．

病理学的には，癌細胞が乳管内にとどまる非浸潤性癌と間質への浸潤を伴う浸潤癌に分類される．小葉に癌が生じると小葉癌として，それ以外の乳管癌と分類されるが，いずれも腺癌である．以前は浸潤癌が多かったが，検診や画像機器の発達に伴って，非浸潤癌の頻度が高くなってきている．特殊型として，乳頭や乳輪に発赤やびらんが生じ，難治性湿疹を主症状とするPaget（パジェット）病がある．乳頭・乳輪の表皮内浸潤を特徴とする癌であり，炎症との鑑別が必要な病変である．

1）非浸潤性乳管癌（図99）

乳管上皮細胞由来の癌で，癌細胞は乳管の中だけで増殖進展し，間質への浸潤のみられないものをいう．後述するWHO分類におけるductal carcinoma in situ：DCISと同義であり，臨床の現場においてはDCISとよばれることが多い．非浸潤性乳管癌は，単一のものではなく，乳管内癌の形態により乳頭型（papillary type），乳頭管状型（papillotubular type），篩状型（cribriform type），充実型（solid type），面疱型（comedo type），低乳頭型（low papillary type），匍匐型（clinging type）などの亜型に分類される．画像検査上ではマンモグラフィの石灰化像としてみられ，超音波検査では明らかな腫瘤像を示さないことが多く，生検によって病理組織学的に非浸潤性乳管癌と診断される．乳管内病変は良悪性の鑑別診断が難しいことが多く，診断に際しては十分な注意が必要である．

2）浸潤性乳管癌（図100）

乳癌取扱い規約において浸潤癌は「癌細胞が間質に浸潤しているものをいう」と定義されている．つまり，癌細胞が基底膜を破壊し，間質組織内に浸潤性に増殖しているものは，その程度によらずすべて浸潤癌である．周囲組織への浸潤は間質のみならず，皮膚や周囲脂肪組織へ及ぶこともある．取扱い規約では浸潤癌は浸潤性乳管癌と特殊型に

大別されている．わが国では浸潤性乳管癌を乳頭腺管癌(papillotubular carcinoma)，充実腺管癌(solid-tubular carcinoma)，硬癌(scirrhous carcinoma)の3亜型に分類している．予後との相関があるという報告もあるが，3つの亜型が混在することも多く，病理診断医間での判定に違いが生じることもある．WHO分類ではいずれも"特徴のない浸潤性乳管癌(invasive ductal carcinoma, not otherwise specified)"として一括りとなっている．

参考文献

1) 豊國伸哉, 高橋雅英(監訳)：ロビンス基礎病理学 原書8版(Robbins Basic Pathology 8th ed.), 丸善出版, 2011
   ※きれいな肉眼写真とイラストが特徴．病態生理が詳しい
2) 坂本穆彦, 北川昌伸, 仁木利郎(編)：標準病理学 第4版, 医学書院, 2010
   ※病理診断学についての記述が充実している

II 病理検査学

第3章 病理検査学総論

学習のポイント

❶ 病理検査学を概観し，病理検査に含まれる各種検査の目的や検査の流れの概要を学ぶ．
❷ 病理検査に関する医療安全，職場環境などについて学ぶ．
❸ 病理検査に関する最近の動向を知る．

本章を理解するためのキーワード

❶ 組織診検査
採取された患部の組織からスライド標本を作製し顕微鏡レベルでの病理診断を行う検査．

❷ 細胞診検査
採取された患部の細胞からスライド標本を作製し顕微鏡レベルで異常細胞の検出同定などを行う検査．

❸ 分子病理学的検査
病理検体から核酸などを抽出して解析したり，その組織切片上で目的の分子を検出する検査．

❹ 電子顕微鏡検査
電子線を用いて高分解能を実現し高倍率で組織細胞の超微形態を観察する検査．

❺ 免疫組織/細胞化学
抗原抗体反応を利用して組織/細胞診標本上で目的の蛋白の発現を検索する方法．

❻ 病理解剖
死因や病態究明のために行う死体解剖．

A 病理検査の意義と概要

一般に，身体に不具合を感じ病院を訪れると，その症状や訴えに応じた診療科に振り分けられる．その当該科で診察が行われ，必要に応じて，血液検査，X線検査，エコー検査や内視鏡検査などがオーダーされ行われる．この際，尿や喀痰の細胞診検査が行われることもある．病理組織検査は，それらの検査結果によって，各種の臓器・器官に異常(腫瘍など)が指摘された場合，その病変の性状(腫瘍か否か，良性か悪性か，ほか)を見極めるために患部組織の一部を採取して実施されるものである．また，治療中や治療後に同様の病理組織検査が行われることもある．手術で切除された検体は，その病巣の様子が肉眼的にも顕微鏡を通しても詳細に観察され，手術による患部の取り残しがないかなどの評価や臨床予後に関する各種の因子に対する評価も行われる．

病理検査業務には以下のようなものがあり，ここではそれぞれの概要を説明する．

1) 検体受付

検体受付は各臨床科から提出される病理組織検体や細胞検体について，検査申込書の内容と検体を照合し，間違いがなければ受け取る．その後，患者個々の検体に病理組織または細胞診の受付番号が発行され，各検査部門へ振り分けられていく．

最近では病理診断報告や細胞診報告をオンラインで行っている施設も増えているが，文書での各報告書は，この受付部門を経由して依頼元の診療科に配布される．

病理部門には，病理検体，パラフィンブロックやプレパラート標本などの管理の役割もあり，受付を通して標本貸し出しなどにも対応している．

2）組織検査

組織検査は，切り出し作業から始まる．切り出しとは，外科的に摘出され病理検査に供された組織を顕微鏡観察に適した大きさに切り出すことをいう．内視鏡生検体のように小さな検体ではそのまま専用容器に入れて検体処理の過程に進めるが，検体認識番号や検体個数のチェックなどを行う．小型・中型検体に対する切り出し（入割）の必要性などについては病理医が判断する．

切り出しやチェックを終え専用容器（カセットとよばれる）に入れられた組織片は再固定，脱水・脱脂などの組織処理，パラフィン浸透などを経てパラフィンブロックが作製される．このパラフィンブロックから必要に応じた枚数のプレパラート標本を作製するための薄切が行われ，各種染色が施され顕微鏡標本となる．鉗子生検や針穿刺生検などでは採取組織片が小さいため，それらの顕微鏡標本を作製するには，きわめて慎重かつ，各検査項目の特性が十分発揮されるような配慮が必要である．このようにして作製された顕微鏡標本の良し悪しは病理診断や病理学的評価にも種々の程度に影響を及ぼす．

組織検査には手術中に検体が提出され，その病理学的所見の報告を手術中（通常は15分前後）に求められる術中迅速診断がある．この場合は，検体をコンパウンドというゲル状物質とともに急速に凍結した後，クリオスタットという−20℃前後に設定された専用機器内で薄切して標本を作製する．

3）細胞診検査

細胞診とは，さまざまな方法で採取された検体から，異常細胞（異型細胞）などを検出し評価する検査である．場合によっては，ウイルス感染の有無や炎症の程度などを評価することも可能である．検体には医師や臨床検査技師などが，検体採取後直ちに固定したものを提出する場合や，喀痰，自然尿，液状検体などとして提出されたものを病理部門内で処理する場合がある．

4）免疫組織／細胞検査

免疫組織検査法は抗原抗体反応を利用し，細胞・組織内の抗原性をもった物質の局在を顕微鏡下で観察できるようにした染色法であり，腫瘍の種類の見極めや治療効果予測のために行われ，ほとんどの施設では検査件数は継続的に増加している．検査オーダーは，基本的には，診断担当の病理医の判断で行われる．

5）電子顕微鏡検査

電子線を用いて高分解能，高倍率で組織細胞の超微形態を観察する検査法で，腎糸球体病変，分化不明の腫瘍診断などで威力を発揮する．専用の固定液，試薬や標本作製過程を経て観察が行われる．

6）分子病理学的検査

病理検査室で行う遺伝子検査は，基本的にはホルマリン固定パラフィン切片から抽出された核酸を用いて行うものである．その多くは造血系腫瘍のモノクロナリティー解析や結核菌遺伝子の検出などである．

7）病理解剖検査

病理解剖は，死因の直接的解明や治療の効果判定，続発性の合併症や偶発病変の発見を目的とし行うもので死体解剖保存法に基づき行われる．病理解剖で得られた所見は臨床病理検討会などで討議され，臨床へのフィードバックや将来の医学の進歩，発展にも寄与する．臨床検査技師は解剖介助として関わることになり，人体の全身解剖などをよく把握し，解剖手技も身に付けておく必要がある．

B 病理検体の取扱いと医療事故防止対策

患者から採取された組織検体は，速やかに固定液，あるいは凍結など，それぞれの病理検査に適した処理が施される．この処理が適切に行われないと，病理形態の観察に支障をきたし，病理診断にも影響を及ぼす場合がある．このことを十分に理解しながら行為に及ばなければならない．

また，重大な医療事故につながり得る検体の取り違えを防ぐために，以下のことを常に心がけなければならない．

```
調査票
項目          記入方法
責任者        氏名の記入・捺印
記入者        記入担当者氏名・捺印
報告年月日    (平成23年10月10日に統一して記載)
毒物劇物の区分 別紙のとおり
品名          (該当があれば記載し，ない場合は「該
              当なし」と記載)
在庫量        (該当があれば記載)
表示の有無    別紙のとおり
管理状況      (管理状況を記載)
・金属ロッカーなど堅固なものか
・ロッカーなどに鍵はついているか
・専門保管庫となっているか
・転倒防止措置を講じているか
```

図1 毒物・劇物の取扱い調査票

```
(1) リスクアセスメント(危険作業の洗い出し)の励行(安衛
    生法：第28条の2)
(2) 作業環境測定(特化法；特定化学物質障害予防規則第36
    条～36条の4)
(3) 濃度低減のための措置
(4) 健康管理(安衛生法；第45条, 51条, 51条の4, 52条)
(5) 就業上の措置
(6) 特定化学物質及び四アルキル鉛等作業主任者技能講習
    の受講
(7) 保護具など(特化則43条)
(8) 相談・支援体制の活用
(9) 労働安全衛生教育の実施(安衛法59条, 60条の2)
```

図2 事業者が講ずべき措置
　　(安衛法；労働安全衛生法　第3条)

　最初に，検体容器の氏名に誤りがないか，検体容器に貼るラベルは剥がれ落ちるなどの不備はないか，多くは手術室などの医師，看護師などの確実な連携が重要である．病理に提出された組織検体の氏名，組織の種類，組織検体数などは，提出する側，受け取る側の確認チェックを確実に行う必要がある．

C 試薬の管理

1. 毒物・劇物の取扱い

　毒物または劇物を扱う場合，その特性から適切に管理するために管理責任者を置き，使用状況を調査記録し(図1などの調査票)，保管する．
　参考までに「毒物及び劇物取締法」の抜粋を巻末付録に示す．

2. ホルマリンの取扱い
　　毒物安全衛生法, 特定化学物質障害予防規則

　ホルマリンの取扱いは，医療従事者の健康障害防止のため「労働安全衛生関係法令」により規制されている．
　医療機関では，臓器，組織の固定に際して，病理医，臨床検査技師，臨床医師や看護師などがホルマリンの保管，分注，組織の浸透，容器の洗浄作業などを行っている．このときに生じるホルマリンの低濃度，長期曝露によって生じるシックハウス症候群の健康障害が問題となっている．さらに，このホルマリンは「平成18年度　化学物質による労働者の健康障害防止に係るリスク評価検討会」で，高濃度長期曝露により鼻咽頭癌を発生させる発がん物質であることが指摘された．このような事柄を踏まえ，行政はホルマリンを特化則(特定化学物質障害予防規則)第3類から特定第2類への変更し，これまで未設定だった管理濃度を「0.1ppm」に設定した(特化則　平成20年3月1日から施行・適用)．
　特化則第3類から特定第2類に変更されることにより，発生源を密閉する装置または局所排気装置などを設け，作業環境中濃度を一定基準以下に抑制し，慢性的障害を防止すべき物質としてホルマリンが位置づけられることになった(図2)．

D 組織標本・病理診断記録の保管

　病理検査室で作製される組織標本および病理診断記録は，必要に応じて利用できるよう大切に保管される必要がある．具体的には，採取された組織検体とその組織検体図の記録，作製された標本，報告された診断記録などがある．これは生前の記

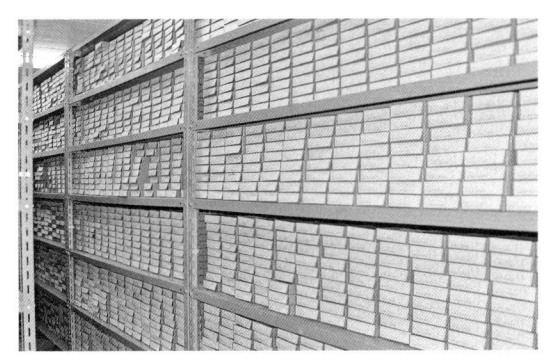

図3 パラフィンブロックの保管

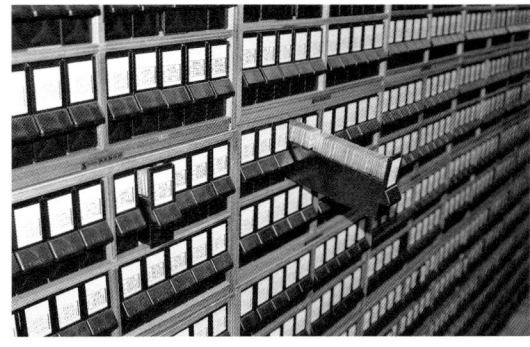

図4 引き出し収納箱に保管されるプレパラート

録であるが，死後の病理解剖検査についても同じである．

1. 肉眼材料の写真撮影

手術材料などで摘出された生検体は，切り出し前に撮影し，その全体像をいつでも把握できるようにしておく．その後，形を整えホルマリン固定などを施す．特殊検査，特に電子顕微鏡的検査を要する場合は，検体を採り分けて生の時点で専用固定液にて固定するとよい．蛍光抗体法なども含め，組織採取時に目的別固定液・凍結剤など準備しておくことが重要となる．固定・切り出し後，残った組織片は真空パック，あるいはスティック瓶などに保管され，後日，追加切り出しができるよう標本番号を付けて保管する．

2. パラフィンブロック

パラフィンブロックは病理診断標本の基であり，必要に応じて繰り返し使用される可能性があるもので，その保存には十分気を配る必要がある．

使用済みのパラフィンブロックは表面の乾燥・吸湿などによる変性を防ぐために，溶かしたパラフィンで封じておくことが奨励される．以前は木製の台木に固定されていたが，近年はプラスチック製の台が使用されている．いずれも台の側面に，標本番号が付記され，紙製のボックスあるいはスチールボックスに保管される（図3）．剖検標本はブロック数も多くなり1症例1〜数個のボックス単位で保存することで管理しやすくなる．

3. 組織診・細胞診標本

組織診・細胞診標本は染色ができあがると，検体番号順にマッペに並べられる．

標本の観察検鏡（診断）はマッペ搭載の状態で持ち運びされる．検査後の標本収納は，標本を立てた状態で収納される．収納時には封入剤も固まった状態でずれ落ちることもない．この固まりが十分でない場合カバーガラスのずれが生じる．標本収納箱は引き出し状になっており，1列4区画ほどに区切られている．

最近は地震に備え，ストッパーの付いた引き出しが多く用いられている（図4）．

4. 報告書類と記録の保管

従来は申込用紙と切り出し図，報告書控えを重ねて番号順にバインダーで綴じ，年度ごとにスチール棚あるいは書庫などで保管していた（図5）．その種類は，組織診断，細胞診断，迅速診断，剖検診断などがある．近年は診断支援システムが普及し，コンピュータ管理されている．

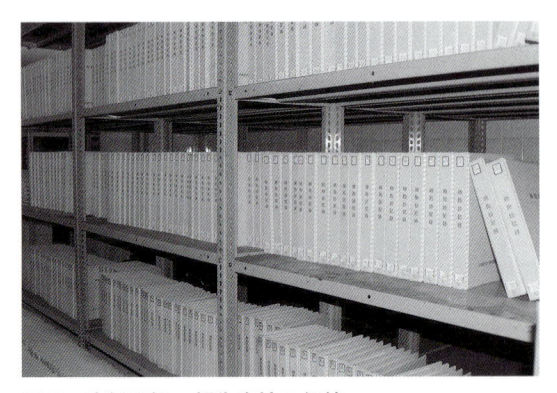

図5　診断記録・報告書控の保管

5. コンピュータ管理の盲点

病理診断支援システムの導入は大小施設を問わず普及しつつある．病理最終報告は従来の報告書に替わり，コンピュータ入力行為で終わる．ここで，問題発生の一因となるものに「未読」のまま放置されるという従来にはない問題が発生しやすくなってくる．従来病理報告書は外来や病棟に届けられ，患者それぞれのカルテに，臨床担当医や看護師によって貼り付けられていた．しかし，システム化と同時に，オーダー医以外の人の眼に触れることはなく，オーダーを行った医師が患者情報を開かない限り結果を知り得ない．これはシステム上の改善である程度の問題を解決することはできるが，最終的には医療関係者個々人の自覚や院内の各科の横断面なコミュニケーションが重要である．

E 病理診断における動向

1. 病理検査の迅速化

近年，すべての業務には精度とともに，その迅速性がますます要求されるようになってきた．病理部門でも，TAT(turn-around-time)ということばが使われ始め，検体を受け付けてから診断報告書を出すまでの時間の短縮化が求められている．

しかし病理検査の迅速化は，他の部門に比べ容易なものではない．なぜなら，病理検査はさまざまな検体処理過程の総和であり，検体作製のステップが多いだけでなく，各ステップに手作業が多いことも迅速化を阻止する要因である．

それらの解決法として，個々の過程の自動化と個々の過程の連結があげられ，それに向けた医療機器の開発なども行われるようになってきている．最新の機器を用いれば，通常検体(生検などの小さなもの)でも，受付からHE報告まで最短3時間弱でできるようになっており，結果が至急必要な検体(移植臓器の拒絶反応の評価など)に導入している施設も増えてきている．

2. 遠隔病理診断

術中迅速診断は外科治療の精度にも大きく影響を及ぼすが，病理医が常勤していない施設では実施できないのが実情である．それを解決する1つの方法として遠隔病理診断がある．

遠隔病理診断とは，専用回線，またはインターネット回線を経由して凍結標本の画像を送受信し，ほかの施設にいる病理医がコンピュータ端末上で顕微鏡画像を閲覧して診断を下し，電話で当該施設の伝えるという方法である．閲覧画像には，視野や拡大率をデータ送信側と受信側がリアルタイムにその動きを連動させて行う方法と組織プレパラート全体を精密にスキャンして作成したバーチャルスライドを用いて行う方法などがある．

3. 病理外来

患者の「知る権利」の高まりも受け，患者の要望に応じて，その患者の病変の病理診断に携わった病理医が病理診断について患者に直接説明する場合がある．これをシステム化したのが「病理外来」である．2008年4月に「病理診断科」が標榜科として認められたことから，「病理外来」への関心が高まったと考えられる．施設によってはセカンドオピニオン外来に準じた料金設定をしている施設もあるが，必ずしも病院の外来部門に専用室を備えることを意味してはいない．

第4章 組織学的検査法

学習のポイント

❶ 固定は基本！ 標本作製には固定をしっかり行うことが大切．
❷ 検査目的に応じた固定液・染色方法を選択する．
❸ 適切な診断をするために必要な技術，知識を修得する．

A 組織検査の流れと概要

　病理検査のうち組織学的検査（組織診検査）は，患者から採取した組織を光学顕微鏡で診断する検査である．病理に提出される検体には，通常検体（生検検体，手術検体），と術中迅速診断用（凍結切片用）検体，剖検検体などがあり，検査の過程はおおよそ図1のようになる．

1. 検体の受付

　各診療科より病理検査申込書とともに病理検体が病理受付に提出される．提出された検査申込書には，検体提出日，患者の氏名，個人識別番号（ID番号），生年月日，性別，依頼医師名，依頼科名，検体名，検体の数，報告連絡先，臨床経過，臨床診断名や検索希望事項などが記されている．申込書用紙に未記入欄があった場合には，依頼医師に連絡を取り確認をする．また，検体を受け取る際には，検体の取り違え防止のために，検体ビンに付いているラベルの患者氏名，ID番号，検体提出日と依頼用紙の患者氏名，ID番号，検体提出日および検体数を必ず確認することが重要となる．また，固定液が適正に入っているかを確認する．近年情報管理の電子化が普及し，申込用紙にバーコードが記されておりそのバーコードを読み取ることにより，システム内の台帳に自動的に入力され検体受付を完了することができるようになった．システムの導入により効率化とともに検体取り違え防止にもつながると考えられている．

2. 写真撮影（新鮮標本肉眼観察）

　手術摘出検体はホルマリン固定を行う前にも肉眼観察や写真撮影を行う．生検標本は，症例により，必要に応じて写真撮影を行う．

3. 固定後肉眼観察，写真撮影，切り出し

　生検検体では受付検体の確認・記載とカセットへの詰め込み作業が主体であり，検体の種類や大きさなどによっては臨床検査技師が行うこともある．手術摘出標本の場合は病変を肉眼的に観察してその所見を記載し，写真も撮り記録として残す．
　なお，ホルマリン固定前の生の組織標本を一部採取して，電子顕微鏡用に，または分子生物学的検索用に保存する場合もある．

4. 組織標本の作製

　組織標本は顕微鏡下での観察に適した状態を保てるようにホルマリン固定，パラフィン包埋を施す．臓器や組織を固定後，組織標本に適した大きさに切り出してアルコールで脱水し，パラフィン

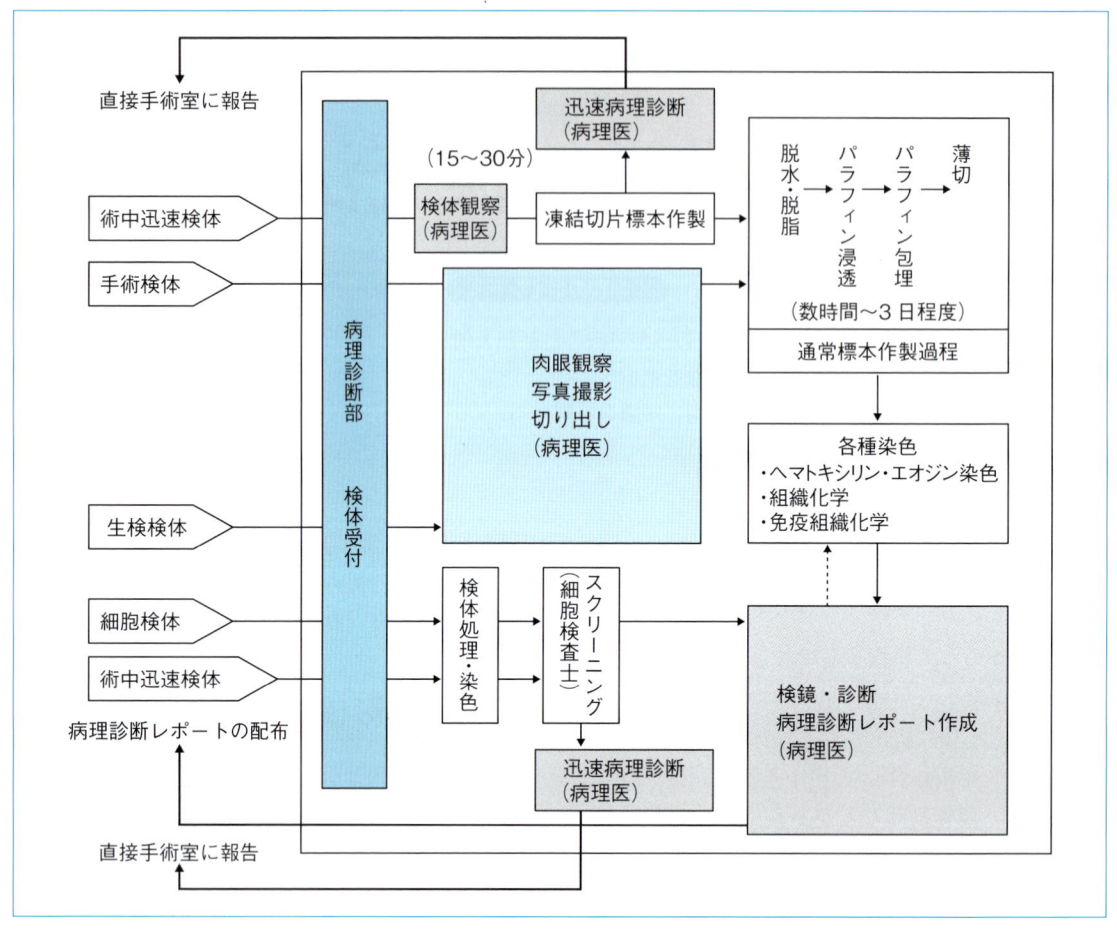

図1　病理検査の流れ

を浸透させ，馴染んだところで固まらせ，検体を含んだパラフィンブロックとする．このブロックをミクロトームで3～5μmの厚さに切り（薄切），水に浮かべて，スライドガラスでそれをすくい上げ，乾燥させ未染スライド標本をつくる．これに各種染色液で色付けしてカバーガラスをかぶせ顕微鏡スライド標本とする．

5. 組織像の観察
　　～病理診断報告書の作成

　病理医は，病理検査申込書の内容と切り出し図を参照しながら組織スライド標本を顕微鏡で観察して診断を下していく．病理診断報告に際しては，ダブルチェック体制を採用している施設が多い．

診断の過程で，その病変に必要な特殊染色を追加したり，切り出し不十分の場合は切り出しを追加して，過不足のない病変の評価を行う．

> **サイドメモ：術中迅速診断の流れ**
>
> 　検体の受付は事前に依頼書を提出してもらい，検体を提出する直前には電話連絡をもらう．検体受付時に臓器や検査目的の確認を行い，検索の必要な部位を確認して専用の水溶性包埋剤（OCTコンパウンドなど）とともに急激に凍結させる．クリオスタットの中で凍結した検体を薄切しプレパラートに張り付け，固定・染色を行い組織スライド標本とする．標本は，2,3枚作製する．病理医が検鏡したのち，診断結果を執刀医へインターフォンまたは電話で伝える．口頭で伝えた所見や診断の内容を記載した迅速病理診断報告書も作成する．

B 検体処理と固定

本項を理解するためのキーワード

❶ 固定
組織検体を構造などを保持したまま保存するための処理のこと.

❷ 固定液
病理組織検体を固定するための液.

1. 固定の目的・原理

適切な病理診断を得るためには, 固定を含む適切ですばやい検体処理を行う必要がある. そして標本作製過程にまず欠かせないことは組織の固定である. 固定とは, 一定の組織成分を凝固, 沈殿させて不溶性にし, 同時に一部の物質を溶出させて色素と結合しやすくすることである. したがって固定液に浸すことで, 組織構成を保存し自己融解を防ぎ, 細菌などの繁殖を防ぐこともできる. また固定により組織が硬化するため, 組織の切り出し, 薄切が容易となり, 組織切片の染色性もよくなる.

2. 固定の実際

a. 固定液の選択

日常の病理検査室ではホルマリン固定が最も多く利用され, 使用法も簡便で応用も広くほとんどの染色が可能である. また保存液の役割をもかねる. しかし染色の目的によっては固定液の選択が必要な場合がある.

b. 容器・固定液の量

生検材料は組織の固定不良防止, 変形防止, 取り出しやすさのためにも組織片に対して余裕のある透明な大きめの広口の容器を使用し十分な容量の固定液を入れる. 固定液の量は検体組織の容積の少なくとも10倍(理想的には15～20倍)が必要となる. 手術材料は, それぞれに応じた固定法を考慮する.

c. 固定時間・温度

固定液の種類や組織片の大きさ, 形, 性状によって異なるが, 浸透器や減圧, 超音波, マイクロ波などによって浸透を早めることができる. 温度は通常, 室温で行う.

固定されると組織は灰白色不透明で, 固く締まった感じになる. 未固定の部分は柔らかく半透明で, 血液の赤色調が残っている.

3. 固定液の種類と組成

日常病理組織検査に用いられる固定液は使われる基剤によって以下のように分類され, 目的によってどれを用いるか決定する.

a. ホルマリン系固定液

固定液のうち最もよく用いられる. ホルムアルデヒドが固定用として最初に用いられたのは1880年頃からで, その後急速に広まった. この固定液を開発したのはBlum(ブルーム)で10%ホルマリンとして現在に至る. ホルムアルデヒドはアミノ基をメチレン結合で結び, 蛋白質を安定化している. 脂質はそのままの状態で保存される. ただし, ホルマリン固定により蛋白構造の変化, 脂肪, グリコーゲンの融失, 組織の小型化(縮小), DNA, RNAの断片化などが起こることから過固定は避けるべきである.

ホルマリンとは「ホルムアルデヒドを40%含有する水溶液」であるが, 日本薬局方では「35.0～37.5%の水溶液に10～15%の割合にメタノールを加えたもの」と規定されている. 酸化されると蟻酸を生じ, 重合して白濁する. 長期保存ではポリオキシメチレンの白い沈殿が生じ, 放置して蒸発させたときにも生じる. 血液の多い組織では褐色のホルマリン色素が沈着することがある. これを除去する方法として, 水酸化カルシウムを用いるVerocay(ベロケイ)法とアンモニア水を用いるKardasewitch(カルダセビッチ)法がある.

b. アルコール系固定液

水溶性の物質（グリコーゲン，核酸，尿酸など）を証明する場合に用いられる．強い脱水作用と脂質の溶解のために組織の収縮と硬化が起こる．細胞内物質がアルコールの浸透していく方向に濃縮される．Carnoy（カルノア）液などがある．

固定後は純アルコールから包埋操作へ進む．

c. ピクリン酸系固定液

ピクリン酸は蛋白凝固作用，多糖類の沈殿作用と弱い脱灰作用がある．単独に使用されることは稀で，ホルマリン，氷酢酸などとの混合液として使われる．Bouin（ブアン）液などがある．

d. 重クロム酸系固定液

類脂質の固定に優れている．神経細胞のクロム化を行うほか，単独で使われるのは稀である．Müller（ミューラー）液，Orth（オルト）液などがある．

e. 昇汞系固定液

昇汞は毒性のある水銀化合物で，現在ほとんど使われていない．強い蛋白凝固作用があり，Müller液などとの混合によって数種類ある．

固定後，脱昇汞の操作が必要である．Zenker（ツェンカー）液，Helly（ヘリー）液，Maximow（マキシモウ）液などがある．

C 検体の切り出し

本項を理解するためのキーワード

❶ 切り出し
プレパラート標本を作製するために組織検体を適切な大きさに切ること．

❷ 割入れ
組織を適当な大きさにそろえたり，面を平らにする目的でメスやナイフを入れること．

「切り出し」とは，病理組織検体からプレパラート標本を作製するために適切な大きさの組織片にすることである．適切な病理診断を下すためには，病理検査申込書に書かれた症例（病変）に関する情報を参考にして病変の肉眼観察を行い，適切な部位を過不足なく切り出す必要がある．その際，検体と切り出しの様子はスケッチや写真でこまめに記録し，組織プレパラート標本の鏡検時に参照できるようにしておく．

実際的な切り出しの準備から主な臓器の切り出し法について説明する．

1. 切り出しの準備

切り出しは適切な場所で行う必要があり，吸引換気装置が整った切り出し台を確保する．ほかの検体の破片や外来物質の混入などを避けるためにも，切り出し台周辺は常に整理整頓し清潔に保たなければならない．

切り出し作業に必要な用具類は，一般に，切り出し板（コルク板，ゴム製または木製のものなど），ピンセット（鑷子），ハサミ，包丁（以前は刺身包丁のような長い切り出し包丁を研いで使用していたが，最近は替刃式のものが頻用される），メス（これも替刃式），ゾンデ（細い金属棒），ものさし，筆記用具，墨汁・組織専用マーカー（検体の向きを指定する場合などに用いる），標本瓶，はかりなどで，必要な機器としては写真撮影台，カメラ，骨検体

サイドメモ：切り出し時の注意

- 病理検査申込書と提出された検体の照合を行ってから作業を始める．
- 病理検査申込書に書かれた臨床情報，依頼項目を充分に把握したうえで切り出しを行う．
- 検体の様子や切り出しの向きなどを写真やスケッチなどを行って記録する．
- 肉眼観察により病変を把握したうえで切り出しを行うことを心がける．
- 切り出し作業に時間がかかる場合は，検体が乾燥しないように水分を補充しながら行う．
- 切り出しが終了したら，切り出し図や検体数に食い違いがないかを確認する．

の切り出しに際しては電動鋸なども必要となる．ほかに，ガーゼやペーパータオル，メッシュ袋，替刃，ゴム手袋などは不足しないように充足させておく必要がある．

2. 切り出しの実際

a. そのまま処理可能な小検体

内視鏡鉗子生検検体(消化管，肺TBLB)，針生検検体(肝臓，腎臓，乳腺ほか)などはそのままカセットに入れて次の課程に進める．

おおむね，専用カセット(一般に網目状のプラスチックケースが用いられる)に詰めることがその作業の中心であるが，小さな検体にも検鏡すべき向きがある場合は，墨汁や専用色素で色づけして標本になったときにも認識できるようにする．

b. 割を入れるべき小型検体

割入れとは，組織を適当な大きさにそろえたり，面を平らにする目的でメスやナイフで切ることであり，消化管ポリープ，皮膚生検，リンパ節などで行われることが多い．

小さな検体でも，丸みを帯びたものをそのまま包埋すると薄切時の組織のロスが大きいため，なるべく割を入れて水平面を作り，そこを標本とし，観察するようにする．

c. 比較的小さな手術検体

虫垂切除検体，胆嚢摘除検体，内視鏡的粘膜切除検体などがどの施設でも多くみられる．

検体が小さいことは，必ずしも切り出し数が少なくなることは意味していない．たとえば，内視鏡的粘膜切除検体では，腫瘍の進展範囲や深達度を知るために約2mmの幅で割を入れて短冊状に切り出して検索するなど，小さな手術検体の扱いは，通常の手術検体と同等もしくはそれ以上に細心の注意を要す．

d. 手術検体

手術検体の多くは，腫瘍性病変に対して，それをすべて取り除くことを目的として行われる．こで病理学的に重要なことは，手術の評価と腫瘍の評価を適切に行えるように切り出すことである．手術の評価とは，腫瘍が採り切れたか否か，つまり切除断端と腫瘍の関係などがわかるように切り出しを行うということである．腫瘍の評価とは，腫瘍の性状の評価が適切にできるようにということで，なるべく変性や壊死性変化が少ないところを選んで切り出すということや，腫瘍と非腫瘍部の境界を標本に入れることで，腫瘍の周囲への進展の様子を知ることができるようにするなどの工夫を行うことである．

腫瘍性病変で切除された検体の切り出しについては，各臓器の癌取扱い規約を参照して切り出し法を確認しながら行うことで大きなミスは防ぐことができる．しかし，そこに記載されたものは標準的な症例を想定したものであり，必要に応じて，追加切り出しを行ったり，変則的な切り出しを行わざるをえないような場合がある．つまり重要なのは，なぜそのように切り出すべきかを常に考えながら作業を行うことである．別に群分けして提出されたリンパ節は，それぞれを区別しながらカセットに入れる．

D 脱灰法

本項を理解するためのキーワード

❶ 脱灰
石灰化した組織から石灰塩を除去すること
❷ 脱灰液
石灰塩を除去するための液

1. 脱灰の目的・原理

骨組織や歯，石灰化した組織はそのままでは薄切が困難なので包埋の前に石灰塩を除去する必要がある．この操作を脱灰という．脱灰には酸による脱灰法，キレート剤による脱灰法，電気脱灰法，イオン脱灰法がある．

一般的には，酸による脱灰とキレート剤による脱灰を用いているところが多い．

酸による脱灰は作用する酸の種類により種々の可溶性のカルシウム塩となって容器の底に沈下する．EDTAなどのキレート剤による脱灰は，カルシウムイオンときわめて安定な水溶性の錯塩を形成する性質を利用したものである．EDTAのキレート作用以外に，酸(H^+)としての脱灰現象が加わったと考えられている．

2. 脱灰処理の実際

a. 脱灰前の処理

脱灰液は組織の障害や染色性への影響が大きく，十分に固定，脱脂をする．骨頭など大きな骨組織は固定前に適当な大きさに切り出してから十分に固定，脱脂し，脱灰後，標本になる大きさに切り出すこともある．

b. 脱灰操作

脱灰液は指定濃度で，十分な液量を使用し，室温で行う．浸盪や撹拌する．超音波を利用すると早く脱灰できる．

c. 脱灰の完了の判定

脱灰の完了を知るには，X線による方法や化学的方法もあるが，実際には組織の切り出しをする，針を刺してみる，手で触れてみて経験的に判断するなどの方法がとられている．

d. 脱灰後の処理

脱灰の完了した組織は5％硫酸ナトリウム水溶液などの中和剤に数時間～一晩浸したのちに，十分水洗して包埋過程に移す．脱灰液の種類によっては，80％アルコールに入れて包埋過程に移す．

3. 脱灰液の種類

酸性脱灰液では，無機酸や有機酸を単独で希釈して用いる方法と混合して用いる方法がある．そのなかでも蟻酸ホルマリン液，Plank-Rychlo（プランク・リュクロ）液，中性脱灰液ではEDTA法などが用いられる．

E 包埋法

本項を理解するためのキーワード

● 包埋剤
組織片を一定の硬度に保ち組織中の中空を埋めるための物質．室温で固体であり，融点が低く組織片への浸透性がよく保存中に変質しないものが用いられる．

1. 包埋の目的

病理標本を作製するには，薄切，染色をしなければならない．生材料や固定材料をそのまま薄切をすると，組織中に中空の部位があったり組織の硬さが一定でないため組織の挫滅などの障害を起こしたりして標本作製が困難である．そこで，組織片に一定の硬さをもたせ，組織中の中空の部位を埋めるために包埋剤が必要である．包埋剤には非親水性・非水溶性のパラフィン，セロイジン，メタクリル樹脂，エポキシ樹脂，親水性・水溶性のカーボワックス，ゼラチンなどがある．各種目的により用いられる．一般的にはパラフィン包埋が多く用いられている．

2. パラフィン包埋法

一般的にパラフィン包埋が多く用いられているのは，ほかの包埋に比べ操作が簡便であり，薄切のしやすさや（連続切片），染色への影響が少なく，保存も永久的にできる利点があるためである．欠点としては，高温パラフィン浸透による組織の収縮や有機溶剤（アルコール，キシロール）使用による脂質・類脂質の消失が起こる．また，大切片の作製は難しい．

パラフィンは沸点300℃以上のメタン系列炭素

混合物である．組織包埋に用いられるのは，JIS 規格，130（融点 54.4～56.1℃），135（融点 57.2～58.9℃），140（融点 60.0～61.7℃）に相当する物や混合物である．一般的には，融点 54～58℃を硬パラフィン，融点 45～52℃を軟パラフィンといい，硬パラフィンが多く用いられている．

a．固定液の除去・水洗

固定液の種類によっては（アルコール系など）必要ない．しかし通常は組織片に付着した固定液を洗い落とす必要がある．現在は，組織片をカセットに入れる施設が多いが，組織片そのままの場合は水洗用の籠などに入れ紛失しないよう注意する．カセットや籠をビーカーや標本瓶に入れ，水道水で緩やかな流水で洗い流す．

b．脱水・脱脂

急に高濃度のアルコールに入れると組織片の収縮や変性を起こす．そのため，低濃度のアルコールから上昇アルコール系列により組織片の水分，脂肪分を除去する．また，乳腺のような脂肪の多い物は十分に脱脂を行う．これはパラフィンの浸透をよくし薄切をしやすくするためである．

c．脱アルコール

パラフィンは水にもアルコールにも溶けないので，アルコールにもパラフィンにも溶ける媒介剤が必要である．媒介剤によりアルコールを除去しパラフィンの浸透を図る．媒介剤にはキシロール，アセトン，クロロホルム，ベンゾール，ツェエーデル油などがある．一般的には衛生上・安全性からキシロールが多く用いられている．

サイドメモ：パラフィンの溶融器

・溶融器といってもパラフィンが溶ければよいのであるから，60℃くらいの熱に耐えられれば何でもよいが，中間剤やパラフィンが熱により蒸発し引火する危険があるので専用の溶融器を用いるのがよい．また，最近では自動包埋装置や，包埋センターに専用のパラフィン溶融器が付いているのでそちらを用いる施設が多くなっている．

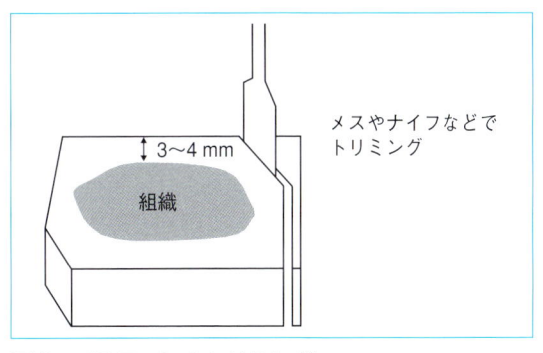

図2　パラフィンのトリミング

d．パラフィンの浸透

脱アルコール後，組織片を融解したパラフィンに浸け組織中にパラフィンを浸透させる．

e．パラフィン包埋

パラフィンの浸透が終了したら，組織片を新しいパラフィンの入った包埋皿に薄切をしたい面を下にして冷却して固める．あらかじめ包埋皿にはグリセリンなどを塗っておくとはずしやすくなる．

f．ブロックの取り出し，トリミング

パラフィンが固まったら包埋皿から取り出し，メスやナイフなどでパラフィンに割を入れて組織片を切り離す．このとき，電気スパーテルを用いるとひび割れなどを防ぐことができる．次に余分なパラフィンを取り除く．この際，組織片の周囲 2～3 mm の幅のパラフィンが残るようにトリミングする（図2）．

サイドメモ：パラフィン包埋の工夫

事前準備
・組織片の大きさ，間隔を考慮し並べる．
・薄切面を下にし平らになるよう上から軽く押さえる．
・組織片の上側に標本番号を書いた紙をピンなどで刺しておく．

パラフィンの冷却
・水冷：組織片が動かない程度にパラフィンが固まったら，適当な水槽に入れてもよいが流水で冷やしたほうが早い．
・空冷：冷蔵庫や冷凍庫を利用する．最近では専用の冷却板のある包埋センターが用いられている．

g. 台木への貼付

電気スパーテルやガスバーナーなどで熱したスパーテルの上に，切り離したパラフィン小片をのせ，パラフィンが溶解したら台木に接着させる．このときに，台木と平行になるように接着せる．斜めになったり，接着が弱いと薄切のときにはずれたり，チャタリングが起き切りにくくなる．近年では，包埋センターを用いることが多く，カセットを用いる．

3. その他の包埋法

a. セロイジン包埋

現在では，パラフィン包埋が主流でセロイジン包埋はほとんど用いられない．しかし，パラフィン包埋の欠点である，熱処理や薬剤による組織の収縮，硬化などが少なく，脳神経組織や心臓全体の観察など，非常に大きな組織切片を作製するときに有用である．その他，結合組織，軟骨，骨，歯，筋肉，パラフィンの浸透の悪い甲状腺，卵巣嚢腫などに用いられることがある．欠点としては，パラフィン包埋のように薄く薄切することが難しく，包埋完了までに時間がかかる．

b. セロイジン・パラフィン包埋法

セロイジンとパラフィンの利点を生かした方法である．まず，セロイジン包埋をした組織片を，再びパラフィン包埋をする．

c. ゼラチン包埋法

凍結切片用に用いられていたが，現在では，専用の包埋剤が市販されているため，ほとんどゼラチンを用いることはない．

d. 樹脂（エポキシ樹脂・メタクリル樹脂）を用いた包埋法

細胞の収縮が少なく，非常に薄い切片が作製できる．主に電子顕微鏡の包埋に用いられる．

4. 自動包埋装置

標本作製に必要な検体の脱水，脱脂，パラフィンの浸透の処理工程を単一の処理槽内で自動的に行う装置である（図3）．近年では，標本作製の迅速化が指摘され迅速自動包埋装置なども用いられる．

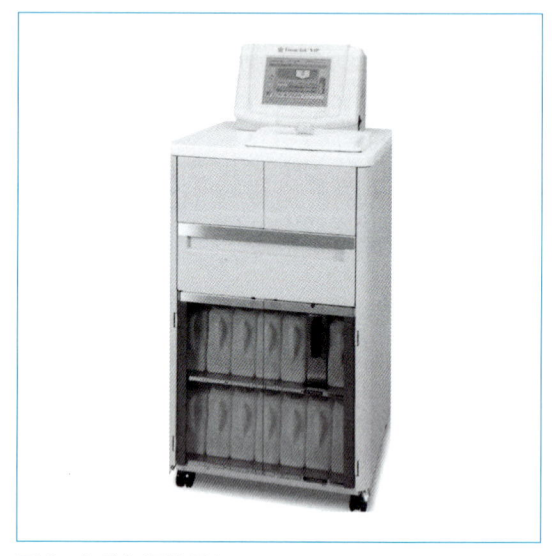

図3 自動包埋装置（サクラ Tissue-Tek VIP）

表1 自動包埋装置のタイムテーブル

	手術材料	生検
① 100%エタノール	1時間	50分
② 100%エタノール	1時間	50分
③ 100%エタノール	1時間	50分
④ 100%エタノール	1時間	50分
⑤ 100%エタノール	1時間	50分
⑥ 100%エタノール	1時間	50分
⑦ 100%エタノール	1時間	50分
⑧ キシレン-1	1時間30分	1時間
⑨ キシレン-2	1時間30分	1時間
⑩ キシレン-3	1時間30分	1時間30分
⑪ パラフィン-1	1時間30分	1時間
⑫ パラフィン-2	2時間	1時間
⑬ パラフィン-3	2時間	1時間
⑭ パラフィン-4	2時間	1時間

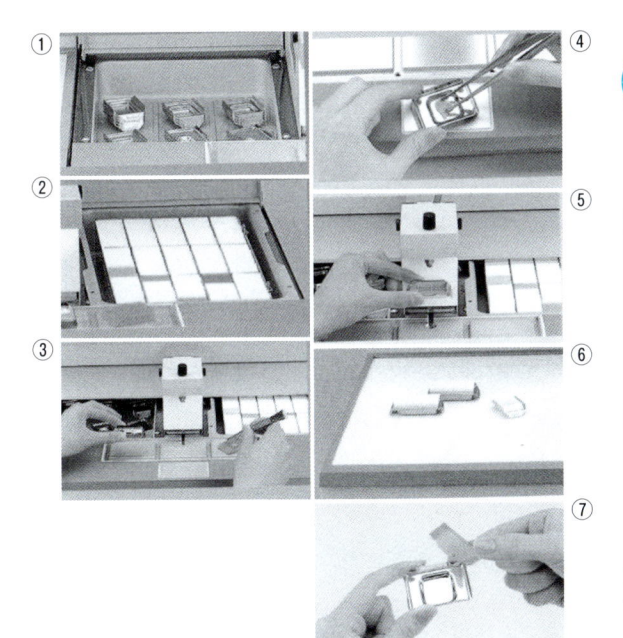

図4 包埋センターによる包埋の手順
①加温槽に包埋皿を入れてあらかじめ温めておく
②パラフィン浸透を終えた組織片を，カセットごと溶融パラフィンの入った加温槽に移す
③包埋皿をホットプレートの上に置き，カセットの中の組織片を入れ，パラフィンを注ぐ
④包埋皿をコールドスポットに移し，組織片を位置決めする
⑤カセットを包埋皿にかぶせ，再び溶融パラフィンをカセットの上から素早く注ぐ
⑥包埋皿を冷却板に移し，パラフィンを固化させる
⑦冷却後パラフィンブロックを包埋皿から外す

自動包埋装置を用いた場合の作業の流れ
❶ 切り出し時に専用のカセットに入れる（大きさが制限され大きな切片を作製するのが困難になる）．
❷ 固定，水洗，脱脂・脱灰後そのまま籠に詰める．
❸ 自動包埋装置にかける（**表1**）．
❹ 包埋センターによりブロックを作製（**図4**）．

F 薄切法

本項を理解するためのキーワード

❶ **薄切**
顕微鏡で観察する標本を作製するために組織片を薄く切る操作
❷ **ミクロトーム**
組織片を一定の薄い厚さに切る機器
❸ **クリオスタット**
凍結切片を作製するために必要な機器

1. 薄切の目的

薄切とは，顕微鏡下で組織を観察する場合に必要な染色を施すために，パラフィンなどで包埋されたブロックを連続的に組織片を薄く切る機械〔ミクロトーム（microtome）〕を用いて，ミクロン（μm）の厚さで薄く切る操作をいう．日常的には3〜5 μm くらいの厚さに薄切することをいう．また，染色によって薄切の厚さも違う．

2. ミクロトームの種類

包埋の方法によって使用するミクロトームの種類も異なっている．①パラフィン切片用，②セロイジン切片用，③凍結切片用，④超薄切切片用（電子顕微鏡用）に大別される．

包埋された組織片用のミクロトームは，メスとブロックの動き方によってさらに滑走式（ユング型，シャンツェ型，ライヘルト型）と回転式（ミノー型，ザルトリウス型）に分類される．

a. ユング型ミクロトーム

滑走式の代表的なミクロトームである．左右2組4本の平行する滑走路があり，左側2本は右側に比べて低く，前方に行くに従って上昇する傾斜をなし，この上で組織（ブロック）が徐々にせり上がってくる．右側の2本は高く水平でこの上を刀が水平に移動し，組織を薄切する．新しいものは

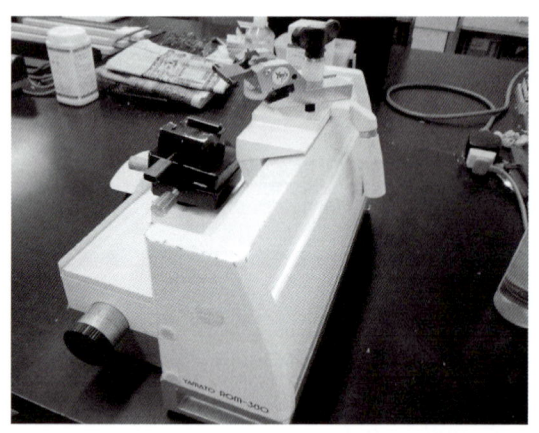

図5 ユング型（クロスローラーベアリング式）ミクロトーム

クロスローラーベアリングを用いて滑走がより滑らかになっている（図5）．

b. シャンツェ型ミクロトーム

ユング型との違いは滑走路のミクロトームで組織片を滑走させずに固定して，組織片が垂直に上下することである．組織片台の上下には，その下に金属製の円盤をもつ微動装置がついている．薄切しようとする厚さに目盛りを合わせ刀台を動かすと，刀台は目盛りを押して円盤が回転し切片が薄切される．ユング型に比べて小型で，硬い組織片の薄切には適さない．

c. ライヘルト型ミクロトーム

ユング型ミクロトームとシャンツェ型のミクロトームとを組み合わせた型．

d. ミノー型ミクロトーム

回転式のミクロトームで，連続切片の作製や薄切用に用いられる．滑走式と異なり刀台は固定され，ハンドルを手または電動で回転すると，組織片台が上下して連続切片が作られる．例えば，目盛りを3μmに設定し，ハンドルを1回転させると組織片台が3μm刀台に近づき，3μm切片が薄切される．硬い組織片の薄切にも利用できる．

e. ザルトリウス型ミクロトーム

回転式のミクロトームで凍結用切片薄切用として以前用いられていた．

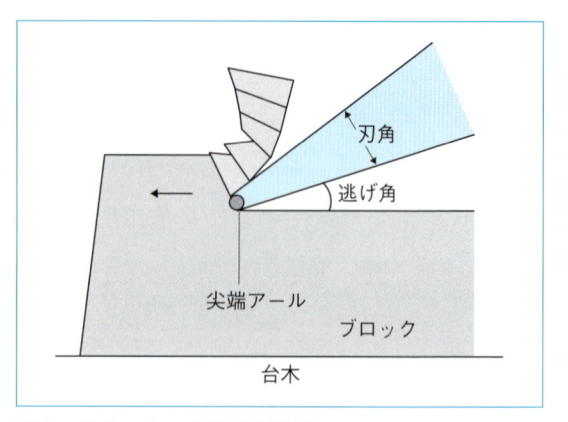

図6 ミクロトーム刃の断面図

3. ミクロトームの刃の構造

以前は1本刀を用いて研磨していたが，現在はほとんど替え刃式のミクロトーム刀が主流である．専用のホルダーをミクロトームの刀台に装着し，これに替え刃を取りつけて使用する．ホルダーに替え刃が2組つけられるものもあり，荒削り，本削り用として使い分けられ便利である．替え刃は数社から出ているが，刃の特性によって用途が異なっている．

ミクロトーム刀の刃角が大きければ切りにくく，刃角が小さければ小さいほど切りやすいが，16～18°が刃角の最小の限界であるといわれる．

刃角を合わせるには刀台滑走路と刃の角である引き角と，組織切片の表面と刃角作る角である逃げ角の2種類を合わせなければならない（図6）．

a. 逃げ角

ミクロトーム刀と組織薄切面とのなす角である．実際の薄切における逃げ角は通常2～5°前後である．

b. 引き角

ミクロトーム長軸に対する刃の角度である．90～30°くらいの範囲で使用されるが，ロータリー式ミクロトームの場合は90°に固定される．滑走

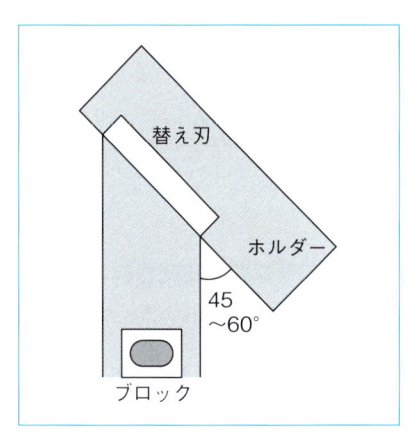

図7 刃の引き角とブロックとの関係

式ミクロトームでは30～60°くらいまで自由に角度を変えることができるが45°前後くらいで薄切を行うことがほとんどである（図7）．

4. 薄切の実際

a. パラフィン切片の薄切

器具の準備

- ミクロトーム
- ミクロトーム（替刃式ホルダー）
- 替え刃
- パラフィン切片浮かし槽（底部は黒色のほうがよい）
- スライドガラス（スライドガラスは一端がフロストになったものが便利）
- パラフィン伸展器
- 筆（刃やブロック付近の切り屑を払う）と紙片（薄切片取り）
- 切片を扱う有柄針
- フロストマーカー（スライドガラスへの記入用）
- スライドガラス立て
- 機械油，ガーゼ，濾紙，新聞紙など

パラフィン切片薄切の手順

パラフィン切片薄切で一般に用いられているユング型ミクロトームの手技について説明する．

❶ 刀台と組織片台の滑走路に良質の潤滑油（ミクロトーム用油がある）を塗り，それぞれが滑らかに滑走することを確かめる．

❷ パラフィンブロックをよく氷などで冷やしておく．

❸ 組織片台にパラフィンブロックをしっかり固定する．ブロックは横長にし，切面と刃が平行になるように固定する．組織片に硬軟のある場合は，柔らかいほうから切り始めるとよい．

❹ 刀台を薄切者側から滑走路の最も遠い端に押しやり，ミクロトーム刀を刀台に取り付け，替え刃をつける．引き角（刃を引く方向に対する刃線の傾斜）を約45°に，逃げ角を5°前後に調整し，しっかり固定する．荒削り用の刃のほうに合わせしっかりと固定する．

❺ 刀台を静かにもどしてブロックに近づけ，組織片台を上下，左右，前後に微調整して，組織片の上面と刃の滑走面が平行に接するようにし，固定ネジを十分締める．

❻ 左手で組織片台を上下動するネジを操作して組織片台を上げるか，組織片台滑走路の上を前方に押し進めながら組織片台を上げ，右手で刀台を前後に往復させて組織片の現れるまでパラフィンを削り落とす（荒削り）．あまり厚く削りすぎると必要な組織片を失ったり，刃が組織にくい込んだりするので注意する．組織面が完全に出たら荒削り面を仕上げる．

❼ 荒削りがすんだら，切片屑を筆で刃面やブロック面から払い，本削り用の替え刃に取り替える．

❽ 微動装置を動かして，ミクロン目盛りを必要な厚さになるように合わせて固定する．通常は3～5μm前後である．

❾ 左手のレバー操作で組織片台をあらかじめ決めたミクロン数だけ持ち上げつつ，右手で刀台の下を軽く握り手前に平均した力で引き，必要な枚数だけ薄切する．刀台は滑走路の上に引いた油層の上に浮いた状態にあるので，ゆっくり一定の速度で引ききることが大切である．冬など室温の低いときは温かい息を吹きかけるとパラフィンの伸びがよくなるし，夏など気温の高い場合は切りにくいので，冷蔵庫や氷で冷やして切るなど工夫する．パラフィンブロック加湿器なども市販されている．

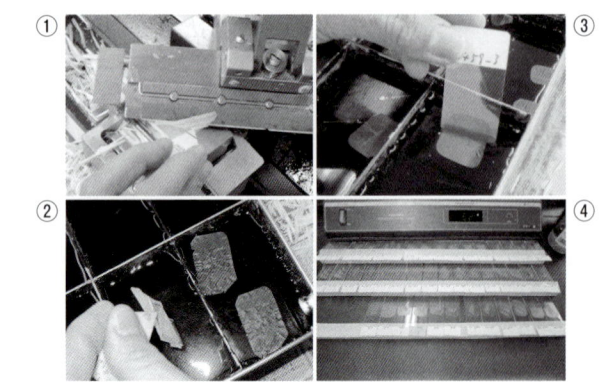

図8　パラフィン切片薄切の手順
①切片をとる．
②切片を水槽に浮かす．
③スライドガラスに切片をすくう．
④切片の伸展，乾燥．

❿ 左手で薄切切片をすくう紙片(釣り紙)の先に水を少しつける．

⓫ 薄切の開始部位から切片が上に反り返ってくるので，水で濡らした紙片に付着させ，持ち上げながら刀台を手前に引ききり，切片をとる(図8-①)．

⓬ 切片の裏面を水面に向けて，水槽の表面に浮かせる(図8-②)．

⓭ 水槽に浮かべた切片が十分伸展したら，スライドガラスにすくいとる(図8-③)．番号を記したスライドガラスの一端を水に斜めに入れ，切片の一方をスライドガラスにつけて，右手に持った有柄針の先で押さえ水中から持ち上げると，切片はスライドガラスに密着する．切片の中心がスライドガラスの2/3あたりに位置するように貼り付ける．

⓮ 組織切片を貼り付けしたスライドガラスをパラフィン伸展器(表面温度50℃前後)に載せて，十分伸展させ，伸展したらはしごなどに斜めに立てかけて乾燥，貼り付けする．伸展に湯を使用する場合，湯の温度は伸展器の場合よりも多少低め(40～45℃くらい)がよい(図8-④)．

⓯ 十分に乾燥したら，孵卵器か乾燥器中に50～60℃で15～30分入れ，その後染色の操作に移る．乾燥が不十分だと染色中に切片がはがれやすい．

⓰ 使用後のパラフィンブロックは薄切した組織面にパラフィンを溶かしてよく被覆する．露出したままの組織片は傷つけられたり収縮したりして，次の薄切に不都合になる．被覆には溶磁器中のパラフィンの中にブロックを逆さに漬ける．

パラフィン切片薄切の失敗原因と対策

パラフィン切片の薄切がうまくいかない場合には，ミクロトーム刀，ミクロトーム，組織包埋のパラフィンブロック，室温などにそれぞれ原因が考えられる．

・ミクロトーム刀：刃が鋭利でない，固定が不十分，刃の傾斜，引き角と逃げ角が不適当な場合などはうまく切れない．

・ミクロトーム：刀台や組織片固定台の滑走路の錆や油不足，塵埃の付着，組織片ブロックの固定が不十分，微動装置の操作が不十分なときなども一定の厚さに切れない．

・組織包埋のパラフィンブロック：パラフィンブロックが悪い，つまり包埋が不完全なものもよい切片が作れない．

・室温：室温が高すぎたり低すぎるときにも，よい切片は作れない．

表2には薄切片の状態が悪い場合の原因を示す．

b．その他の切片薄切法

カーボワックス切片薄切法はパラフィン切片薄切法と同様である．ただパラフィン切片のように伸展せずにしわになったり，巻きついたりしてくるので，乾燥した筆の先で受けて水を入れた容器に入れると，カーボワックスは溶けて，切片が広がる．

セロイジン切片はパラフィン切片に比べ組織の収縮や硬化が少ないので，脳神経組織など大きい組織切片を作製するときに用いられる．しかし，パラフィン切片のように薄く切れず時間や費用もかかるので，一般にはほとんど行われていない．

表2 薄切失敗の状態と原因

1) 切片がまったく切れないか，刃の上で塊になる
   - 刃の逃げ角が小さすぎる
   - 刃が切れない
   - パラフィンが軟らかいまたは室温が高い
   - 刃を引く早さが早すぎる

2) 切片に縦に傷がつく または切片が裂ける
   - 刃に傷がある
   - 刃にゴミが付いている
   - 組織内に石灰沈着，骨などがある

3) 切片の厚さがムラになる
   （厚い切片と薄い切片が交互になる）
   - ブロックや刃がしっかり固定されていない
   - 組織が大きすぎる
   - 刃の逃げ角が大きすぎる
   - 刃が切れない

4) 切片に横波がついたり，横に縮む
   - ブロックや刃の固定がゆるい
   - パラフィンが硬すぎる
   - 組織が硬すぎる
   - 刃の逃げ角が大きすぎる

5) 切片がぼろぼろになる
   - 固定が不十分
   - 包埋時の脱水が不十分
   - パラフィンの浸透が不十分
   - パラフィンの浸透時の温度が高すぎる
   - パラフィンに長時間入れすぎる

5. クリオスタットによる凍結切片作製

クリオスタット(cryostat)は，凍結切片を容易に確実に迅速に作ることを目的に主として手術中の迅速診断に用いられるが，組織化学や蛍光抗体法，酵素抗体法，免疫組織化学的検索にも用いられる．

クリオスタットは内部にミノー型ミクロトームを組み込んだ冷凍庫でミクロトームを操作するハンドルが外部にあり，庫内が−15〜30℃になっている(図9)．未固定の新鮮な組織を用いるので，感染予防には十分注意が必要である．

切片の凍結

凍結の方法は液体窒素を用いる方法，ドライアイス・アセトン，ドライアイス・ヘキサンを用いる方法などさまざまである．どの方法でも凍結は迅速に行うことが重要である．

凍結切片作成の実際

ドライアイス・ヘキサンを用いる方法を以下に示す．

❶ アイスポットにヘキサン入りのびんを入れ，びんの周りを囲むようにドライアイスを砕いて入れる(図10)．

サイドメモ：切片の剝落の防止

切片が剝がれやすい染色の場合は，従来薄切片貼り付けに卵白グリセリンを塗ったスライドガラスを用いる方法があったが，現在はシランコーティングされたスライドガラスなどが市販されている．

サイドメモ：ミノー型ミクロトームによる薄切法

ユング型とほとんど同じであるが，刀は刃の上に刃渡りが水平になるように固定する．刃の逃げ角は4〜6°に設定し，ブロックの表面は刃に対して平行になるように，また長軸が刃と平行になるようにしたのち，固定し，薄切する．連続して切ればリボン状に連なる．

サイドメモ：凍結切片作成時の注意

- 温度が低すぎると切片がバラバラになったりスダレ状になったりし，高すぎるとしわになる．脂肪組織の場合は低めにする．
- アンチロールの刃に対する位置の調整が重要で，アンチロールの先端は刃に平行で，0.5mmくらい出ているようにする．
- 未固定なので感染予防に十分気をつける．
- 包埋時試料の余分な水分をぬぐっておくこと，気泡を入れないことに注意する
- 脂肪が多いと薄切しづらいので，できるだけ周りの脂肪を取り除いておく．
- 小さい試料の場合，包埋皿の中心に入れると隆起して切りにくいので，少し中心からずらして包埋するとよい．
- 脳，リンパ節，甲状腺などは冷やしすぎると薄切しづらい．

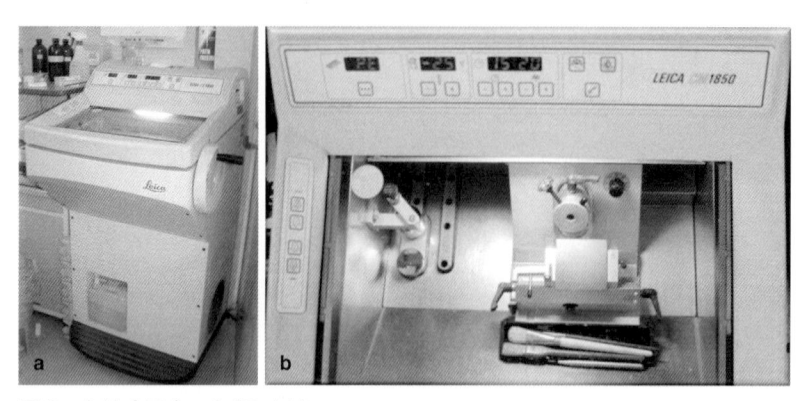

図9 クリオスタット(ライカ)
a. 外観　b. 内部

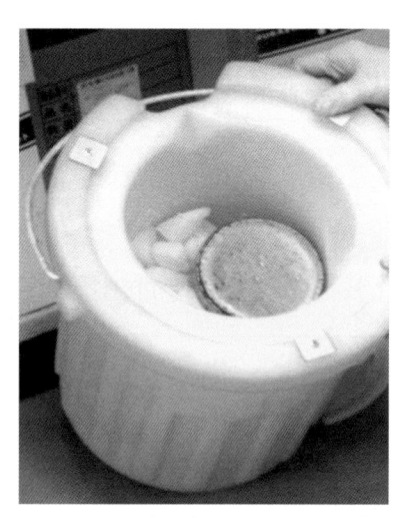

図10 ドライアイス・ヘキサンの準備

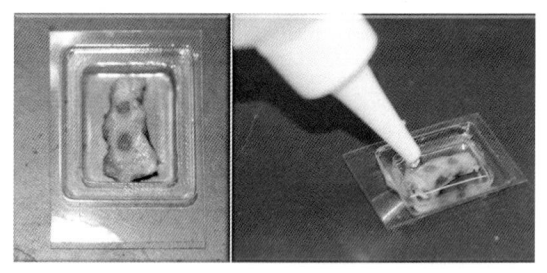

図11 包埋剤の注入

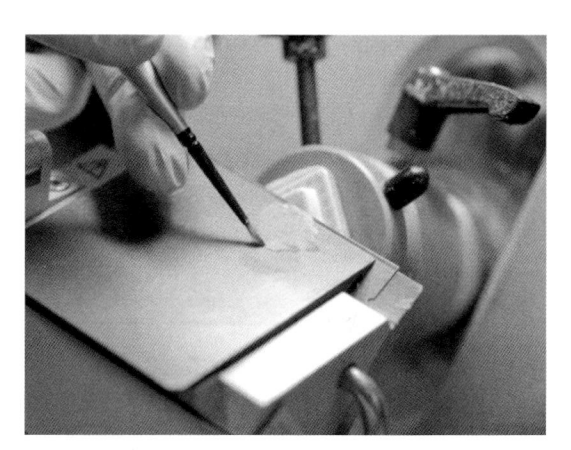

図12 本薄切：切片を筆でのばす

❷ 組織材料を未固定のまま，長さ10 mm以下，厚さ3 mm以下くらいに切り出す(固定された組織の場合は，あらかじめショ糖液にしばらく浸してから包埋し，固めて薄切する)．
❸ 試料をプラスチックの包埋皿に薄切面が下になるように入れ，包埋剤(OCTコンパウンドなど)を注入する(図11)．
❹ 金属製試料台をのせてヘキサンの入った標本瓶に入れる．ただちにコンパウンドが白くなり凍結する．
❺ 固まった試料台をミクロトームにしっかり固定する．
❻ 面がきちんと出るように角度を合わせ固定し，ブロックを送りながらパラフィン切片の場合と同様に荒削りと面出しを行う．
❼ ミクロン調節ノブで厚さを合わせ本薄切する．筆などを利用し切片を伸ばし(図12)，スライドガラスの表面を平行に近づけ，薄切片を付着

させる．アンチロールを使用する場合は，アンチロールを刃面にセットし，3〜5 μm で薄切する．薄切面はアンチロールの上に伸びた状態であるが，最初の数枚は捨てる．アンチロールを静かにはねのけ，スライドガラスの表面を平行に近づけ，薄切片を付着させる．

❽ HE 染色の場合は，直ちに迅速用固定液（エタノール・酢酸・ホルムアルデヒド）に 30〜60 秒浸漬し，軽く水洗したのち，染色に移る．

❾ 迅速 HE 染色
固定した切片を水道水に浸し，周りのコンパウンドをよく溶かす．
　↳カラッチのヘマトキシリン　30 秒〜1 分
　　↳水道水（色出し）
　　　↳エオジン　30 秒
　　　　↳脱水・透徹・封入

G 染色：総論

本項を理解するためのキーワード

❶ 色素
酸性色素，塩基性色素，両性色素，無極性色素がある．

❷ 染色
組織，細胞などに色素を物理的，化学的に結合させ発色させる．

1. 染色の目的

染色とは，本来ほとんど無色である組織，細胞，間質などに色を付けて顕微鏡で観察しやすくするために行う．現在では光学顕微鏡から電子顕微鏡，蛍光顕微鏡用に至る種々の染色法が知られている．良好な染色を行うためには，良好な固定，切り出し，脱水，包埋などが必要となる．

2. 染色の原理と色素（表3）

顕微鏡的観察のために使用されている色素には，植物性や鉱物性の天然色素（ヘマトキシリン，カルミンなど）と，人工的に作られた合成色素（アニリン色素など）がある．

a. 酸性色素

色素は，水溶液中で負（−）に荷電し OH，NO_2，SO_2OH などの原子基を有し，カルボン酸やスルホン酸のナトリウム塩の形を呈している．色素はアルコールより水に溶けやすく細胞質の染色に適している．エオジン，ライトグリーン，エリスロシン，ピクリン酸，酸性フクシン，オレンジ G などがある．

b. 塩基性色素

色素は，水溶液中で正（＋）に荷電し，NH_2，$NHCH_3$，$N(CH_3)_2$，NH などの原子基を有している．色素は水よりアルコールに溶けやすく，主に

表3　色素の性質

	酸性色素	塩基性色素	両性色素	無極性色素
イオン化基	負（−）	正（＋）	負（−）正（＋）	
溶解性	水に溶けやすい	アルコールに溶けやすい		
染色される主な組織構成成分	細胞質	核		脂肪
主な色素	エオジン，ライトグリーン，エリスロシン，ピクリン酸，酸性フクシン，オレンジ G など	メチレンブルー，トルイジンブルー，ゲンチアナバイオレット，チオニンなど		ズダンⅢ，シャールラハレッド，ズダンブラックなど
主な原子基	OH，NO_2，SO_2OH	NH_2，$NHCH_3$，$N(CH_3)_2$，NH		＝O，OCH_3

核の染色に用いられる．メチレンブルー，トルイジンブルー，ゲンチアナバイオレット，チオニンなどがある．

c. 両性色素
負（−）の色素で酸性，塩基性の両方の性質をもち，荷電状態が平衡を保っている色素をいう．正（＋）および負（−）に荷電している色素の水溶液を混合，あるいは酸性色素と塩基性色素を結合させて作る．

d. 無極性色素
酸や塩基の形成にかかわらず有極基をもたない色素で，＝OやOCH$_3$のような原子基をもつ．染色は物理的な浸透に基づき，ズダンⅢ，シャールラハレッド，ズダンブラックなどがある．

3. 染色の種類と染色性

a. 進行性染色と退行性染色
進行性染色は，染色液に組織片を入れ選択的に特定の成分を染め出し，退行性染色は，過剰に組織片を染めてから分別という操作で余分な色素を取り去る．

b. 単染色と重染色
単染色は1種類の色素を使って染める．重染色は，組織片を2種類以上の色素を混合して，または順番染めて組織成分を染め出す．代表的な染色にヘマトキシリン・エオジン（H-E）染色がある．

c. 直接染色と間接染色
直接染色は，組織構成成分が色素と結合して染まることをいう．間接染色は，媒染剤で処理したのちに染める方法（媒染染色）である．媒染剤には，アルミニウム，クロム，鉄などの水酸化物が用いられる．

d. 正染色性と異染色性
正染色性（orthochromasia）は，染色液がもつ本来の色と同じ色調に組織成分が染まる場合をいい，異染色性（metachromasia）は，本来もっている色合いと異なった色調に染まる場合をいう．たとえばコンドロイチン硫酸，ヘパリン，ヒアルロン酸を含む組織は，トルイジンブルーやチオニンなどで染色すると，異染色性を示し赤色や赤紫色に染まる．

e. 色素に対する親和性
酸性色素に染まりやすい性質を好酸性，あるいは塩基性色素に染まりやすい性質を好塩基性という．両者に均等に染まる性質を中好性という．組織の大部分は蛋白質でできており，酸性のカルボキシル基，塩基性のアミノ基の両方をもち，酸性，塩基性いずれの色素でも染色されるため，どちらの原子基を多くもつかにより組織の染色性が変わってくる．

4. パラフィン切片の染色

a. 染色前の操作

器具の準備

染色バットおよび染色籠（スライドキャリアー）：染色バットには丸型，横型，縦型などがあり，仕切りのついた5枚用から20枚用のものがある．塵埃を避け，染色液の蒸発を防ぐために蓋付のものが必要である（図13, 14）．ピンセット，濾紙，ガーゼなども用意する．

試薬・染色液調整器具：フラスコ，ビーカー，メスシリンダー，電磁式はかり，マグネチックスターラーなどと，染色液の保存には試薬びんなどを用いる．

また，染色を行う場所は各染色系列を並べておくための広いスペースがあり，流し台に近いことが望ましく，有機溶剤を使用するため換気の設備も必要である．現在は自動染色装置を用いる施設が多くなってきた（図15）．

脱パラフィン

脱パラフィンとは，組織に染み込んでいるパラフィンを除去することである．

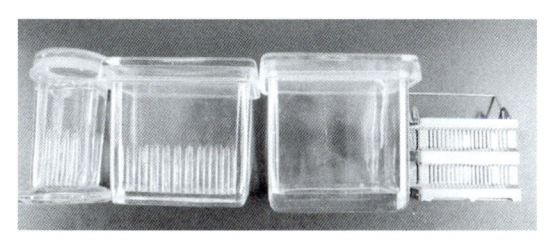

図13 染色バット（ドーゼ）と染色籠（スライドキャリヤー）

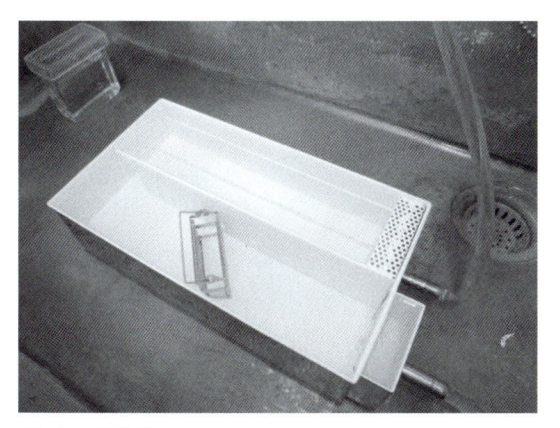

図14 水洗槽

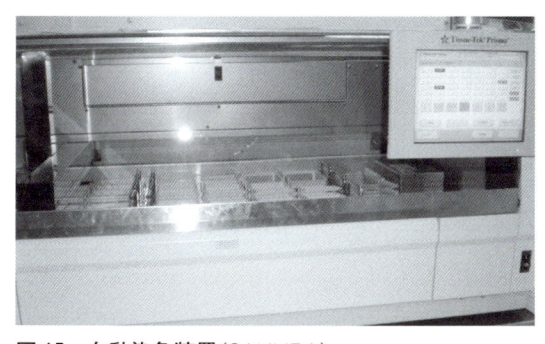

図15 自動染色装置（SAKURA）

キシロール	2槽，各5〜10分前後
↳純エタノール	2槽，各5分前後
↳95％エタノール	2槽，5分前後
80％エタノール	1槽，5分前後
70％エタノール	1槽，5分前後
↳水洗	1〜5分

以上の操作で，切片は水になじんだ状態となり染色への前処理が完了となる．

> **サイドメモ：脱パラフィン時の注意**
>
> ・パラフィンや有機溶剤の除去が不完全なときには，切片を水に入れたときに，白濁する．このようなときには，キシロールの脱パラフィン能力が落ちているか，エタノールにキシロールが混じっているなどの原因が考えられる．
> ・キシロールからエタノールに移す際は，しずくをよく切ることが大切であるが，手間取って切片を乾かしてはならない．
> ・キシロールに浸す時間は，新しさと温度条件により異なり寒い時期では最初のドーゼに長めに浸すとよい．

b．染色

近年自動染色装置が普及し，人の手を使わず脱パラフィンから染色まですることができる．染色液の管理をすることにより安定した染色性が得られる．しかし，手染めに比べ細かい染め具合ができないなどのデメリットも指摘されている．

染色は組織標本作製の大切な操作であり，後述する個々の染色法（→ p.152〜）の特徴を十分理解し，それに適した器具，方法で仕事の手順を考えなければならない．

染色液の染色能力は，色素のメーカーや処方，使用頻度，温度などにより，浸漬時間を調整し，染色能力が落ちたら交換する必要がある．

c．脱水・透徹

染色の終了した切片は，そのままでは封入剤になじまないので脱水・透徹を行う．樹脂を封入剤として用いる場合は，樹脂とよく混じり合うキシロールを用いてなじませる．

95％エタノール	2槽，各5分前後
↳100％エタノール	3槽，各5分前後
↳キシロール	3槽，各5分前後

> **サイドメモ：脱水，透徹時の注意**
> - 染色法が異なる場合には，それぞれ専用の系列を用いる．ほかの異なった色素系が混在すると染色性に障害をきたす．
> - 脱水・透徹を終わった段階で切片が白濁しているのは，脱水が不十分なためである．脱水不完全は，退色の最大の原因となる．
> - エタノールからキシロールに移したときに白濁した場合は，キシロールに水が入ったためで，エタノールの濃度が低下しているので，最後のエタノールの槽を新調する．
> - エタノールによる脱水，キシロールによる脱エタノールを完全に行うことにより標本の早期退色を避けることができる．

d. 封入

現在は合成樹脂製の封入剤が使用され，カナダバルサムやツェーデル油はほとんど使用されなくなった．バルサムは弱酸性で黄変するが，合成樹脂のものは中性に作られているため黄変せず，染色性の変化も少ない．

❶ 透徹の終わったスライドガラスをキシロールから取り出し，組織切片面が乾かない程度に余分のキシロールを除く．

❷ 適当な大きさのカバーガラスを選び，この上（あるいは切片の上）に適量の封入剤をガラス棒で滴下する．このとき，切片の周りに多少余裕のあるものを選ぶ．

❸ カバーガラスの一端をスライドガラスの適当な位置に立て掛け，有柄針で支えながら，ゆっくり下げて，封入剤が気泡を残さず，広がるように注意しながら，切片の上に伏せる．気泡が入った場合には，カバーガラスの上からピンセットで軽く押さえて追い出す．

❹ はみ出した封入剤を濾紙で吸い取り，スライドガラスの裏面はガーゼなどで清拭して封入を完了する（図16）．

❺ 封入に失敗したら，透徹用のキシロールに戻し，カバーガラスをはずしてやり直す．

以上の操作を自動封入装置で行うことができる（図17）．また最近では，自動染色装置と自動封入装置を連結させ，封入した標本は自動的に棚に収納する装置も開発されている．

できあがった標本は必要事項を記入したラベルを貼って，マッペに並べ，申し込み用紙と照合して，間違いのないことを確認したうえで医師の検鏡に回す．

5. 遊離切片の染色

セロイジン切片，カーボワックス切片はスライドガラスに貼り付けずに，遊離切片のままで染色を行う（図18）．

器具の準備

遊離切片を扱うときには，先端をカギ型に曲げた細いガラス棒あるいは有窓スパーテルを用いる．染色用の容器はPetri（ペトリ）のシャーレ，ガラス製肉池を使用し，アルコールや透徹液には蓋つきの容器が必要である．

手法

❶ カーボワックス切片は水中にあるので，ただちに染色できる．セロイジン切片は70％アルコール中にあるので水中に移してアルコールを除去しなければならない．

❷ 染色，脱水，透徹の過程はパラフィン切片と同様であるが，組織の大きさ，厚さによって時間を調節する．切片はガラス棒を遊離切片の下に入れ，軽く引っ掛けてすくい上げ，次の溶液に移す．

❸ 切片を引っ掛けたまま液中で容器を軽く動かすと切片が液中で広がる．有窓スパーテルのほうが組織の損傷の心配が少ない．

❹ 透徹が終わった切片は，スライドガラスに拾い上げる．その手技は，スライドガラスの一端を透徹液に入れ，有柄針で切片をスライドガラス上に引き寄せてこの上に載せ，引き上げる．

❺ パラフィン切片と同様，濾紙で切片の周囲の透徹液を吸い取り，封入する．

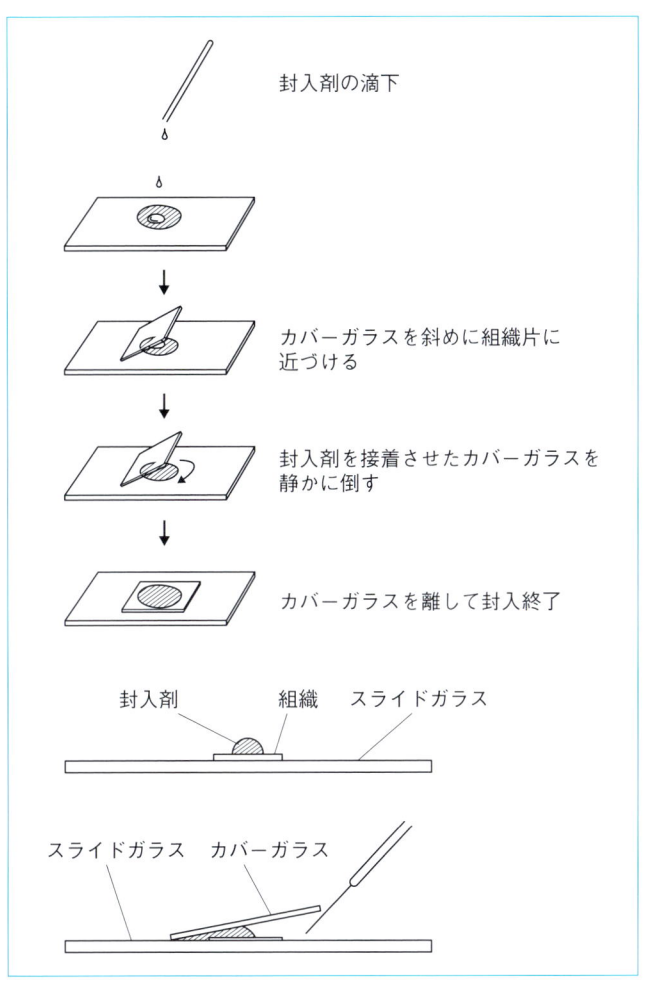

図16 封入の操作

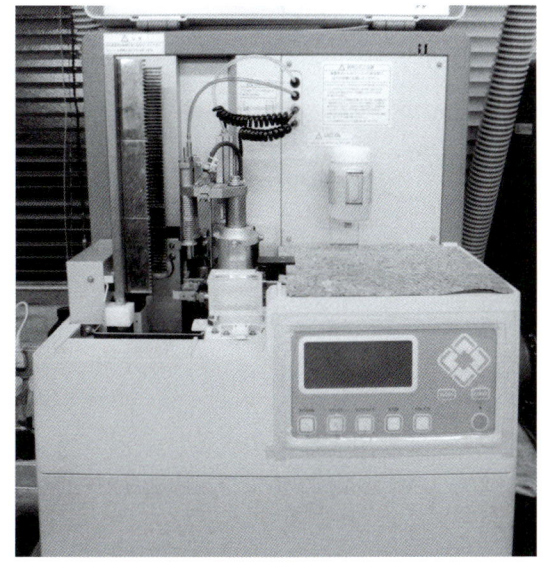

図17 自動封入装置

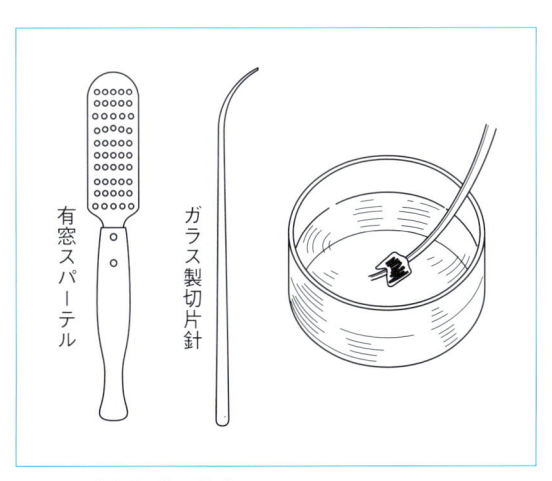

図18 遊離切片の染色

H 各種染色法

本項を理解するためのキーワード

❶ 一般染色
組織構造の全体像を把握するため，日常的に組織検査に用いられる染色
❷ 特殊染色
特定組織成分を選択的に染め出す染色

染色法は一般染色と特殊染色に大別される．一般染色はヘマトキシリン・エオジン(hematoxylin-eosin；H-E)染色法が代表的である．特殊染色は組織の構成要素や特定物質，病原体などを染め出す染色である．H-E染色による病理組織診断の補助的染色として，H-E染色に併行し行われる．

1. ヘマトキシリン・エオジン染色（H-E染色）

目 的

日常の病理組織検査に必須の染色法であり病理組織診断の基本となる．組織の形態的全体像を把握することを目的とする．コントラストよく染め分けられ，構成要素を濃淡の差で表現し多くの情報を提供する．

原 理

ヘマトキシリン(hematoxylin)は単独では組織親和性が少ない．これを酸化するとヘマテインとなり，さらに媒染剤(アルミニウム，鉄など)を結合させると色ラック(金属レーキ)となり染色性が増すようになる．色ラックは正に帯電しているため，負に帯電している部分(リン酸基やカルボキシル基を多く含む細胞核など)を青紫色に染める．酸性色素であるエオジン(eosin)の色素分子は水溶液中で負に帯電しているため，組織中の正に帯電している部分(細胞質，種々の線維成分など)を淡赤色～濃赤色に染める．

試薬：ヘマトキシリン液

ヘマトキシリン色素は南米原産の樹木の一種から抽出して得られる植物性色素であり，無色ないし淡黄色の結晶である．ヘマトキシリン液には多くの処方がある．酸化を促進する酸化剤には過酸化水素，過マンガン酸カリウム，ヨウ素酸ナトリウムなどがあり，媒染剤としてはアルミニウム，鉄などの2価あるいは3価の金属塩，またはその水酸化物が用いられる．

ヘマトキシリン液は，核を選択的に染める進行性染色液と，組織を過染させ塩酸アルコールで分別し核を染め出す退行性染色がある．前者にはマイヤー，リリーマイヤーなどがあり，後者にはカラッチ，デラフィールド，ハリス，ギルなどがある．ここでは代表的なヘマトキシリン液の処方を記載する．

1) マイヤー(Mayer)のヘマトキシリン液

ヘマトキシリン	1.0 g
蒸留水	1,000 mL
カリウムみょうばん	50.0 g
ヨウ素酸ナトリウム	0.2 g
抱水クロラール	50.0 g
結晶クエン酸	1.0 g

※ヘマトキシリン1.0 gを100 mLの蒸留水に加温しながら溶かす(淡黄褐色となる)．ヘマトキシリン1.0 gをエタノール10 mLに溶かしておく場合は加温する必要はない．蒸留水200 mLとヨウ素酸ナトリウム0.2 gを加え，これにカリウムみょうばん50 gを蒸留水500 mLに完全に溶かしたものを加える(赤褐色から濃紫色に変わっていく)．残りの蒸留水200 mL，クエン酸(結晶)1.0 gと抱水クロラール50 gを入れ，よく撹拌し溶解させる．調整後すぐ使用できる．褐色瓶に入れ冷蔵庫に保存．使用期限は製作後2～3か月で，酸化により染色性が低下する．

2) カラッチ(Carazzi)のヘマトキシリン液

ヘマトキシリン	1.0 g
蒸留水	800 mL
カリウムみょうばん	50.0 g
ヨウ素酸ナトリウム	0.2 g

| グリセリン | 200 mL |

※グリセリン以外の試薬はマイヤーのヘマトキシリンと同様に溶かす．マグネチックスターラーを使用し完全に撹拌溶解してから，グリセリン 200 mL を加えさらに撹拌溶解する．調整後すぐ使用できる．褐色瓶に入れ冷蔵庫に保存．

3）デラフィールド(Delafield)のヘマトキシリン液

ヘマトキシリン	20 g
アンモニアみょうばん(飽和液)	200 mL
グリセリン	500 mL
メタノール	500 mL

4）ハリス(Harris)のヘマトキシリン液

ヘマトキシリン	5.0 g
カリウムみょうばん	100 g
蒸留水	1,000 mL
酸化第二水銀	2.5 g
氷酢酸	20～40 mL

※水銀の廃棄に問題があり，現在はほとんど使用されていない．

試薬：エオジン液

エオジンは代表的な酸性色素で，水溶性のものとエタノール溶性のものがある．よく使用されるのはエオジン Y（水溶性）で，溶液はやや緑色を帯びた蛍光を有している．エオジン液の染色性を増すために酢酸を少量加えて使用する（酢酸を加えると組織成分がより正に帯電しエオジンの染色性が増す）．

1）0.5～1.0％エオジン水溶液

エオジン Y またはエオジン B	0.5～1.0 g
蒸留水	100 mL
氷酢酸	1～2 滴を加える

2）1.0％エオジン・アルコール溶液

- ■原液　1.0％エオジン水溶液
  （エオジン Y 1 g/蒸留水 100 mL）
- ■使用液　原液　　　　　　　　　　1 容
  　　　　80％アルコール　　　　　 3 容

※上記の混合液（使用液）100 mL につき，氷酢酸 0.5 mL を加える．一般的によく使われている．

染色法

❶ 脱パラフィン→水洗
❷ ヘマトキシリン液で染色：5～20 分（染色液により，染色時間は異なる．）
マイヤーのヘマトキシリン（酸ヘマトキシリン）の場合，進行性染色なので，以下 3～6 の操作は必要ない
❸ 軽く水洗
❹ 1％塩酸 70％アルコールで分別：10～30 秒
❺ 水洗
❻ 薄いアンモニア水あるいは 0.05％炭酸リチウム 10～20 秒（省略可）
❼ 流水で色出し：10 分
❽ エオジン液で染色：2～10 分
❾ 軽く水洗：10 秒程度
❿ アルコール系列で脱水（エオジン分別を兼ねる）
低濃度アルコールはエオジンの色落ちが早いため注意する
⓫ キシレン（透徹）
⓬ 封入

染色結果

ヘマトキシリン・エオジン(H-E)染色	
細胞核，軟骨基質，石灰化巣，細菌の一部，好塩基性物質	青紫色～淡青藍色
粘液	淡青紫色（ほとんど染まらないものもある）
赤血球，好酸球の顆粒，パネート細胞の顆粒	濃赤色
細胞質，間質，各種線維，好酸性物質	赤色～淡赤色

2. 膠原線維の染色法

線維性結合組織は支持組織として生体内に広く分布している．染色性の特徴などから膠原線維，弾性線維，細網線維などに分けられ，膠原線維は最も一般的な線維である．膠原線維染色では数種の色素を用いて膠原線維以外の組織成分も同時に染色される．本書では代表的な 4 種類の標準的染

色法をあげるが，これらの染色法は改変され変法が多い．

a. アザン・マロリー（Azan-Mallory）染色

Mallory が考案した酸性フクシンを使うマロリー法を Heidenhain（ハイデンハイン）が改良した方法で，酸性フクシンの代わりにアゾカルミンを用いて膠原線維と筋線維を染め分ける．重クロム酸カリウムのクロム化を省き短時間で染色する方法が多く用いられる．

染色液

1) アゾカルミン G 液

アゾカルミン G	0.2 g
蒸留水	100 mL
氷酢酸	1 mL

2) アニリンブルー・オレンジ G 液

■原液

アニリンブルー（水溶性）	0.5 g
蒸留水	100 mL
オレンジ G	2.0 g
氷酢酸	8 mL

※煮沸して溶解後冷却し，濾過する．

■使用液
使用時に原液を蒸留水で 2〜3 倍に薄めたものを用いる．

染色法

❶ 脱パラフィン→水洗
❷ アゾカルミン G 液：56℃恒温槽内で 30〜60 分，その後室温で 10〜30 分放置
❸ 軽く水洗
❹ 0.1%アニリン・アルコール（95%エタノール 100 mL＋アニリン 0.1 mL）で素早く分別
❺ 1%酢酸アルコール（95%エタノール 100 mL＋氷酢酸 1 mL）に数回出し入れ（アニリンを落として脱色を停止させる）
❻ 軽く水洗
❼ 5%リンタングステン酸水溶液：1〜3 時間
❽ 軽く水洗
❾ アニリンブルー・オレンジ G 液：1〜3 時間
❿ 純エタノールで分別・脱水
⓫ 透徹→封入

染色結果

アザン・マロリー染色	
膠原線維，細網線維，粘液，硝子様物質	青色〜濃青色
筋線維，核，細胞質，線維素	赤〜淡赤色
赤血球	オレンジ色
好塩基性細胞内分泌顆粒	青色
好酸性細胞内分泌顆粒	赤色

b. アザン染色変法

アザン染色には各種の染色法がある．一般的にオレンジ G とアニリンブルー混合液を使用した染色法ではオレンジ G とアニリンブルーの色の選択性が悪い場合が多い．

数種類の酸性色素を用いる場合は，分子量の小さい色素から順に染色するとよい染色結果が得られるとされている．変法はオレンジ G とアニリンブルーを別々に使用し，分子量の小さい色素から順次染色していくよう改変した染色法である．

原理

酸性色素の分子量は小さい順からオレンジ G（MW＝452.4），アゾカルミン G（MW＝579.59），アニリンブルー（MW＝737.7）である．膠原線維や筋線維などでは構成要素間の結合状態によりそれぞれの大きさの間隙があり，膠原線維は粗構造で間隙が広く，筋線維では密構造であり，間隙が狭い．分子の大きさの異なる酸性色素がそれぞれの組織のもつ構造上の差異に対する親和性を利用し，小色素分子が構造の密な部位へ入り込み，大色素分子が疎な部位へ入り，染色の選択性が得られる．

染色液

1) 媒染剤

10%重クロム酸カリウム	1 容
10%トリクロール酢酸	1 容

2) オレンジ G 液

オレンジ G	0.75 g
蒸留水	100 mL
氷酢酸	2 滴

3) アゾカルミン G 液

アゾカルミン G	0.2 g

蒸留水 ――――――――――――― 100 mL
氷酢酸 ――――――――――――― 1 mL

4）アニリンブルー液
■原液
アニリンブルー（水溶性） ――――― 0.5 g
蒸留水 ――――――――――――― 100 mL
氷酢酸 ――――――――――――― 8 mL
※30分加温溶解し冷却後，蒸留水で7～8倍に希釈して使用する．

染色法
❶ 脱パラフィン→水洗
❷ 媒染剤（酸化剤）：15～30分
❸ 軽く水洗
❹ オレンジG液：5～10分
❺ 軽く水洗
❻ アゾカルミンG液：15～30分
❼ 軽く水洗
❽ 5％リンタングステン酸水溶液：1時間以上
❾ 軽く水洗
❿ アニリンブルー液：5～10分
⓫ 軽く水洗
⓬ 脱水，透徹→封入

染色結果

アザン染色変法
アザン・マロリー染色と同様．

c．ワンギーソン（van Gieson）染色

ワイゲルトの鉄ヘマトキシリンで核を染色したのち，酸性フクシン・ピクリン酸液で後染色し，膠原線維と筋線維を染め分ける．

染色液
1）ワイゲルトの鉄ヘマトキシリン液
□第1液
ヘマトキシリン ――――――――― 1.0 g
純アルコール ――――――――― 100 mL
□第2液
塩化第二鉄（29％） ――――――― 4.0 mL
塩酸（36％） ――――――――― 1.0 mL
蒸留水 ―――――――――――― 95 mL
※第1液と第2液を等量混合する．混合液は1

か月程度使用できる．
2）ワンギーソン液
ピクリン酸飽和水溶液 ――――――― 100 mL
※37℃孵卵器で放置．使用時室温に戻してから濾過して使用．
1％酸性フクシン水溶液 ――――――― 10～15 mL

染色法
❶ 脱パラフィン→水洗
❷ ワイゲルトの鉄ヘマトキシリン液で核染：10分
❸ 塩酸アルコールで分別→切片が藍色になるまで流水水洗
❹ ワンギーソン液：5～10分
❺ エタノールで分別・脱水
❻ 透徹→封入

> **サイドメモ：ワンギーソン染色時の注意**
> 透徹の際，キシロール中に放置するとピクリン酸が落ちるので注意する．

染色結果

ワンギーソン染色	
膠原線維	赤色
筋線維，赤血球	黄色
核	黒褐色

d．マッソン・トリクローム（Masson trichrome）染色

前述のワンギーソン染色の前半とマロリー染色を組み合わせたもので，鉄ヘマトキシリン，酸性フクシン，アニリンブルーの重染色．アザン・マロリー染色と同様の染め上がりを示すが，核を鉄ヘマトキシリンで染めるのが特徴である．

染色液
1）媒染剤
10％重クロム酸カリウム ――――――― 1容
10％トリクロール酢酸 ――――――― 1容
2）ワイゲルトの鉄ヘマトキシリン液
※ワンギーソン染色法の染色液2）を参照．

3) I液（ビーブリッヒ・スカーレット酸フクシン液）

1%ビーブリッヒ・スカーレット水溶液	90 mL
1%酸フクシン水溶液	10 mL
氷酢酸	1 mL

※原法ではポンソー・キシリジン・酸フクシン混合液を用いる）

4) II液（リンモリブデン酸・リンタングステン酸液）

リンモリブデン酸	5.0 g
リンタングステン酸	5.0 g
蒸留水	200 mL

5) III液（アニリンブルー液）

アニリンブルー	2.5 g
蒸留水	100 mL
氷酢酸	2 mL

※ゴールドナー変法ではアニリンブルーの代わりにライトグリーンを用いる．

染色法

❶ 脱パラ，水洗，蒸留水
❷ 媒染：10〜15分
❸ 水洗：5分
❹ ワイゲルトの鉄ヘマトキシリン液5分
❺ 軽く水洗
❻ 1%塩酸 70%アルコールで分別
❼ 色出し，水洗：10分
❽ 蒸留水
❾ I液：2〜5分
❿ 軽く水洗
⓫ II液：30分以上
⓬ 軽く水洗
⓭ III液：3〜5分
⓮ 軽く水洗
⓯ 1%酢酸水：5分
⓰ 水洗（すばやく）
⓱ 脱水，透徹，封入

染色結果

マッソン・トリクローム染色法	
膠原線維，細網線維	青色
核	黒褐色
細胞質	赤色

3. 弾性線維の染色法

　弾性線維は皮膚，血管，肺など身体中に広く分布し，臓器や細胞を支持している．弾性線維染色は特に線維性結合組織の弾性線維成分と膠原線維成分を染め分け，病理組織診断に有用である．ここではワイゲルト染色法，エラスチカ・ワンギーソン染色法，ゴモリのアルデヒドフクシン染色法をあげる．弾性線維染色法はほかにオルセイン染色，ビクトリアブルー染色などがあるが，HBs抗原染色として利用されるほうが多い（→p.182）．

a. ワイゲルト（Weigert）染色

　レゾルシン・フクシンによって弾性線維を選択的に染め出す方法である．日常ではワイゲルト染色を単独で行うことはほとんどなく，EVG染色（→p.157）と合わせて行うことが多い．

染色液

1) レゾルシン・フクシン液

■原液		
	塩基性フクシン	2.0 g
	レゾルシン	5.0 g
	蒸留水	200 mL
	29%塩化第二鉄水溶液	25 mL

※蒸留水200 mLにフクシン2 gを溶かす．加温しながら，レゾルシン5 gを加え，30分くらい沸騰させると液量は1/2くらいになる．29%塩化第二鉄水溶液25 mLを加え，5分間沸騰させたのち，室温に放置し冷却する．これを濾過後乾燥するまで濾紙上に沈殿物を放置．この濾紙に95%エタノール200 mLを注いで5〜10分間加温溶出し，冷却後塩酸4 mLを加えて原液とする．

■使用液　レゾルシン・フクシン原液 ──1容
　　　　1％塩酸アルコール（塩酸1％の割合に加えた70％アルコール）　5〜10容

※原液の寿命は数か月．使用後は1〜2か月．この液は出来，不出来の多いものとされており，市販の染色液も使用されている．

2）ケルンエヒトロート液

ケルンエヒトロート	0.1 g
硫酸アルミニウム	5 g
蒸留水	100 mL

※加温溶解し，5〜10分煮沸，冷却後濾過して使用する．

染色法

❶ 脱パラフィン→水洗
❷ 純アルコール：5分
❸ ワイゲルトのレゾルシン・フクシン液：30分〜2時間（原液の濃度により異なる）
❹ 純アルコールで分別
❺ 十分に水洗：10分以上
❻ ケルンエヒトロート液で核染色：1〜3分
❼ 水洗
❽ 純アルコールで脱水
❾ 透徹→封入

> **サイドメモ：ケルンエヒトロート液を使用する染色法**
>
> ワイゲルト染色のほかに，ベルリンブルー染色，アルシアンブルー染色，コッサ反応，マッソン・フォンタナ法，ズダンブラックB染色，グリメリウス法，シュモール反応，ビクトリアブルー染色などがある．

染色結果

ワイゲルト染色	
弾性線維	黒紫色（軟骨や粘液も淡く染まる．）
その他の組織・細胞	赤ないし淡赤色

b. エラスチカ・ワンギーソン（EVG）染色

弾性線維，膠原線維を同時に染め分ける方法．ワイゲルト法とワンギーソン法を複合したものである（→ p.155）．色合いが美しくコントラストに優れ，日常検査に賞用される．

原理

弾性線維に含まれるポリペプチド鎖，粘液多糖類と結合した蛋白がレゾルシン・フクシンと化学結合して黒紫色を呈す．筋線維や細胞質は小色素分子のピクリン酸で黄色に，膠原線維や細網線維は大色素分子の酸フクシンで赤色に染まる．

染色法

❶ 脱パラフィン→水洗
❷ ワイゲルトのレゾルシン・フクシン液：30分〜1時間
❸ 純アルコールで分別
❹ 水洗
❺ ワイゲルトの鉄ヘマトキシリン液：5分
❻ 塩酸アルコールで分別→水洗：10分
❼ ワンギーソン液で染色：5分
❽ アルコールで分別（素早く）
❾ 純アルコールで脱水
❿ 透徹→封入

染色結果

エラスチカ・ワンギーソン（EVG）染色	
弾性線維	黒紫色
膠原線維	鮮紅色
筋線維・赤血球	黄色
核	黒褐色

c. ゴモリのアルデヒド・フクシン染色

ゴモリ（Gomori）が1950年に弾性線維の染色法として発表した方法である．その後下垂体前葉β細胞あるいは膵島β細胞の染め分けにも利用できることが判明した．神経分泌物，HBs抗原をも染色することが可能である．

染色液

1）アルデヒド・フクシン液

塩基性フクシン	0.5 g
70％アルコール	100 mL
濃塩酸	1 mL
パラアルデヒド	1 mL

※塩基性フクシン0.5gを70%アルコール100 mLに乳棒を用いてよく溶かし，濃塩酸1 mLを加え（紫赤色），パラアルデヒド1 mLを加えると紫色になる．これを褐色びんに入れ密栓．24時間後に濃赤色となるので，2～3日放置する．寿命は10日程度．

2) ポンソー・キシリジン・酸性フクシン・オレンジG混合液

ポンソー・キシリジン	0.5 g
酸性フクシン	0.2 g
オレンジG	0.2 g
0.5%酢酸	100 mL

3) ライトグリーン液

ライトグリーンSF	2.0 g
0.5%酢酸	100 mL

染色法

❶ 脱パラフィン→水洗
❷ 0.3%過マンガン酸カリウム・0.3%酢酸（1：1）混合液で酸化：1～5分
❸ 蒸留水で水洗
❹ 5%重亜硫酸ナトリウム水溶液で還元：1分
❺ 流水で水洗
❻ アルデヒド・フクシン液で染色：20～30分
❼ 70%アルコールで脱色分別
❽ 水洗
❾ ポンソー・キシリジン・酸性フクシン・オレンジG混合液：15分
❿ 0.5%酢酸水で洗う
⓫ 3%リンタングステン酸：1分
⓬ 0.5%酢酸水で洗う
⓭ ライトグリーン液：5分
⓮ 0.5%酢酸水で洗う
⓯ アルコール脱水・透徹→封入

> **サイドメモ：ゴモリのアルデヒド・フクシン染色時の注意**
> 過マンガン酸カリウム液は適宜作り直すこと．

染色結果

ゴモリのアルデヒド・フクシン染色	
弾性線維	紫色
結合組織	緑色
HBs抗原	赤紫色
膵島β細胞	青紫色
膵島α細胞	赤色

4. 細網線維の染色法

　結合組織の線維成分から細網線維を染め出すのが目的である．細網線維は膠原線維の亜型と考えられ，格子線維，好銀線維などとよばれる．細網線維に銀粒子が沈着する銀親和性を利用して鍍銀法が行われる．染色方法は浮かし法（パップ鍍銀法）と，貼り付け法（ゴモリ法，渡辺法，N・F渡辺変法，PAM染色など）があり改良法も数多い．ここでは多くの施設で利用されている渡辺法とPAM染色（矢島変法）をあげる．

a. 鍍銀染色法（渡辺法）

　ゴモリ法の変法である．ゴモリ法と比べて細網線維が繊細に染め出される．リンパ組織の構築や未分化な悪性腫瘍の鑑別診断，炎症による線維化の状態把握などに用いられ，病理組織学的診断に不可欠な染色法の1つとなっている．

原理

　酸化（膨化）により細網線維の好銀性を増大させ，アンモニア銀液中の銀アンモニア錯体を線維構成成分のアミノ酸スルホヒドリル基と結合することにより鍍銀が行われると考えられている．

染色液

1) アンモニア銀液

※10%硝酸銀水溶液10 mLに10%水酸化カリウム水溶液0.5 mL（5～6滴）を加えると黒褐色の沈殿ができる．よく撹拌しながら濃アンモニア水（28%）を滴下し，沈殿を溶解させる．沈殿顆粒が少なくなった（5～6粒）時点で止める．蒸留水を加え100 mLとし使用する．

※保存すると雷銀による爆発の危険性があるので，使用時作製とする．

2）還元液

ホルマリン原液	1 mL
2％鉄みょうばん	2 mL
蒸留水	97 mL

染色法

❶ 脱パラフィン→水洗
❷ 0.5％過マンガン酸カリウム水溶液：1〜5 分
❸ 流水水洗：5 分
❹ 2％シュウ酸水溶液：3〜5 分
❺ 流水水洗：5 分→蒸留水を通す
❻ 2％鉄みょうばん水溶液：40〜50 秒
❼ 流水水洗：3〜5 分
❽ 蒸留水で 2 回水洗：各 2 分
❾ アンモニア銀液：15〜25 分
※臓器の種類や病変により異なるが 20 分程度でよい
❿ 95％アルコールで分別：2〜3 秒
⓫ 還元液：5 分静置（茶褐色となる）
⓬ 流水水洗：5 分→蒸留水を通す
⓭ 0.2％塩化金水溶液：1〜2 時間
⓮ 蒸留水で軽く水洗
⓯ 2％シュウ酸水溶液：2〜5 分（赤みを帯びる）
⓰ 流水水洗：5 分→蒸留水を通す
⓱ 1％チオ硫酸ナトリウム水溶液（ハイポ）：5 分
※剝離する場合，写真用酸性硬膜定着液を 5 倍希釈した液の使用が推奨される
⓲ 流水水洗：5 分
⓳ 脱水・透徹→封入

> **サイドメモ：鍍銀染色（渡辺法）時の注意**
> 薄切は厚め（5〜6 μm）にし，スライドガラスへの貼り付けは十分にする．

染色結果

鍍銀染色法（渡辺法）	
細網線維	黒色
膠原線維	赤褐色
細胞質	淡紫色
核	黒色またはエンジ色
赤血球	エンジ色〜紫色

b. PAM 染色（矢島変法）

PAM（periodic acid methenamine silver）染色は腎糸球体の特殊鍍銀法として考案された染色法である．細線維（腎基底膜コラーゲン type Ⅳ）を染め出しその変化を確実にとらえることができるため，糸球体腎炎の病理学的診断には欠かせない染色法となっている．PAS 染色陽性物質も黒染する．

PAM 染色ではジョーンズ原法と矢島変法が有名だが，現在多くの施設で利用されている矢島変法の標準的な染色法を記す．

染色液

1）0.5％過ヨウ素酸液
2）メセナミン銀液（使用時調整）

3％メセナミン（ヘキサメチレンテトラミン）水溶液	25 mL
5％硝酸銀水溶液	3 mL
蒸留水	25 mL
5％ホウ砂（四ホウ酸ナトリウム）	3 mL

※上記を順番に混合する．生じた白濁を振盪しながら完全に溶解する．1％ゼラチン水溶液を 1, 2 滴滴下させると，染色容器（ドーゼ）やスライドガラスが黒くならずきれいに染色される．

3）0.2％塩化金水溶液
4）ジョーンズの補強液

2％シュウ酸水溶液	100 mL
ホルマリン原液	1 mL

染色法

❶ 脱パラフィン→水洗
❷ 1％過ヨウ素酸液：15 分
❸ 水洗

❹ 蒸留水：2～3回
❺ メセナミン銀液（56～58℃の恒温器中）：30～50分
※メセナミン銀液をあらかじめ温めておくか，恒温槽を利用した場合15～25分.
※ドーゼの中の切片が黄褐色になったころから鏡検をはじめ，糸球体内の毛細管の基底膜が黒化したのを確認し鍍銀を完了する.
❻ 蒸留水：2～3回
❼ スライドガラス1枚ずつ加温蒸留水を通して鏡検．基底膜が黒色になるまで銀液，加温蒸留水，鏡検を繰り返す.
❽ 蒸留水：2～3回
❾ 0.2％塩化金水溶液：1～5分
❿ ジョーンズの補強液：1～2分
⓫ 蒸留水：2～3回
⓬ 3％チオ硫酸ナトリウム水溶液：2分
⓭ 流水で十分水洗
⓮ 後染色（H-E染色）
⓯ 脱水・透徹→封入

サイドメモ：PAM染色（矢島変法）時の注意
・薄切切片はなるべく薄いもの（0.5～2μm）を用いる.
・メセナミン銀液での鍍銀状態が大切である．鏡検は切片を銀液から加温蒸留水に移して短時間で行う．若干過染気味にしたほうが染め上がりがよい.

染色結果

PAM染色（矢島変法）	
腎糸球体基底膜，メサンギウム細胞，尿細管基底膜，細網線維，PAS陽性物質	黒褐色
膠原線維	褐色
赤血球	赤色

5. 脂質の染色法

脂質は化学的に単純脂質（simple lipid；中性脂肪）と複合脂質（compound lipid；レシチン，ケファリン，スフィンゴミエリンなどのリン脂質およびセレブロシドやガングリオシドなどの糖脂質）の

表3 脂質の染色性

	Sudan Ⅲ	oil red O	sudan black B	Nile blue
中性脂肪	赤	濃赤	暗青（黒）	赤
コレステリンとそのエステル	黄赤	赤橙	暗青	淡赤
リン脂質	赤（弱）	赤	黒	青（弱）
糖脂質	赤（弱）	赤	黒	青（弱）
脂肪酸	黄赤	赤橙	黒	青

2種類に分けられる.

通常，病理で使用される脂肪染色という場合は中性脂肪の染色を意味し，ズダンⅢやオイルレッドOがよく用いられる．ズダンブラックBは中性脂肪以外の脂質もよく染色し，ナイルブルーは中性脂肪とほかの脂質を染め分ける（表3）.

a. ズダン（Sudan）Ⅲ染色
ダディ（Daddi）によって行われた脂肪染色法.

原理
ズダンⅢ，オイルレッドO，ズダンブラックBなどのアゾ色素は無極性かつ脂溶性であるため，組織に触れると組織内脂質という溶媒に溶け込み，結果として脂肪染色ができる.

染色液
1）50％エタノール
2）ズダンⅢ染色液

70％エタノール	100 mL
ズダン	2 g

※振盪溶解して密栓後60℃の恒温器に一晩入れて放置する（ときどき振盪するとよい）．室温にもどして保存液とするが，結晶が析出しやすいので，使用時に必ず濾過する.
3）マイヤーのヘマトキシリン液（→ p.152）

染色法
❶ 凍結切片作成
❷ 50％エタノールで軽く洗い，切片をなじませる
❸ ズダンⅢ染色液（37℃）：1時間
❹ 50％エタノールで余分の染色液を落とす
❺ 軽く水洗
❻ マイヤーのヘマトキシリン液で核染色
❼ 蒸留水で洗って，しばらく放置（色出し）する

❽ グリセリン，グリセリン・ゼラチン，アパチーのゴムシロップなどの水溶性封入剤で封入

> **サイドメモ：ズダンIII染色時の注意**
> アルコールの蒸発を防ぐために，容器はすり合わせの密栓できるものを用意し，色素の結晶析出を防ぐ．結晶が析出すると切片に付着し，見苦しい標本となる．

染色結果

ズダンIII染色	
中性脂肪	橙黄色～橙赤色
リポフスチン	うすく同じ色に染まる
核	青色

b. オイルレッド (oil red) O 染色

原理はズダンIII染色 (→ p.160) を参照．

染色液

1) オイルレッドO染色液

保存液
オイルレッドO ——————— 0.25～0.5 g
イソプロピルアルコール ——————— 100 mL

よく振盪して溶解し，飽和液とする．使用時に保存液6容に対して蒸留水4容を加え，10分間激しく振盪し，1～2時間以内に使用する．使用液に結晶が析出してきたものは使用できない．

染色法

❶ 凍結切片作成
❷ オイルレッドO染色液：15～30分
❸ 蒸留水：2回
❹ マイヤーのヘマトキシリン液
❺ 蒸留水で洗って，しばらく放置（色出し）する
❻ 水溶性封入剤で封入

染色結果

オイルレッドO染色	
脂肪滴	赤橙色
核	青色

c. ズダンブラック (Sudan black) B 染色

中性脂肪のみでなく，類脂肪，ミエリン，ミトコンドリアやゴルジ装置も染まる．原理はズダンIII染色 (→ p.160) を参照．

染色液

1) ズダンブラックB飽和溶液

70%エタノール ——————— 100 mL
ズダンブラックB ——————— 0.1 g

※三角コルベン中に5～10分間煮沸，室温で冷却後濾過，1～2週間の寿命である．

2) ケルンエヒトロート液 (→ p.157)

染色法

❶ 凍結切片作成
❷ 50%エタノールで軽く洗い，切片をなじませる
❸ ズダンブラックB染色液：1時間
❹ 50%エタノールで余分の染色液を落とす
❺ 蒸留水になじませる
❻ ケルンエヒトロート液：5分
❼ 蒸留水で洗う
❽ 水溶性封入剤で封入

染色結果

ズダンブラックB染色	
中性脂肪	黒青色～黒色
コレステリン	暗青色
リン脂質，糖脂質，脂肪酸	黒色
核	桃赤色

d. ナイルブルー (Nile blue) 染色

原理

従来よりメタクロマジーにより中性脂肪が赤く，脂肪酸，リン脂質が青色に染色されるとされていたが，現在ではナイルブルー色素内に厳密には①赤色で脂溶性のオキサゾン，②暗青色で水・アルコールに溶け，酸性脂質と結合する硫酸オキサジン，③赤色で脂溶性が強い遊離塩基のナイルブルーオキサジンの3型がある．つまり，中性脂肪を赤色に染色する成分とリン脂質，脂肪酸，核，そのほかの塩基性物質を青に染色する両者が含まれていると考えられる．

染色液

1) ナイルブルー染色液

ナイルブルー硫酸塩	7 g
蒸留水	100 mL

※ナイルブルーを7％の割合で蒸留水に溶解し，ときどき振盪しながら60℃または37℃で一晩置く．完全に飽和させ，使用前に濾過する．

2) 1％酢酸水

染色法

❶ 凍結切片作成
❷ 蒸留水で軽く洗う
❸ ナイルブルー染色液：20分
❹ 水洗：3分
❺ 1％酢酸水で赤みが出るまで分別：10分
❻ 蒸留水で水洗後封入

> **サイドメモ：ナイルブルー染色時の注意**
> ホルマリンに長期保存した臓器は中性脂肪の一部が脂肪酸に分解し，紫色を呈する．

染色結果

ナイルブルー染色	
中性脂肪	赤色
コレステリンエステル	淡赤色
酸性脂質（リン脂質，脂肪酸），核，酸性物質	青色

6. 多糖類の染色法

　多糖類は生体の組織・細胞の重要な構成要素であり，また細菌，真菌から寄生虫に至るまで広く存在している．量的にも質的にも組織や細胞内に出現したり，蓄積されたりする．単糖類は水溶性で反応も弱く，組織化学的検索の対象にならない．
　グリコーゲン，セルロース，デキストランなどの単純多糖類と，粘液蛋白，アミロイド，糖蛋白や核酸，糖脂質などの複合多糖類がある．

a. PAS染色

　過ヨウ素酸シッフ（Schiff）反応ともいう．グリコーゲン，粘液物質の証明，色素顆粒や細胞顆粒，真菌，アメーバの識別および腎糸球体病変の鑑別など広く糖質の一般的染色として用いられる．

原理

　PAS反応は糖質に含まれる1,2グリコール基群を過ヨウ素酸で酸化し，生じた2分子のアルデヒド基が，シッフ試薬1分子と結合して赤紫色の化合物を形成する2つの反応を利用したものである．

染色液

1) シッフ試薬（シッフ液）

塩基性フクシン	1 g
蒸留水	200 mL
1 N 塩酸	20 mL
無水重亜硫酸ナトリウム（$NaHSO_3$）	1 g

　塩基性フクシン1 gを煮沸した蒸留水200 mLに加え，攪拌してよく溶解させる．完全に溶解したら50℃まで冷却し，濾過ののち，1 N 塩酸20 mLを加える．流水で25℃まで冷却し，無水重亜硫酸ナトリウム1 gを加え，褐色びんに入れ，2時間冷暗所（または室温，暗所に24〜48時間放置）に保存すると，赤紫色が退色して麦黄色となる．液は冷暗所に保存するが，その原液を十分量入れて，多量の空気が入っていないようにする．数週間もつが，赤くなってしまったものは不適．

2) 亜硫酸水

10％重亜硫酸ナトリウム水溶液	6 mL
1 N 塩酸	5 mL
蒸留水	100 mL

染色法

❶ 脱パラ，水洗，蒸留水
❷ 1％過ヨウ素酸水溶液：10分
❸ 水洗：5分
❹ 蒸留水
❺ シッフ液：10分
❻ 亜硫酸水Ⅰ・Ⅱ・Ⅲ：各3分
❼ 水洗：5分
❽ マイヤーのヘマトキシリン液：3〜5分
❾ 色出し，水洗：10分
❿ 脱水，透徹，封入

> **サイドメモ：Cold Schiff 液**
>
> 塩基フクシンを加熱せずに作製するシッフ液．フクシンは従来の2倍量で染色力が強く厚さ2 mm以下の切片（腎生検など）の染色に適す．多くの施設で市販品が使用されている．

染色結果

PAS 染色	
グリコーゲン，中性粘液多糖類，糖蛋白，粘液蛋白，糖脂質	赤紫色

PAS染色陽性を示すのは，細胞内グリコーゲンや粘液，卵巣の濾胞液，軟骨基質，甲状腺コロイド，副腎のクロム親和性物質，下垂体の腺細胞の顆粒，リポフスチン，腎糸球体や尿細管基底膜や硝子滴，小血管のフィブリノイド変性や硝子化，前立腺内容，脾やリンパ節の細網線維や小血管，好中球，肥満細胞，骨髄巨細胞，赤痢アメーバ，真菌類，細菌類などである．

b. α-アミラーゼ（ジアスターゼ）消化試験

PAS反応陽性物質のうち，グリコーゲン同定のためにはアミラーゼ消化試験（酵素消化法）を行う．

原理

グリコーゲンは生体に存在する単純糖質（中性多糖）でさまざまな組織細胞に検出され，PAS反応陽性を呈するがα-アミラーゼ（またはジアスターゼ）による消化を受けて陰性化する．

試薬

❶ α-アミラーゼ（またはジアスターゼ）消化液
　α-アミラーゼ（またはジアスターゼ）0.1 gを0.1 Mリン酸緩衝液（pH 6.0）100 mLに溶かす（0.1%）．
❷ 1%過ヨウ素酸水溶液
❸ シッフの試薬
❹ 亜硫酸水
❺ マイヤーのヘマトキシリン液

染色法　※切片はA・B2枚用意する

❶ 脱パラ，水洗，蒸留水
❷ ＜Aのみ＞0.1%アミラーゼ消化液（37℃）30分
❸ ＜Aのみ＞水洗5分（蒸留水）
※以下，A・Bとも
❹ 1%過ヨウ素酸水溶液 10分
❺ 水洗5分
❻ 蒸留水
❼ シッフ液 10分
❽ 亜硫酸水Ⅰ・Ⅱ・Ⅲ 各3分
❾ 水洗5分
❿ マイヤーのヘマトキシリン液：3〜5分
⓫ 色出し，水洗：10分
⓬ 脱水，透徹，封入

染色結果

消化試験用切片（A）と未消化切片（対照）（B）を比較し，Aで消失した部分がグリコーゲンである．

c. アルシアンブルー染色

原理

この染色はフタロシアニン系の塩基性色素であるアルシアンブルーと酸性粘液の酸性基のイオン結合を利用した方法で，アルシアン青溶液のpHを2.5，1.0と変化させることにより前者ではスルホムチンのシアロムチンを，後者ではスルホムチンをほぼ特異的に染色することができる．

染色液

1）1%アルシアンブルー 3%酢酸溶液（pH 2.5）

蒸留水	97 mL
氷酢酸	3 mL
アルシアンブルー 8GX	1 g

2）ケルンエヒトロート液（→ p.157）

染色法

❶ 脱パラ，水洗，蒸留水
❷ 3%酢酸水になじませる
❸ アルシアンブルー液：30分
❹ 水洗：5分
❺ ケルンエヒトロート液：5分
❻ 軽く水洗
❼ 脱水，透徹，封入

染色結果

アルシアンブルー染色	
酸性粘液多糖類	青色
核, 結合組織	赤色

d. トルイジンブルー染色

　塩基性色素に分類される一般染色で, 染色の特異性は低く, どちらかというと酸性基によくつく. 軟骨染色, 肥満細胞染色(異染色性), 神経染色, ムチン(粘液多糖類)染色によく使われる. 細胞内の多くのものが染色されるが, 特に核酸(とその結合蛋白)が多いところが強く染色される(核, 粗面小胞体, リボゾームなど). 酸性粘液多糖類と違って, 塩基性タール色素に対して酸性に作用する高分子の多糖類や, その塩類に働くと異染色性(メタクロマジー)を示す. コンドロイチン硫酸は強いメタクロマジーを示す.

染色法

❶ 脱パラ, 水洗, 蒸留水
❷ 0.05%トルイジンブルー染色液:10〜30分
❸ 水洗
❹ 95%アルコールで分別
❺ 脱水, 透徹, 封入

染色結果

トルイジンブルー染色	
軟骨基質, 粘液, 肥満細胞の顆粒	赤紫色(メタクロマジー)
その他, 背景	青色

e. 酸性ムコ物質の酵素消化法

　消化後アルシアンブルー染色などを行い, 好塩基性の減弱をみる. ヒアルロン酸を主とする多糖類は, 消化によって酸性粘液多糖類の染色を行っても陰性となる.
　睾丸ヒアルロニダーゼ消化法, 放線菌ヒアルロニダーゼ消化法, コンドロイチナーゼABC消化法, ノイラミダーゼ(シアリダーゼ)消化法などがある.

方法

❶ 脱パラ, 水洗, 蒸留水
❷ ヒアルロニダーゼ緩衝液(37℃):1〜72時間
❸ 水洗
❹ 酸性粘液多糖類染色
　コロイド鉄染色(→ p.165) or アルシアンブルー染色(→ p.163)
※緩衝液のみの対照を同時に行う.

染色結果

酸性ムコ物質の酵素消化法	
睾丸ヒアルロニダーゼ	ヒアルロン酸, コンドロイチン硫酸(A・C), ケラト硫酸(角膜や皮膚に含まれる)
細菌ヒアルロニダーゼ(肺炎双球菌, ブドウ球菌)	ヒアルロン酸

※対照標本で染色されているヒアルロン酸と一部のコンドロイチン硫酸(A・C)が染色されずにとどまる(ヒアルロニダーゼの起源によって消化されるものが異なる)

f. アルシアンブルー・PAS重染色

　粘液多糖類の分布をみるのによく利用される.
　アルシアンブルー染色(→ p.163)をしたあとで, PAS染色(→ p.162)を行う. 酸性はアルシアンブルーで, 中性粘液多糖類はPASで染色される.

染色法

❶ 脱パラ, 水洗, 蒸留水
❷ 3%酢酸水になじませる
❸ アルシアンブルー液:30分
❹ 水洗:5分
❺ 1%過ヨウ素酸水溶液:10分
❻ 水洗:5分
❼ 蒸留水
❽ シッフ液:10分
❾ 亜硫酸水Ⅰ・Ⅱ・Ⅲ:各3分
❿ 水洗:5分
⓫ マイヤーのヘマトキシリン液:3〜5分
⓬ 色出し, 水洗:10分
⓭ 脱水, 透徹, 封入

染色結果

アルシアンブルー・PAS 重染色	
中性多糖や糖蛋白質の中性ムチン →PAS 反応のみに陽性	赤紫色
酸性ムコ多糖 →アルシアンブルーのみに陽性	青色
シアロムチンおよびスルフォムチンなどの糖蛋白質	近接水酸基や酸性基の含有比率によって赤紫〜青色を呈する

g. マイヤー(Mayer)のムチカルミン染色

原理

特異性はアルシアンブルー pH 2.5 染色やコロイド鉄染色に近似するが，結合組織性のムコ物質（酸性ムコ多糖）に対する染色性が弱く，組織化学的なムコ物質の同定手段としてはほとんど利用されない．しかし，簡単な方法であるので上皮性の粘液だけを観察する目的には便利である．

酸性ムコ物質の酸性基に対するムチカルミンのイオン結合反応に基づいている．ムチカルミン溶液に含まれる色素は，アルミニウム塩がカルミンと化合して生じたキレートと考えられている．

染色液

1) ムチカルミン液

カルミン	1.0 g
塩化アルミニウム	0.5 g
蒸留水	4 mL

※磁製皿に入れ，ガラス棒でよく混ぜながら加熱し，2〜3分後に赤紅色から暗赤色に変わったら炎を消し，50％アルコール 100 mL を加えて溶解し，24時間後に濾過し，冷暗所に保存する．使用時には蒸留水で10倍に薄める．

2) マイヤーのヘマトキシリン液（→ p.152）

染色法

❶ 脱パラ，水洗，蒸留水
❷ マイヤーのヘマトキシリン液：5〜10 分
❸ 色出し，水洗：10 分
❹ マイヤーのムチカルミン液：30〜60 分
❺ 軽く水洗
❻ 脱水，透徹，封入

> **サイドメモ：マイヤーのムチカルミン染色時の注意**
>
> ・粘液は水により，溶出しやすく，膨化するので，水洗は短くする．
> ・ムチカルミン液が酸性に傾くと核の共染が起こるので，塩酸アルコールの分別が必要でないマイヤーのヘマトキシリン液が用いられる．
> ・ムチカルミンの後染色として，メタニールイエロー液*を使うことがある．
> 　*メタニールイエロー氷酢酸 0.25 mL を混合，1分間染色，軽く水洗し，分別．

染色結果

マイヤーのムチカルミン染色	
上皮性の粘液	赤色
Cryptococcus Rhinosporidium および *Blastomyces* などの莢膜や菌体	赤色
結合組織性の酸性ムコ多糖類	淡赤色〜無色

h. コロイド鉄染色

原理

酸性粘液多糖類に属する物質は，鉄イオンに親和性をもっている．この性質を利用しこれらに3価の鉄を結合させ，その後ベルリンブルー反応で呈色させる方法である．この染色はアルシアンブルー pH 2.5 染色より鋭敏な反応性をもっていることから特にヒアルロン酸の証明によく用いられる．

染色液

1) 酢酸コロイド鉄液

コロイド鉄原液	4 容
氷酢酸	1 容

2) 塩酸フェロシアン化カリウム液

2％フェロシアン化カリウム水溶液	1 容
1％塩酸	2 容

※使用時に調製する．

染色法

❶ 脱パラ，水洗，蒸留水
❷ 12％酢酸水：30 秒
❸ コロイド鉄液：1 時間
❹ 12％酢酸水：3 分×4 回
❺ 蒸留水Ⅰ・Ⅱ・Ⅲ：5 分
❻ 塩酸・フェロシアン化カリウム液：20 分

❼ 水洗：5分
❽ 蒸留水
❾ ケルンエヒトロート液：5分
❿ 軽く水洗
⓫ 脱水，透徹，封入

> **サイドメモ：コロイド鉄染色の注意**
> 重クロム酸カリウムを含む固定液は，酸性ムコ多糖を酸化し，コロイド鉄との結合を抑制するので不適合である．

染色結果

コロイド鉄染色	
酸性粘液多糖類（上皮性，非上皮性粘液，肥満細胞顆粒）	青色
核	赤色
糖原	染まらない

i. HID-AB（high iron diamine-alcian blue）染色

硫酸基をもつ粘液を選択的に染色するのにHID法は優れている．これにアルシアン青染色を加えると，スルホムチンが黒紫色に，シアロムチンが青色に染め分けられる．

染色結果

HID-AB 染色	
スルフォムチンおよびAMPS（GAG）（ヒアルロン酸を除く）	黒紫色
シアロムチン	青色

j. コンカナバリン A パラドックス染色

コンカナバリンA（ConA，レクチンの一種）がマンノースおよびブドウ糖に特異的に結合することを利用した染色法である．上皮性粘液はⅠ型からⅢ型に大別される．Ⅰ型はConA-HRP（HRP：horse radish peroxidase；西洋ワサビペルオキシダーゼ）にのみ陽性のもの，Ⅱ型はPA-ConA-HRP染色のみ陽性のもの，Ⅲ型は酸化後Ⅱ型と同様に強い反応性を示すが，酸化後の還元によりさらにConAの反応性が高まるものをいう．HID-AB染色との併用により，粘液をより厳密に特徴づけることができる．本法とPAS，アルシアンブルー染色との重染色も可能である．染色は蛍光抗体法と同様に，湿潤箱内で水平に保ったスライド上に，各溶液を滴下して行う．

染色結果

コンカナバリン A パラドックス染色	
Ⅰ型	各種細胞の細胞膜や細胞内小器官などに存在するConA反応性 glycoprotein
Ⅱ型	胃の被覆上皮や杯細胞内の粘液
Ⅲ型	噴門腺，副細胞，幽門腺およびブルンナー腺に含まれる粘液

7. 線維素の染色法

線維素（フィブリン）は血漿中のフィブリノーゲンが凝固析出したもので，炎症の際の滲出物にみられ（特に心囊，肺などの線維素性炎），類線維素（フィブリノイド）は膠原病，アレルギー性疾患の血管などにみられる．

a. リンタングステン酸ヘマトキシリン（PTAH）染色

線維素や類線維素系は深青色（神経膠線維や筋線維も染まる）．

原理

染色機構は明らかにされていないが，PTAH液そのもので，被染色部はある程度染色され，クロム処理は，媒染，増感効果をもち，酸化処理は被染色部とほかの部分を染め分ける作用をもつ．

PTAH染色は，神経膠線維と結合組織線維（膠原線維）を明瞭に染め分けることができ，また，筋線維（横紋筋・平滑筋），線維素などの染色にも用いられる．

中枢神経系の炎症性疾患，脳軟化症，脳腫瘍時における神経膠線維および結合線維の鑑別，横紋筋肉腫の腫瘍細胞内の横紋の証明，炎症による線維素析出の確認などに有効である．

染色液

1) 3〜5%重クロム酸カリウム水溶液
2) 0.5%過マンガン酸カリウム水溶液
3) シュウ酸水溶液
4) リンタングステン酸ヘマトキシリン液（PTAH液）

ヘマトキシリン ―――――――― 0.1 g
蒸留水 ――――――――――― 80 mL
10%リンタングステン酸水溶液 ― 20 mL

※はじめから少量の蒸留水にヘマトキシリンを入れ，加温（60℃くらい）溶解し，残り蒸留水を加え80 mLとする．これを振盪しながら10%リンタングステン酸水溶液を加える．最後にH_2O_2を0.2 mL加える．半年以上熟成させて使用する．よく成熟していないと分別がきれいにできない．

染色法

❶ 脱パラフィン，水洗，蒸留水
❷ 3〜5%重クロム酸カリウム水溶液（37℃，2時間〜7日）
❸ 軽く水洗
❹ 蒸留水
❺ 0.5%過マンガン酸カリウム水溶液：15〜30分
❻ 水洗：5分
❼ 蒸留水：2回
❽ 2%シュウ酸水溶液：15〜30分
❾ 水洗：5分
❿ 蒸留水：2回
⓫ PTAH液：12〜24時間
⓬ 水洗（すばやく）
⓭ 脱水，透徹，封入

染色結果

PTAH染色	
神経膠線維，横紋筋内の横紋，平滑筋線維，線維素	深青色
核，ミトコンドリア，チモーゲン顆粒	深青色
軸索，神経細胞	鮮紅色
結合組織線維（膠原線維），基底膜	茶褐色

b. ワイゲルトの線維素染色

種々の炎症に伴う滲出物，膠原病やアレルギー性疾患などの血管，ならびにその周囲にみられる線維素性変性や播種性血管内凝固症候群（DIC）の微小血栓を染めだす．

原理

メチルバイオレットは塩基性色素として線維素を染めるが，特異性はない．

染色液

1) アニリン・メチルバイオレット液

☐A液　純エタノール ――――― 33 mL
　　　アニリン9 mL,
※これにメチルバイオレットを過飽和に加える．
☐B液 ―――― メチルバイオレット飽和水溶液
※使用時にA液1容＋B液9容を混合し，濾過して用いる．

2) ルゴール液

ヨウ化カリウム ―――――――― 2 g
ヨウ素 ――――――――――― 1 g
精製水 ――――――――――― 100 mL

3) ケルンエヒトロート液（→ p.157）

4) アニリン・キシロール液

アニリン2容＋　キシロール3容
アニリン1容＋　キシロール2容

染色法

❶ 脱パラフィン→水洗
❷ ケルンエヒトロートで核染色：5〜10分
❸ 流水水洗，濾紙で水分をよく取る
❹ アニリン・メチルバイオレット染色液：2〜3分
❺ 液を捨て水洗せず，濾紙で水分をよく取る
❻ ルゴール液：1〜2分
❼ 軽く水洗後，濾紙で水分をよく取る
❽ アニリン・キシロール液で分別（最初アニリンの多いほうで脱色を進め，少ないほうで仕上げ

サイドメモ：ワイゲルトの線維素染色の注意

・分別時にキシロールでよくアニリンを洗い落としておかないと，封入後退色あるいは消失する．
・アニリンは比重1.0217で，水100 mLに3.6 gで飽和する．
・アニリンまたはアニリン・キシロールによる分別は鏡検しながら行う．

る．線維素が濃い紫色にみえるまで）
❾ 濾紙でアニリンを吸い取り，純キシロールを2～3回通し，アニリンを完全に洗い落とす
❿ 封入

線維素と類線維素が網状～線維状に青紫色に染まるが特異的ではなく，グラム陽性細菌，硝子滴物質，粘液物質，骨格筋の横紋なども染まる．

8. アミロイドの染色法

悪性腫瘍，慢性感染症などの場合に，蛋白と結合した多糖類の沈着が生体内にみられる．これはアミロイドといい，血管壁・結合組織などに沈着出現する．このアミロイドを証明するには，コンゴーレッド染色が一般的で，ほかにダイレクトファーストスカーレット染色，メチルバイオレット，ヨウ素反応，クリスタルバイオレットによるメタクロマジー，チオフラビンT染色蛍光法，ダイロン染色なども行われる．電顕的にはアミロイド細線維がみられ，免疫組織化学的にはアミロイド蛋白の由来を同定し，アミロイドーシスの型を鑑別できる．

a. コンゴーレッド染色

染色液

1) コンゴーレッド染色液

| 1%コンゴーレッド水溶液 |
| 純エタノール |

※等量混合する．

2) 水酸化カリウム・エタノール溶液

| 水酸化カリウム | 0.2 g |
| 80%エタノール | 100 mL |

染色法

❶ 脱パラフィン→水洗
❷ ヘマトキシリンで核染色
❸ 水洗
❹ コンゴーレッド染色液：1～5分
❺ 軽く水洗し，余分の色素を落とす
❻ 水酸化カリウム・エタノール溶液で分別（1～3分）
❼ 水洗
❽ 純アセトン（脱水）→アセトン・キシロール等量混合液→キシロール（透徹）
❾ 封入

染色結果

コンゴーレッド染色法	
アミロイド	橙赤色

サイドメモ

コンゴーレッドで染めた標本のアミロイドは，偏光顕微鏡では緑色偏光を，蛍光顕微鏡では赤色蛍光を発する．

b. ダイレクトファーストスカーレット（DFS4BS）染色

原理

コンゴーレッド塗料より抽出精製された試薬を用いる方法である．DFS4BSがアミロイドに強く吸着されることに基づいている．また染色性が強いため見落としや偽陽性の判定が少ない．しかしアミロイドに特異的なものではない．

染色液

1) カラッチのヘマトキシリン液（→ p.152）
2) 1%塩酸70%アルコール
3) コンゴーレッド液

塩化ナトリウム	0.1 g
Direct fast scarlet 4 BS	0.25 g
エタノール	25 mL
蒸留水	25 mL

染色方法

❶ 脱パラ，水洗，蒸留水
❷ カラッチのヘマトキシリン液：20分
❸ 軽く水洗
❹ 1%塩酸70%アルコールで分別
❺ 色出し，水洗：10分
❻ コンゴーレッド液：20分
❼ 水洗（3分）
❽ アセトンⅠ・Ⅱ・Ⅲで分別，脱水
❾ 透徹，封入

※コンゴーレッド染色後，マイヤーのヘマトキシリン液で核染色可．

※アセトンの代わりに純アルコールを用いてもよい.

染色結果

ダイレクトファーストスカーレット (DFS4BS)染色	
アミロイド	赤橙色
核	青紫色

c. 過マンガン酸カリ処理コンゴーレッド染色
染色結果

原発性アミロイドは陽性,続発性アミロイドは陰性となる.

9. 核酸の染色法

核酸は遺伝情報を伝達する機能をもち,細胞に必要なアミノ酸や蛋白合成に関与しリボ核酸RNAとディオキシリボ核酸DNAに分けられる.DNAは細胞核内で染色体の主成分,RNAは核小体と細胞質でリボゾームとして粗面小胞体を形成している.核酸の染色には,DNAはフォイルゲン染色,RNAはメチルグリーン・ピロニン染色が行われる.

a. フォイルゲン(Feulgen)染色
原理

DNAを1Nの塩酸で加水分解すると,プリン塩基が選択的に切り離される.この反応により,デオキシリボースは,アルデヒド型の異性体を形成する.形成されたアルデヒドにシッフ試薬が反応し,もとの塩基性フクシンとは異なる長波長のフォイルゲン色素の複合体を作製する.

試薬

1) 1N塩酸
2) シッフ液(→ p.162)
3) 亜硫酸水
   10%重亜硫酸ナトリウム水溶液 ──── 6 mL
   1N塩酸 ──────────── 5 mL
   蒸留水 ──────────── 100 mL

4) ライトグリーン液
   ■原液　ライトグリーンSF ──── 0.2 g
   　　　　氷酢酸 ─────────── 0.2 mL
   　　　　蒸留水 ─────────── 100 mL
   ■使用液　原液 ───────── 10 mL
   　　　　　蒸留水 ───────── 50 mL

染色法

❶ 脱パラ,水洗,蒸留水
❷ 60℃に加温した1N塩酸:10分
❸ 冷(室温)1N塩酸で軽く洗う
❹ シッフ試薬:30〜60分
❺ 亜硫酸水Ⅰ・Ⅱ・Ⅲ:各3分
❻ 水洗:5分
❼ 蒸留水
❽ ライトグリーン液:1分*
❾ 軽く水洗
❿ 脱水,透徹,封入

＊ライトグリーンによる後染色は,かえって核に共染し観察しにくくなる場合があるので,必ずしも必要でない.

[染色結果]

フォイルゲン染色	
DNA(細胞核)	赤紫色

b. メチルグリーン・ピロニン染色

ウンナ・パッペンハイム(Unna-Pappenheim)法ともいう.固定は,DNAはどの固定液でもよいが,RNAを目的とする場合は,カルノア液,純エタノール液,中性緩衝ホルマリン液などがよい.

原理

DNAを含む核質部はメチルグリーンに好染し,RNAを多量に含む核小体がピロニンに赤染する.

染色液

1) メチルグリーン・ピロニン液
2) n-ブタノール(第三級ブタノール)

染色法

❶ 脱パラ,水洗,蒸留水
❷ メチルグリーン・ピロニン液(5〜20分)
❸ 瞬間的に蒸留水で水洗(スライドの染色液が落ちる程度)

❹ n-ブタノールⅠ・Ⅱ・Ⅲで分別，脱水
❺ 透徹，封入

染色結果

メチルグリーン・ピロニン染色	
DNA	緑青色
RNA，形質細胞	赤色

※核酸はリン酸基によって酸性の性格を有する．このために塩基性色素に好染する．形質細胞はRNAに富むので，細胞質が赤く染まる．

10. 鉄・ヘモジデリンの染色法

3価の鉄イオンであるヘモジデリンを染色することにより，鉄代謝異常，溶血性疾患などによる組織への鉄の沈着や局在を証明するのに用いられる．

a. ベルリンブルー染色

原理
フェロシアン化カリウム $K_4Fe(CN)_6$ と塩酸で3価の鉄イオンをベルリンブルーフェロシアン鉄) $[Fe(CN)_6]Fe_4$ として検出する方法である．主としてヘモジデリンを検出するのに用いられ，鉄の沈着や局在を証明するのに用いられている．

染色液
1) フェロシアン化カリウム・塩酸混合液（ベルリンブルー液）

2%フェロシアン化カリウム	1容
2%塩酸水	1容

使用時に新調し，両液を等量混合する．
2) ケルンエヒトロート液（→ p.157）

染色法
❶ 脱パラフィン→水洗
❷ フェロシアン化カリウム・塩酸混合液：30分
❸ 蒸留水で十分洗う
❹ ケルンエヒトロート液：5分
❺ 蒸留水で十分洗う
❻ 脱水，透徹→封入

染色結果

ベルリンブルー染色	
3価鉄	青色
核	赤色

b. ターンブルブルー染色

原理
硫化アンモニウム $(NH_4)_2S$ を作用させて，3価の鉄イオンを還元して2価の鉄イオンとして硫化物を作り，これに赤血塩を作用させてターンブルブルー反応を起こさせる〔ティルマン・シュメルツァー(Tirmann-Schmeltzer)法〕．
固定は中性ホルマリン，ブアンなどがよい．

染色法
❶ 脱パラフィン→水洗
❷ 20%フェロシアン化カリウムと1%塩酸水の等量混合液：30分
❸ 水洗
❹ 1%中性赤水溶液で核染色：3分
❺ 水洗
❻ アルコール脱水，シロール透徹，バルサム封入

染色結果

ターンブルブルー染色	
鉄	青藍色
核	赤色

c. 仮面鉄の証明法
〔マカラン(Macallum)の除面法〕

仮面鉄をイオン化の状態にして，染色可能にする方法．硫酸アルコール法の試薬を以下に示す．

90%アルコール	96 mL
濃硫酸	4 mL

この混合液の中に切片を30分〜数時間入れ，十分水洗したのちに鉄染色を行う．

サイドメモ：鉄染色の際の注意

金属製品を用いないこと，水道水には鉄が含まれるので蒸留水を使うこと．

11. 石灰（カルシウム）の染色法

カルシウム塩を検出することが目的で，骨や歯以外の組織ではリン酸塩，炭酸塩などで溶解して存在する．H-E 染色ではヘマトキシリンに濃染するため認識されやすいが，区別が難しい場合はカルシウムに対する染色を行う．

a. ヘマトキシリン染色

※ヘマトキシリン・エオジン染色の項を参照
（→ p. 152）

染色結果

ヘマトキシリン染色	
石灰塩類	暗赤色（赤紫色）

b. コッサ（Kossa）反応

原理

組織中のリン酸カルシウムに硝酸銀を作用させると二重置換反応，すなわち $Ca_3(PO_4)_2 + 6AgNO_3 = 2Ag_3PO_4 + 3Ca(NO_3)_2$ となり，カルシウムは本来の結合から切り離されて，その部は重金属陽イオンに置換される．過剰の重金属を水洗その他の操作で除去し，次いでこのリン酸銀に写真用現像液を作用させ，濃黒褐色を呈する金属銀に還元発色させる．

染色液

1) 1～5％硝酸銀水溶液
2) 5％チオ硫酸ナトリウム水溶液
3) ケルンエヒトロート液（→ p. 157）

染色法

❶ 脱パラ，水洗，蒸留水
❷ 1～5％硝酸銀水溶液：直射日光下，30～60 分
❸ 蒸留水
❹ 5％チオ硫酸ナトリウム水溶液：5～10 分
❺ 水洗：5 分
❻ ケルンエヒトロート液：5 分
❼ 軽く水洗
❽ 脱水，透徹，封入

染色結果

コッサ反応（カルシウム検出法）	
カルシウム	黒色

12. メラニンの染色法

メラニンは淡黄色から顆粒状色素で，腸から吸収されたフェニルアラニンより生合成される．正常組織の皮膚，毛髪，眼球，脳の黒質などに存在し，黄色，褐色，黒色，青紫色などの色調を呈する．メラニンは過酸化水素，過マンガン酸カリウムなどの酸化剤で漂白される．悪性黒色腫などのメラニン産生細胞を証明するのに用いられる．

a. マッソン・フォンタナ（Masson-Fontana）法

原理

メラニン自身のもつ硝酸銀の還元性を利用して染色する．銀反応には銀親和性反応と好銀性反応があり，前者はアンモニア銀を作用させ細胞あるいは細胞内物質の還元作用により，銀が還元され銀粒子を析出し黒色を呈する反応で，このことから銀還元反応ともいわれる．また好銀性反応とは独自では銀の還元能力がないため，ホルマリンやハイドロキノンなどの還元剤の作用を利用し銀粒子を析出させる反応である．銀親和性細胞は好銀反応も陽性となるが好銀細胞は常に銀親和性反応が陽性とは限らず，銀親和性細胞は好銀性細胞の一部であるとしている説もある．この染色法は細胞のもつ本来の銀親和性の性質を逆に利用し，銀親和細胞を検出する方法である．

染色液

1) アンモニア銀液（使用時作製）

※10％硝酸銀水溶液 10 mL 中に冷アンモニア水（28％）を滴下すると，茶褐色から黒色の微細沈殿が生じる．さらにアンモニア水を1滴ずつ注意深く滴下し，フラスコを振りながら沈殿物を完全に溶解させる．この液に 10％硝酸銀水溶液を滴下させてわずかに白濁したところで中止し，蒸留水を加えて 100 mL とする．

2) 0.25％チオ硫酸ナトリウム水溶液
3) ケルンエヒトロート液（→ p.157）

染色法

❶ 脱パラ，水洗，蒸留水
❷ アンモニア銀液（暗所，一晩）
❸ 蒸留水
❹ 0.25％チオ硫酸ナトリウム水溶液で定着：1分
❺ 蒸留水
❻ ケルンエヒトロート液：5分
❼ 軽く水洗
❽ 脱水，透徹，封入

染色結果

マッソン・フォンタナ法	
メラニン	黒色〜茶褐色

※消化管銀親和性細胞，銀親和性カルチノイド細胞も黒色〜茶褐色に染色される．

b. メラニン漂白法

原理

漂白法は酸化剤である過マンガン酸カリウムで，フェノール環の結合鎖を切断することによりメラニン色素を酸化液中に溶出させ，還元されて組織に残った二酸化マンガンをシュウ酸で還元して無色とする．

染色液

1) 0.25％過マンガン酸カリウム水溶液
2) 5％シュウ酸水溶液
3) ケルンエヒトロート液（→ p.157）

染色法

❶ 脱パラ，水洗，蒸留水
❷ 0.25％過マンガン酸カリウム水溶液：1〜4時間
❸ 水洗：5分
❹ 5％シュウ酸水溶液：5分
❺ 水洗：5分
❻ ケルンエヒトロート液：5分
❼ 軽く水洗：5分
❽ 脱水，透徹，封入

染色結果

H-E染色と比較し，メラニンは消失．

c. ドーパ（DOPA）反応

原理

メラニンの前段階物質としてのDOPAを酸化する酵素，チロジナーゼを検出することで，メラニン産生細胞を検出する方法．

染色液

1) 0.1％DOPA水溶液：0.1Mリン酸緩衝液を用いてpH 7.4になるようにDOPAを溶かす．
2) ケルンエヒトロート液（→ p.157）

染色法

❶ 未固定の新鮮組織を凍結切片とする．
❷ 0.1％DOPA水溶液：37℃，1〜2時間
❸ 蒸留水で洗う
❹ 未固定の場合は10％ホルマリンで15〜20分固定
❺ 水洗
❻ ケルンエヒトロート液：5〜10分
❼ 水洗
❽ 脱水，透徹→封入

染色結果

ドーパ（DOPA）反応	
酵素活性部位	茶褐色

※悪性黒色腫でメラニン色素が乏しい場合でも有効である．

13. 胆汁色素検出法

胆汁色素にはビリルビンと酸化されて生じたビリベルジンがあり，細胞内や間質に顆粒状に沈着として出現する．

a. スタイン（Stein）の胆汁色素のヨード反応

原理

弱い酸化剤であるルゴールで処理したのち，さらにチオ硫酸ナトリウムで脱ヨードする．この反応は胆汁色素の酸化反応のみだけでなく，ルゴールと何らかの反応もあると思われる．ヘマトイジンの小顆粒に対してよい結果が得られる．

染色液

1) ヨードチンキ・ルゴール混合液(使用時作製)
   - ■ヨードチンキ ──────── 10 mL
     - ヨウ素 ──────────── 7.5 g
     - ヨウ化カリウム ──────── 5.0 g
     - 蒸留水 ──────────── 5.0 mL
     - 95%アルコールを加えて100 mLとする.
   - ■ルゴール液 ──────── 50 mL
     - ヨウ素 ──────────── 1.0 mL
     - ヨウ化カリウム ──────── 2.0 g
     - 蒸留水 ──────────── 100 mL

※ヨードチンキおよびルゴール液の調整は,まずヨウ化カリウムを少量の水に溶かし,飽和に近いヨウ化カリウム液にヨウ素を加え,ヨウ素が溶けたのちに蒸留水およびアルコールを加える.

2) 5%チオ硫酸ナトリウム水溶液
3) ケルンエヒトロート液(→ p.157)
4) アセトン

染色法

❶ 脱パラフィン→水洗
❷ ヨードチンキ・ルゴール混合液:1～24時間
❸ 水洗5分
❹ 蒸留水
❺ 5%チオ硫酸ナトリウム水溶液で切片を脱色:15～30秒
❻ 水洗
❼ ケルンエヒトロート液:5分
❽ 軽く水洗
❾ アセトン脱水
❿ キシレン透徹,封入

染色結果

スタインの胆汁色素のヨード反応	
ビリルビン	暗緑色～暗褐色の顆粒状に染まる

b. ホール(Hall)法

原理

ホール法は胆汁色素を塩化第二鉄($FeCl_3$)で酸化し,緑色を呈させることにより証明する.胆汁色素は血色性色素で,胆汁色素とよばれる黄褐色のビリルビンと,胆緑素とよばれる緑褐色のビベルジンとがある.肝組織のH-E染色では,胆管内,肝細胞,クッパー細胞内に黄褐色から緑褐色の顆粒,滴状として認められる.

染色液

1) Fouchet試薬(使用時に混合,濾過する)
   - 25%トリクロール酢酸水溶液 ──── 100 mL
   - 10%塩化第二鉄水溶液 ──────── 10 mL
2) ワンギーソン液(→ p.155)

染色法

❶ 脱パラ,水洗,蒸留水
❷ Fouchet試薬:5分
❸ 水洗:5分
❹ 蒸留水
❺ ワンギーソン液:2～5分
❻ 軽く水洗
❼ 脱水,透徹,封入

染色結果

ホール法	
胆汁色素	緑色
膠原線維	赤色
筋線維,細胞質	黄色

14. リポフスチンの検出法

リポフスチンは自己貪食過程で発現しリソソーム内で変性したミトコンドリア,グリコーゲン,脂肪滴などが分解され,脂質と蛋白質が重合したリポ蛋白の酸化により形成される.老化現象とともに増加し,栄養不良,内分泌障害などの場合に脳神経細胞などに強い沈着を示す.

a. リリー(Lillie)のナイルブルー法

染色液

※ナイルブルー溶液:1%硫酸に0.05%の割合にナイルブルーを溶かす.

染色法

❶ 脱パラフィン→水洗
❷ ナイルブルー溶液(20分)
❸ 流水水洗

❹ 1%硫酸を通して純アセトン4回替え，分別，脱色
❺ 透徹→封入

染色結果

リリーのナイルブルー法	
リポフスチン	無色〜褐色
メラニン	暗緑色

b. シュモール(Schmorl)反応

原理

シュモール反応は，組織切片にフェリシアン化カリウムと第二鉄塩を同時に作用させると，リポフスチン，メラニンなどのもつ還元性により，フェリシアン化カリウムがフェロシアン化カリウムになり，さらに第二鉄塩由来のFe^{3+}（フェリオン）が反応し，濃青色の沈澱（ベルリンブルー）が生じることを利用している．

染色液

1) フェリシアン化カリ塩化第二鉄染色液（使用時に混合，濾過する）

1%フェリシアン化カリウム水溶液（使用時作製）	10 mL
1%塩化第二鉄水溶液	30 mL

2) ケルンエヒトロート液(→ p.157)

染色法

❶ 脱パラ，水洗，蒸留水
❷ フェリシアン化カリ塩化第二鉄染色液：5分
❸ 水洗：5分
❹ 蒸留水
❺ ケルンエヒトロート液：5分
❻ 軽く水洗
❼ 脱水，透徹，封入

染色結果

シュモール反応	
リポフスチン	青緑色〜暗青色
セロイド	淡青色
メラニン	青色〜暗青色
腸クロム親和物質	青色〜暗青色
胆汁色素	緑色〜暗青色

15. 好銀性内分泌顆粒の染色法

a. グリメリウス(Grimelius)法

原理

低濃度の硝酸銀水溶液に浸し，吸着した銀イオンを還元剤で還元沈着させる方法．

神経内分泌顆粒の検索に用いられ，カルチノイドなどの内分泌腫瘍の検索，その他腫瘍の内分泌方向への分化を確認するために行われる．

染色液

1) 0.03%硝酸銀液（使用時作製）

■0.2 M 酢酸・酢酸ナトリウム緩衝液(pH 5.6)	10 mL
0.2 M 酢酸(11.48 mL/L)	11 mL
0.2 M 酢酸ナトリウム(27.2 g/L)	89 mL
両液を等量混合し，pH 5.6に調整する．	
蒸留水	87 mL
1%硝酸銀水溶液	3 mL

2) 還元液（使用液作製）

ハイドロキノン	1 g
亜硫酸ナトリウム	5 g
蒸留水	100 mL

※加熱付スターラーを用いて，はじめにハイドロキノンを攪拌溶解したのち，亜硫酸ナトリウムを混和し，37℃に加温しておく．

3) 2%チオ硫酸ナトリウム水溶液
4) ケルンエヒトロート液(→ p.157)

染色法

❶ 脱パラ，水洗，蒸留水
❷ 0.03%硝酸銀液：37℃，1〜3晩
❸ 還元液：37〜45℃，1分
❹ 蒸留水(3回)
❺ 2%チオ硫酸ナトリウム水溶液：2分
❻ 蒸留水(3回)
❼ ケルンエヒトロート液：5分
❽ 軽く水洗
❾ 脱水，透徹，封入

※還元後鏡検して染色が弱いときには，0.03%硝酸銀液に戻し，再度還元する．その際，銀液は新調し，10〜30分．

染色結果

グリメリウス法	
好銀顆粒陽性細胞（膵島 A 細胞，消化管好銀細胞，下垂体ホルモンなど）	黒色〜茶褐色

b. マッソン・フォンタナ （Masson-Fontana）法（→ p.171）

これも内分泌細胞染色に用いられる．近年は免疫組織化学的染色法が発達し，詳細な検出法が開発されている．

c. ヘルマン・ヘレルストローム （Helman-Hellerstrom）法

原理

ソマトスタチンを産生するランゲルハンス島 D 細胞を染める方法．硝酸銀アルコールに反応する好銀細胞を還元剤を用いて染色する．

染色液

1) 10%硝酸銀アルコール溶液
   ※硝酸銀 10 g を 10 mL の蒸留水に完全に溶かしたものに，95%アルコール 90 mL（特級）を加え，1 N 硝酸 0.1 mL，さらに 28%アンモニア 10 倍希釈液 3 滴

2) 還元液
   ※95%アルコール（特級）100 mL にピロガロール（特級）5 g を完全に溶かし，中性ホルマリン 5 mL を加える．還元液は 1 枚ずつ交換する．使用時調整．

染色法

❶ 脱パラフィン，水洗
❷ ブアン液 37℃：2〜3 時間
❸ 流水水洗：15〜30 分
❹ 蒸留水 3 回
❺ 95%アルコール（なじませる程度）
❻ 10%硝酸銀アルコール溶液 37℃：一晩
❼ 95%アルコール 3 回
❽ 還元液：1 分
❾ 95%アルコール（軽く洗う）
❿ 脱水，透徹，封入

染色結果

ヘルマン・ヘレルストローム法	
陽性分泌顆粒	黒色〜茶褐色

16. 組織内血液細胞の染色法

顆粒の性状など，各成熟段階の細胞区別する目的で血液や骨髄などの塗抹標本の染色法として用いられ，血液疾患や造血臓器の診断に利用される．

a. ギムザ（Giemsa）染色

原理

ギムザ液は，メチレンブルー，アズールブルーなどの塩基性色素とエオジンの酸性色素との混合物で，原理はメチレンブルーをアルカリ溶媒中で酸化しアズールブルーを生じる．すなわちアズール A，アズール B，アズール C，チオニンなどに変化し，さらに酸化されるとメチルバイオレットになる．このようなアズール色素はエオジンと結合し，アズールブルー・エオジネートを形成する．これらの色素は末端のメチル基の違いや細胞内へ浸透する分子の影響により染色性が異なり，比較的メチル基の少ないアズールブルー・エオジネートは細胞質のみならず，核内に浸透し核酸のリン酸基と結合し赤紫色調の核に染色される．これはギムザ効果といわれる．一方，比較的分子の大きく極性の強いメチレンブルーなどは細胞質の蛋白と結合し，青色調を呈するといわれる．

染色液

1) 4%ギムザ液（使用時作製）
   ※リン酸緩衝液（pH 6.4）に 4%の割合にギムザ液を混合する．
2) 1%酢酸 95%アルコール
3) アセトン

染色法

❶ 脱パラ，水洗，蒸留水
❷ 4%ギムザ液：一晩
❸ 軽く蒸留水で洗う
❹ 1%酢酸 95%アルコールで分別
❺ アセトンで脱水

❻ 透徹，封入

染色結果

ギムザ染色	
核	赤紫色
細胞質	青色〜淡青色
赤血球	赤色〜ピンク色
好酸性顆粒	赤色
好塩基性顆粒	青色

b. Naphthol AS-D chloroacetate-HNF 法

好中球，骨髄顆粒球（芽球は除く），肥満細胞の顆粒がこの方法で染まることが発見されてから，ほかのペルオキシダーゼ反応の代用として使われる．

染色液

1) Naphthol AS-D chloroacetate 保存液
   （暗所，冷蔵庫で保存）

Naphthol AS-D chloroacetate (mol. wt=352.8)	36 mL
N, N′-dimethylformamide	10 mL

2) New fuchsin 液（室温，長期保存可）

New fuchsin	1 g
2 N-HCl	25 mL

   ※溶解後，濾過して保存．

3) 4%亜硫酸ナトリウム水溶液
   （室温，長期保存可）

4) HNF（Hexazotized new fuchsin）

New fuchsin 液	1 容
4%亜硫酸ナトリウム水溶液	1 容

   ※ジアゾ化が完了するまで 1〜2 分室温に放置後に使用する．

5) 基質液

1/15 M リン酸緩衝液（pH 6.8）	19.5 mL
Naphthol AS-D chloroacetate 保存液	0.4 mL
HNF	0.1 mL

6) マイヤーのヘマトキシリン液（→ p.152）

染色法

❶ 脱パラ，水洗，蒸留水

❷ 基質液（室温で 30〜60 分または 37℃で 10〜15 分）

❸ 水洗

❹ マイヤーのヘマトキシリン液（10〜20 秒）

❺ 水洗：5 分

❻ クリスタルマウントで封入

染色結果

Naphthol AS-D chloroacetate-HNF 法	
陽性細胞（※）	赤色

※好中球系細胞で強い活性を示す．単球系細胞で弱い散在性の陽性．

c. オキシダーゼ反応

原理

α-ナフトールとジメチルパラフェニレンジアミンの等分子混合液の酸化によってインドフェノールブルーが合成され，この青色色素によって骨髄性細胞とリンパ球性細胞の鑑別をする．ナディ（Nadi）反応ともいう．

染色液

1) α-ナフトール・ジメチルパラフェニレンジアミン混合液

   ■A 液
   α-ナフトール溶液：α-ナフトール 1 g に蒸留水 10 mL を加えて完全に溶解させる．濾過して冷暗所に保存．

   ■B 液
   ジメチルパラフェニレンジアミン水溶液：ジメチルパラフェニレンジアミン 0.5 g を蒸留水 50 mL に溶かす．冷暗所に保存．

   ※A 液と B 液を使用直前に等量混合し，濾過して時計皿に取り，その中に切片を入れる．

染色法

❶ 凍結切片を作製（3 μ 以下の薄い切片）

❷ 蒸留水で洗う：2〜3 回

❸ α-ナフトール・ジメチルパラフェニレンジアミン混合液：2〜5 分

❹ 蒸留水で洗う

❺ ケルンエヒトロート液で核染色：5 分

❻ グリセリン・ゼラチンで封入

[染色結果]

オキシダーゼ反応（ナディ反応）	
白血球顆粒	青色

17. 組織内病原体の染色法

　感染症を診断するには，その病変を起こしている病原体を発見することが重要である．組織内病原体の染色による決定は，病変の診断に有効であり，病理組織像からある程度の推測はできる．しかし，より正確な病原体の決定には，新鮮材料の培養によってもなされる必要がある．組織内に感染した細菌，真菌，スピロヘータ，リケッチア，原虫，封入体などを見いだす染色法の種類は多いが，以下には，一般的に日常検査室で行われるものをあげる．

　固定は一般的にはホルマリンが用いられるが，スピロヘータ染色以外は昇汞を含むホルマリン液がよいとされている．切片もなるべく薄いパラフィン切片（2〜3μm）がよい．染色の際には，あらかじめ病原菌陽性のコントロール組織切片を対照とし，検査する材料と同時に染色して方法の正確さを確かめる必要がある．

a. 一般細菌染色法

1) レフレル（Loffler）のメチレンブルー単染色法

染色液

　1) レフレルのメチレンブルー液
　　■メチレンブルー原液
　　　メチレンブルー5gと純エタノール100 mLを混ぜ，密閉して37℃孵卵器中に1週間ほど入れて溶解し，上清を濾過して使用する．
　　■使用液
　　　メチレンブルー原液30 mLと0.01％水酸化カリウム水溶液100 mLを混和後，濾過し，褐色びんに保存．使用時に蒸留水で4〜5倍に希釈して用いる．

[染色法]

❶ 脱パラフィン，水洗，蒸留水
❷ レフレルのメチレンブルー液：10〜20秒
❸ 水洗
❹ 脱水，透徹，封入

[染色結果]

レフレルのメチレンブルー単染色法	
菌体	暗青色
細胞質	淡青色
核	青色

2) グラム（Gram）染色（Hucker-Conn法）

原理

　グラム染色は，細胞表層の違いにより分別される．一般的にある種の細菌の細胞壁にはRNAのマグネシウム塩（グラム陽性物質）があって，クリスタルバイオレットで染め，ルゴール液を作用させると，レーキが形成される．またある種の細菌ではグラム陽性物質が欠けているために，レーキが形成されない．アセトンによる脱水・分別操作を行うと，前者は脱色されず（グラム陽性菌），後者は脱色されてしまう（グラム陰性菌）．

染色液

　1) Hucker-Connのシュウ酸アンモニウム・クリスタルバイオレット
　　■A液
　　　クリスタルバイオレット ――――― 2 g
　　　95％エタノール ――――――――― 20 mL
　　■B液
　　　シュウ酸アンモニウム ―――――― 0.8 g
　　　蒸留水 ―――――――――――――― 80 mL
　　※A液とB液が完全に溶解したら混合する．この溶液は少なくとも2〜3年保存可能．
　2) ルゴール液（→ p.167）
　3) アセトン
　4) 0.1％サフラニン水溶液

染色法

❶ 脱パラフィン，水洗
❷ Hucker-Connのクリスタルバイオレット：30秒
❸ 軽く水洗
❹ ルゴール液：20〜30秒
❺ 濾紙で押さえて，水分を十分にとる（乾燥させ

ない）

❻ アセトンで標本の背景が淡赤色になるまで分別：2槽，10～15秒
❼ 水洗：5分
❽ 蒸留水
❾ 0.1%サフラニン水溶液：10秒～1分
❿ 水洗：5分
⓫ 乾燥
⓬ 透徹，封入

染色結果

グラム染色（Hucker-Conn 法）	
グラム陽性菌	青黒色
グラム陰性菌	赤色
核	濃赤色
線維素	赤色
原形質	桃色

b. 抗酸菌の染色法

1) チール・ネルゼン（Ziehl-Neelsen）染色

原理

抗酸菌はミコール酸とよばれる脂質が大量に含まれている．そのためフクシンなどの塩基性色素の水溶液には染まりにくいが，石炭酸の存在下では強く染色される．このようにして染色されたものは水，無機酸，アルコールによっても脱色されにくい．抗酸菌の染色は無機酸による分別，脱色に抵抗する菌の抗酸性や抗アルコール性の性質を利用したものである．

染色液

1) チールの石炭酸フクシン液

塩基性フクシン	11 g
100%エタノール	100 mL

※ フクシンをガラス乳鉢で研磨しながらエタノールを加えて溶かし，濾過して褐色びんに保存し，フクシン原液とする．使用時にこの原液 10 mL に 5%石炭酸水溶液 90 mL を加えて混和，濾過して用いる．

2) 1%塩酸 70%アルコール

3) レフレルのメチレンブルー液

■ メチレンブルー原液
メチレンブルー 5 g と純エタノール 100 mL を混ぜ，密閉して 37℃孵卵器中に 1 週間ほど入れて溶解し，上清を濾過して使用する．

■ 使用液
メチレンブルー原液 30 mL と 0.01%水酸化カリウム水溶液 100 mL を混和後，濾過し，褐色びんに保存．使用時に蒸留水で 4～5 倍に希釈して用いる．

染色法

❶ 脱パラフィン，水洗，蒸留水
❷ チールの石炭酸フクシン液：30分
❸ 水洗して余分な液を洗い流す
❹ 1%塩酸 70%アルコールで脱色（薄いピンク色になるまで）
❺ 水洗：5分
❻ 蒸留水
❼ レフレルのメチレンブルー液：10～20秒
❽ 水洗
❾ 脱水，透徹，封入

> **サイドメモ：チール・ネルゼン染色時の注意**
> メチレンブルーは，薄い青染でよい．濃すぎるより，むしろ薄いほうが見やすく，また共染が少なく検索しやすい．

染色結果

チール・ネルゼン染色	
菌体	赤色～濃赤色
背景	青色～淡青色

2) オーラミン染色

蛍光物質であるオーラミンを用いて塗抹標本に染色し，その二次蛍光の発生を利用して抗酸菌を検出する．蛍光顕微鏡を用い検索する．

染色液

1) 0.1%石炭酸オーラミン液

オーラミン	0.1 g
石炭酸	5 g
蒸留水	100 mL

2) 2%塩酸アルコール

3) 0.1%過マンガン酸カリウム

染色法

❶ 脱パラフィン，水洗
❷ 0.1%石炭酸オーラミン液：15分（室温）
❸ よく水洗
❹ 2%塩酸アルコールで脱色，分別
❺ 水洗：2分
❻ 0.1%過マンガン酸カリウム：20秒くらい分別
❼ 水洗：2分
❽ 濾紙で水分を吸い取る
❾ 無水アルコール：15秒
❿ 透徹，封入

染色結果

オーラミン染色	
結核菌	暗視野中に明るい黄金色の蛍光を発して輝いて見える

c．スピロヘータの染色法

スピロヘータの検出は塗抹標本ではギムザ染色，墨汁法，暗視野装置などを用いる．また，組織内の場合は鍍銀法，蛍光抗体法，酵素抗体間接法が行われる．

1）ワルチン・スターリー（Warthin-Starry）法〔ケル（Kerr）変法〕

パラフィン薄切切片に用いられる鍍銀法である．

原理

原法では2%硝酸銀水溶液を用い2枚のカバーガラスの間で毛細管現象で鍍銀する方法であった．変法はpH 4.0のクエン酸酸性銀液を用い，スライドガラス上で簡単に短時間で行えるよう改良されたものである．

染色液

1) 酸性水溶液

3回煮沸した蒸留水1,000 mLに1%クエン酸水溶液を1滴ずつ加えてpH 4.0に調整する．

2) 1%硝酸銀液（43℃に保つ）

硝酸銀 ———————————————— 1 g
酸性水溶液 ————————————— 100 mL

3) 2%硝酸銀（54℃に保つ）

硝酸銀 ———————————————— 2 g
酸性水溶液 ————————————— 100 mL

4) 5%ゼラチン水溶液（54℃に保つ）

ゼラチン（良質のもの）———————— 10 g
酸性水溶液 ————————————— 200 mL

5) 0.15%ハイドロキノン水溶液（54℃に保つ）

ハイドロキノン ——————————— 0.15 g
酸性水溶液 ————————————— 100 mL

6) 現像液

2%硝酸銀液 ————————————— 15 mL
5%ゼラチン水溶液 —————————— 37.5 mL
0.15%ハイドロキノン水溶液 ————— 20 mL

※器具はあらかじめ54℃に温めておき，使用直前に混和し，よく混ぜる．

7) 0.2%塩化金液
8) 酸性硬膜定着液（市販のものを5倍希釈して使用）

染色法

❶ 脱パラフィン，水洗，蒸留水
❷ 1%硝酸銀液：60分（43℃）
❸ 現像液：1〜7分切片の着色を見ながら淡褐色になるまで，黒色調を帯びない前に止める（コントロール標本を鏡検してスピロヘータが黒色になるまで）
❹ 54℃に温めた蒸留水ですばやく洗う：2槽
❺ 蒸留水水洗
❻ 脱水，透徹，封入

> **サイドメモ：ワルチン・スターリー法（ケル変法）の際の注意**
>
> 染色液には硝酸銀を含むため，染色器具は十分に洗浄し，蒸留水ですすいでおくこと．

染色結果

ワルチン・スターリー法（ケル変法）	
スピロヘータ，ドノバン小体，赤血球	黒色

d．ヘリコバクター・ピロリの染色法

ギムザ染色（→ p.175）を用いる．

e. 真菌の染色法

真菌症も細菌と同様に，最終的な確定診断には新鮮材料の培養が必要である．しかし，真菌類のそれぞれの特異的な組織反応と特殊染色により，病理組織学的にもある程度の鑑別はできる．多くの真菌に適した一般的な染色法はグロコット染色，グリドリー染色，PAS染色などであり，グラム染色なども利用できる．

1) グロコット (Grocott) 染色

原理

真菌に含まれる多糖類をクロム酸で酸化し，生じたアルデヒドをメセナミンで染め出す方法である．

試薬

1) 5%無水クロム酸液
2) 1%重亜硫酸ナトリウム水溶液
3) メセナミン銀液（使用時作製）

3%メセナミン（ヘキサメチレンテトラミン）水溶液	25 mL
5%硝酸銀水溶液	3 mL
蒸留水	25 mL
5%ホウ砂（四ホウ酸ナトリウム）水溶液	3 mL

※上記を順番に混合する．5%硝酸銀を加えると白濁するが攪拌すると透明になる．

4) 0.2%塩化金水溶液
5) 2%チオ硫酸ナトリウム水溶液
6) ファストグリーン液

ファストグリーン	0.2 g
氷酢酸	0.2 mL
蒸留水	100 mL

※使用時，上記のファストグリーン原液10 mLを蒸留水50 mLで希釈する．

染色法

❶ 脱パラフィン，水洗，蒸留水
❷ 5%無水クロム酸液：1時間
❸ 軽く水洗
❹ 1%重亜硫酸ナトリウム水溶液：1分
❺ 水洗：5分
❻ 蒸留水（3〜4回）
❼ メセナミン銀液：10〜15分（56℃恒温槽）
❽ 蒸留水（5〜6回）
❾ 0.2%塩化金水溶液：2〜5分
❿ 蒸留水
⓫ 2%チオ硫酸ナトリウム水溶液：5分
⓬ 水洗：5分
⓭ 蒸留水
⓮ ファストグリーン液：1分
⓯ 軽く水洗
⓰ 脱水，透徹，封入

> **サイドメモ：グロコット染色時の銀鏡防止**
> ・メセナミン銀液に1%ゼラチン水溶液を1〜2滴加えると銀鏡防止になる．
> ・染色液には硝酸銀を含むため，染色器具は十分に洗浄し，蒸留水ですすいでおくこと．

染色結果

グロコット染色	
菌体の菌壁	明瞭な黒染ないし黒褐色調
背景	淡緑色

2) グリドリー (Gridley) 変法（クロム酸・シッフ反応）

真菌と *Pneumocystis jirovecii* は赤紫色に染まるが，ノカルジア，アクチノミセスは染まらない．

原理

組織中にある多種のシッフ反応陽性物質を，クロム酸により抑制し，真菌を特異的に染め出す方法である．

染色液

1) 4%クロム酸水溶液（使用時作製）
2) シッフ試薬（→ p.162）
3) 亜硫酸水

10%重亜硫酸ナトリウム水溶液	6 mL
1N塩酸	5 mL
蒸留水	100 mL

4) アルデヒドフクシン液

塩基性フクシン	1 g
70%エタノール	200 mL
パラアルデヒド	2 mL
塩酸	2 mL

※液が深青色となるまで3日間室温に放置した後，氷室に保存する．

5）ファストグリーン液（→ p.180）

染色法

❶ 脱パラフィン，水洗，蒸留水
❷ 4％クロム酸水溶液：1時間
❸ 水洗：5分
❹ 蒸留水
❺ シッフ液：15～20分
❻ 亜硫酸水Ⅰ・Ⅱ・Ⅲ：各3分
❼ 水洗：5分
❽ 蒸留水
❾ アルデヒドフクシン液：30分
❿ 95％エタノールでアルデヒドフクシン液を洗い落とす
⓫ 水洗：5分
⓬ 蒸留水
⓭ ファストグリーン液：30秒～1分
⓮ 脱水，透徹，封入

> **サイドメモ：グリドリー変法の際の注意**
> 4％クロム酸水溶液は使用時作製するが，酸化のしすぎは真菌の染色性を低下させる．

染色結果

グリドリー変法（クロム酸・シッフ反応）	
菌糸（hyphe）	赤紫色
分胞子（conidia）	深いバラ色～深紅色
背景	緑色
弾性線維，粘液	深青色

3）ムチカルミン染色（→ p.165）

真菌類のうち *Cryptococcus Rhinosporidium* および *Blastomyces* などの莢膜や菌体を選択的に染色する．

f. リケッチアの染色法

ギムザ染色が用いられる．リケッチアは強く赤紫色に，核は深青色から紫色，膠原線維・筋肉は淡紅色，赤血球は紅橙色に染色される．

g. 原虫の染色法

アメーバ原虫はH-E染色でも判読できるが，体内にあるグリコーゲンを染色することで検出がより容易になるため，ベストのカルミン染色やPAS染色も利用できる．

マラリア，トリパノゾーマはギムザ染色が用いられ，その核が赤紫色に染められる．

h. HBs抗原の染色法

組織切片でのHBs抗原はオルセイン染色，ビクトリア青染色で検出されるが，弱く発現したHBs抗原は染め出すことができない．蛍光抗体法や酵素抗体法の方が検出率は高い．

1）オルセイン染色（HBs抗原染色）

原理

染色機構は明らかではないが，-SS-基や-SH基を多量にもつアミノ酸組成の物質を特異的に染め出すと思われる．-SS-基や-SH基はホルマリン固定段階での作用および強い酸化操作によりスルホン酸化され，それが染められている．

染色液

1）0.15％過マンガン酸カリウム液
　過マンガン酸カリウム液 ——————— 0.15 g
　硫酸 ———————————————— 0.15 mL
　蒸留水 ———————————————— 100 mL

2）3％重亜硫酸ナトリウム水溶液（または2～5％シュウ酸水溶液）

3）オルセイン液（pH 1～2）
　オルセイン ——————————————— 1 g
　塩酸 ————————————————— 1 mL
　70％エタノール ————————————— 100 mL

4）70～100％エタノール

5）マイヤーのヘマトキシリン液（→ p.152）

染色法

❶ 脱パラフィン，水洗，蒸留水
❷ 0.15％過マンガン酸カリウム液：2～5分
❸ 水洗：5分
❹ 3％重亜硫酸ナトリウム水溶液（または2～5％シュウ酸水溶液）：30秒～1分
❺ 水洗：5分

❻ オルセイン液：10分〜4時間
❼ 70〜100％エタノールで分別
❽ 水洗：5分
❾ マイヤーのヘマトキシリン液：5分
❿ 色出し，水洗：10分
⓫ 脱水，透徹，封入

> **サイドメモ：オルセイン染色（HBs抗原染色）時の注意**
> ・0.15％過マンガン酸カリウム液で酸化するとき，切片が茶褐色になるまで十分に酸化する．
> ・3％重亜硫酸ナトリウム水溶液（または2〜5％シュウ酸水溶液）で還元（脱色）するとき切片の色が消えれば十分である．
> ・オルセインは試薬により染色性が異なるので注意が必要である．
> ・弾性線維の染まり具合を目安にするとよい．

染色結果

オルセイン染色（HBs抗原染色）	
HBs抗原	茶褐色あるいは紫色を帯びた色
弾性線維	茶色

2）ビクトリアブルー染色

染色液

1）0.3％過マンガン酸カリウム・0.3％硫酸等量混合液
2）4％重亜硫酸ナトリウム水溶液
3）70％エタノール
4）ビクトリアブルー液

蒸留水	200 mL
デキストリン	0.5 g
ビクトリアブルー液	2 g
レゾルシン	4 g
グリセリン	30 mL

※上記を混合し，加熱，沸騰させ，これに煮沸した29％塩化第二鉄25 mLを加え，3分間沸騰し，冷却後濾過する．濾紙中の残渣を50℃くらいの恒温槽で乾燥し，その残渣に400 mLの70％アルコール，濃塩酸4 mL，石炭酸6 gを加え，2週間以上おいたものを使用液とする．

5）ケルンエヒトロート液（→ p.157）

染色法

❶ 脱パラフィン，水洗，蒸留水
❷ 0.3％過マンガン酸カリウム・0.3％硫酸等量混合液で酸化：5分
❸ 水洗
❹ 4％重亜硫酸ナトリウム水溶液で還元：1分
❺ 水洗：5分
❻ 70％エタノール（切片を馴染ませる）
❼ ビクトリアブルー液：12〜24時間
❽ 70％エタノールで分別
❾ 水洗：5分
❿ ケルンエヒトロート液：3分
⓫ 水洗
⓬ 脱水，透徹，封入

染色結果

ビクトリアブルー染色	
すべての細胞の核	赤色
弾性線維・HBs抗原	青色

18. 神経系の染色法

　神経組織は神経細胞（ニューロン）と神経膠細胞（グリア）から構成され，いずれも特有の突起を有している．神経細胞は細胞質内にニッスル顆粒 Nissl's body および神経原線維を含み，神経膠細胞は神経膠線維をもっている．

　パラフィン切片は8 μmくらいとやや厚めのものがよい．

a. トルイジンブルー，チオニン，クレシルバイオレットによるニッスル染色法

　神経細胞の細胞質の中や樹状突起に塩基性色素に染色されやすい顆粒状，短桿状の小体が存在する．これらは，電顕的にはよく発達した粗面小胞体で，エーテル，アルコール，クロロホルムに不溶性のRNA（リボ核酸）を多く含んでおり，ニッスル顆粒とよばれる．ニッスル染色は，神経細胞の核や病変で変化するニッスル顆粒を特異的に染めるのに用いられる．

アルコール，カルノア液，アルコール・ホルマリン固定などが用いられる．セロイジン包埋が理想的であるが，パラフィン切片でも問題はない．

以下にはトルイジンブルー法を記載する．

染色法

❶ 脱パラフィン，水洗，蒸留水
❷ 0.1％トルイジンブルー水溶液：10～30 分
❸ 蒸留水で水洗 2 回
❹ 70％，80％，90％，95％無水アルコールで脱色分別しつつ脱水
❺ 透徹，封入

染色結果

ニッスル染色	
ニッスル顆粒，核膜，核小体	青色
リポフスチン，肥満細胞の顆粒	メタクロマジーを示す
赤血球	緑色～黄色

b．クリューバー・バレラ染色（LFB 染色）

有髄神経線維は，神経細胞の突起（軸索）とそれをとりまく髄鞘（ミエリン）からなる．髄鞘の主成分は，蛋白質と類脂肪から構成される．ルクソール・ファストブルー（luxol fast blue；LFB）で髄鞘の類脂肪を染め，クレシルバイオレットでニッスル顆粒を染め出す重染色法．

10％ホルマリンによる固定が一般的に用いられ，パラフィン切片，セロイジン切片，凍結切片のいずれでもよい．

原理

LFB とミエリンの特異的な親和性を利用し，髄鞘を染色しその後クレシルバイオレットで神経細胞にニッスル染色を施したものである．

染色液

1) 0.1％ LFB 液

ルクソール・ファストブルー	0.1 g
95％エタノール	100 mL
10％酢酸水	0.5 mL

2) 95％エタノール
3) 0.05％炭酸リチウム水溶液
4) 70％エタノール

5) 0.1％クレシルバイオレット液

クレシルバイオレット	0.1 g
蒸留水	100 mL

※使用時に 10％酢酸水を 15 滴滴下し濾過する．

染色法

❶ 脱パラフィン，95％アルコール
❷ 0.1％ LFB 液（58～60℃，1 晩）
❸ 95％エタノール
❹ 蒸留水
❺ 0.05％炭酸リチウム水溶液で分別
❻ 70％エタノールでⅠ・Ⅱで分別
　白質…青
　灰白質…白
❼ 蒸留水Ⅰ・Ⅱ
❽ 0.1％クレシルバイオレット液：5～8 分
❾ 95％エタノール
❿ 100％エタノール
⓫ 透徹，封入

> **サイドメモ：クリューバー・バレラ染色（LFB 染色）の際の注意**
>
> ・0.1％ LFB 液染色後は室温で 1～2 時間放冷する．
> ・70％エタノールの分別は灰白質と白質の区別が明らかになるまで行う．分別が進まない場合は蒸留水で洗い，❺，❻を何回か繰り返す．
>   ※胎児，新生児期，幼児期と発育する過程において，髄鞘の形成が脳の部分によって早い部分と遅くて不充分な部分があり，そこを髄鞘染色しても染まらないのが普通である．
> ・後染色としてクレシルバイオレットの代わりに，H-E 染色，PAS 染色，PTAH 染色なども利用できる．

染色結果

クリューバー・バレラ染色（LFB 染色）	
髄鞘	青色
ニッスル小体，核	紫色
神経細胞の核小体	深青色

c．ボディアン染色（石川法）

パラフィン切片で軸索や神経原線維を染色する鍍銀染色法．神経原線維の増加や減少をみること

により，老化や病的状態を把握することができる．パラフィン切片は8～14 μmとやや厚めのものがよい．10～15%ホルマリン，緩衝ホルマリンによる固定が一般的に用いられる．

> 原理

神経線維の細胞質，軸索突起および樹状突起内の微細管や神経細糸は好銀性をもつ．これらをプロテイン銀を用いて鍍銀する方法である．

> 染色液

1) プロテイン銀液

プロテイン銀（Albumose silver）	3 g
蒸留水	100 mL
銅片*	4～6 g

※蒸留水100 mLにプロテイン銀を水面に浮かべるようにそっとのせる．30分～1時間ぐらい室温に放置し自然に溶解させる．無理に攪拌すると泡立って染色に悪影響を及ぼす．この溶液を染色バットに移し，触媒として銅片を染色バットに入れ使用液とする（使用直前に調整）．

＊銅は市販の銅粒をアセトンで洗い，次に1%硝酸水で表面が美しく輝くまで約30～60秒洗い，蒸留水ですすいでから使用する．

2) 還元液

ハイドロキノン	1 g
無水硫酸ナトリウム	4 g
蒸留水	100 mL

※使用前に作製し，2～3時間室温に放置後使用する．

3) 0.2%塩化金水溶液
4) 2%シュウ酸水溶液
5) 5%チオ硫酸ナトリウム水溶液

> 染色法

❶ 脱パラフィン，水洗，蒸留水
❷ プロテイン銀液（37℃，18～36時間）
❸ 蒸留水：30～90秒
❹ 還元液：10分
❺ 蒸留水：1分
❻ 0.2%塩化金水溶液：50分
❼ 蒸留水：1分
❽ 2%シュウ酸水溶液：5～30分
❾ 水洗：5分
❿ 蒸留水
⓫ 5%チオ硫酸ナトリウム水溶液
⓬ 水洗：10分
⓭ 脱水，透徹，封入

> サイドメモ：ボディアン染色（石川法）の際の注意
> ・鍍銀後は室温で1～2時間放冷する．
> ・プロテイン銀は，水洗時間を厳守し，手際よく余分な液を洗い落とす．
> ・2%シュウ酸水溶液は，30分くらい浸漬すると好結果を得る．

> 染色結果

ボディアン染色（石川法）	
神経原線維，軸索，樹状突起，神経終末	黒色～黒褐色

d. カハール（Cajal）の神経膠細胞鍍銀法

神経膠細胞は，星状膠細胞（astroglia）と希突起膠細胞（oligodendroglia），小膠細胞（microglia）に分かれている．星状膠細胞は，原形質型星状膠細胞と線維型星状膠細胞とがあり，前者は灰白質に，後者は白質に多くみられる．本法では，主として原形質型星状膠細胞の線維と細胞質を染色する．

ブロム・ホルマリン液が固定によいが，10%ホルマリン固定後2～3日程度の組織片では，ブロム・ホルマリン液に入れ替えて使用できる．長時間10%ホルマリン固定されたものは凍結切片を強力ブロム・ホルマリン液にて37℃，4～6時間媒染する．

> 固定液

1) ブロム・ホルマリン液

臭化アンモニウム	2 g
中性ホルマリン原液	15 mL
蒸留水	85 mL

2) 強力ブロム・ホルマリン液

臭化アンモニウム	3 g
中性ホルマリン原液	30 mL
蒸留水	70 mL

染色液

ピリジン加アンモニウム銀液

アンモニア銀液	20 mL
再蒸留水	20 mL
ピリジン	15〜20滴

100 mL入りの三角フラスコに10%硝酸銀水溶液10 mLを入れ，40%水酸化ナトリウム水溶液を10滴加えて暗褐色沈殿（酸化銀）を作る．これに多量の蒸留水を加えて沈殿を洗い，最後に蒸留水を加えて50 mLとする．濃アンモニアを1滴ずつ加え，わずかに沈殿が残るまで滴下する．このアンモニア銀液を濾過して20 mLを取り，蒸留水20 mLとピリジン15〜20滴を加え，攪拌して用いる．使用前に調整する．

染色法

❶ ブロム・ホルマリンに2週間〜1か月固定後，25 μmの凍結切片作製
❷ 強力ブロム・ホルマリン液で媒染：37℃，4〜5時間
❸ 蒸留水で手早く水洗：3回
❹ ピリジン加アンモニウム銀液に入れ（蓋付容器），小さい炎で徐々に加熱し，液面から湯気が立ち始めるまで温め，切片が赤褐色〜タバコ色になったら止める．
❺ 蒸留水で水洗
❻ 5%中性ホルマリンで還元：2〜10分（切片が黄緑色になるまで）
❼ 流水水洗
❽ 1%塩化金水溶液で調整：10〜20分
❾ 水洗：1分
❿ 5%チオ硫酸ナトリウム水溶液で定着：5〜10分
⓫ 水洗，スライドガラスに貼り付け，脱水，透徹，封入

サイドメモ：カハールの神経膠細胞鍍銀法の際の注意

・小膠細胞の染色にはピリジン・アンモニア銀液中で，切片が黄色から黄褐色になるまで，長めに漬し加温する．
・染色後に切片に黒い粒子の沈着がみられるときは，ピリジン・アンモニア銀液染色前後の水洗が不十分であるか，または加温しすぎたことによる．

染色結果

カハールの神経膠細胞鍍銀法	
赤血球	黒褐色
皮質	赤味を帯びた灰色ないし赤紫色
髄質	灰色

e．ホルツァー（Holzer）の神経膠線維染色

神経組織が損傷を受けると，星状膠細胞によって神経膠線維が産生され，組織修復のため，膠線維の増生が起こる．病的機転，瘢痕で増えた膠線維と線維型星状膠細胞の突起を染色することにより，病巣を見ることができる．

10%ホルマリンにて固定したものを用いる．

原　理

神経膠線維を塩基性色素（クリスタルバイオレット）で過剰に染色し，分別液で染め分ける方法である．

染色液

1) 0.5%過マンガン酸カリウム水溶液
2) 2%シュウ酸水溶液
3) リンモリブデン酸アルコール（使用時作製）

0.5%リンモリブデン酸水溶液	15 mL
95%アルコール	30 mL

4) アルコール・クロロホルム液

純アルコール	10 mL
クロロホルム	40 mL

5) クリスタルバイオレット液（濾過して使用）

純アルコール	8 mL
クロロホルム	32 mL
クリスタルバイオレット	1〜2 g

6) 10%臭化カリウム水溶液（作製後3か月まで使用可能）
7) アニリン・キシレン混合液（使用時作製）

古いアニリン	80 mL
キシレン	20 mL

染色法

❶ 脱パラフィン，水洗，蒸留水
❷ 0.5%過マンガン酸カリウム水溶液：5分
❸ 軽く水洗
❹ 蒸留水

❺ 2%シュウ酸水溶液：1〜2分
❻ 水洗：2〜3分
❼ 蒸留水
❽ リンモリブデン酸アルコール：3分
❾ 純アルコールになじませる：10〜20秒
❿ アルコール・クロロホルム液：10〜20秒
⓫ クリスタルバイオレット液：30〜60秒
⓬ 純アルコールで余分な色素を除く：2〜3分
⓭ 軽く水洗
⓮ 蒸留水
⓯ 10%臭化カリウム水溶液：30〜60秒
⓰ 濾紙で水分を除き，キシレンへ入れる
⓱ キシレンより取り出し，濾紙で軽く押さえる．
⓲ アニリン・キシレン混合液で分別：1〜2分
⓳ 新しいアニリン・キシレン混合液で分別：10秒
⓴ 透徹，封入

> **サイドメモ：ホルツァーの神経膠線維染色の際の注意**
> 原法では②〜⑦の酸化還元ステップは行わないが，これを行うと染色性がよい．

染色結果

ホルツァーの神経膠線維染色	
神経膠線維，核	青紫色
細胞質	淡青色

I 免疫組織検査法

本項を理解するためのキーワード

❶ **ABC法・LSAB法**
高い親和性をもつアビジンとビオチンの性質を利用した酵素抗体法．
❷ **高分子ポリマー法**
Envision法やシンプルステイン法などがある．

免疫組織検査法は抗原抗体反応を利用し，細胞・組織内の抗原性をもった物質の局在を顕微鏡下で観察できるようにした染色法である．目的とする抗原物質に対する特異抗体に顕微鏡で観察可能な物質を標識することにより，その局在の証明が可能となる．

標識物に酵素を用いた方法が酵素抗体法，蛍光色素を用いた方法が蛍光抗体法である．ほかに，金属を標識したイムノゴールド法（電子顕微鏡的観察）などがある．

1. 酵素抗体法

a. 酵素抗体法の種類 (図19)

1) 直接法
一時抗体に直接抗体を標識した方法で手技は簡単であるが感度は劣る．

2) 間接法
一時抗体には標識せず，二次抗体に酵素を標識する方法で，直接法に比べ感度は高いが，非特異的反応も増す．

3) PAP (peroxidase-antiperoxidase) 法
パラフィン切片用に開発された方法で，一次抗体に非標識二時抗体を反応させ，次にPAPを反応させる方法で，非特異的反応は高い．

4) ABC (avidin-biotinylated peroxidase complex) 法
アビジンとビオチンとの親和性を利用した方法で，PAP法に比べ感度が高く，微量抗原の検出に適している．

5) 高分子ポリマー試薬を用いた方法
一次抗体反応後，二次抗体とともに多数の標識酵素と結合させた標識ポリマーと反応させる方法で一般的になりつつある．
現在はキットが市販されているLSAB法が広く使われている．
酵素として用いられるのは西洋わさびペルオキシダーゼ（HRP）が多く，ほかにはアルカリフォスファターゼ（ALP）などがある．HRPを使用した

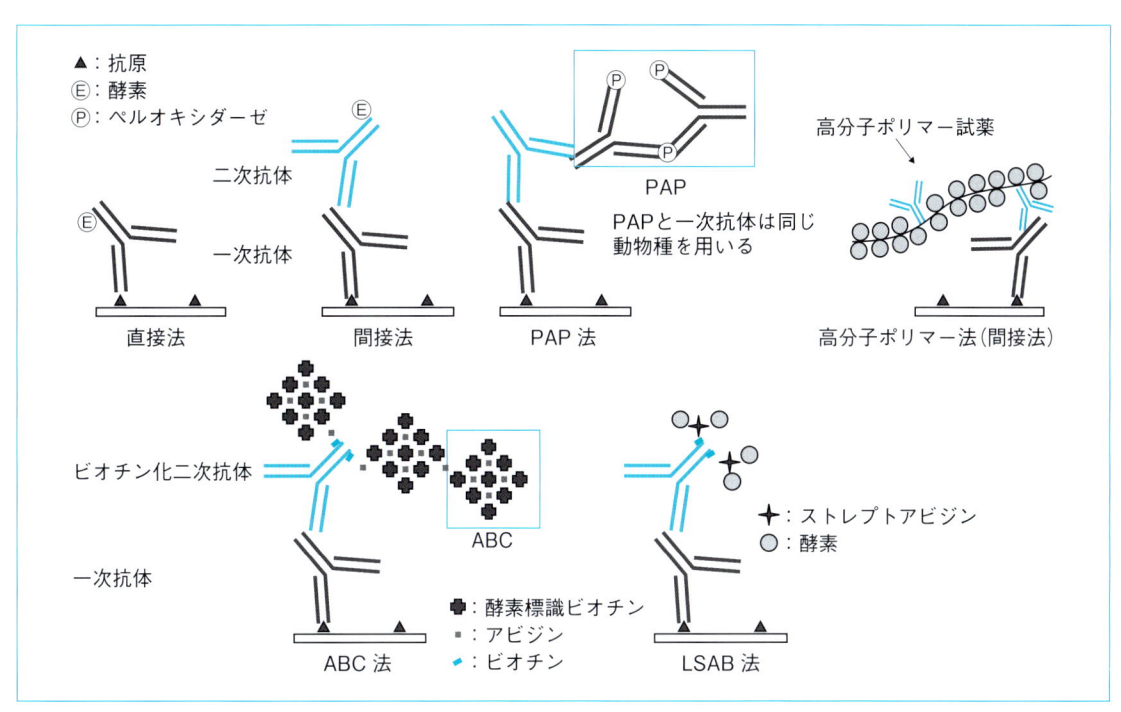

図19 酵素抗体法の種類と原理図

場合の発色には 3,3-ジアミノベンチジン四塩酸塩（DAB）を使用することが多い．ほかにアミノエチルカルバゾール（AEC）などがある．

b. 酵素抗体法の実際

試薬の調整

1) 0.01 M リン酸緩衝食塩水（PBS），pH7.2

$NaH_2PO_4・2H_2O$	3.3 g
$Na_2HPO_4・12H_2O$	28.7 g
NaCl	85.0 g

※イオン交換水に溶解して 10 L とする（PBS の濃縮溶液や，パウダーが市販されている）

2) 抗体希釈溶液（1% BSA 加 PBS）

PBS に牛アルブミン血清（BSA）を 1% の割合に溶かす

※未希釈の一次抗体や二次抗体を希釈するときに使用する．

＊抗体は希釈済みのものも市販されている

3) 0.05 M トリス塩酸緩衝液　pH 7.6

トリス塩基	1.39 g
トリス塩酸塩	6.06 g

イオン交換水に溶解して 1 L とする．

＊濃縮液が市販されている

4) DAB・H_2O_2反応液（スターラーで撹拌）

DAB	10〜30 mg
0.05M トリス塩酸緩衝液（pH7.6）	100 mL
30% H_2O_2（原液）	10〜20 μL

＊H_2O_2は使用直前に加える

5) 内因性ペルオキシダーゼ除去溶液

■0.3% H_2O_2加メタノール液：室温 — 30 分

100%メタノール	100 mL
30% H_2O_2（原液）	1 mL

■3% H_2O_2液：室温　5 分

30% H_2O_2（原液）	10 mL
イオン交換水	90 mL

■0.5〜1%過ヨウ素酸水溶液：室温 — 10 分

※DAB 発色液中に 0.01 M（65 mg/dL）のアジ化ナトリウムを添加するのも有用

染色手順（ホルマリン固定パラフィン切片，使用酵素 HRP）（図20）

❶ 脱パラフィン

　キシレン ──────────── 5分3回
　100%エタノール ────────── 3分2回

❷ 内因性ペルオキシダーゼ除去

　0.3% H_2O_2 加メタノール ───── 液　30分
　90〜70%エタノール ───────── 各1分

　※3〜5% H_2O_2 液を用いる場合は流水水洗後に入れる

❸ 流水水洗→3分→蒸留水に入れる

　※抗原の賦活化をする場合はここで行う

❹ PBS に浸す

❺ 13〜10%正常血清（基本的には二次抗体と同種の動物）　室温　10分

❻ 一次抗体（直接法の場合は酵素標識したもの，そのほかは未標識のもの）

> ⅰ）直接法の場合は酵素標識した特異抗体を用いる
> ⅱ）ほかの方法は未標識の特異抗体を用いる

　※ティッシュペーパーでスライドガラス上の組織の周りの液を拭き取り，適正な希釈倍率にした目的の抗体をのせ，湿潤箱に並べて室温で 30 分〜2 時間，あるいは 4℃で一晩反応させる

❼ PBS 洗浄　　5分　3回

　（1 回目は PBS の入った洗浄瓶で洗い落としてから染色バットに入れる）

　＊直接法はこれで終了し，発色操作❶❷に移る

❽ 二次抗体（一次抗体の動物に対するもの）

> ⅰ）ABC 法＆ LSAB 法：ビオチン化二次抗体
> ⅱ）高分子ポリマー法（間接法）：高分子ポリマーに酵素と二次抗体を結合させたもの
> ⅲ）PAP 法：未標識の二次抗体

　※ティッシュペーパーで組織の周りの液を拭き取り，適正濃度に希釈した二次抗体あるいは希釈済みの市販品を滴下し湿潤箱に並べて室温で 30 分〜1 時間反応させる

❾ PBS 洗浄　　5分　3回

　（1 回目は PBS の入った洗浄びんで洗い落としてから染色バットに入れる）

　＊間接法，ポリマー法の間接法はこれで終了し，発色操作❶❷に移る

❿ 最終反応

> ⅰ）ABC 法：アビジン-ビオチン-ペルオキシダーゼ複合体（ABC）
> ⅱ）LSAB 法：HRP 標識ストレプトアビジン
> ⅲ）PAP 法：免疫複合体（PAP）

　※ティッシュペーパーで組織の周りの液を拭き取り，それぞれの方法に適した溶液を滴下し湿潤箱に並べて室温で 30 分〜1 時間反応させる

⓫ PBS 洗浄　　5分　3回

　（1 回目は PBS の入った洗浄びんで洗い落としてから染色バットに入れる）

⓬ 発色（DAB を用いた方法）

> ⅰ）DAB・H_2O_2 反応液に移し，室温で 2〜10 分間反応させる
> ⅱ）PBS の入った染色バットに移し，顕微鏡で観察する
> ⅲ）発色が不十分なときは DAB 溶液に戻し反応を追加する

⓭ 流水水洗　　5分

⓮ 核染

> ⅰ）マイヤーのヘマトキシリン液　　10〜60 秒
> 　流水水洗　　5 分
> 　脱水，透徹，封入
> ⅱ）メチルグリーン溶液　　10 分
> 　軽く水洗
> 　脱水，透徹，封入（低濃度アルコールで脱色しやすいので注意）

サイドメモ：酵素抗体法の際の注意

・ヘマトキシリンは DAB の褐色の反応産物との色の対比があまりよくないので薄めに染色する
・抗原の活性がなくなってしまう場合は内因性のペルオキシダーゼ除去は行わないほうがよい
・新鮮凍結切片で染色する場合は，切片作製後アセトンで室温 10 分間固定し，ドライヤーの冷風で十分に乾燥させて，染色手順の ② から始める

抗原賦活法

アルデヒド固定による架橋反応によって，しば

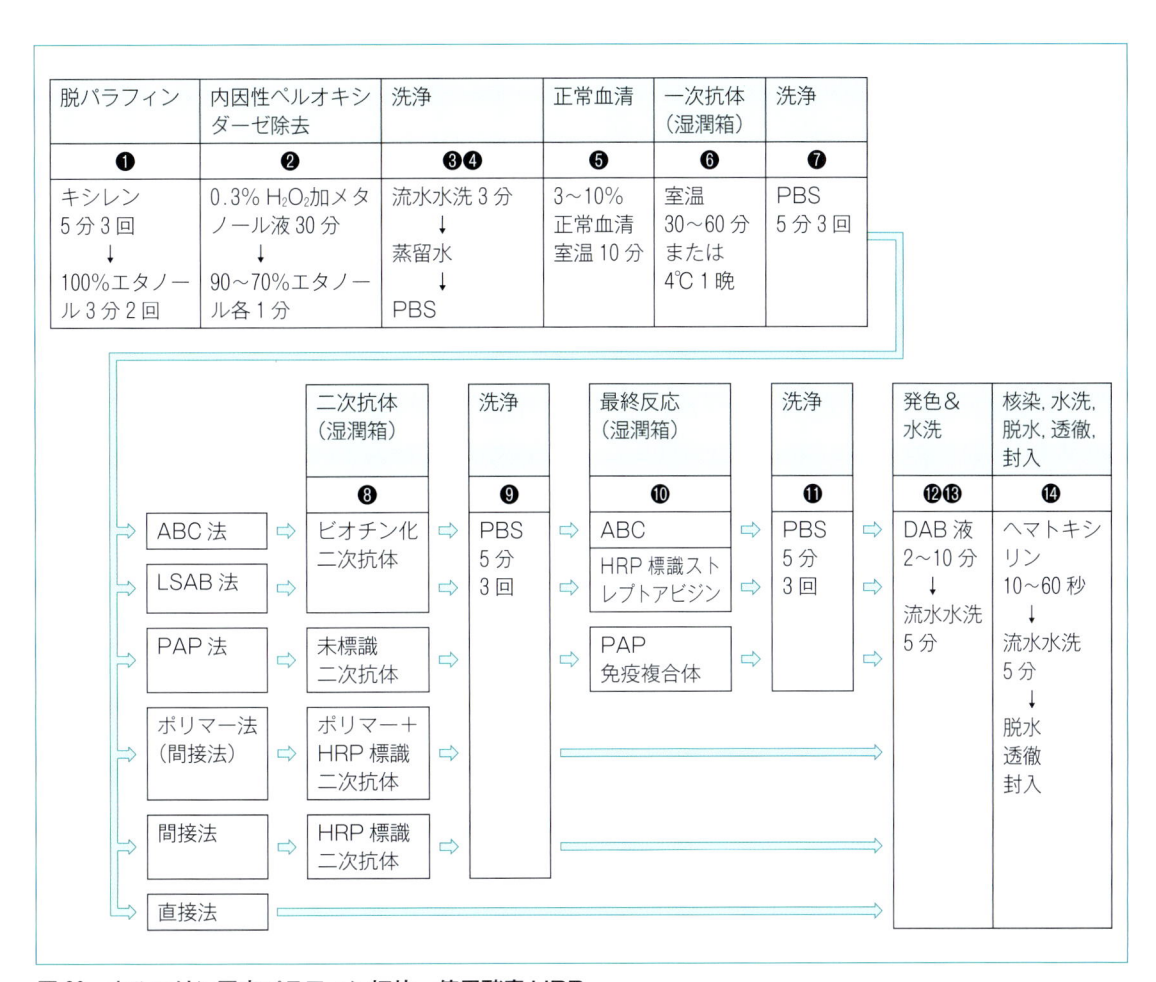

図20 ホルマリン固定パラフィン切片，使用酵素HRP

脱パラフィン	内因性ペルオキシダーゼ除去	洗浄	正常血清	一次抗体（湿潤箱）	洗浄
❶	❷	❸❹	❺	❻	❼
キシレン 5分3回 ↓ 100%エタノール3分2回	0.3% H₂O₂加メタノール液30分 ↓ 90〜70%エタノール各1分	流水水洗3分 ↓ 蒸留水 ↓ PBS	3〜10%正常血清室温10分	室温 30〜60分 または 4℃1晩	PBS 5分3回

	二次抗体（湿潤箱）	洗浄	最終反応（湿潤箱）	洗浄	発色&水洗	核染，水洗，脱水，透徹，封入
	❽	❾	❿	⓫	⓬⓭	⓮
ABC法	ビオチン化二次抗体	PBS 5分3回	ABC HRP標識ストレプトアビジン	PBS 5分3回	DAB液 2〜10分 ↓ 流水水洗5分	ヘマトキシリン 10〜60秒 ↓ 流水水洗5分 ↓ 脱水 透徹 封入
LSAB法						
PAP法	未標識二次抗体		PAP免疫複合体			
ポリマー法（間接法）	ポリマー＋HRP標識二次抗体					
間接法	HRP標識二次抗体					
直接法						

しば抗原性が隠された状態になるホルマリン固定パラフィン切片では，脱パラフィンの後に加熱処理や蛋白分解酵素処理をすることにより，抗原性が賦活される．

❶ 蛋白分解酵素による賦活方法

ⅰ) 0.1%トリプシン溶液　　37℃ 20〜30分

トリプシン	10 mg
塩化カルシウム	10 mg
0.05 Mトリス塩酸緩衝液(pH 7.6)	10 mL

ⅱ) 0.4%ペプシン溶液　　37℃ 20〜30分

ペプシン	40 mg
0.01 N塩酸溶液	10 mL

ⅲ) 0.05%プロテアーゼ溶液　室温 10〜60分

プロテアーゼ	5 mg
0.05 Mトリス塩酸緩衝液(pH 7.6)	10 mL

❷ 加熱処理による賦活方法

■0.01 Mクエン酸緩衝液　pH 6.0
（濃縮液が市販されている）

A液：0.1 Mクエン酸・一水和物溶液

クエン酸・一水和物	2.10 g
イオン交換水	100 mL

B液：0.1 Mクエン酸三ナトリウム二水和物溶液

クエン酸三ナトリウム・二水和物	2.94 g
イオン交換水	100 mL

※A液18 mLとB液82 mLを混合し，イオン交換水900 mLを加える

```
■1 mM EDTA 溶液 ──────────── pH 8.0
    EDTA・二ナトリウム ────── 0.37 g
    イオン交換水 ─────────────── 1 L
    1 N-NaOH で pH 8.0 に調整する
```
※市販されている緩衝液には，pH 9.0 のものもある

　加熱にはマイクロウェーブ（市販の電子レンジで可）やオートクレーブあるいは圧力鍋などを使用する．耐熱性のビーカーに上記の溶液を満たし，その中に染色かごに入れたスライドガラスを入れて加熱する．加熱後は室温に 20～30 分放置してある程度温度を下げてから次に進む．

ⅰ）マイクロウェーブ：98℃～　5～20 分
　（溶液が減りやすいので注意：5 分ずつ止めて数回照射したほうがよい）

ⅱ）オートクレーブ（121℃　5 分～）

ⅲ）圧力鍋（1/3 ぐらい水を入れてその中に耐熱性のバットを入れ，加熱後脱パラフィンした切片を入れて加圧する．バルブがあがったら 5 分間加圧・加熱後火を止め 5 分間放置）

> **サイドメモ：抗原賦活化の際の注意**
> 加熱による賦活化を行う場合は，切片が剥離しやすいので市販のシランコーティングされたスライドガラスにパラフィン切片を貼付して使用すること．

❸ その他
蟻酸処理：濃蟻酸液に 5 分間浸す．

c. 酵素抗体法の応用

　酵素抗体法は以下のような目的に応用されることもある．

腫瘍の鑑別（上皮，非上皮，由来など）

ⅰ）悪性良性の鑑別
　癌遺伝子（C-erb-2, bcl-2, c-myc, ras, p53 など）
　増殖能（Ki67, PCNA など）
　増殖因子（EGFR など）

ⅱ）原発巣の解明（原発不明の癌）
　腫瘍マーカー（HCG, CA19-9, CEA, CA125 など）
　臓器特異マーカー（PSA, PAP, サーファクタントアポプロテインなど）

ⅲ）細胞種の同定
　リンパ球の分類
　（T 細胞：CD3, CD4, CD8 など）（B 細胞：CD20, CD19, CD10 など）
　上皮（サイトケラチン，EMA，CEA など）
　非上皮（ビメンチン，デスミン，GFAP，S100 蛋白など）

ⅳ）治療薬の投与にかかわる検査
　Her2, EGFR など

外来物質および外来微生物の局在観察・同定

・細菌やウイルスの感染の有無
　（EB ウイルス，HB ウイルス，HPV ウイルス，結核菌，トレポネーマなど）

組織・細胞の機能と形態の関連を解明する

・免疫グロブリン，ホルモン産生など

その他

・アミロイドなどの沈着の証明にも用いられる．

2. 蛍光抗体法

　蛍光抗体法には，直接法と間接法がある．
　直接法は，主に凍結切片（未固定組織）で実施し，主に腎生検の組織学的検査に応用されている．直接法の利点は，抗原に対して特異性が高い点にある．しかし，組織中に存在する抗原量が少ない場合，抗原抗体反応量も少なくなり，感度は劣る．
　間接法は，凍結切片・パラフィン切片どちらでも実施可能である．実験研究で多く用いられる．間接法の利点は，二次抗体を使用することにより，抗原検出感度がよくなる点である．しかし，直接法に比べて，操作は煩雑になる．

a. 直接法

原理

　組織表面上の抗原物質に対する特異抗体に，あらかじめ蛍光色素（FITC）を標識させておく．この特異抗体を組織切片にかけると抗原抗体反応が起こる．蛍光顕微鏡で観察し，抗原物質の局在を確認する．

試薬など

1) 蛍光用プレパラート
2) 冷アセトン
   ※あらかじめ，冷凍庫で−10〜−20℃に冷やしておく
3) PBS（→ p. 187）
   ※あらかじめ，冷凍庫で−10〜−20℃に冷やしておく．
4) FITC標識特異抗体
5) 退色防止剤入り水溶性封入剤
   イムノグロブリン（IgG，IgA，IgMなど），補体（C3c，C1q，C4など），フィブリノーゲンなど．

使用機器

クリオスタット，蛍光顕微鏡

手順（図21）

❶ 新鮮凍結切片作製，冷アセトン（−10〜−20℃）固定　冷蔵　約5分
❷ 室温で風乾（ドライヤー冷風）　室温　30分
❸ 冷PBSで軽く洗う
❹ プレパラートの水分をティッシュペーパーと濾紙でふきとり，FITC標識特異抗体をかけて，湿潤箱内で反応させる：室温遮光　1時間
❺ 冷PBSでスライドグラスを洗浄
❻ バイブレーターを使用し，冷PBS洗浄　遮光　5分×3回
※ドーゼを箱などで覆い，遮光する
❼ 水溶性封入剤（グリセリン，Slow Fade（退色防止剤入り市販剤）など）で封入
❽ 蛍光顕微鏡観察・撮影
❾ 所見の報告

> **サイドメモ：蛍光抗体法（直接法）の際の注意**
> 反応中や反応後のプレパラートは，蛍光灯などの紫外線で退色しやすいため，すべて遮光で行い，観察・画像の取り込みも速やかに実施する．

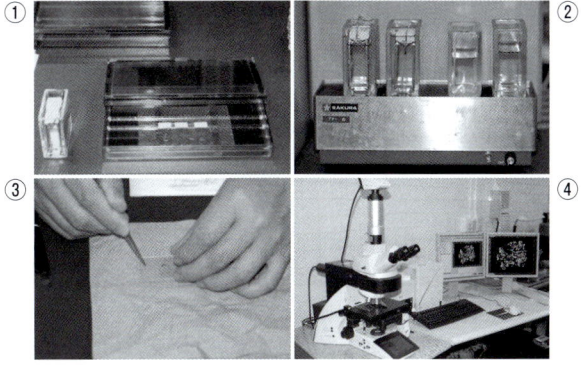

図21 直接法の手順
①抗体を反応させる
②洗浄
③封入
④観察，撮影用の蛍光顕微鏡と画像取り込み装置

かけると抗原抗体反応が起こる．その後，二次抗体を組織切片にかけ，酵素抗体反応後の一次抗体と結合させる．蛍光顕微鏡で観察し，抗原物質の局在を確認する．

試薬

1) PBS（→ p. 187）
2) 未標識の一次抗体または直接法に用いるFITC標識特異抗体
3) FITC標識二次抗体
   一次抗体を作製した動物のイムノグロブリンに対する抗体に蛍光を標識させたもの
4) 水溶性封入剤（→ p. 191）

方法

パラフィン切片で行う酵素抗体法とほぼ同じである．

反応後に脱水・透徹を行うと蛍光色素がはずれてしまい，観察が不可能になるため，二次抗体反応後は，速やかに水溶性の封入剤で封入操作を行い，蛍光顕微鏡で観察する（図22）．

b. 間接法

原理

パラフィン切片で行う酵素抗体法と同様である．組織切片上に一次抗体（未標識の特異抗体）を

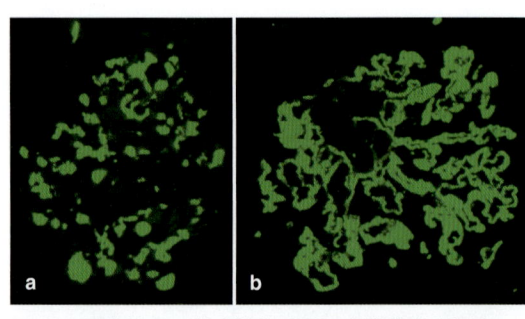

図22 腎生検で，蛍光抗体法所見が特徴的な腎炎
a．IgA 腎症．IgA がメサンギウム域に陽性となる．
b．膜性腎症．IgG が基底膜上に陽性となる．

J 遺伝子検査法

本項を理解するためのキーワード

❶ 核酸解析
腫瘍発生の背景にある DNA 異常を調べる
腫瘍の診断や本質を知るうえで重要となる
❷ PCR 法
特定の DNA 領域を増幅し検出する方法
❸ in situ hybridization（ISH）
特定の塩基配列を有する核酸を標本上で証明する方法

1. PCR 法

　PCR（polymerase chain reaction）法は，耐熱性 DNA ポリメラーゼ（DNA 合成酵素）による酵素反応を利用することにより，極めて微量の DNA サンプルから特定の DNA 領域を短時間に大量に増幅する方法である．1985 年に kary B. Mullis が発明し，サーマルサイクラー（DNA 増幅装置）の普及により幅広く応用可能な手法として発展した．

a．病理組織の PCR 検索

　病理組織診断には，従来のような疾患診断に加え，予後の推定，病態の解明，治療法の選択への指針となる情報提供などが求められるようになってきている．
　PCR 法は細胞・組織から抽出した液状検体（DNA）を用いる核酸解析手法である．
　ホルマリン固定パラフィン切片からの DNA の抽出法が種々開発されており，病理組織検査の中で PCR 検索が行われている．遺伝性疾患や悪性腫瘍，感染症に有用とされ，病理組織診断の補助診断として用いられる．パラフィン切片より抽出した DNA は DNA が断片化されているという欠点があるが，目的とする組織を把握できる点や，保存されているパラフィンブロックで過去にさかのぼって検索できるメリットがある．

b．PCR 法の原理

　目的の DNA 領域をはさむ 2 種類のプライマー（目的の DNA 領域の両末端と相補的な塩基配列をもつ 1 本短鎖 DNA）を用いて DNA 合成酵素を作用させ，DNA 合成の連鎖反応を起こして目的の DNA 領域を増幅させる．
　❶〜❸ の 3 段階の温度変化を繰り返す．
❶ 熱変性：約 94℃（反応液を加熱し，2 本鎖 DNA を 1 本鎖 DNA にする）
❷ アニーリング：約 55〜60℃（目的とする DNA 領域の両末端に，2 種類のプライマーを結合する）
❸ 伸長反応：約 72℃（DNA 合成酵素を作用させると，プライマー結合部分を起点として相補的な DNA が合成（伸長）される）
　このサイクルを 30 回程度繰り返すと，目的の DNA 断片は理論的には約 100 万倍程度にまで増幅される．

c．PCR 法の実際

1) DNA の抽出法

　パラフィン切片を厚めに薄切し，目的とする部分を削ってマイクロチューブに入れる．脱パラフィン後，蛋白分解酵素（プロテナーゼ K）溶液により組織中の蛋白成分を溶解させて DNA を遊離させる．フェノール・クロロフォルムなどを用いて遠心分離を繰り返し，精製する．微量の場合は，

直接プロテナーゼ K 溶液に溶解したのちキーレックス・レジンを用いて精製し，上清を DNA（検体）として使用する．ホルマリンに長期間固定されたものは DNA が断片化され使用できないことがある．

2）PCR 反応液の調整

マイクロチューブ内で試薬を混ぜて反応液を必要本数分調整し，PCR 反応用チューブに分注する．反応液は，緩衝液にヌクレオチド dNTP（dATP，dTTP，dCTP，dGTP），2 種類のプライマー，耐熱性 DNA ポリメラーゼを混合したもので，これに抽出した DNA（検体）を加える．

3）PCR 反応

PCR 専用装置のプログラム設定（各ステップの温度，時間，サイクル数）を行い，PCR チューブをセットして，PCR 反応を開始する．

通常は 30 サイクル程度の反応を行う．約 2 時間程度で完了する．

陰性コントロール，陽性コントロールも一緒に PCR 反応を行う．

4）電気泳動

電気泳動によりバンドを検出する（PCR 産物の可視化）．

反応後の液（PCR 産物）を 8％アクリルアミドゲル（または 1～3％アガロースゲル）を用いて電気泳動し，エチジウムブロマイドで染色する．DNA のサイズ確認のため DNA 分子量マーカーも一緒に泳動する．トランスイルミネーター（紫外線照射下）で確認し，写真撮影後判定する（図 23）．

2. *in situ* hybridization（ISH）法

in situ hybridization とは，組織切片上あるいは細胞標本上で特異的な塩基配列をもつ核酸分子（DNA，RNA）に対する標識プローブを用いてハイブリットをつくらせ，検出対象となる核酸の細胞内局在を明らかにする方法である．

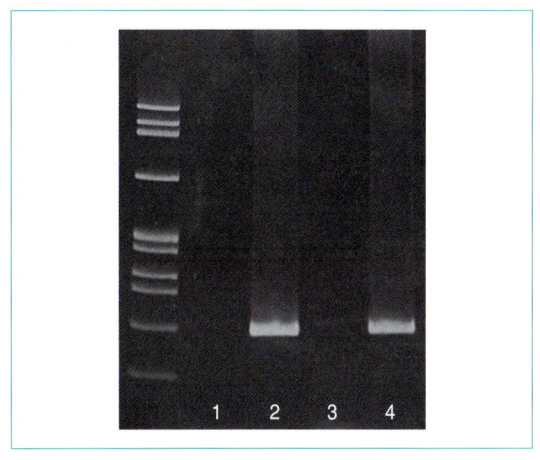

図 23　ゲル電気泳動像
結核菌の PCR 検索例．左端は分子量マーカー．
　1 レーン：陰性検体
　2 レーン：陽性検体
　3 レーン：陰性コントロール
　4 レーン：陽性コントロール
2 レーンと 4 レーンにバンドが検出されている．

ウイルスの核酸や，イムノグロブリン軽鎖（κ，λ）の mRNA など，各種の標識プローブやキットが市販されている．

3. fluorescence *in situ* hybridization（FISH）法

FISH 法は DNA を対象とした *in situ* hybridization 法で，標識物として蛍光色素を用い，主として遺伝子や染色体解析に用いられる．乳癌における Her2/neu 遺伝子の増幅の確認は，抗体治療薬投与の対象を決定する重要な因子となっている．Her2/neu はキットが市販されている．

> **サイドメモ：RT（reverse transcription）-PCR 法**
> PCR 法は DNA を増幅する方法であるが，RT-PCR 法は逆転写（RT）酵素反応により mRNA を鋳型として cDNA を作成したのち，PCR 法を行う方法である．RNA の解析にも応用でき，少量の mRNA すなわち遺伝子発現を検出できる．

参考文献

1) 日本病理学会(編):病理技術マニュアル3 病理組織標本作製技術(上巻)切り出しから薄切まで 第3版.医歯薬出版,1985
   ※基本的な技術がわかりやすく解説されている
2) 病理組織・細胞診実践マニュアル.検査と技術26(増刊);医学書院,1998
   ※病理の基礎から技術全般が記載されている
3) 松原 修,他(著):病理学・病理検査学.医歯薬出版,2000
   ※基本的な技術全般が書かれている
4) 三浦妙太(監):実践 病理組織細胞診染色法 カラー図鑑 第3版.近代出版,2008
   ※各染色法・染色結果のカラー写真が豊富である
5) 大西俊造,他(監):スタンダード病理学 第3版.文光堂,2009
   ※病理検査全般にわたり,作業技術・必要知識がまとめて記載されている
6) 最新染色法のすべて(Medical Technology 別冊);医歯薬出版,2001
   ※染色の手技,染色結果のカラー写真が充実している
7) AFIP(編),平山 章,他(監訳):組織標本染色技術マニュアル 改訂第2版.清至書院,1988
   ※染色の手技・結果がわかりやすく書かれている
8) 自治医科大学附属病院病理診断部webサイト(http://www.jichi.ac.jp/pathology)
   ※各種染色法を実際の染色例(カラー写真)とともに提示している

第5章
細胞学的検査法

学習のポイント

1. 細胞診の意義・特徴を学ぶ：患者に対する侵襲が少なく，繰り返し行われる検査として普及している．がん検診のスクリーニング的細胞診と穿刺吸引や体腔液などの診断的細胞診に大別される．
2. 標本作製の基本を熟知する：正確な所見を得るためにはよい標本を作製することが必須である．
3. 細胞診に必要な基礎的な解剖学・組織学を学び細胞像を理解する：形態学診断として，幅広い専門的知識の習得が必要である．
4. なぜ新しい報告様式が必要なのかを理解する：穿刺吸引細胞診などの導入により，パパニコロウ分類に変わり，ベセスダシステムなど記述的表現報告に移行しつつある．

本章を理解するためのキーワード

❶ パパニコロウ染色
細胞診で用いられる代表的な染色である．色素の透過性により細胞質をオレンジG，エオジン，ライトグリーンの3種類の色素で染め分ける．

❷ 細胞検査士
専門性の高い細胞診の標本作製やスクリーニングを担当する臨床検査技師の認定資格である．細胞診業務の基本的な体制は細胞検査士と専門資格のある医師により運営される．

❸ クラス分類
現在広く用いられている細胞診判定は5段階のクラスで評価するパパニコロウ分類であるが，現在諸外国では廃止されており，わが国においても婦人科ではベセスダシステムに，他臓器では陰性，疑陽性，陽性の3段階分類や記述式の報告様式に移行しつつある．

❹ ベセスダシステム
子宮頸部細胞診に用いられる国際標準の報告様式である．標本の種類，標本の適否および細胞診判定を柱とした細胞診報告様式である．

A 細胞診総論

1. 細胞診とは

　細胞診（cytology）とは形態学的な検査，診断法の1つである．身体の構成基本単位である細胞を，顕微鏡を用いて形態的に観察し，異常細胞（異型細胞）などを検出し評価する．また，ウイルス感染の有無や炎症，ホルモン環境などを評価することにより病態の理解に役立つ情報を臨床に提供することである．性染色体の判定にも応用されている．

　この検査は高度な技術をもった細胞検査士，細胞診指導医（専門医）によって行われる．

a. 細胞診の歴史

　1928年，パパニコロウ（Papanicolaou）が子宮癌患者の腟分泌液中に癌細胞を発見し，1954年，剝離細胞診アトラスを発刊した．婦人科細胞診は，本来ホルモンの状態を把握するための細胞診が主目的であったが，ここから癌細胞を含む異常細胞を検出する細胞診が派生したといえる．わが国へは，癌研究会の増淵一正らにより導入された．

専門職の認定に関しては，細胞診専門医制度は1968年，細胞検査士の認定制度は，1969年に開始された．さらに，国際資格制度がある．それぞれ，年に1回の資格試験，4年に一度の資格更新制度があり，日本細胞診断学推進協会が実施している．

b. 細胞診の位置づけ

従来から，組織診は確定診断，細胞診はスクリーニングや補助的診断として扱われてきたが，穿刺吸引細胞診などの普及により，質的診断法としての細胞診の有用性が認識されるようになり確定診断として扱われる場合も増えてきている．

c. 細胞診の長所と短所

長所

❶ 組織採取に比べると検体採取が比較的容易であり，患者負担が少なく繰り返し検査をすることが可能である．
❷ 反応性か腫瘍性か，また，良性腫瘍か悪性腫瘍かなどの質的診断も可能である．
❸ 細胞同士の接着性や細胞集団形成の様子などから組織診では観察できない細胞の性質などを伺い知ることもできる．
❹ 狙い組織診と比較し広い範囲の異常を見つけることが可能である．
❺ 標本作製が容易で，迅速診の場合は20分程度で判定ができる．
❻ 早期癌の発見，集団検診の1つとして施行しうる．

短所

❶ 悪性と判定されても，病変の拡がり，進行度の判定は不可能である．
❷ 通常の細胞診検査のみでは悪性細胞がどの組織由来かの判定は困難な場合が多い．
❸ 剥離または穿刺吸引しにくい細胞は検査の対象になりにくい．
❹ 細胞単位でみる点，組織診断学より情報が少なく，精度は低い．

2. 検体の採取方法

細胞診の採取方法は，剥離細胞診と穿刺吸引細胞診に大別される．

剥離細胞診とは，子宮頸部や膀胱など各臓器の表面より人為的または自然に剥離した細胞を集めて検査するものである．剥離細胞とは，自然尿，カテーテル尿，喀痰，体腔液などでみられる細胞である．ヘラ，ブラシやエンドサイトなどの擦過器具を用いて人為的に細胞を採取する方法は擦過法とよばれる．

穿刺吸引細胞診は病変の位置を確認でき，針が到達できればすべての臓器（乳腺，甲状腺，唾液腺，リンパ節などが多い）の病変に可能である．触診による誘導は病変の把握は困難であり，種々の誘導法（超音波，CT，X線など）を用いる．細径針（23ゲージ）ないしそれよりやや太い針を用い，陰圧を強くかけるためのピストル型が開発されている．乳腺では，乳頭からの異常分泌物を直接塗抹する方法もある．甲状腺は，血管の多い臓器のため，外科的生検などによる組織診は容易ではなく，穿刺吸引細胞診が広く施行されている．

臓器別の採取方法は各論参照（→ p.208〜239）．

3. 検体の処理

採取された材料をできるだけ新鮮な状態で塗抹，固定することを検体処理という．臨床医や看護師または担当の臨床検査技師などにより処理される場合と，喀痰，自然尿，液状検体など細胞検査室に提出されたものを細胞検査士や臨床検査技師が処理する場合がある．

a. 集細胞法

体腔液，尿，洗浄液，脳脊髄液など液体に剥離した細胞を遠沈法や濾過法にて細胞を集めて塗抹をする．

1) 遠心沈殿法（遠沈法）（図1）

一般的には2,000 rpm前後，5分間遠心する．また，迅速に遠沈をする場合は，3,000 rpm，2分

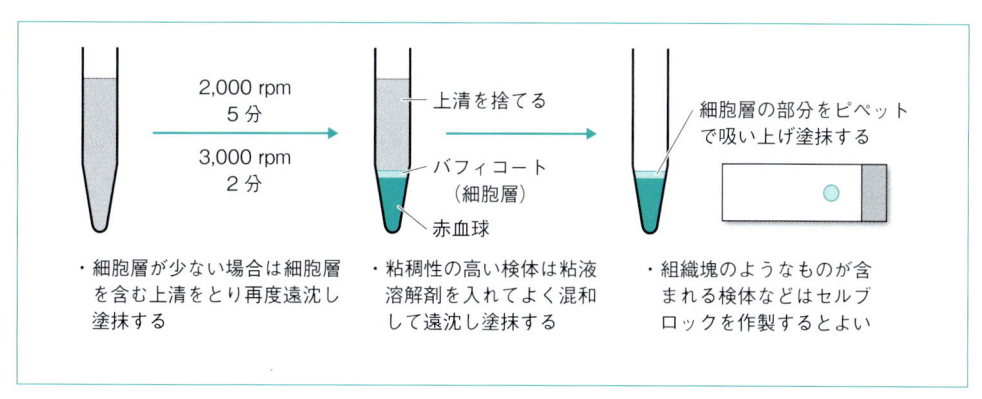

図1 液状検体の処理法

で行っても支障はない．脳脊髄液など細胞の壊れやすい検体においては低速回転(800～1,000 rpmくらい)で5分遠沈する．遠沈後，上清をピペットで捨てる．沈渣をピペットで吸い上げ，スライドガラスに塗抹する．赤血球が多い場合は，細胞の比重の違いで赤血球の上部に有核細胞層(バフィーコート)ができる．この層より吸い上げ塗抹する．

2) 膜濾過法(ポアフィルター法)

孔径5～8μmの濾過膜(ミリポアフィルターなど)を用いる方法である．陰圧で吸引しフィルターの上に細胞を集め濾過膜とともに固定，染色する．

3) オートスメア法(図2)

液状検体を特殊な遠沈用セルに入れ，遠沈しながらセル底部に装着したスライドガラス面に細胞を付着(塗抹)させる方法である．細胞数の少ない検体に有効である．細胞数の多い場合は塗抹面が厚くなり解読困難になるので注意する．

4) セルブロック法

液状検体の沈渣や喀痰などをホルマリン固定液などで固定，組織標本の作製と同様にパラフィンブロックを作製し薄切，染色する．複数の標本作製が可能であり，免疫組織化学的染色にも有効である．

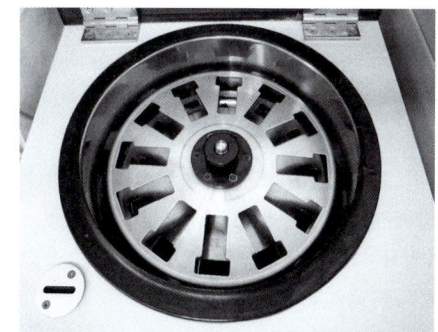

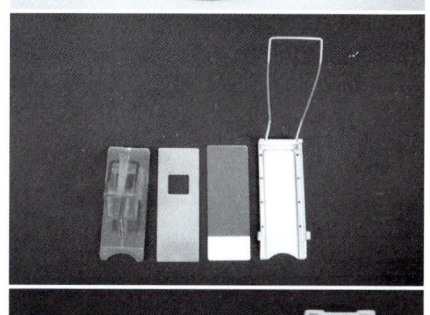

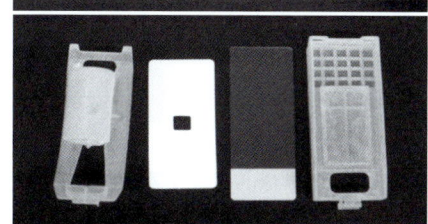

図2 オートスメア法

5) 液状処理検体(liquid based cytology；LBC)法

固定保存液に細胞を浮遊させ，回収塗抹する方法である．婦人科などでは，採取後，器具をそのまま固定液に浸し細胞を塗抹する．利点として，器具に採取された細胞のほとんどを観察することができ，細胞も均一に塗抹できる．複数の標本作

製も可能である．塗抹範囲が小さいため鏡検時間が短縮されるが判定の仕方が従来法と異なるため，トレーニングが必要となる．Thin Prep System や Sure Path 法などがある．このシステムは，自動細胞判読装置に接続ができ判定の自動化が可能となる．

b. 溶血処理

赤血球が多量に含まれる場合は，溶血処理を行い再遠沈し塗抹する場合がある．

1) シュウ酸アンモニア溶血法

遠沈後，沈渣量の 20〜40 倍の 1.4% シュウ酸アンモニア水を入れ再浮遊させる．5 分間放置し溶血後再遠沈し塗抹する．

2) サポニン溶血法

遠沈後，沈渣を生理食塩水に再浮遊させ，これに 1% サポニン溶液を滴下する．溶血して透明になったら再遠沈し塗抹する．

3) 塗抹標本の場合

固定後 3% 酢酸水に 5〜6 秒浸し，水洗後通常の染色を行う．

c. 塗抹法

塗抹の方法は，検体の種類，性状などに応じて適当な方法を選択する．

1) 直接塗抹法

綿棒，ヘラ，ブラシなど細胞の採取用具を用いて採取し，細胞を直接スライドガラスに塗抹する．婦人科材料，気管支擦過などに用いる．

2) 末梢血液式(引きガラス法)(図3)

沈渣の一滴をスライドガラスの端に落とし，引きガラスで，末梢血と同じ要領で塗抹する．検体の濃度が低い場合は引きガラスの角度を立て，濃い場合は寝かせて引くとよい．癌細胞など大型細胞は，塗抹の辺縁や引き終わりに集まりやすい．

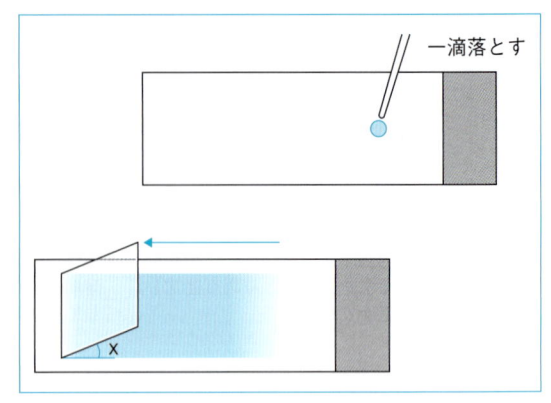

図3 引きガラス法
引きガラスの角度 X は検体の濃度により変えるとよい．薄いときは角度を大きく，濃いときは小さくする．

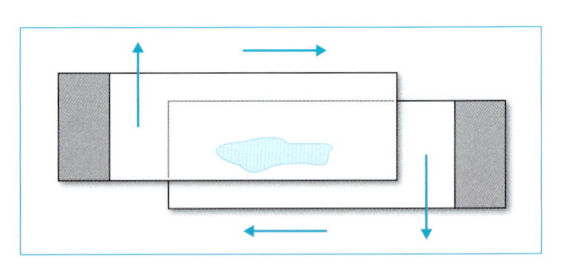

図4 すり合わせ法
前後左右にすり合わせ，薄く均等な厚さに伸ばす．

3) すり合わせ法(図4)

適量の検体を 2 枚のスライドガラスに挟んで前後左右に動かし均等に引き延ばす．喀痰，吸引物，分泌物など粘性のあるものに用いられる．

4) ピペットの管壁を使う方法(図5)

1 滴をスライドガラスの中央に載せ，ピペットの管壁で滑らすように均等に塗抹する．体腔液，洗浄液，尿など液状検体に適している．

5) 捺印法・圧挫法

捺印法とは，生検，手術材料(割面)をスライドガラス面に軽く押しつける方法である．固い腫瘍など，通常の捺印では塗抹し難い場合は，組織片を 2 枚のスライドガラスで挟み軽く押しつぶして塗抹する．これを圧挫法という．

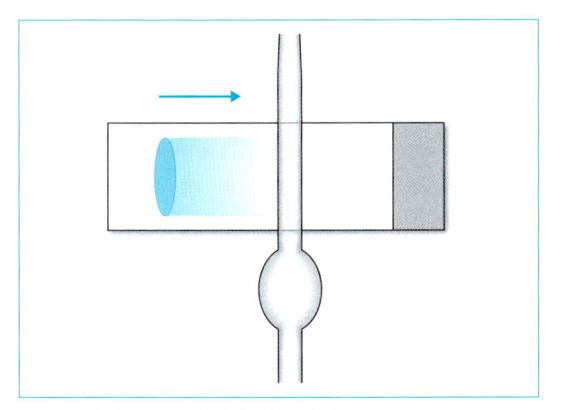

図5 ピペットの管壁を使う方法
ピペットの腹をガラス面につけ，滑らせて塗抹する．

d. 固定法

固定法は湿固定法と乾燥固定法の2種類に大別される．また，コーティング固定法もある．

1) 湿固定法

塗抹後乾燥させずにただちに固定液に浸漬させることである．細胞は多少収縮するがムラなく細胞形態が保持される．乾燥が加わると，細胞の膨化，破壊が生じる．湿固定は，細胞の形態学的判定のための基本である．細胞の剥離を恐れてゆっくりと固定液に入れると塗抹面に固定ムラが生じ判定に困難をきたすので注意する．

細胞診の一般的な固定は湿固定であり，95％エタノールの単独固定液が用いられることが多い．固定時間は，15～30分程度でよいが，乾燥を防ぎ固定液につけておけば1週間までは良好な染色性が保持される．パパニコロウ（Papanicolaou）染色，PAS（periodic acid Schiff）染色，アルシアンブルー染色など多くの染色に適する．

2) 乾燥固定法

塗抹面を冷風ドライヤーなどで急速に乾燥させる．自然乾燥は乾燥ムラができる．ギムザ染色，メイ・ギムザ染色，ペルオキシダーゼ反応などに適している．湿固定の欠点である細胞の剥離はなく細胞保持に有効である．

3) コーティング固定法

イソプロピルアルコールにポリエチレングリコールを混合した固定剤である．噴霧式の場合は，塗抹面から10～15 cmくらい離して数秒間噴霧する．滴下式は塗抹面に数滴滴下し全体に広がるようにする．染色前には通常のエタノール固定を行う．主に，他施設に未染色のまま標本を郵送するのに利用されるが，細胞成分の少ない標本にも便利である．

4. 染色法

細胞診の基本の染色はパパニコロウ染色であるが，必要に応じPAS染色，ギムザ染色なども行われる．近年は，免疫染色（免疫組織細胞学的染色）にも応用される．検体数の多い施設では自動染色装置を使用している．

a. パパニコロウ（Papanicolaou）染色

パパニコロウにより創始された染色法で，細胞診における代表的な染色である．細胞の透過性に優れ，ある程度重なり合った細胞も観察できる．

試 薬

1) ギルのヘマトキシリン5

ヘマトキシリン	5 g
硫酸アルミニウム	44 g
エチレングリコール	250 mg
ヨウ素酸ナトリウム	0.52 g
氷酢酸	60 mL
蒸留水	730 mL

2) OG-6

95％エタノール	950 mL
10％オレンジG水溶液	50 mL
リンタングステン酸	0.15 g

3) EA-50

❶ 10％ライトグリーンSF yellowish水溶液 ————2 mL
　95％エタノール ————198 mL
❷ 10％エオジンY水溶液 ————10 mL
　95％エタノール ————190 mL
❸ 10％ビスマルクブラウン水溶液 ————2.5 mL

95％エタノール	47.5 mL

※❶液 180 mL，❷液 180 mL，❸液 40 mL を各々混合し，リンタングステン酸 2.4 g を加えて溶解する．

染色法

パパニコロウ染色は，施設により多少手技は異なるが，染色結果は基本的には変わらない．

細胞質はオレンジ G，エオジン，ライトグリーンの 3 つの色素で染め分けられる．これらの色素の分子量は，オレンジ G ＜エオジン＜ライトグリーンの順に大きくなる．色素粒子の大きさ，吸着性も分子量に比例する．よって，細胞質の構築の密度により入り込む色素が異なる．構築の密な間隙には小分子量が，疎な間隙には大分子量と小分子量が入るが，大分子量は吸着性が大きく小分子量の色素は引き出される．

- ●パパニコロウ染色（Walter-Reed 陸軍病院変法）

❶ 80％→70％→50％エタノール─各々10回出入
❷ 流水水洗し蒸留水を通す
❸ ギルのヘマトキシリン液──────────2分
❹ 軽く水洗
❺ 1％塩酸を含む 70％エタノールで分別
　────────────────20回出入
❻ 水洗──────────────────5分
❼ 50％→70％→95％エタノール─各々10回出入
❽ OG-6─────────────────2分
❾ 95％エタノール（2 槽）───────各々10回出入
❿ 1％酢酸・95％エタノール→1％リンタングステン酸・95％エタノール──────各々10回出入
⓫ 95％エタノール（2 槽）───────各々10回出入
⓬ EA-50─────────────────3分
⓭ 95％エタノール（2 槽）→100％エタノール（3 槽）→キシレン（4 槽）───────各々10回出入
⓮ 封入

染色結果

核はヘマトキシリンにより青藍色に染まる．細胞質はオレンジ G，エオジンで黄橙色～淡紅色，ライトグリーンにより青緑色，またビスマルクブラウンは類脂質を染め，細胞質には関与しない．扁平上皮の表層の細胞質は，オレンジ G およびエオジンによって，角化の程度によりオレンジからピンク色に染まる．

> **サイドメモ：パパニコロウ染色時の注意**
>
> ・染色の途中で標本を乾燥させない．
> ・コンタミネーション防止に染色液は毎日使用前に濾過し，各液槽はこまめに交換する．
> ・分別後は核の染まり具合を確認する．
> ・各液に移すときは十分に液をきる．
> ・脱水，透徹は十分に行う．
> ・封入剤はカバーガラスにつけて封入する．気泡を入れないようにする．封入剤が多すぎると強拡大でピントが合わなくなる．
> ・従来，ハリスのヘマトキシリンが使用されてきたが，水銀を含むため公害問題が指摘され，不含水銀のギルのヘマトキシリンを使用する傾向にある．

> **サイドメモ：自動装置が不適な場合**
>
> 自動染色装置，自動封入装置が普及しているが，塗抹の厚さの異なる標本には不適当であると考えられる．

b. PAS（periodic acid Schiff）染色

粘液物やグリコーゲンなどの証明に利用する．多糖類が過ヨウ素酸の酸化で生じたアルデヒド基にシッフ試薬が反応して赤紫色になる．粘液産生性の腫瘍細胞のほか，真菌や赤痢アメーバなどの確認にも応用される．

試　薬

1）0.5％過ヨウ素酸水溶液（使用時調整）

過ヨウ素酸	0.5 g
蒸留水	100 mL

2）シッフ試薬

塩基性フクシン	1 g
蒸留水	200 mL
1 N 塩酸	20 mL
重亜硫酸ナトリウム（NaHSO₃）	1 g

3）亜硫酸水

10％重亜硫酸ナトリウム	6 mL
1 N 塩酸	5 mL
蒸留水	100 mL

染色法

1. 100％エタノール固定
2. 80％→70％→50％エタノール
3. 水洗し蒸留水を通す
4. 0.5％過ヨウ素酸水溶液――――――5〜10分
5. 水洗し蒸留水を通す――――――――5分
6. シッフ試薬――――――――――――10〜15分
7. 亜硫酸水――――――――――各2分×3回
8. 水洗し蒸留水を通す――――――――5分
9. マイヤーのヘマトキシリン液で核染――2〜5分
10. 水洗 色出し――――――――――――5分
11. 脱水→透徹→封入

サイドメモ：シッフ試薬

市販のシッフ液でよい．冷蔵庫で保存し，使用時室温に戻して使用．透明な液であるが，赤みを帯びたものは使用しない．

c. アルシアンブルー（alcian blue）染色

アルシアンブルーは，酸性粘液多糖類中のカルボキシル基または硫酸基と結合する．色素液のpHにより染色性が異なるといわれている．pH 1.0では，含硫ムチンのみが青く染まり，pH 2.5では，カルボキシムチンと一部の含硫ムチンが青く染まる．細胞診ではpH 2.5を使用する．

試薬

1) アルシアンブルー液

アルシアンブルー8G水溶液	1 g
3％酢酸水	100 mL

2) ケルンエヒトロート液

ケルンエヒトロート	0.1 g
硫酸アルミニウム	5 g
蒸留水	100 mL

※加温溶解し，5〜10分煮沸し冷却後，濾過して使用する

染色法

1. 100％エタノール湿固定
2. 水洗→蒸留水
3. アルシアンブルー液――――――――30分
4. 水洗→蒸留水――――――――――――5分
5. ケルンエヒトロート液――――――――5分
6. 軽く水洗
7. 脱水→透徹→封入

d. メイ・グリュンワルド-ギムザ（May-Grünwald-Giemsa）染色

パッペンハイム（Pappenheim）染色ともいう．血液や体腔液を主とした液状検体が対象となり，細胞剝離が少なく細胞の保存性に優れている．悪性リンパ腫，白血病などの判定に欠かせない染色である．

核は紫色，細胞質は淡青色〜青藍色，核小体は淡紅色〜淡青色に染まる．細胞質の染色性は細胞の種類により異なるが，幼若な細胞ほど青みが濃い．

試薬

1) メイグリュンワルド液（市販）
2) ギムザ液（市販）
3) リン酸緩衝液（pH 6.4）

染色法

1. 塗抹後ただちに冷風乾燥固定
2. 塗抹面にメイグリュンワルド液を盛る――2分
3. 同量のリン酸緩衝液を加えて混和する――2分
4. 軽く水洗
5. 塗抹面にギムザ希釈液を盛る――――――15分
6. 軽く水洗
7. 十分に乾燥→キシレン透徹→封入

サイドメモ：ギムザ希釈液

リン酸緩衝液1 mLに対しギムザ液を1〜2滴の割合で加える．標本1枚につき約3 mL使用するので，必要量を使用時に作製する．

e. 酵素抗体法（免疫細胞化学染色）

組織標本と同様に細胞診にも広く応用されつつある．抗原抗体反応を利用し，細胞が有する抗原を証明する方法である．パパニコロウ染色の固定液で多くの腫瘍マーカー，リンパ球表面マーカーなどの検出が可能である．しかし，組織切片のように，多数の同一の検体の作製が困難であり，ま

た，未染色の標本の保存も一般的ではないという問題がある．そこで，パパニコロウ染色脱色後の酵素抗体法やマリノール封入剤を用いたパパニコロウ染色標本からの細胞転写法などが考案された．

酵素抗体法には，直接法，間接法をはじめ，PAP 法や ABC 法，高分子ポリマー試薬を用いた方法などがあり，後二者がよく用いられている（→p.186）．

f. パパニコロウ染色標本の再利用の方法
1) パパニコロウ染色後脱色法
   ❶ スライドガラス上で観察したい細胞の裏面よりダイヤモンドペンでマークする．
   ❷ キシレンにスライドガラスを入れカバーガラスをはがす．
   ❸ 100％エタノールでキシレンを除去．さらにエタノール下降系列→水洗
   ❹ 1％塩酸加 95％エタノールで脱色（1～2 分）する．
   ❺ 10 分くらい水洗
   ❻ 免疫染色などを行う．

2) 細胞転写法（パパニコロウ染色標本を用いて）
   ❶ キシレンにスライドガラスを入れカバーガラスをはがす．
   ❷ マリノール封入剤を細胞塗抹面に薄く塗布する．
   ❸ スライドガラスを水平に保ち 37℃の乾燥機にて十分に乾燥（2～3 時間でもよい）する（封入剤硬化）．
   ❹ バットに水を入れ恒温槽で 50℃程度にし，スライドガラスを入れる（封入剤軟化）．
   ❺ ガーゼなどでスライドガラスの余分な水分を除去し辺縁部からピンセットでゆっくり剥離させる（うまく剥離しない場合は再度お湯に入れて軟化を促す）．
   ❻ 剥離させたらすぐにハサミやメスで分割し，別のスライドガラスに分割したものをお湯の中で張り付ける．余分な水分を除去し乾燥機で十分に乾燥させ（1 時間程度でもよい），転写完了．
   ❼ 細胞転写した標本は，キシレンでマリノールを除去し免疫染色などを行う．

> **サイドメモ：細胞転写法の際の注意**
> ・封入剤の硬化，軟化が不十分であるとガラスよりの剥離がうまくいかない．
> ・細胞面を間違わないこと．剥離させたときのガラスに接していた面を下にして別のガラス上に張り付ける．
> ・スライドガラスと細胞面の間に気泡を入れない．その後の工程で剥がれやすくなる．

5. 術中迅速細胞診

術中迅速病理診断は，手術中の短時間内で病理検査を行うもので，術式や切除範囲の決定，治療方針を決めるうえで執刀医に重要な情報を提供する．通常は，凍結切片による迅速組織診断が主体であるが，迅速細胞診の要求も増えてきている．胸水や腹水などの体腔洗浄液等においての迅速診断は細胞診が唯一の方法である．特に，子宮体癌や胃癌の取扱い規約では，腹水また腹腔洗浄液での結果を考慮し進行度を判定するような規定になっている．

a. 迅速細胞診の染色法
1) 迅速パパニコロウ染色
   ❶ 塗抹後 95％エタノールで固定 ────── 1 分
   ❷ 軽く水洗後ギルのヘマトキシリンで核染 ────── 1 分
   ❸ 軽く水洗後 1％加 70％エタノール ── 軽く分別
   ❹ 流水洗 ────── 1 分
   ❺ 低エタノール～95％エタノール（2 槽） ────── 数回出入
   ❻ OG-6 ────── 20 秒
   ❼ 1％酢酸・95％エタノール→1％リンタングステン酸・95％エタノール ────── 各数回出入
   ❽ 95 エタノール（2 槽） ────── 数回出入
   ❾ EA-50 ────── 30 秒
   ❿ 95％エタノール（2 槽） ────── 数回出入
   ⓫ 100％エタノール（3 槽）→キシレン（3 槽）脱水，

透徹，封入

2) Diff-Quik 染色
❶ 塗抹後冷風乾燥
❷ Diff-Quik 固定液（100％メタノールでもよい）―――――5 秒
❸ Diff-Quik Ⅰ液―――――5〜10 秒
❹ Diff-Quik Ⅱ液―――――10〜15 秒
❺ そのまま検鏡または乾燥させキシレンを通し封入

3) 迅速ギムザ染色
❶ 塗抹後冷風乾燥後 100％メタノール―1 分固定
❷ 冷風乾燥
❸ ギムザ原液とリン酸緩衝液の等量混合液―――――1〜2 分
❹ 軽く水洗　乾燥
❺ キシレンで透徹→封入

4) 迅速 PAS 染色
❶ エタノール固定―――――2 分
❷ 軽く水洗→蒸留水を軽く通す．
❸ 1％化過ヨウ素酸水溶液―――――3 分
❹ 軽く水洗→蒸留水を軽く通す．
❺ シッフ液―――――4 分
❻ 亜硫酸水（3 槽）―――――各 30 秒
❼ 水洗→蒸留水を軽く通す．
❽ ギルのヘマトキシリン液―――――15 秒
❾ 軽く水洗
❿ 脱水，透徹，封入

6. 細胞の基本構造と機能

人体を構成する細胞（cell）は，成人で 60 兆個といわれている．細胞は生体を構成する基本単位であり核と細胞質よりなる．核質と細胞質を合わせて原形質とよぶ．

a. 細胞小器官（図 6）
電子顕微鏡で観察される細胞内の微細構造を細胞小器官（cell organelles）という．

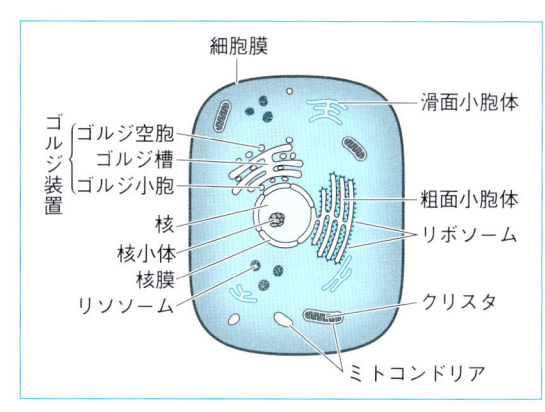

図 6　細胞小器官の模式図

1) 細胞膜（cell membrane）
細胞膜は主に蛋白質と脂質が結合して配列している．外層，中層，内層の 3 層からなり，各層はおよそ 2.5〜3 nm 程度である．外層の外側には多糖類よりなる層があり PAS 染色，アルシアンブルー染色で陽性を呈する．細胞に必要な物質を取り入れ，有害物質の排泄を調節している．

2) 糸粒体〔ミトコンドリア（mitochondria）〕
桿状，糸粒などを呈し，外膜と内膜とよばれる二重膜構造よりなる．内膜はクリスタ（crista）とよばれる襞を形成している．ほとんどの細胞に存在するが代謝の活発な細胞ほど多く存在する．細胞呼吸によるエネルギー産生や ATP 合成に関与している．

3) ゴルジ装置（Golgi apparatus）
電顕的には，ゴルジ槽，ゴルジ空胞，ゴルジ小胞の 3 要素に分類される．通常は核周囲に観察され分泌旺盛な腺細胞や形質細胞では核上部に光顕でもみられる．一般的には，分化の低い細胞ではゴルジ装置の発達が悪い．機能的には，分泌物の産生，濃縮，蓄積，メラノソーム形成に関与している．

4) リボソーム（ribosome）
細胞質内に存在する遊離リボソームと小胞体に付着する膜結合リボソームがある．RNA と蛋白質からなり蛋白合成に関与している．

5) 小胞体 (endoplasmic reticulum)

リボソームの付着する粗面小胞体 (RER) とリボソームの付着していない滑面小胞体 (SER) に分類される．粗面小胞体は，形質細胞・膵外分泌細胞など蛋白合成の盛んな細胞にみられる．滑面小胞体は，グリコーゲンや脂質代謝，ステロイドホルモンの合成に関与している．

6) リソソーム (lysosome)

一層の限界膜で覆われた小胞でゴルジ体で形成される．酸性フォスファターゼ，蛋白分解酵素などの加水分解酵素を多く含有している．機能的には，細胞外からの異物や細胞内の老廃物などの分解，処理に関与している．分解されずに残った物質を残渣小体とよび，代表的なものに消耗色素であるリポフスチンがある．

7) 細胞骨格 (cytoskeleton)

細胞質に張り巡らされた線維で，微小管，中間径フィラメント，マイクロフィラメントに分類される．微小管は，チュブリンという蛋白質からなり細胞の形や運動を調節している．中間径フィラメントはケラチン，デスミン，ニューロフィラメント (NF) などがあり，細胞分化に関与している．マイクロフィラメントは筋肉収縮性蛋白であるアクチン，ミオシンが代表的である．

b. 核

1) 核膜〔核縁 (nuclear membrane)〕

核 (nucleus) と細胞質 (cytoplasm) の境界をなす内膜と外膜の2枚の暗調の層よりなり，この2枚の膜が融合した部分は核膜小孔とよばれる開口部が存在し，物質交換の重要な場所である．この領域はATPaseの活性が高い．

2) 核質 (nucleoplasm)

多くはクロマチンで，塩基性色素に濃染する異質クロマチン (heterochromatin) と淡染する真正クロマチン (euchromatin) の2種類に分類される．ヘマトキシリンやその他の塩基性色素により染まるクロマチンの部分を異質クロマチンといい，染まらないクロマチンの部分は真正クロマチンという．これら両クロマチンは細胞活性の状態に応じて互いに交換される．細胞分裂時は染色体を形成する．核内のDNA蛋白量と比例し悪性化に伴い増加する．

3) 核小体 (nucleolus)

RNAと蛋白質よりなる複合体で，核内に通常1個みられる．

核小体は分裂期に消失し静止期のみに存在する．RNAの合成に関与し，分泌機能の旺盛な腺細胞や物質合成の盛んな腫瘍細胞では大型化し数も多くなるが，再生性変化や過形成などでも大型化する．核小体の大きさと形態の変化は細胞活性の判定基準の1つであり注意して観察する．

c. 細胞周期

細胞分裂が完了し，その娘細胞が次の細胞分裂を完了させるまでの期間を細胞周期 (cell cycle) といい，間期 (interphase) と分裂期 (mitotic phase；M期) に分類される．このサイクルを繰り返しながら分裂，増殖している．一周する時間は細胞により異なる．さらに，細胞周期の大部分を間期が占めており，G_1 (DNA合成前期)，S期 (DNA合成期)，G_2 (DNA合成後期)，M期 (分裂期) を増殖期，G_0期を休止期という．増殖する細胞は，$G_1 \rightarrow S \rightarrow G_2 \rightarrow M$ の周期を繰り返す．生体内の細胞の多くは G_0 状態にあり必要に応じ G_1 期に入り増殖を開始する．増殖期にある癌細胞が多いほど癌の増殖する勢いは強いといえる．DNA flow cytometryや酵素抗体法などを応用することにより，細胞周期の解析を行うことができる．

7. 細胞の判定・報告 (スクリーニングの実際)

細胞診におけるスクリーニング (screening) とは，標本上にみられる多くの細胞の中から診断に役立つ細胞および所見を見いだしマークすることである．主に，悪性細胞の検出が目的であるが，ホルモン異常や真菌・トリコモナスなどの病原微

生物，砂粒体，コレステリン結晶，含鉄小体などの非細胞性物質もマークをする対象になる．

観察する細胞は検体の採取法の違いにより異なり剝離細胞と新鮮細胞の2つに大別される．

1）剝離細胞

剝離細胞とは子宮頸腟部スメア，喀痰，尿，体腔液，胆汁などの検体中にみられるものである．腫瘍細胞の相互結合は弱く，組織から自然に剝離した細胞を観察することになる．その細胞は，新鮮細胞に比べ変性を伴っていることが多いが繰り返し検査することが容易で患者の負担が少ないことが利点である．

2）新鮮細胞

新鮮細胞とは，穿刺吸引材料（乳腺，甲状腺，唾液腺，リンパ節など），擦過材料（子宮頸・体部，気管支など），組織の捺印などからの標本であり針やブラシなどで直接細胞を採取する．剝離細胞のような変性はあまりみられないが，特に穿刺吸引の場合は，その頻度は極めて低いが，腫瘍細胞の散布，出血，感染，気胸などの合併症が起こることがある．組織構築はそのまま塗抹されやすい．

a. スクリーニングの手順

❶ 検体の種類，年齢，性別，臨床所見などを確認し，提出された目的を把握する．
❷ 検体を顕微鏡のステージにセットし，弱拡大（対物レンズ10倍）で観察する．通常，ラベル側は左にする．見落としのないように視野の1/3はオーバーラップさせて全塗抹面を観察する．
❸ 背景の所見に注意をしながら異常細胞（大型細胞・核，濃染核，奇怪な細胞など）にマーキング（点打ち操作）をする．
❹ 異常細胞は，強拡大（対物レンズ40・100倍）にて個々の細胞を詳細に観察・判定する．
❺ 専門の指導医の確認を得て最終診断・報告をする．

b. スクリーニングでのチェックポイント
（図7）

背 景

❶ 壊死性背景の場合は汚く，腫瘍性が示唆される

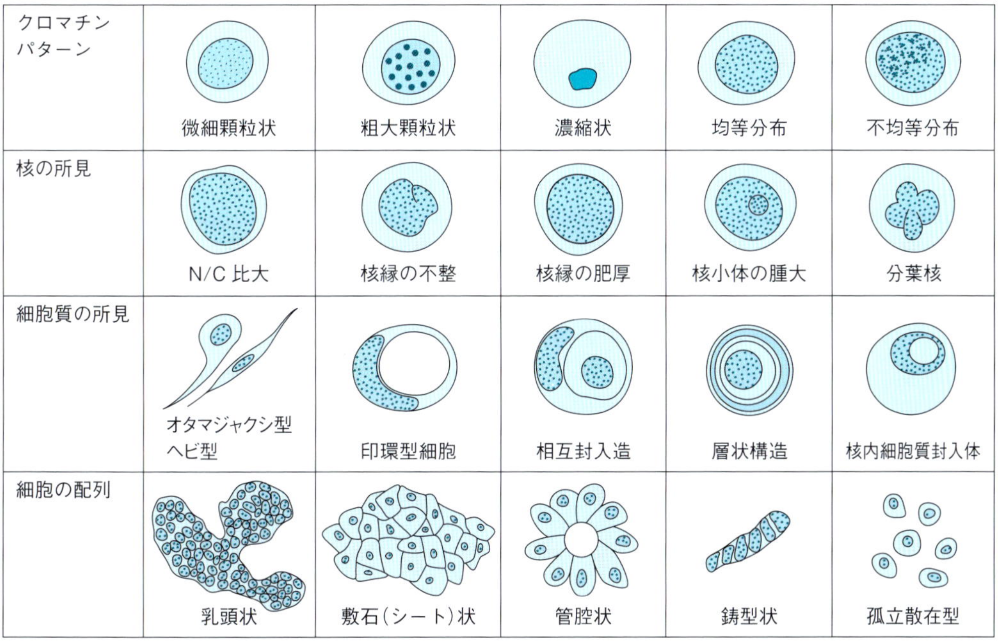

クロマチンパターン	微細顆粒状	粗大顆粒状	濃縮状	均等分布	不均等分布
核の所見	N/C比大	核縁の不整	核縁の肥厚	核小体の腫大	分葉核
細胞質の所見	オタマジャクシ型ヘビ型	印環型細胞	相互封入造	層状構造	核内細胞質封入体
細胞の配列	乳頭状	敷石（シート）状	管腔状	鋳型状	孤立散在型

図7 スクリーニングでのチェックポイント
（髙橋清之，他（著）：初心者のための細胞診カラーアトラス．医学書院，2004より）

表1　悪性細胞の判定基準
・腫瘍性背景（壊死）
・大きい細胞，核の腫大，N/C比の増大
・核クロマチンの増量，分布の不均一
・核縁の肥厚（特に不整な肥厚）
・核小体の腫大と数
・核分裂像（異常分裂）

表2　放射線治療による変化（radiation effect）
・核の変化：腫大，濃縮，破砕，多核化，核小体の腫大・増加，空胞化
・細胞質の変化：腫大，空胞化，異染性（two-tone staining　2色性），細胞質融解（裸核化）
・N/C比：ほとんど不変（核・細胞質とも腫大）
・照射初期：白血球が増加，進むにつれ減少
・照射中・後期：修復細胞（repair cell）の出現

が，炎症，結核などでも汚い背景を呈するので注意が必要である．
❷ 炎症性背景の場合は，炎症細胞や細菌などが多数みられる．
❸ 出血性背景には，腫瘍性（易出血性）のものと採取時の出血によるものとがある．
❹ 粘液は，卵巣や乳腺，膵臓などの粘液産生性腫瘍などが考えられ，アミロイドは甲状腺であれば髄様癌などを念頭に置いて観察する．

細胞の出現様式
❶ 孤立散在性の出現：細胞同士の結合性がみられない場合をいう．血液細胞やそれ由来の悪性細胞，肉腫，低分化癌などがあげられる．
❷ 集塊状の出現：結合性を有して集合性に出現している場合をいい，さらに，平面的（シート状）か立体的（重積性）かをみる．一般的に上皮性腫瘍にみられる．

細胞集団の見方
正常細胞でも悪性細胞でも集塊状にみられることがある．以下のような所見に注意する．
❶ 濃染細胞集団：集塊が厚いと細胞の詳細が不明瞭になる．集塊の辺縁の薄い部分で観察する．
❷ 集塊の辺縁：良性では集塊の辺縁は平滑，明瞭である．悪性ではしばしば不規則凸凹があり核が突出する．
❸ 細胞の大小不同（多形性）：同じ細胞の集団で細胞や核に大小不同があり形態の多様性がみられる場合は悪性が疑われる．
❹ 配列の不規則性：細胞集団内の細胞配列の乱れ（核間距離の不均等など）は，組織構造上の細胞の配列や極性の乱れを反映していると考えられる．
❺ 細胞の結合性：正常細胞は結合性が強く遊離性に乏しいが，悪性細胞では結合性が弱く，ほつれ細胞（孤立性）が出現する．
❻ 対細胞，封入細胞：対細胞は分裂の異常により起こり，封入細胞は他の細胞を取り込んでいるものをいう．これらの出現で良悪の判定はできないが，悪性の対象になることもある．

個々の細胞
［細胞全体としての見方］
❶ 細胞の大きさ：細胞の大きさは，臓器，組織によりほぼ決まっているので，標本中で大型細胞がみられたらチェックする．しかし，治療（放射線，化学療法など）（表1，2）による変化や変性などでも大型化するので，採取時の状態（臨床所見）についても留意する．
❷ 奇怪な細胞：オタマジャクシ型，ヘビ型など奇妙な形態を呈す細胞は，角化型扁平上皮癌にみられる．
❸ N/C比（核/細胞質比）大の細胞：核・細胞質の比が大きい細胞とは核の腫大を意味している．

［細胞質の見方］
❶ 細胞の形態：円形，楕円形，紡錘形，不整形と多彩性である．
❷ 大きさ：一般的に腫瘍細胞は大きい（小細胞癌，悪性リンパ腫などは小さい）．
❸ 染色性：ライトグリーン好性，エオジン・オレンジG好性か，また，淡染性か濃染性かどうかは，組織型を推定するうえで重要になる．扁平上皮系であると，重厚感や層状構造がみられたりする．腺系は淡染性のことが多い．
❹ 空胞：特殊染色において，粘液であるかどうかを確認する．単なる変性空胞の場合は粘液染色は陰性である．
❺ 顆粒：ヘモジデリン，メラニン，炭粉などがみ

❻ 封入体：ウイルス感染細胞によくみられる．
[核の見方]
❶ 核の形態：円形，楕円形，紡錘形などがある．悪性細胞では不整形なものが多い．
❷ 大きさ：腫瘍細胞の大きさは一般的に大きい．核径 20 μm 以上，好中球の 2 倍以上の場合は注意する．
❸ 核の数：単核，2 核，多核．
❹ 核の位置：偏在性（腺系，形質細胞など），中心性（扁平上皮系など）かをみる．
❺ 核縁の性状：核縁の不整とは不規則な凸凹がある場合をいい，肥厚してみえるときは核縁の肥厚という．悪性細胞によくみられる．
❻ クロマチン：微細顆粒状，粗大顆粒状か，分布は均一か不均一かなどをみる．
❼ 核小体：長径が 5 μm 以上で悪性を疑う．再生性の変化でも大型化するので注意を要する．
❽ 核分裂像：正常では再生，増殖の強い部分にみられる．悪性では，増加とともに異常分裂がみられる．
❾ 封入体：ウイルス感染細胞などにみられる．

c. 判定・報告（表 3〜5）

細胞診の判定は，良悪の判定としてしばしばパパニコロウの 5 段階評価（クラス I・II・III・IV・V）が使用されている．子宮頸部細胞診ではクラス III を IIIa と IIIb の 2 つに分けた分類がある．悪性と判定した場合は，腫瘍細胞の分化傾向を見いだし組織型の推定をする．

最近では，剝離細胞診に加え穿刺吸引細胞診が盛んになり，細胞診の報告のパパニコロウ分類にも多くの問題点があり，3 段階評価（陰性，疑陽性，悪性）や記述的表現報告へとなりつつある．子宮頸部・腟部に限局した報告様式に，2001 年に改定されたベセスダシステム（The Bethesda System）がある．乳腺細胞診や甲状腺細胞診の様式も日本乳癌学会および甲状腺外科研究会が提唱している報告様式がある．いずれも，パパニコロウのクラス分類に代わるものでより記述的となっており，

表 3 パパニコロウの 5 段階評価

クラス I：異常細胞・異型細胞を認めない．
クラス II：異常細胞・異型細胞を認めるが悪性ではない．
クラス III：悪性細胞を疑うが確定的ではない（IIIa，IIIb に分類する場合もある）．
クラス IV：悪性細胞を強く疑う．
クラス V：悪性細胞と断定できる．

表 4 ベセスダシステムと日母クラス分類との対比

パパニコロウ分類 / 日母分類	Class I・II	Class IIIa	Class IIIb	Class IV	Class V
組織型	negative（陰性）	mild-moderate dysplasia（軽度-中等度異形成）	severe dysplasia（高度異形成）	CIS（扁平上皮内癌） AIS（上皮内腺癌）	SCC(microinvasive, invasive)（扁平上皮癌） adenocarcinoma（腺癌）
Bethesda 2001 ベセスダシステム	NILM	LSIL mild dysplasia	HSIL moderate-severe dysplasia, CIS		SCC (microinvasive, invasive)
		AGC		AIS	adenocarcinoma

NILM：negative for intraepithelial lesion or malignancy（陰性）
ASC-US：atypical squamous cells of undetermined significance（意義不明な異型扁平上皮細胞）
ASC-H：atypical squamous cells, cannot exclude HSIL（HSIL を除外できない異型扁平上皮細胞）
LSIL：low-grade squamous intraepithelial lesion（軽度扁平上皮内病変）
HSIL：high-grade squamous intraepithelial lesion（高度扁平上皮内病変）
AGC：atypical glandular cells（異型腺細胞）
AIS：adenocarcinoma in situ（上皮内腺癌）
CIS：carcinoma in situ（扁平上皮内癌）

表5　乳癌・甲状腺の細胞診の判定様式

標本の評価(検体の不適正(Inadequate)・適正(Adequate))
・検体不適正の場合はその理由を明記する.
・検体適正の場合は，4つの判定区分に分類する.
正常または良性，鑑別困難，悪性の疑い，悪性
・判定した所見を具体的に明記し，可能な限り推定病変を記載する.

細胞診の質的診断としての役割が強くなっていることを示している一方で，各臓器別細胞診の診断報告法の統一化も望まれる．

B 女性性器の細胞診

1. 解剖と組織学

　女性性器は外陰，腟，子宮，卵管，卵巣からなる．子宮の上方2/3の膨らんだ部分を子宮体部，下方1/3の円柱状の部分を子宮頸部とよぶ．さらに子宮頸部は腟に突出した部分(子宮腟部)と，その上方の円筒状の部分(子宮頸部)とに分けられる．組織学的には外陰，腟，子宮腟部は扁平上皮よりなり，子宮頸管，子宮内膜，卵管はそれぞれやや性質の異なる円柱上皮よりなる．子宮腟部の扁平上皮から頸管の円柱上皮に移行する部分は，扁平上皮円柱上皮接合部(squamo-columnar junction；SCJ，SC junction)とよばれ，その内側が頸癌の好発部位になる(図8).

2. 検体の採取方法

　子宮腟部，頸部，体部などの部位より，綿棒，ヘラ，ブラシなどで検体を採取し直接塗抹する．頸部採取器具には，サイトピックやサイトブラシなどがあり，内膜採取器具には，ソフトサイト，エンドサイトなどがある．自己採取スメアが開発されており，無医地区や離島などの女性を対象として行われているが，頸部より腟部の細胞が多く，細胞数も少なく十分とはいえない．

3. 正常の剝離細胞像

a. 扁平上皮細胞 (squamous cell epithelium)

　重層扁平上皮は4層からなり，最深部より基底細胞，傍基底細胞，中層細胞，表層細胞と成熟するにつれ，核/細胞質比(N/C比)は低くなり，最表層において変性，脱落する．

1) 基底細胞(basal cell)

　最深部の細胞で，細胞は小型，卵円形(10～15 μm)で，ライトグリーンに濃染する少量の細胞質と大きい円形核を有する．

2) 傍基底細胞(parabasal cell)

　比較的小さく(15～30 μm)，細胞質はライトグリーンにやや濃染し，類円形の核は中心にある．

3) 中層細胞(intermediate cell)

　傍基底細胞より大きく(35～45 μm)，大型扁平な多辺形，菱形ときに舟状を呈し，細胞質はライトグリーンに淡染し，グリコーゲンを含むことがある．類円形の核は傍基底細胞よりも小さい．

4) 表層細胞(superficial cell)

　角化に至る細胞．大型多辺形(40～50 μm)で，細胞質はエオジン，ライトグリーンに淡染し，ケラトヒアリン顆粒(角硝子顆粒)を有することもある．核は小さく濃縮している．

b. 頸管内膜細胞(endocervical cell)

　頸管内膜細胞は単層円柱上皮細胞で，柵状，蜂巣状の配列を呈する．細胞質はライトグリーン好性でレース状，核は円形～楕円形で小型核小体を有し，偏在する．線毛細胞と無線毛細胞があり，後者はアルカリ性粘液を分泌する．

c. 子宮内膜細胞(endometrial cell)

　内膜細胞は腺細胞と間質細胞からなり，月経周期性変化を示す．

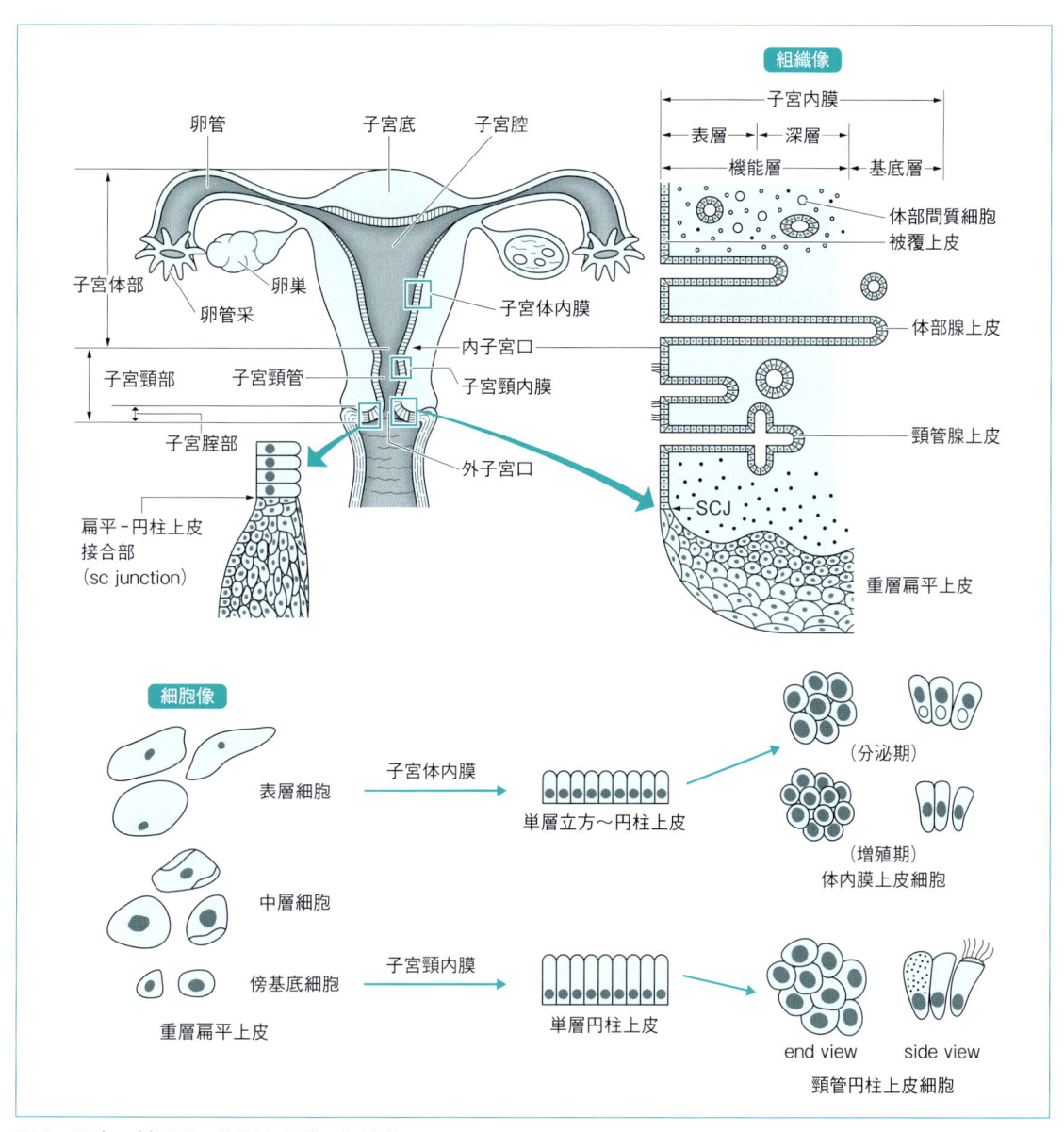

図8 子宮・付属器の解剖と組織・細胞像

1) 腺細胞（glandular cell）

頸管円柱上皮細胞よりやや小型で，核は類円形で大きさは一定している．増殖期は密集した導管状，筒状の集塊としてみられ，細胞質は乏しく細胞境界は不明瞭となる．分泌期は増殖期に比し，細胞質は広くレース状で，細胞境界は明瞭となる．

2) 間質細胞（stromal cell）

結合性疎な集団，あるいは孤立散在性に出現する．核は長楕円形，卵円形で，表層の間質細胞は組織球に類似している．

d. 組織球（macrophage）

組織球の細胞質はライトグリーン淡染性で，小空胞や貪食像を認めることがある．核は偏在する

ことが多く，楕円形や腎形を示す．月経時やびらんを伴う頸管炎，妊娠初期や末期にみられるが，多核の大きいものは閉経期や流産，放射線治療の際にみられることが多い．

e. その他：デーデルライン桿菌

デーデルライン桿菌（Döderlein bacilli）はグラム陽性長桿菌で，生理的に腟内に常在する．扁平上皮の細胞質に含まれるグリコーゲンを分解し，乳酸を産生することにより腟内を酸性（至適 pH 4〜5）に保ち，自浄作用の働きを示す．

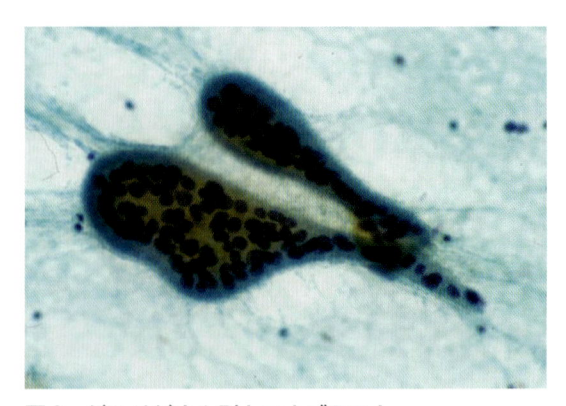

図9 ジンチジウム型トロホブラスト
多染性のやや厚い細胞質の多核巨細胞で，20個以上の核を有するものが多い．

4. 剥離細胞の生理的変動

腟，子宮頸部の扁平上皮は卵巣ホルモンの分泌周期とともに特徴的な変化を示す．

a. 幼少期

エストロゲンの分泌が欠如しているため，傍基底細胞が主体となる．

b. 性成熟期

卵胞期：エストロゲンの影響を受けて表層細胞が優位となり，排卵期で頂点に達する．
黄体期：プロゲステロンの影響で中層型優位となり，好中球も混じる．
閉経期：エストロゲンの分泌が減少するため，中層または傍基底細胞が多くを占めるようになる．
妊娠期：中層型が優位になり，妊娠3〜4か月ごろには胞体にグリコーゲン沈着が起こり，舟状細胞（navicular cell）がみられるようになる．この細胞は良好な妊娠状態を示す．流産の場合は，腟スメア中に胎盤絨毛に由来するジンチジウム型トロホブラスト（合胞性栄養膜細胞）が出現する（図9）．

ホルモン細胞診評価法

1) 細胞成熟度指数（maturation index；MI）：細胞 100 カウントのなかで，傍基底細胞/中層細胞/表層細胞の割合を示す．エストロゲン効果をみる．

例：10/10/80（右方移動）⇒卵胞期，エストロゲン産生腫瘍
70/20/10（左方移動）⇒幼少期，閉経期，産褥期

2) 核濃縮指数（karyopyknotic index；KI）：扁平上皮細胞全体の中の核濃縮細胞の割合を％で示す．エストロゲン効果をみる．

3) エオジン好性細胞指数（eosinophilic index；EI）：大型の中間細胞，表層細胞の中の細胞質がエオジン好性を示すものの割合を％で示す．エストロゲン効果をみる．

その他，皺襞細胞指数，集合細胞指数などがある．

5. 非腫瘍性疾患の細胞像

a. 子宮腟部びらん（portio erosion）

高度の炎症などにより上皮が剥離した真性びらんと，性成熟期における扁平上皮円柱上皮接合部（SC junction；SCJ）の外反による偽びらんがある．後者は炎症を伴いやすく扁平上皮化生細胞が認められる．

1) SCJ の年齢的変化

SCJ の位置はエストロゲン効果により変化する．性成熟期においては円柱上皮領域が外子宮口を越える（外反）．その部分は赤くみえるため，偽

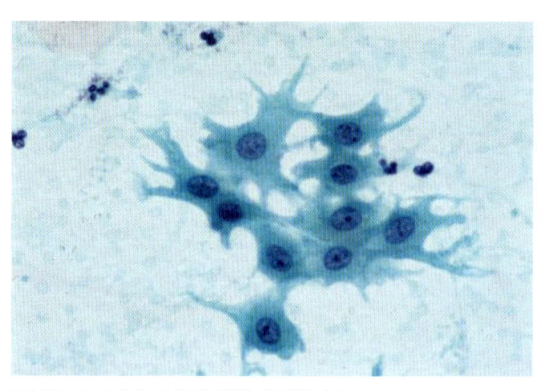

図10　扁平上皮化生細胞（強拡大）
シート状に出現し，細胞質はライトグリーン好染性で辺縁に突起がみられる．核はやや大きく，クロマチンは細顆粒状均一である．

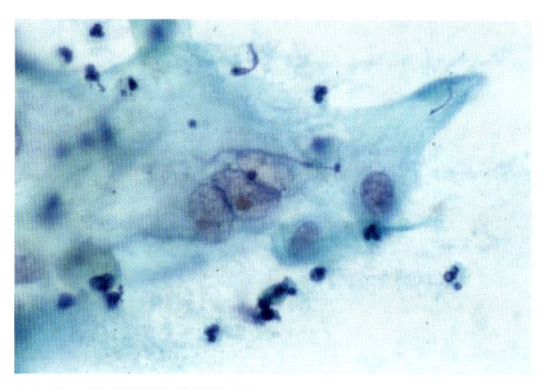

図11　修復細胞（強拡大）
敷石状に出現することが多く，広い細胞質と著明な核小体を有するがクロマチンの増量はみられない．高度の炎症や放射線治療後などにみられる．

びらんとよばれる．女性ホルモンが消退する閉経期においては，子宮の退縮によりSCJは内反し，偽びらんは消失する．

2）扁平上皮化生（squamous metaplasia）（図10）

化生とは本来の上皮が別の上皮に置き換わる変化であり，偽びらんの外反した円柱上皮領域は刺激に弱く，炎症を伴うと上皮下の予備細胞が増生多層化し，重層扁平上皮へと分化を示す．扁平上皮化生細胞は円柱上皮細胞とともに出現することが多く，多稜形でライトグリーン好性の細胞質を有し，成熟したものでは突起がみられる．

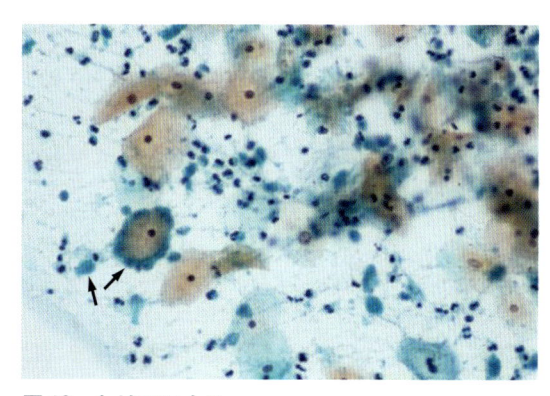

図12　トリコモナス
好中球と同大あるいはやや大で，赤褐色の顆粒状物がみられることもある．一部表層細胞の辺縁に群がっている．

3）修復細胞（repair cell）（図11）

真性びらんなど上皮が剝離した場合，正常の上皮が再生するまで一時的に上皮の代わりに剝離した部分を覆う細胞で，扁平上皮由来と円柱上皮由来があり，細胞形態的に違いがみられる．平面的〜敷石状の一方向に流れた配列を示し，細胞は大型で広い細胞質を有する．核小体の腫大，数の増加が著明であるが，クロマチンの増量はみられない．

c．濾胞性頸管炎（follicular cervicitis）

萎縮性腟炎の慢性化に起因することが多い．リンパ濾胞が形成され，大小リンパ球に形質細胞や組織球が混在する．

b．萎縮性腟炎（atrophic vaginitis）

閉経後，エストロゲン分泌の低下により表層，中層細胞が減少し，細菌感染や炎症を起こしやすくなる．傍基底細胞が主体で，好中球反応や核濃縮，核崩壊などがみられる．

d．トリコモナス腟炎（trichomonas colpitis）

西洋梨型の鞭毛線虫（5〜20μm）による炎症．上皮細胞には，核周明庭や軽度の核異型，細胞質の多染性，不明瞭化などがみられる（図12）．

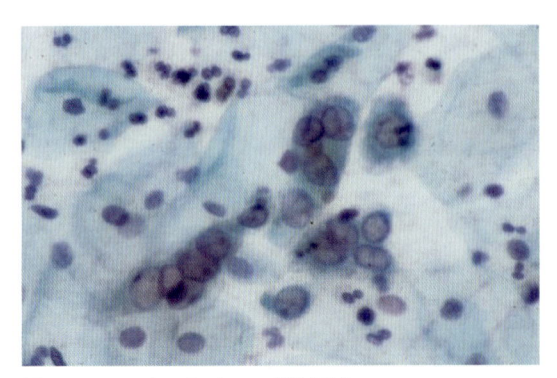

図13 ヘルペスウイルス感染細胞
多核化した感染細胞．すりガラス状核で核が互いに圧排している．

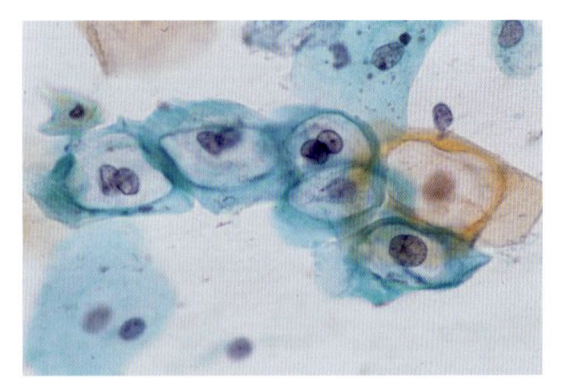

図14 HPV感染細胞
表層型の核異型細胞で，コイロサイトがみられる（mild dysplasia, LSIL）．

e. カンジダ症（candidiasis）

白色帯下と瘙痒感を伴う疾患で，パパニコロウ染色では淡褐色の仮性菌糸，分芽胞子（3〜6μm）としてみられる．炎症は軽度で，扁平上皮細胞の変化はみられないことが多い．

f. クラミジア感染症 （chlamydia trachomatis）

泌尿生殖器に感染し，子宮は頸管腺上皮または扁平上皮化生細胞に感染する．感染細胞はヘマトキシリンに染まる類円形の細胞質内封入体（星雲状封入体とよばれる）を有し，リンパ球や形質細胞浸潤を伴う．

g. ヘルペスウイルス感染症

herpes simplex virus（HSV）2型が外陰，腟，子宮頸部の上皮に感染したもので，すりガラス状核，多核化，核同士の圧排像，好酸性の核内封入体などがみられる（図13）．

h. その他

ヘモフィルス菌による非特異性腟炎や，稀に結核などがみられる．

6. 腫瘍性疾患の細胞像

a. HPV感染症

ヒト乳頭腫ウイルス（human papilloma virus；HPV）感染症の代表的な疾患として，外陰，腟に好発する尖圭コンジローマがあげられるが，近年，子宮頸部病変との関連が注目されており，子宮頸癌の95％以上にHPVが関与しているといわれている．分子生物学的な型別検索により，低危険度群，中間危険度群，高危険度群に分けられ，癌化率の高い高危険群として，HPV16, 18, 52などが検出されている．低危険度群としては6, 11型が検出される．HPV感染に特徴的な細胞像は，核周囲の空洞化（koilocyte）や多核化，錯角化細胞（parakeratocyte），異常角化細胞（dyskeratocyte）などで，これらは軽度〜中等度異形成にみられることが多い（図14）．

b. 外陰部の病変

悪性病変：扁平上皮癌が多く，稀に悪性黒色腫，乳房外Paget（パジェット）病などがある．

c. 子宮頸部扁平上皮系の病変

1）異形成（dysplasia）

扁平上皮部で，深層から表層までの分化傾向は保たれているが，細胞異型，配列の乱れなどが軽度から高度にみられる．前癌状態と考えられる病

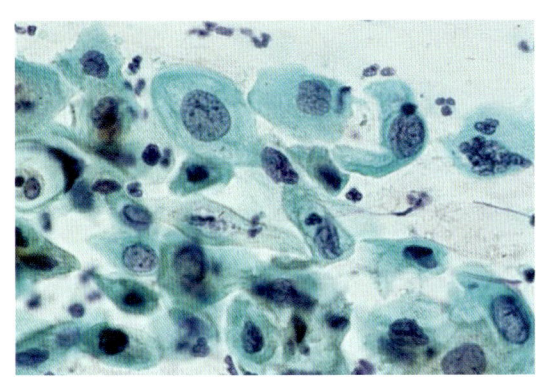

図15 中等度異形成(moderate dysplasia)／HSIL
中層型の核異型細胞．クロマチン増量は軽度～中等度にみられ，細顆粒状均一パターンを示す．

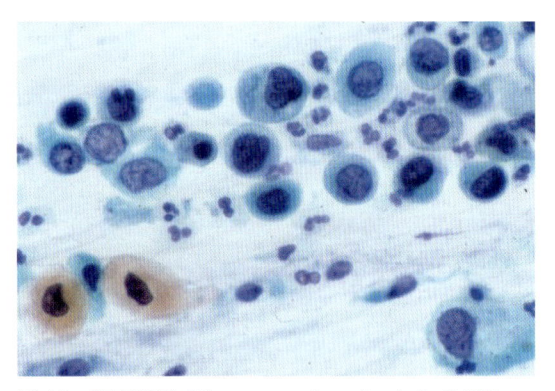

図16 高度異形成(severe dysplasia)／HSIL
深層型の核異型細胞．核の腫大があるが N/C 比は 60% 未満．核縁の不整がみられる．

変で，ヒトパピローマウイルス(human papillomavirus；HPV)の関与がある．核異型細胞(dyskaryotic cell)(N/C 比の増大，核腫大，クロマチン増量，核縁不整)が出現し，表層型の異型細胞主体のものを軽度異形成，中層型主体のものを中等度異形成，深層型主体のものを高度異形成とよぶ(図15, 16；→ p.207 の表4)．

2) 上皮内癌(carcinoma *in situ*；CIS)

粘膜の上皮全層が癌細胞に置換されているが，上皮内に限局して基底膜を越える深部への浸潤がみられない時期の癌をいう．背景はきれいで，N/C 比の高い深層型の異型細胞が，孤立散在性～数個の集団でみられる．核は円～類円形で緊満感があり核縁肥厚，クロマチンは粗大顆粒状に増量し核小体は通常みられない(図17)．

3) 浸潤性扁平上皮癌
　　(squamous cell carcinoma, invasive)

癌細胞が上皮内に限局せず基底膜を越えて浸潤したものをいう．微小浸潤癌(squamous cell carcinoma, microinvasive)は，上皮内癌の一部に基底膜を越えた微小な浸潤がみられるもので細胞像は上皮内癌と同様の細胞が多数出現するが，核小体を有するものや小型の線維形細胞が認められる．一部壊死物がみられることもある．深部に浸潤した扁平上皮癌(squamous cell carcinoma, in-

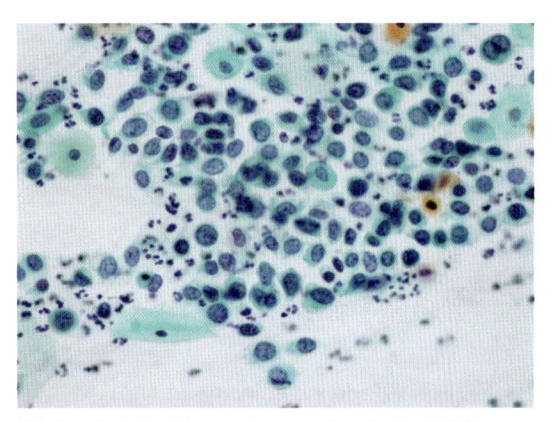

図17 上皮内癌(carcinoma *in situ*)／HSIL
N/C 比が 80% 以上の深層型の悪性細胞．クロマチンは増量し核に張りがある．通常核小体はみられない．

vasive)は WHO 分類では，角化型(keratinizing type)と非角化型(non-keratinizing type)に分けられる．背景に壊死を伴い，角化型では癌細胞に多形性と多染性が目立ち，オレンジ G に好染する角化細胞に異様な形のオタマジャクシ細胞やヘビ様細胞などがみられる．癌真珠がみられることもある．非角化型ではライトグリーンに好染する核腫大した異型細胞が集塊～孤立散在性にみられる．大小不同が著明で，クロマチンは粗顆粒状で不均等に分布し不整な核小体を認めることが多い(図18)．

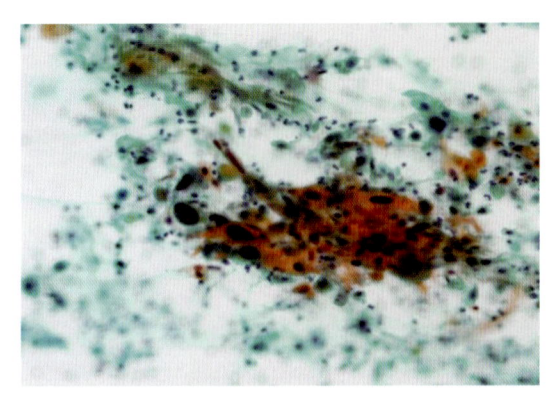

図18 扁平上皮癌（squamous cell carcinoma）
壊死物がみられる汚い背景で，細胞質がオレンジ～ライトグリーン重厚性の多形な異型細胞がみられる．クロマチンは粗顆粒状～濃染性で核小体の目立つものもある．

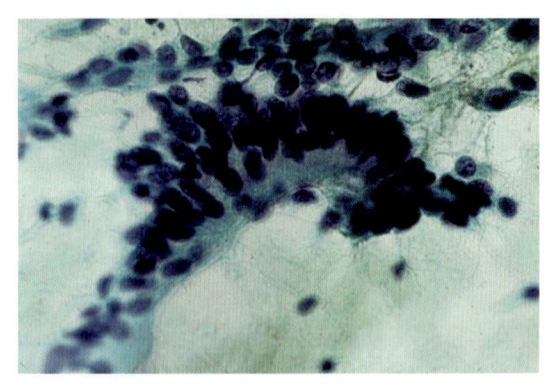

図19 頸部腺癌（adenocarcinoma, cervix）
高分化な内頸部型腺癌．高円柱状で柵上配列を示している．クロマチンは増量し，核の重積が強い．

d．子宮頸部腺系の病変

1）腺異形成（atypical glandular cells；AGC）

核の異常が反応性異型よりも高度であるが，上皮内腺癌の基準を満たさない腺上皮の病変をいう．不規則な柵状配列を示し，核は腫大，紡錘形化を認め，軽度の大小不同がある．クロマチンは増量するが均等分布している．

2）上皮内腺癌（adenocarcinoma in situ）

細胞学的に悪性の腺上皮細胞が内頸腺の構造を保ったまま上皮を置換して増殖するが，間質への浸潤を示さない病変をいう．異常重積や配列の不規則性を呈し，柵状配列では核の飛び出しが著明（羽毛状集塊）である．

3）頸部腺癌（adenocarcinoma of cervix）（図19）

内頸粘膜の円柱上皮細胞に類似する内頸部型の粘液性腺癌が多く，細胞質はライトグリーン泡沫状，核は偏在し，核形は円～類円形で腫大し大小不同がみられる．大型核小体を有することが多い．高分化および中分化がほとんどで，高分化なものは結合性が強く柵状，腺管状，乳頭状などの集塊として出現する．分化が低くなるにつれ，ほつれ細胞がみられる．

近年，導入されつつある新報告様式（ベセスダシステム）は国際的基準であり，子宮頸癌の原因となるHPVの知見と検体の適否に対応した記述式の報告様式である．標本の種類，検体の適否，細胞診判定を柱とし，新しい分類用語が用いられている（→ p. 207：表4）．

e．子宮内膜の病変

1）子宮内膜増殖症（endometrial hyperplasia）

内膜腺の過剰増殖で，細胞異型のないものと細胞異型を伴うものがある．複雑型子宮内膜異型増殖症は類内膜腺癌（G1）との鑑別が重要である．

2）子宮内膜腺癌（endometrial adenocarcinoma）（図20）

子宮体部内膜癌は子宮癌全体の10％前後を占める．閉経後の50～60歳に好発する．類内膜腺癌が最も多く，癌細胞は重積性のある小集塊としてみられることが多い．腺腔様配列や粘液空胞を有するときもある．核間の不規則性や，核の腫大，クロマチン増量の不均等，巨大な核小体がみられる．組織学的に充実性増殖の比率と細胞異型の程度からG_1～G_3に分類される．また，扁平上皮癌との混在や扁平上皮への分化を伴うこともある．稀に癌と肉腫成分が混在する〔癌肉腫（carcinosarcoma）〕場合もある．

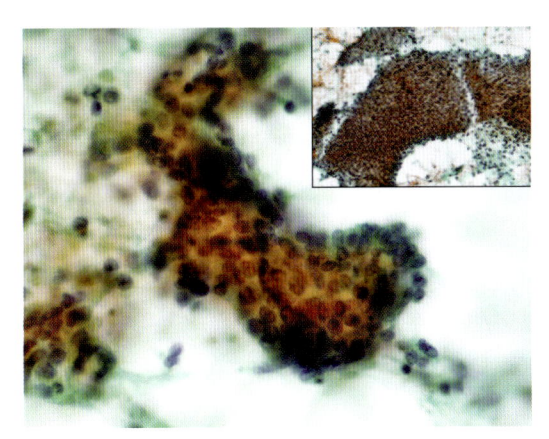

図20 子宮内膜腺癌(endometrial adenocarcinoma)
G₁～G₂相当．軽度核腫大し，不規則な重積と腺腔様構造を示す．集塊辺縁はほつれている．右上は正常な体内膜上皮の集塊．

3) 子宮内膜間質腫瘍
（endometrial stromal tumor）

子宮内膜間質細胞に由来する腫瘍で肉腫様所見を呈するものがある．低悪性度と高悪性度に分けられる．

f. 平滑筋腫瘍

子宮筋層より生じ，子宮腫瘍で最も多い．

1) 平滑筋腫(leiomyoma)
異型のない紡錘形細胞の増量よりなる．

2) 平滑筋肉腫(leiomyosarcoma)
異型の強い紡錘形細胞からなる．核分裂像がみられる．

7. 絨毛性疾患の細胞像

胎児性外胚葉である絨毛上皮細胞の異常増殖や悪性増殖による胎児性疾患で，胞状奇胎，侵入奇胎，絨毛癌などがある．絨毛上皮細胞には，胎盤絨毛の外側にあるジンチジウム型トロブラスト（合胞性栄養膜細胞）と，胎盤絨毛の内側にあるラングハンス型トロブラスト（細胞性栄養膜細胞）があり，これらが種々の割合で異型性を伴って出現する．胞状奇胎，侵入奇胎，絨毛癌の順に異型性が著明になる傾向がある．細胞の大型化，多核化，核の大小不同，核形不整，核小体の増加・腫大がみられる．

8. 卵巣の腫瘍の細胞像

卵巣腫瘍(ovarian tumor)は，臨床症状に乏しいため早期発見が困難な腫瘍の1つである．細胞診では稀に卵管経由で子宮内に波及し，内膜や腟部の擦過などでみられることがあるが，多くは進行癌の進行期決定や腹腔内への転移の有無を知るために，腹水や腹腔洗浄液，術中の擦過細胞診が行われる．

穿刺吸引細胞診は術前診断に有効であるが，穿刺により人為的に悪性細胞を腹腔内に播種させる危険性がありほとんど行われない．

卵巣腫瘍には多くの組織型があり，良性腫瘍，境界悪性腫瘍，悪性腫瘍に大別される．卵巣は転移性腫瘍も多く，消化器の癌をはじめ，子宮，肺，乳腺などからの癌の転移の頻度も高い．

C 呼吸器系の細胞診

呼吸器系のなかでも肺癌の診断に用いられる．生検材料の採取が必ずしも容易に，あるいは的確に行えないので，喀痰や気管支擦過洗浄，経皮的肺穿刺などによる細胞診が肺癌の診断にはきわめて有効である．特に喀痰細胞診は検体採取が容易であり肺癌の集団検診などに広く利用されている．

1. 解剖と組織学 (図21)

呼吸器系は上気道(鼻腔，口腔，鼻咽腔，喉頭)と下気道(気管，気管支，肺)に分けられる．細胞診の対象となるのは主として下気道(肺を中心に)である．

組織学的には口腔粘膜，中・下咽頭，喉頭の一部は重層扁平上皮に覆われる．上咽頭と喉頭の大部分，気管，太い気管支は多列円柱上皮に覆われ

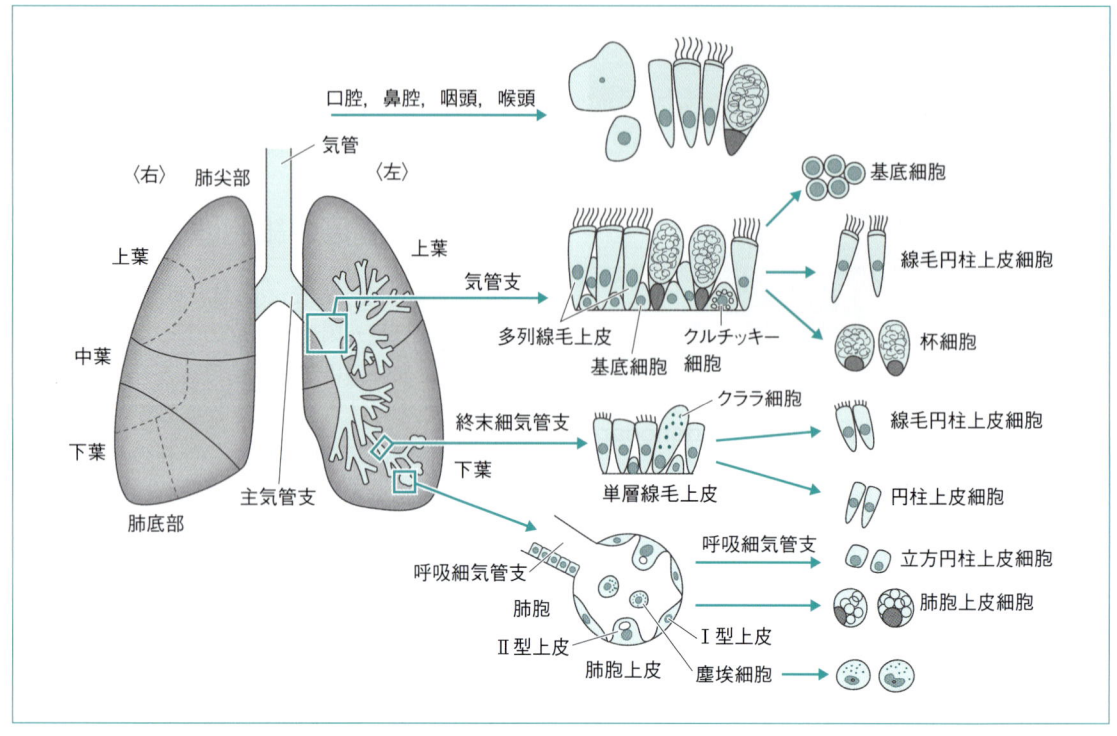

図21　気管・肺の解剖と細胞像

るが、これは線毛上皮細胞，円柱上皮細胞，杯細胞，基底細胞などの数層の細胞よりなる．細い気管支では線毛上皮は一層となり，末梢部では線毛のない立方円柱上皮となる．肺胞上皮には被覆型（Ⅰ型）と分泌型（Ⅱ型）があり，前者は薄い膜状の細胞質をもち肺胞内面を被覆する．後者はその間に介在し，突出していて肺胞の表面活性物質 surfactant を供給する．気管支上皮（あるいは付属腺）には好銀性の内分泌細胞〔クルチッキー（Kultschitzky）細胞〕が混在する．

2. 検体の採取方法

喀痰は，肺深部より喀出させることが重要である．超音波ネブライザーにて生理食塩水を吸入させ，気管支を刺激して誘発する方法（誘発喀痰）もある．癌細胞が検出されない場合や病巣の確認のためには，気管支鏡直視下病巣よりの擦過法，洗浄法，また，病巣からの穿刺吸引などがある．集団検診や検体搬送には，YM式喀痰固定液やポストチューブなどが用いられる．3日以上連続して蓄痰すると検出率が上がる．

3. 気道の正常の剥離細胞像

a. 扁平上皮細胞(squamous cell)

口腔，咽頭に由来するものと，気管支上皮が扁平上皮化生を起こしたものがある．表層～傍基底層の細胞が出現する．角化した表層細胞でも脱核化することはない．

b. 線毛上皮細胞(ciliated epithelial cell)
（図22）

細胞質の片側に線毛を有する円柱上皮細胞で，反対側に円ないし卵円形の核がみられる．線毛が接着している細胞質の端には終末板とよばれる濃く染まる部分がある．

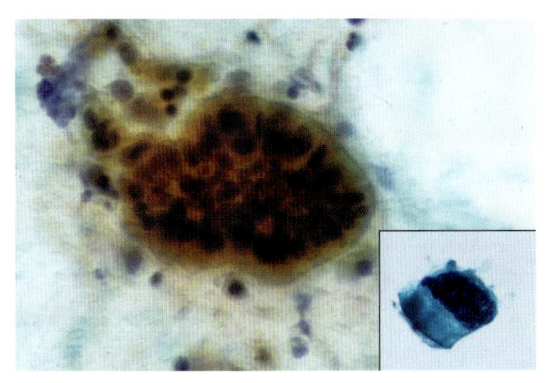

図22 線毛円柱上皮細胞
線毛円柱上皮細胞の集塊．集塊辺縁に線毛がみられる．
右下は多核化したものである．

図23 塵埃細胞
黒褐色顆粒の塵埃を含んだ組織球．細胞質は泡沫状で，
核は多少不整がみられるがクロマチンの増量はない．

c．円柱上皮細胞
　　（columnar epithelial cell）
　線毛上皮細胞に類似するが線毛をもたない．

d．杯細胞（goblet cell）
　粘液を合成分泌する細胞で，細胞質は泡沫状でピンク色や薄いグレーに染まり，核は粘液に圧排され偏在している．

e．基底細胞（basal cell）
　N/C比の高いほぼ円形の小型細胞としてみられ，細胞質はやや厚いライトグリーンに染まる．シート状に出現し，正常の場合には喀痰中にはみられない．

f．塵埃細胞（dust cell）（図23）
　黒色〜褐色の塵埃を取り込んだ組織球である．泡沫状でライトグリーン淡染性の細胞質を有し，核は類円形〜腎形で多核のものもみられる．この細胞の喀痰中への出現は，肺深部から喀出されたことの指標になり，検体の適否の判断材料となる．

g．その他
　食物残渣や花粉，虫卵など．

4．非腫瘍性変化の細胞像と物質

　炎症性疾患や微生物の感染，化学物質の吸入，

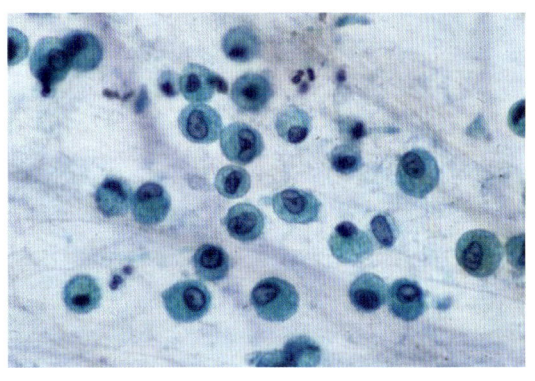

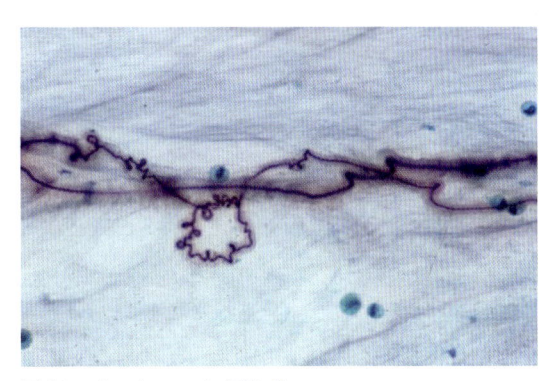

図24 クルシュマン螺旋体

長期間の喫煙，放射線照射などの影響で次のような変化を生じる．

a．クルシュマン螺旋体
　　（Curschmann spiral）（図24）
　中心部がヘマトキシリンに濃く染まる螺旋状の細長い物質で，小細気管支内につまっていた粘液が引き出されたものである．喘息，気管支炎などにみられるが特異性はない．

b．シャルコー・ライデン結晶
　　（Charcot-Leyden crystal）（図25）
　好酸球顆粒が光輝性の菱形八面体に結晶化したもので，気管支喘息や肺吸虫症などでみられる．

c．アスベスト小体（asbestos body）（図26）
　含鉄小体（ferruginous body）の一種で，石綿線

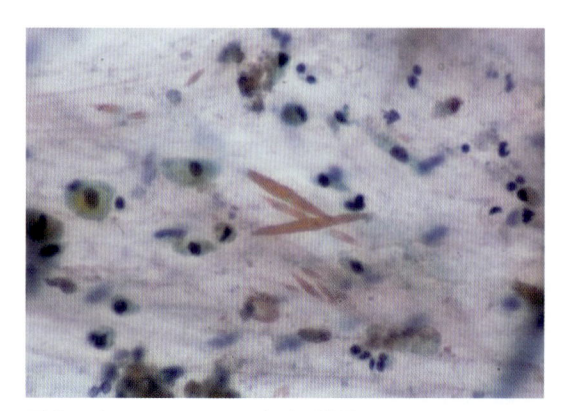

図25 シャルコー・ライデン結晶

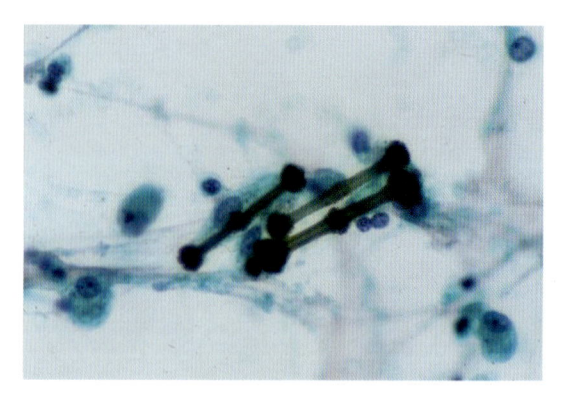

図26 アスベスト小体
鉄亜鈴状の形態でみられる.

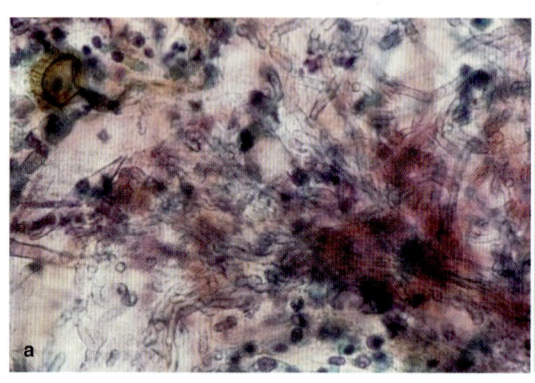

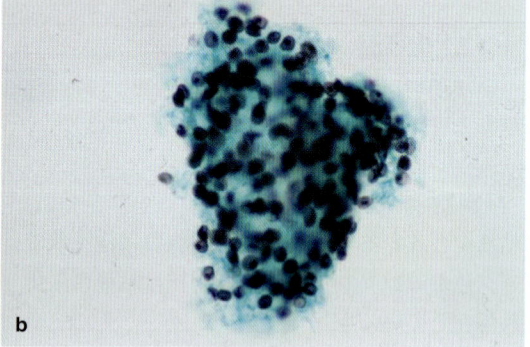

図27 （a）アスペルギルス，（b）*Pneumocystis jirovecii*（旧ニューモシスチス・カリニ）
a. 有節菌糸とほうき状の分生子がみられる.
b. グロコット染色. 菌体は小型円形，三日月状のものもある.

維を中心に鉄を含んだ粘液多糖類を主成分とした物質が覆い，鉄亜鈴，棍棒状の形態を示す3〜100 μmの物質. アスベストは中皮腫，扁平上皮癌発生に関与している発癌性物質である.

d. 心臓病細胞
〔心不全細胞（heart failure cell）〕

ヘモジデリンを貪食した組織球. 心臓病や肺胞出血で出現する.

e. 感染症

1) ウイルス感染

CCP細胞，線毛上皮細胞の増生，封入体がみられる. 免疫力の低下した病体でしばしば発症する. ヘルペスウイルスではすりガラス状核，多核化，核の圧排像，好酸性の核内封入体などの所見を示し，サイトメガロウイルス感染細胞は大型細胞で核内や細胞質内に好酸性ないし塩基性の封入体を有する.

2) 結核

肉芽腫性炎症で乾酪壊死を伴う結節性病巣を形成する. 細胞像は壊死性背景にリンパ球や類上皮細胞，ラングハンス型巨細胞がみられる. 類上皮細胞は長楕円形核の紡錘形ないし不定形の細胞で，ラングハンス型巨細胞は類円形ないし楕円形の核が細胞質辺縁に配列する多核細胞である.

3) 真菌症（図27a, b）

肺真菌症にはアスペルギルス症やクリプトコッカス症，ニューモシスチス肺炎（*Pneumocystis jirovecii*；旧 カリニ肺炎）などがある.

a) アスペルギルス症(aspergillosis)

肺梗塞，壊死性肺炎，慢性肉芽腫性肺炎などの原因となる．45度に分岐する有節菌糸とほうき状の分生子が特徴的である．

b) クリプトコッカス症(cryptococcosis)

日和見感染症として感染し，肺のほか髄膜炎や脳を侵すことが多い．気管支炎，肉芽腫性病変，膿瘍などの像を呈する．円形や涙滴状の分芽胞子(5〜20μm)でPAS陽性の莢膜があり，二重の隔壁を有する．

c) ニューモシスチス肺炎
　(Pneumocystis jirovecii pneumonia)

日和見感染として免疫不全に随伴して発症することが多い．以前は原虫に分類され学名は P. carinii であったがDNA解析から現在は真菌であることが確定した．5μmほどの円〜三日月状の囊子型で，グロコット染色やトルイジンブルー染色などで証明できる．

4) 線毛上皮細胞の変性(ciliocytophthoria；CCP)

多核化は肺炎，気管支拡張症，放射線照射後などにみられる．細胞が無核の線毛部と，変形・濃縮した核のある基底部に分けられた変性崩壊過程のもので，ウイルス感染時に多くみられる．

5) 気管支粘膜の増殖

線毛上皮細胞が，気管支炎や肺炎などの炎症により増生する．核の腫大，多核化，空胞変性などをきたす．杯細胞の増生(goblet cell hyperplasia)や，基底細胞の増生(basal cell hyperplasia；N/C比大のクロマチンが増量した小型細胞)が認められる．線毛上皮細胞が乳頭状の細胞集団としてみられるものをクレモナ体(Cremona body)といい，気管支喘息，慢性気管支炎，気管支拡張症などでみられることがある．

6) 扁平上皮化生(squamous cell metaplasia)

上記の種々の刺激反復によって，再生，修復を繰り返す間に，多列円柱上皮が扁平上皮様の化生性変化を起こす．平面的または敷石状に出現し，細胞は中等大多辺形で，ライトグリーンに染まる

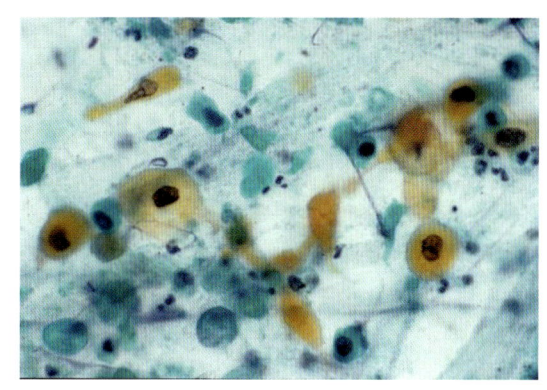

図28　扁平上皮癌細胞(角化型)
壊死を伴い，細胞質がオレンジ光輝性の悪性細胞がみられる．核濃染性でクロマチンは不均一に分布している．

が，化生が進めば角化の傾向を示しオレンジGに染まるものも少なくない．異型を伴う場合には核クロマチンの増量や細胞質の重厚性が増し，異型高度なものは扁平上皮癌との鑑別が必要になる．

7) 腺腫様過形成(adenomatous hyperplasia)

細気管支の立方上皮が増殖性変化を示す．間質性肺炎や肺線維症等の際にみられることがある．細胞質は比較的豊富で円形の核をもち，クロマチン増量のない異型の乏しい細胞集団としてみられるが，異型腺腫様過形成では細気管支肺胞上皮癌との鑑別が問題となる．出現細胞数は少なく，孤立性〜少数個の平面的な集団でみられ，核は円〜類円形で核内封入体や二核細胞，稀に核に切れ込みがみられる．

5. 肺癌の組織学的分類と細胞像
(表6)

肺癌は基本的に扁平上皮癌，腺癌，小細胞癌，大細胞癌に大別される．

a. 扁平上皮癌
　(squamous cell carcinoma)(図28)

肺癌の30〜40％を占める．肺門部発生が多いが，末梢部も増加傾向にある．肺門部発生のものは喀痰細胞診での早期発見が期待できる．喫煙がハイリスク要因で男性に多い．角化した細胞の有

表6 肺癌細胞型分類（1985年改訂）

癌細胞	項目	細胞				細胞質				N/C比増大	核					核小体			特徴所見
		配列	大小不同	多形性	細胞間結合	形	辺縁	染色性	性状		位置	形	大小不同	核縁	クロマチン	形	大きさ	数	
扁平上皮癌細胞	角化	平面的散在性	‡	‡	きわめて疎	多様	明瞭	多彩	層状重厚感	+	種々	不整	‡	粗剛（薄く均等）	粗大凝塊（細顆粒）	不整	小（大あり）	数個	角化壊死背景
	非角化	平面的散在性	‡	+	疎	類円～多辺	明瞭（時に不明瞭）	青緑・淡褐	やや重厚	‡	中心性	類円	+	やや薄い（薄く均等）	粗顆粒（細顆粒）	円・不整	中（大あり）	少数	敷石状
腺癌細胞		立体的（時に不明瞭）	+	+	密	円・楕円	明瞭（時に不明瞭）	青緑	淡明・泡沫状	‡	偏在性	円	+	円滑（きわめて薄い）	顆粒状、ときに融解状（細網・顆粒・密）	円	大	一個（少数）	腺様配列粘液様空胞
小細胞癌細胞		平面的	‡	+	きわめて疎	円・多辺	不明瞭	不明瞭（淡青）	不明瞭	‡	中心性	円・多辺	+	きわめて薄い	細・粗顆粒・密	不整	小	数個	壊死背景裸核状
大細胞癌細胞		平面的	‡	+	疎	類円～多辺	明瞭（時に不明瞭）	青染	淡明	‡	中心性	類円	‡	やや厚い（薄く均等）	粗顆粒（細顆粒）	不整	小	数個	なし
																円	大	少数	

注1：（　）内の所見は穿刺，擦過など直接病巣から採取された検体において認められるものを示す．
注2：少数とは2～3個，数個とは4～6個を意味する．
注3：核小体の「不整形」とは主として丸味を失っているという意味である．
注4：腺癌細胞の細胞形態には細胞亜型により若干の特徴がある．
注5：大細胞癌の中には低分化腺癌，低分化扁平上皮癌，および分類不能癌が含まれうる．

〔日本肺癌学会（編）：肺癌取扱い規約　第7版，2010より〕

無で角化型と非角化型に分けられる．角化型ではライトグリーンやオレンジG好染性の多種多様な細胞が出現し，オタマジャクシ細胞や線維状細胞など奇怪な細胞がみられる．非角化型では核中心性でライトグリーン好染性の円形～多辺形を呈する異型細胞が孤立散在性に出現する．N/C比は高い．

b. 腺癌（adenocarcinoma）

肺癌の50%程度を占める．好発部位が末梢のため喀痰細胞診は期待できない．比較的女性に多い．重積性のある集塊を成すことが多いが，孤立散在性もみられる．細胞質はライトグリーン淡染性で，粘液様空胞を有するものもある．核は円形～類円形で切れ込みや彎曲を示すことがあり，クロマチンは微細顆粒状を呈す．細気管支肺胞上皮癌は肺

> **サイドメモ：集団検診の喀痰細胞診**
>
> 老人保健法に基づく集団検診の喀痰細胞診の目的は肺門部早期肺癌の検出であり，対象は50歳以上で喫煙指数〔smoking index（1日喫煙本数×年数）〕が600以上のものや血痰など有症状者に対して行われる．判定基準は検体の適否や異型扁平上皮細胞の異型度などにより，A～Eに区分されている（表7）．

表7　集団健診における喀痰細胞診の判定基準と指導区分（1992年改訂）

判定区分	細胞所見	指導区分
A	喀痰中に組織球を認めない	材料不適，再検査
B	正常上皮細胞のみ 基底細胞増生 軽度異型扁平上皮細胞 線毛円柱上皮細胞	現在異常を認めない 次回定期検査
C	中等度異型扁平上皮細胞 核の増大や濃染を伴う円柱上皮細胞	程度に応じて6か月以内の追加検査と追跡
D	高度（境界）異型扁平上皮細胞または悪性腫瘍の疑いある細胞を認める	直ちに精密検査
E	悪性腫瘍細胞を認める	

注1：個々の細胞の判定ではなく，喀痰1検体の全標本に関する総合判定である．
注2：全標本上の細胞異型の最も高度な部分によって判定するが，異型細胞少数例では再検査を考慮する．
注3：扁平上皮細胞の異型度の判定は異型扁平上皮細胞の判定基準，および細胞図譜を参照して行う．
注4：再検査とは検体が喀痰ではない場合に再度検査を行うことを意味する．
注5：追加検査とはC判定の場合に喀痰検査を追加して行うことを意味する．
注6：再検査や追加検査が困難なときには，次回定期検査の受診をすすめる．
注7：D・E判定で精密検査の結果，癌が発見されない場合には常に厳重な追跡を行う．

〔日本肺癌学会（編）：肺癌取扱い規約　第7版，2010より〕

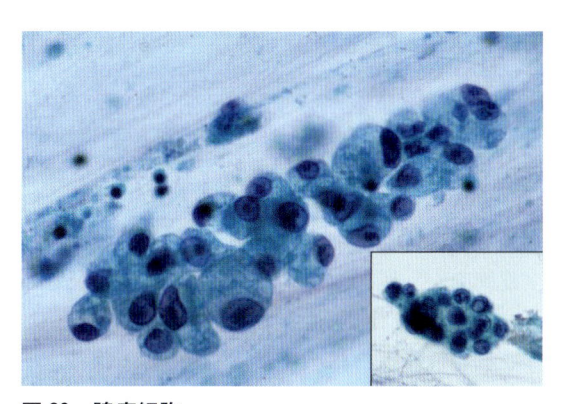

図29　腺癌細胞
細胞質が泡沫状の核偏在性の悪性細胞が緩い不規則な配列でみられる．核は大小不同でクロマチンは微細に増量している．核小体が目立つ．右下は細気管支肺胞上皮癌である．核は比較的小型で異型に乏しいが核縁の不整がみられる．一部核内封入体を有している．

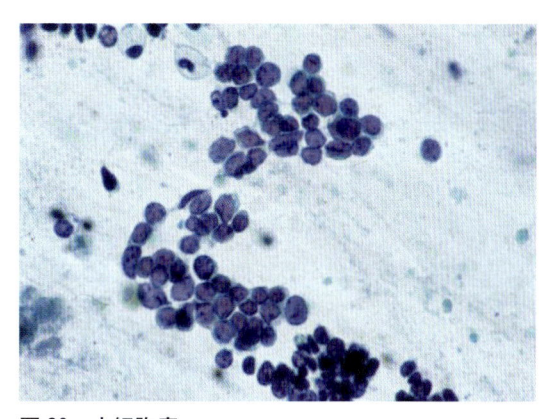

図30　小細胞癌
細胞質狭小の小型悪性細胞が疎な結合性を呈して認められる．核は濃染性で核小体は目立たない．鋳型様配列が特徴的である．

胞壁に沿って増殖進展する腺癌で，細胞異型が弱いため良性細胞との鑑別を要する（図29）．

c．小細胞癌（small cell carcinoma）（図30）

肺門に近い部分に生ずることが多く，喀痰中に出現する頻度も高い．きわめて予後不良な癌で化学療法が主体となる．細胞は小型でN/C比が非常に高く，結合性の緩い小集塊ないし孤立性に認められる．腫瘍細胞が相互に圧排するような配列〔木目込み細工様配列，インディアンファイル状（Indian file-like）配列と表現される〕を呈する．核縁が薄く検体塗抹時のアーチファクトで核線を生じやすい．免疫染色ではシナプトフィジンやクロモグラニンA，CK5/6などが陽性となる．

d．大細胞癌（large cell carcinoma）（図31）

腺癌や扁平上皮癌の特徴を示さない大型細胞の未分化な癌で末梢部に多い．孤立性ないし結合性

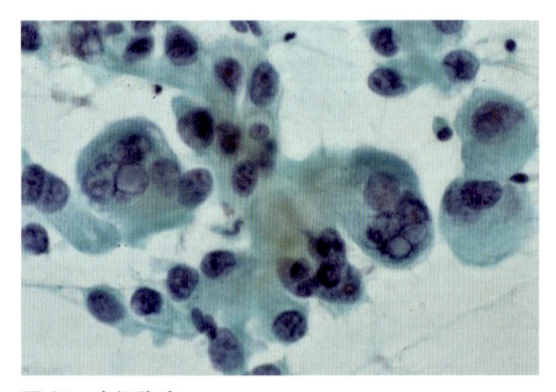

図31 大細胞癌
核異型の強い単〜多核の大型悪性細胞である。腺や扁平上皮の明らかな分化がみられない。

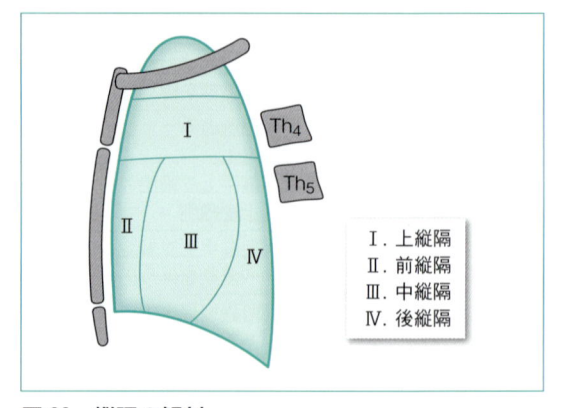

図32 縦隔の解剖

Ⅰ. 上縦隔
Ⅱ. 前縦隔
Ⅲ. 中縦隔
Ⅳ. 後縦隔

の緩い小集塊で出現し，細胞異型は強く豊富な淡い細胞質で核形不整や核小体が目立つ．多核巨細胞がしばしば出現する．大細胞癌の特殊型として大細胞神経内分泌癌が含まれる．

e．その他の腫瘍：
カルチノイド（carcinoid）

カルチノイドは気管支上皮内にあるクルチッキー細胞由来の神経内分泌系腫瘍である．粘膜下腫瘤形成であり，喀痰中に認めることはほとんどない．細胞は比較的小型で核は円〜類円形で偏在性，クロマチンは粗顆粒状で時にロゼット様配列をみることがある．

気管支腺由来の腫瘍として腺様嚢胞癌や粘表皮癌，腫瘍性類似病変として，過誤腫，硬化性血管腫などがある．

6．縦隔の細胞診

縦隔は胸腔の正中部で，肺を除くすべての胸部臓器，構造物が含まれる．第4胸椎と胸骨角を結ぶ線より上を上縦隔，心膜により前縦隔，中縦隔，後縦隔に分けられ，それぞれ下記に示す臓器，構造物が含まれる（図32）．

上縦隔：胸腺，腕頭静脈，上大静脈，大動脈弓，気管，食道
前縦隔：胸腺の一部，脂肪，結合織リンパ節
中縦隔：心膜，心臓
後縦隔：胸部大動脈，胸管，食道，リンパ節，内臓神経，交感神経幹

この部位の検体採取法は内視鏡や経皮的穿刺吸引などがあり，針穿刺はCTおよび超音波ガイド下にて行われる．

縦隔の腫瘍は縦隔の部位と密接な関係があり，前縦隔で最も多くみられるものとして胸腺腫（thymoma）があげられる．リンパ球と円〜卵円形，紡錘形の上皮様細胞が種々の割合で増加する．上皮細胞が異型を伴い癌化したものを胸腺癌という．そのほか，前縦隔では奇形腫（teratoma）などの胚細胞性腫瘍やカルチノイド，中縦隔は悪性リンパ腫や気管支嚢胞，後縦隔では神経鞘腫（schwannoma）などの神経原性腫瘍が好発する．

D 泌尿器系の細胞診

解剖，組織学的に，腎臓・尿管を上部尿路，膀胱・尿道を下部尿路と区別される（図33）．尿路系の粘膜上皮は尿路上皮（urothelium）とよばれ，尿路系腫瘍の90％以上はこれらの粘膜から発生する尿路上皮腫瘍である．

尿細胞診は，自然に剥離した細胞をみる自然尿，回腸導管尿と人工的に剥離させた細胞をみるカテーテル尿，膀胱洗浄液などに大別される．膀胱鏡下で病巣の確認の困難な非隆起性の腫瘍や腎

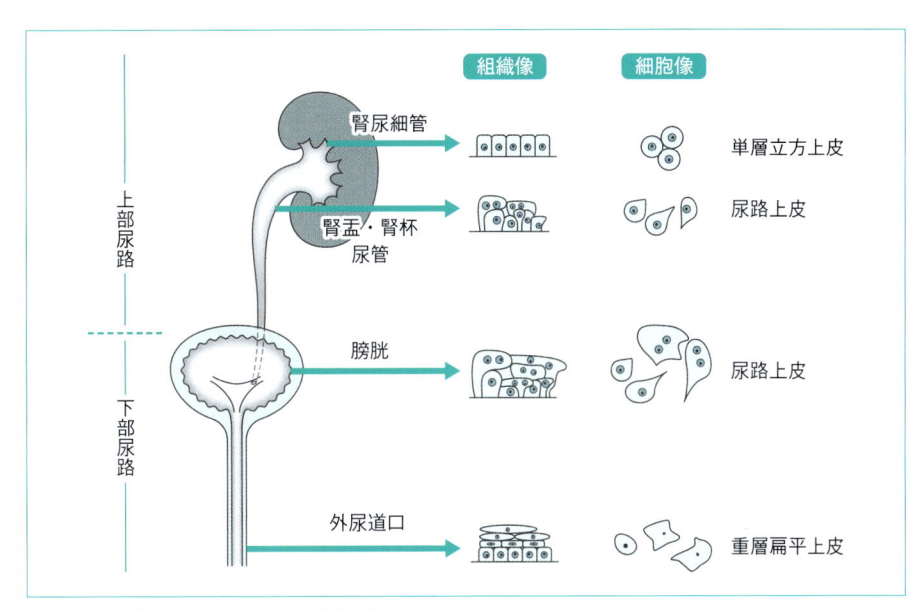

図33　泌尿器の解剖と組織・細胞像

盂，尿管などに発生した主腫瘍には細胞診が有用である．

検体の多くは自然尿であり，被検者の負担が軽く，反復検査が可能で，対象となる範囲（腎盂・膀胱・尿道）が広いため最もよく用いられる．変性が加わりやすいため早朝尿や蓄尿は避け，検査時に随時採取する．

生検（組織採取）が困難な腎盂腫瘍や尿管腫瘍においては，カテーテル尿が威力を発揮する．カテーテルが膀胱粘膜を刺激しているため尿路上皮細胞の剥離が強く，多数出現する．

1. 検体の採取法

自然尿や膀胱洗浄液，カテーテル尿などがある．特に自然尿の場合は，検体採取が容易であるが，細胞変性が強く判定が困難な場合が多い．膀胱鏡下で病巣の確認の困難な非隆起性の腫瘍や腎盂，尿管などに発生した腫瘍には細胞診が有用である．

2. 検体の処理法および標本作製法

検体の性状により，遠心法（引きガラス法やすり合わせ法），遠心直接塗抹法（オートスメア法や

サイトスピン法），直接法，2回遠心法などにより標本を作製する．

また細胞剥離を防ぐため，ギムザ染色を併用するとよい．

3. 尿中にみられる正常細胞および細胞以外の成分

a. 尿路上皮細胞
(urothelial epithelial cell) (図34)

腎盂，尿管，膀胱の粘膜に由来する上皮細胞で，腎盂と尿管は3～4層で，膀胱では通常7層以下の尿路上皮細胞よりなる．基底側から基底層（深層），中間層，表層に分けられる．

表層細胞は洋傘細胞（umbrella cell）とよばれ，広い細胞質を有し，単核～多核化する．中間層以下の尿路上皮細胞は比較的小さく，多稜形，梨形，短円柱状などを呈し，一端に尾状の突起を認めることがある．パパニコロウ染色では緑色～黄緑色

> **サイドメモ：尿細胞診の正常像**
> 正常の自然尿中には扁平上皮細胞と表層型の尿路上皮細胞のみがわずかに出現する程度で，通常ほとんど細胞成分は出現しない．

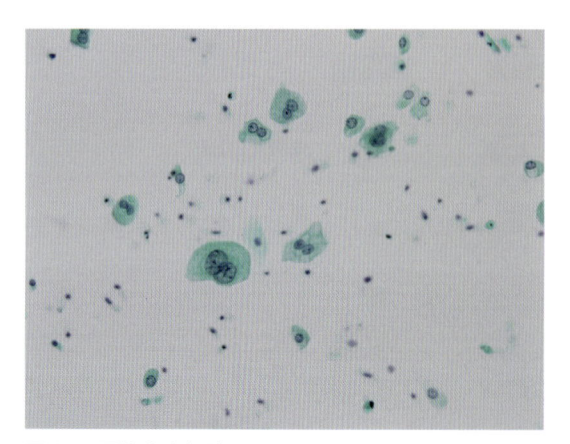

図 34 尿路上皮細胞

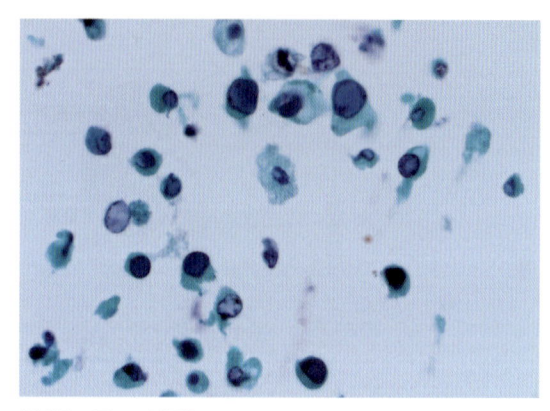

図 35 デコイ細胞
すりガラス状の核で，クロマチンが核縁に寄っているようにみえる．

に染まり，深層型の扁平上皮細胞に類似する．

b. 尿細管上皮細胞
（renal tubular epithelial cell）

近位尿細管，Henle（ヘンレ）係蹄，遠位尿細管，集合管の粘膜上皮に由来する．

通常は自然尿中には出現しないが，糸球体腎炎，ネフローゼ症候群などにより出現することがある．時に腎障害が強い場合は，異型化し，悪性細胞との鑑別が困難になる．

c. 円柱上皮細胞
（columnar epithelial cell）

ほとんどは尿道粘膜由来である．回腸導管尿では変性した多数の腸上皮細胞がみられる．

d. 扁平上皮細胞
（squamous epithelial cell）

ほとんど外尿道口の粘膜上皮に由来するが，女性の場合は腟・外陰からの混入もある．

e. ウイルス感染細胞
1) ヒトポリオーマウイルス
   （human polyoma virus；HPyV）

感染時に悪性細胞との鑑別を有するデコイ細胞（decoy cell；おとり細胞）（図 35）が出現する．

2) ヘルペスウイルス（herpes simplex virus），サイトメガロウイルス（cytomegalovirus；CMV）

核内封入体がみられる．

3) クラミジア（*Chlamydia trachomatis*）

細胞質内に星雲状の封入体がみられることがある．

f. マラコプラキア（malacoplakia）

ヘマトキシリンに染まる同心円状の構造物〔ミカエリス-ガットマン（Michaelis-Gutmann）小体〕を貪食した組織球などで，膀胱の肉芽腫性炎症で出現する．

g. その他

結晶物，円柱などもみられる．

4. 膀胱・尿管・腎盂の悪性腫瘍

腎盂，尿管，膀胱に生じる腫瘍の大部分は乳頭状に隆起する尿路上皮癌であり，そのうちの 90％以上は膀胱に生じる．扁平上皮癌や腺癌も発生する．

膀胱腫瘍は 60 歳以降の喫煙男性に多く，血尿，頻尿，排尿時痛などの症状がある．また芳香族アミン（アニリン系色素，ベンチジン，ナフチルアミンなど）は膀胱癌の発癌物質といわれ，それらを

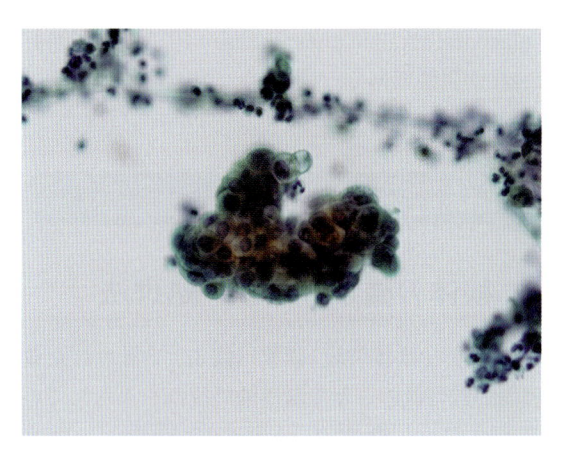

図36 乳頭状尿路上皮癌

取り扱う人に職業性膀胱癌が多い.

a. 尿路上皮癌（図36）

内視鏡的所見で腫瘍の表面的性状により, 乳頭状, 平坦型などに大別される. 隆起状病変を認めない非乳頭状の平坦型においては内視鏡的に見落とされかねないので, 尿細胞診の意義は非常に高い.

組織学的には, 膀胱癌取扱い規約で細胞異型・構造異型から Grade 1, 2, 3 に分類される. また, 時に扁平上皮癌, 腺癌への分化がみられる.

Grade 1 (urothelial carcinoma G1) は異型が弱く判定は困難である. 自然尿中には出現しにくいが, 出現する場合は比較的きれいな背景に小型の細胞が大小の細胞集塊で出現する. 細胞の形態は多辺形や多稜形のものが多い. Grade 2 (urothelial carcinoma G2) は中等度の異型を示し, 多くは中型の大きさの細胞が出現する. Grade 3 (urothelial carcinoma G3) は高異型度・低分化癌であり, 中〜大型の大小不同のある異型が強い細胞で, 核は腫大し偏在性, 核形不整, 核縁の肥厚, クロマチン量が増加し, 粗網状, 粗顆粒状, 梁状などを呈するものが多くなり, 分布も不均等となる. 核小体も大きい. 細胞の形態は円形や卵円形のものが多くなり, オタマジャクシ様や線維細胞様のものが出現することもある. 細胞結合性が弱いため散在性に出現することが多い. 炎症性背景で, また壊死物を伴うことが多い.

b. 腺癌（adenocarcinoma；AC）

核がやや偏在し細胞質に粘液を有する円形の癌細胞が立体的配列を示し腺腔を形成する. 尿路上皮癌成分を伴わない. 尿中に腫瘍細胞が出現することは少ない.

c. 扁平上皮癌（squamous cell carcinoma）

日本では少ないが, 北東アフリカや中近東ではビルハルツ住血吸虫との関連が指摘されている. 膀胱原発の場合, 角化傾向が強いことが多く, 細胞質はオレンジG好性で多彩な形態をとったり, 細胞質はライトグリーンで厚ぼったく染まったり, 時に層状構造もみられ, 核縁外側の Hof を有し, 核縁の粗剛感がみられる. 尿路上皮癌を合併しない.

d. 小細胞癌（small cell carcinoma）

小型で N/C 比大の腫瘍細胞が充実性に増殖する. 尿路上皮癌成分を同時に認めることが多い.

e. 尿膜管癌（urachal carcinoma）

膀胱頂部に発生しやすく, 腸型の腺癌の像を示す.

f. 未分化癌（undifferentiated carcinoma）

円形, 紡錘形など多形性である.

g. 非上皮性腫瘍

悪性リンパ腫, 悪性黒色腫, 悪性線維性組織球腫, その他がある.

h. 転移および他臓器からの浸潤腫瘍

大腸癌や前立腺癌や子宮頸癌などの浸潤が多い. なお子宮頸癌の場合は腟からの混入もあるので浸潤とは決めがたい. 前立腺癌の細胞は N/C 比大の核偏在した小型の細胞で, 1個の明瞭な核小体を有し, 緩い結合性の集塊として出現する.

5. 腎の悪性腫瘍

a. 腎細胞癌(renal cell carcinoma)

グラヴィッツ(Grawitz)腫瘍ともいう．腎細胞癌の約80％が淡明細胞癌(clear cell carcinoma)である．腫瘍細胞は尿中にあまり出現しない．細胞質にグリコーゲンや脂質が多いため淡明に見える大型の細胞で，核小体著明で核内封入体がみられることもある．

E 男性生殖器の細胞診

1. 前立腺腫瘍

前立腺に発生する腫瘍のほとんどが腺癌である．尿中に細胞が出現することは少なく，穿刺液や捺印検体が提出されるが，針生検による組織診での診断が多い．

a. 前立腺癌
   (prostatic adenocarcinoma)

癌細胞は比較的小型で大小不同は少なく，クロマチンの増量と凝集がみられ，明瞭な核小体を有する．高・中・低分化腺癌に分けられる．免疫細胞化学では前立腺特異抗原(prostate specific antigen；PSA)が高値となることが多い．

2. 精巣腫瘍

精巣に発生する腫瘍の90％以上が悪性腫瘍で，比較的頻度が高いものは精上皮腫(セミノーマ)である．

a. 精上皮腫〔セミノーマ(seminoma)〕

細胞質はグリコーゲンが多く淡明で，核小体が目立ち，明瞭な細胞膜を有する大型円形の腫瘍細胞と，背景には多数のリンパ球がみられる二細胞パターン(two cell pattern；腫瘍細胞とリンパ球の二相性)が特徴である．

腫瘍細胞は，胎盤性アルカリホスファターゼ(placental alkaline phosphatase；PLAP)，Oct-4, c-kit が陽性である．

F 体腔液の細胞診

1. 検体の種類と採取・処理法

体腔液とは体腔膜(漿膜)(図37)で覆われた体腔内の貯留液のことで潤滑油の役割を果たしている．通常，心囊水(pericardial effusion)，胸水(pleural effusion)，腹水(ascites)を指す．体腔液は性状により滲出液と濾出液に分類される(表8)．ほかに関節液があり，これはヒアルロン酸を主体とした酸性ムコ多糖類よりなる．

採取法の多くは穿刺吸引法であり，その他に開胸および開腹など手術時に採取する方法，留置ドレーンから採取する方法がある．なお，手術時に採取する方法では細胞量が多く，また，中皮細胞がシート状に出現する特徴がある．また，手術時に胸腔や腹腔内に生理食塩水を静かに注入し，その後その液を回収・採取した洗浄液を検査する術中洗浄細胞診がある．それは臨床進行期の評価の指標となる．

検体はフィブリンが析出しやすいため，できるだけ早く検体処理を行うほうがよい．フィブリン析出防止には，抗凝固剤(ヘパリン，EDTAなど)が使用されるが，体腔液検体においては，その作

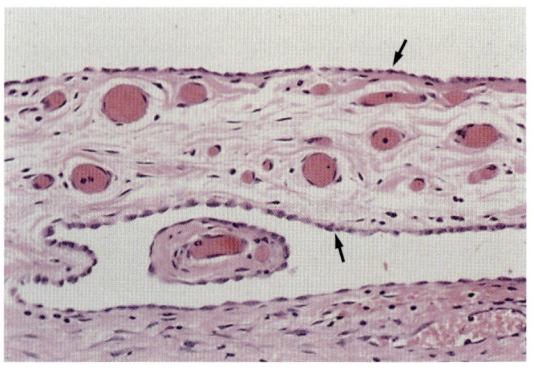

図37 腹膜：静止期の単層扁平上皮の中皮細胞(矢印)
反応状態になると立方状や円柱状に変化する．

表8 滲出液と濾出液の鑑別

	滲出液(exudate)	濾出液(transudate)
原因	炎症や腫瘍	非炎症性疾患,心・腎不全
肉眼的所見	混濁・出血	透明～淡黄色
比重	1.015 以上	1.015 以下
蛋白量	3.0 g/dL 以上	3.0 g/dL 以下
LDH	200 U/L 以上	200 U/L 以下
リバルタ反応	陽性	陰性
線維素	多量	微量
細胞数	多い	少ない
出現細胞	好中球, リンパ球, マクロファージ, 形質細胞, 中皮細胞, (腫瘍細胞)	マクロファージ, 中皮細胞など

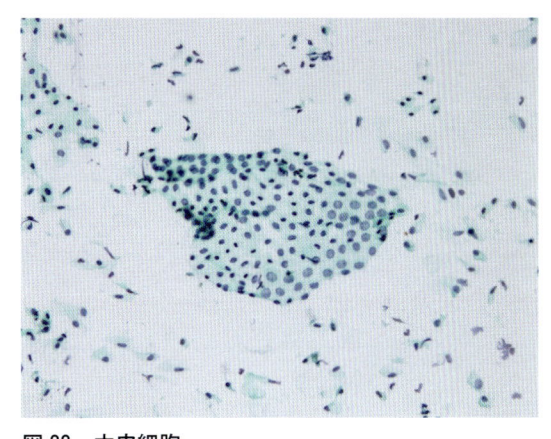

図38 中皮細胞
手術時の洗浄検体では, シート状にみられることが多い.

用は弱く, 採取後の経過とともに細胞変性を招くことがある. 原則として, 抗凝固剤に頼らず, 採取後速やかに処理するほうがよい. 通常は集細胞法により, バフィーコート部分の細胞を塗抹する.

2. 体腔液中にみられる良性細胞

a. 中皮細胞(mesothelial cell)(図38)

体腔の漿膜面を被覆している細胞で, 中胚葉由来の単層扁平上皮様細胞である. 静止状態では剝離することは少なく, 術中細胞診として提出される検体では, 物理的に剝離された中皮細胞がシート状集塊として出現する. 細胞の大きさは20μm前後で, 円形から類円形で, 核間の不規則性はなく配列の乱れがない. 核は円形で中心性, クロマチンは細顆粒状で増量もなく, 核縁の肥厚がみられず, 核小体は通常小型で1～2個である. 細胞質はライトグリーン好性で広く, しばしば中心ほど濃く染まってみえる. 核分裂像も稀にみられる. PAS染色では円形顆粒状に染まるものが細胞質の辺縁に多くみられ, 消化試験で消失する. アルシアンブルー染色やムチカルミン染色は陰性, 墨汁貪食能も陰性, ペルオキシダーゼ反応も陰性である.

b. 反応性中皮細胞
(reactive mesothelial cell)(図39a, b)

何らかの異常により刺激を受けた中皮細胞で, 立方状・円柱状で重層化や乳頭状増殖をし, 剝離しやすい. N/C比やや高く, 細胞質の肥厚および辺縁は全周性に微絨毛が発達している. PAS染色陽性な突起物(breb)がみられることもある. 核小体は腫大し, 複数みられることがある. 細胞同士が複数結合した状態やまりも状集塊, 細胞相互封入像などを示す. その結合部は細胞膜が直線状になったり, '窓(window)' といわれる空胞状になる. 電顕的所見として, 粗面小胞体やミトコンドリアなど細胞小器官が発達し, デスモゾームなどの接着構造を認め, 微絨毛が発達しているのが確認される. 形態的には, 腺癌のような立体感は通常みられないが, 乳頭状集塊として出現する場合は腺癌との鑑別が困難になる. 免疫染色での確認が必要な場合もある.

c. マクロファージ(macrophage)
(図39a, b)

通常散在性であるが, 少数集簇してみられることもある. 中皮細胞よりもその時の状況(環境)によって細胞の大きさも変化し(10～50μmくらいまで), 円形, 楕円形, 不整形のものなどがある. 細胞質はレース状で淡く緑色に染まり, 大小の空胞がみられ泡沫状にみえる. 赤血球や異物を取り

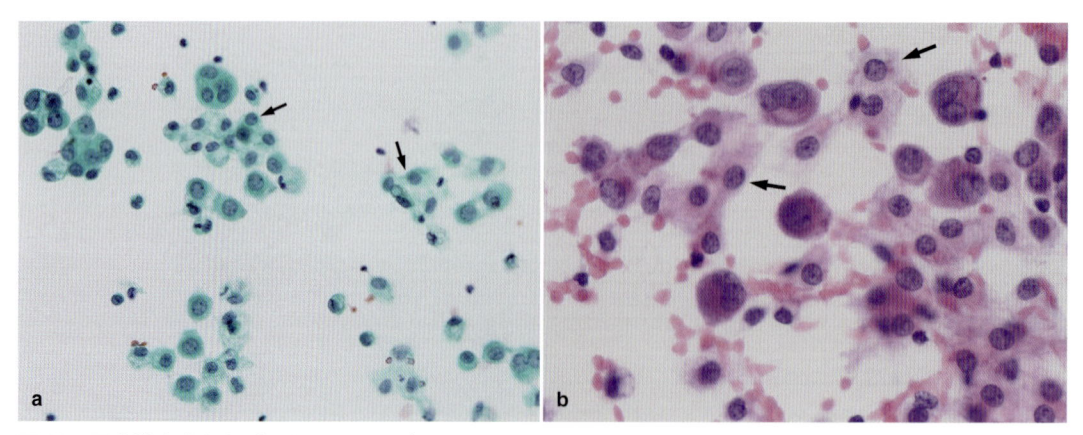

図39　反応性中皮およびマクロファージ（bはPAS染色）
反応性中皮はパパニコロウ染色（a）では細胞質は厚みがあり，また中心部ほどライトグリーンに濃染し，辺縁部に微絨毛が発達し，PAS染色（b）で陽性に染まる．
マクロファージ（矢印）は細胞質が淡染性で泡沫状，核は偏在性である．

込んでいることも少なくない．墨汁貪食能は陽性であるが，空胞は粘液染色では陰性で，PAS染色では陽性の粗大顆粒を認めたり，細胞辺縁が染まることがある．核は腎形や卵円形で偏在性，複数の核をもつものもみられる．核縁は薄い．時に形態的に印環型を呈し，印環細胞癌との鑑別を要することがあるので，核所見の観察およびPAS染色で粘液を確認する．

d. リンパ球（lymphocyte）
慢性炎症，ウイルス感染，肺結核などで増加する．多くはT細胞である．

e. 好中球（neutrophil）
急性炎症，化膿性炎症などで増加する．

f. 好酸球（eosinophil）
気胸の場合に多く出現し，また寄生虫感染や気管支喘息などでも増加する．

g. 形質細胞（plasma cell）
膠原病や癌転移，悪性リンパ腫などで出現することがある．

h. 砂粒体（psammoma body）
同心円状構造の石灰化小体で，乳頭状に増殖する腺癌で出現することがある．

i. 膠原線維状球状物（collagenous stroma）
ライトグリーン好性の無構造物で，膠原線維状球状物を有する細胞集塊はⅠ～Ⅲ型に分けられる．Ⅱ型はコラーゲンⅢ，Ⅳ型が陽性で，それを中央に釘細胞（hobnail cell）が取り囲むような形態をとり悪性中皮腫や卵巣明細胞癌などで出現することがある．

3. 悪性腫瘍

体腔液中に出現する悪性細胞の多くは，種々の臓器に発生した腫瘍細胞が漿膜に浸潤転移したものであり腺癌が多い．体腔膜（漿膜）原発としては，悪性中皮腫，腹膜原発の漿液性腺癌がある．また，悪性リンパ腫やそのほかの腫瘍細胞が出現することがある．

a. 腺癌（adenocarcinoma）
胃の腺癌（図40a, b）では，孤立性出現することが多い．印環型腺癌は胞体に粘液がみられる．これはPAS染色陽性，粘液染色陽性で，墨汁貪食能は陰性である．偽線毛がみられることもある．
卵巣癌では漿液性乳頭状腺癌（図41a）が多く，八つ頭状集塊として出現する．細胞質に空胞化が

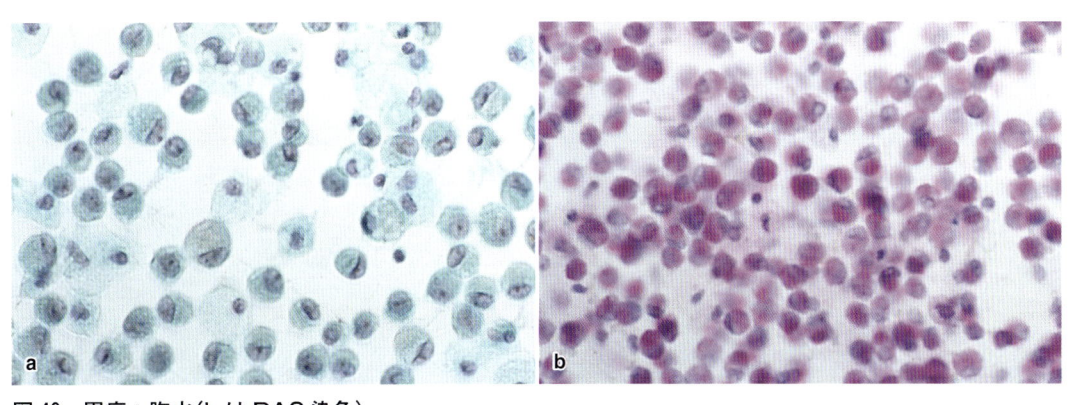

図40　胃癌：胸水（bはPAS染色）
胞体にPAS染色強陽性を示す粘液を有し，核は偏在性．孤在性に出現する．

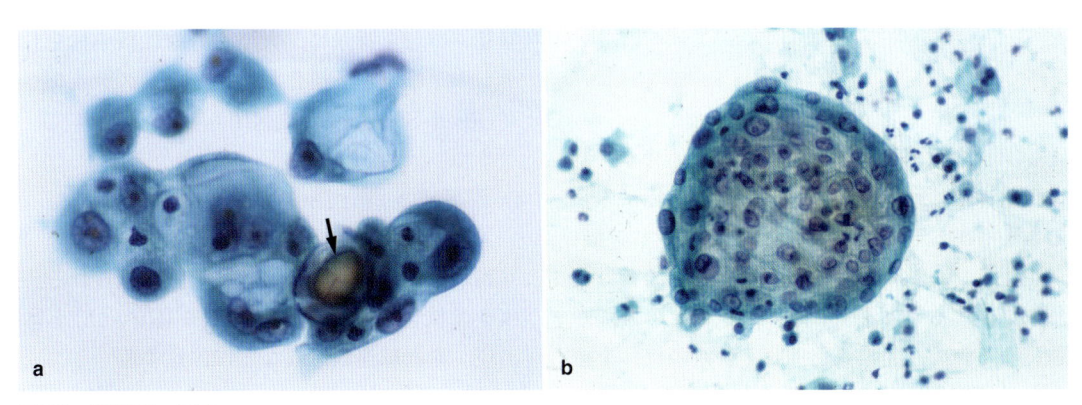

図41　卵巣癌：腹水
a．卵巣漿液性乳頭状腺癌．砂粒体（矢印）がみられることもある．
b．卵巣明細胞腺癌．胞体淡明で広く，ミラーボール状集塊で出現する．

目立つが粘液に乏しい．砂粒体がみられることも多い．卵巣明細胞腺癌（図41b）では，細胞質が広く淡明でグリコーゲンがみられ，また膠原線維状球状物もしばしばみられる．ミラーボール状集塊としての出現が知られている．

乳癌の乳頭腺管癌（図42）ではまりも状集塊が多くみられる．

これらの特徴的な出現パターンを考慮すると原発巣を推定することが可能になる．

b. 扁平上皮癌
　　（squamous cell carcinoma）

体腔液での出現頻度は少なく，そのほとんどは非角化型の扁平上皮癌で，肺，食道，咽喉頭，子宮頸部に由来する．しばしば壊死性背景を示し，集塊状または孤立性に出現する．

c. 悪性中皮腫
　　（malignant mesothelioma）（図42, 43）

発生頻度は稀であり，発症にはアスベスト（石綿）が関与し，50％以上にアスベストの曝露歴がある．中皮腫発症までには15年以上かかるといわれている．発生部位としては，胸膜が圧倒的に多い．

組織型は上皮型，肉腫型（線維型），混合型に分類され，上皮型が最も多い．

細胞の特徴は核中心性で多核細胞であることも多く，核小体明瞭で，細胞質は層状構造を示し，球状や乳頭状集塊に出現することが多い．細胞相互封入像や重厚感のあるライトグリーン好性細胞

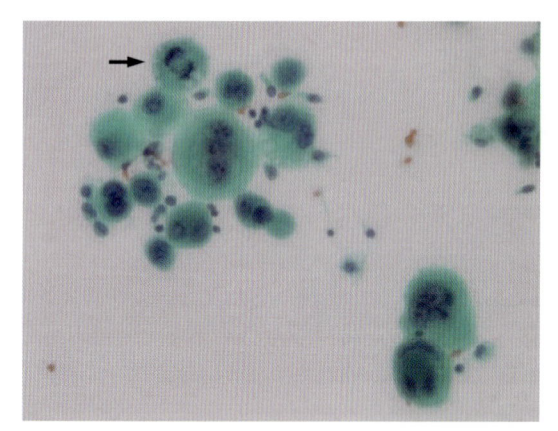

図42　悪性中皮腫
細胞大小不同あり，多核の細胞もみられる．クロマチン細顆粒状，核小体目立ち，細胞質ライトグリーン好性で重厚感があり，層状構造がみられ，辺縁は淡い．核分裂像（矢印）もみられる．

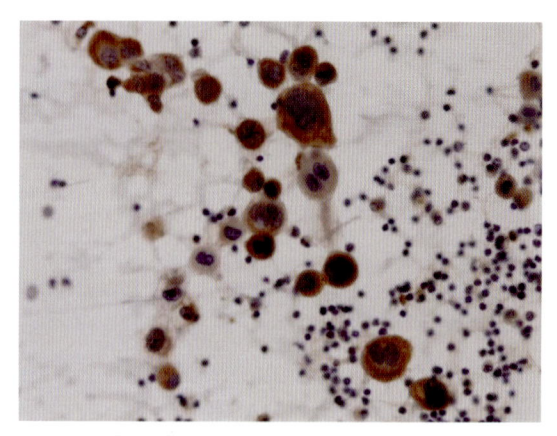

図43　悪性中皮腫：Calretinin（＋）

やオレンジG好性細胞もみられることも多い．背景は出血性で壊死物やアスベスト小体が稀にみられることもある．酸性粘液多糖類（ヒアルロン酸）を産生するため粘稠性である．上皮型の場合は集塊状に出現することが多いため，腺癌との鑑別が問題になるので，免疫染色でいくつかの抗体を組み合わせて鑑別する．一般的に中皮腫ではcalretinin（＋），CEA（－），腺癌ではcalretinin（－），CEA（＋）である．

d. 小細胞癌（small cell carcinoma）

孤立散在性～小集塊状，インディアンファイル状，鋳型様配列（molding）に出現する．N/C大の小型の細胞で裸核様にみえる．多くは肺原発性である．

e. 悪性リンパ腫（malignant lymphoma）

非上皮性の悪性腫瘍のなかで最も多くみられる．そのなかでも，B細胞性の非ホジキンリンパ腫（non-Hodgkin lymphoma；NHL）の出現が多い．核にくびれ，切れ込みがみられる腫瘍細胞が，単一性に出現している場合は判定が容易であるが，多彩性の場合は，細胞形態のみでの判定は困難になる．免疫染色を応用するとよい．また，ホジキンリンパ腫（Hodgkin lymphoma）では，多くの小型リンパ球を背景に，大型の好酸性核小体をもつホジキン細胞や多核化したリード・ステルンベルグ（Reed-Sternberg）細胞がみられる．

f. 形質細胞腫（plasmacytoma）〔多発性骨髄腫（multiple myeloma）〕

胸水中に形質細胞様の腫瘍細胞がみられる．二核や多核化した細胞やラッセル（Russell）小体の出現，赤血球連銭形成などに注意する．

g. 悪性黒色腫（malignant melanoma）（図44）

メラニン顆粒を貪食した異型細胞がみられる．核内封入体〔アピッツ小体（Apitz body）〕を認める．また，メラニン顆粒のみられない場合は，免疫染色での確認が必要である．

h. 特殊な漿膜癌症

腹膜偽粘液腫（pseudomyxoma peritonei）（図45）や原発性の腹膜腺癌がある．腹膜偽粘液腫は卵巣，虫垂などの粘液産生性腫瘍細胞が腹腔内に播種したものと考えられている．腹腔内をゼラチン様の粘液が充満しており，良性腫瘍であっても臨床的には悪性とされる．きわめて粘稠な粘液が主体で腫瘍細胞はあまり出現しない．腺腫や高分化の腺癌が多く，乳頭状や球状の小集塊として出現する．通常核異型は乏しい．明らかに癌細胞と判定できるものにおいては粘液癌とする．

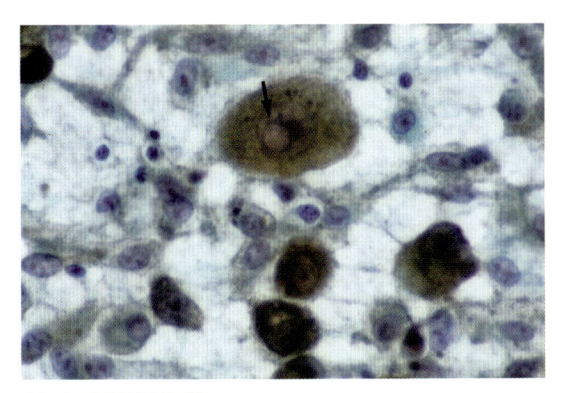

図44 悪性黒色腫
胞体内にメラニン色素を有し，核内にアピッツ小体がみられる（矢印）．

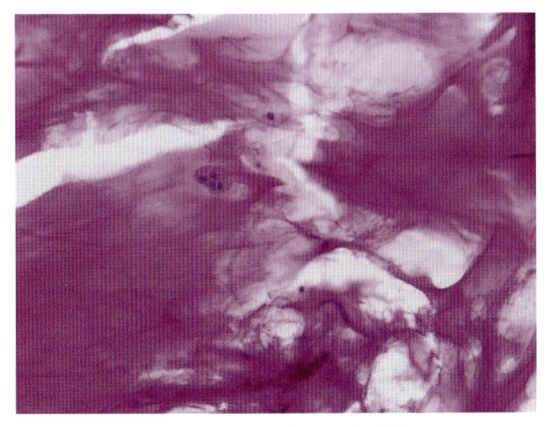

図45 腹膜偽粘液腫：腹水（PAS染色）
PAS染色強陽性の粘液中に腫瘍細胞が出現する．上皮成分は少ない．

　腹膜腺癌は卵巣の漿液性乳頭状腺癌と同様の組織像を呈す．卵巣癌がないことの証明が重要である．

4. 体腔液細胞診における免疫細胞化学

　中皮腫と腺癌の鑑別が困難なことが多いため，各種マーカーを利用し鑑別する（表9）．

表9　中皮・腺癌の鑑別に用いられるマーカー

中皮マーカー	上皮マーカー（腺癌マーカー）
Calretinin	CEA
Cytokeratin 5/6	MOC-31 (Epithelial Related Antigen)
D2-40	Ber-EP4 (Epithelial Antigen)
Wilm's Tumor 1 (WT1)	

G 脳脊髄液の細胞診

　脳脊髄液は，一般的に採取量や剝離細胞数が少なく変性しやすい．原発性の脳腫瘍細胞の出現は非常に稀であり，腫瘍細胞の多くは，白血病，悪性リンパ腫，癌の転移例などである．早期診断，術前診断としての意義は低い．検体の多くは腰椎穿刺による髄液で，ほかに脳室穿刺によるものもある．変性しやすいので検体採取後は速やかに標本作製する必要がある．

1. 正常髄液中にみられる細胞

　病変がなければ，出現する細胞は非常に少なく，その約6割が成熟リンパ球で，次いで単球が4割弱である．稀に，脈絡叢細胞や脳室上衣細胞（円柱ないし球形で，時に絨毛を有する）がみられることがある．

2. 炎症性病変

a. ウイルス性髄膜炎

　ポリオなどのエンテロウイルスによるものが最も多いが，ムンプスやヘルペスウイルスなどもある．感染初期では好中球優位だが，その後リンパ球優位で大型の異型リンパ球を認める．

b. 細菌性髄膜炎

　起炎菌は肺炎球菌などが多い．急性炎症であり，好中球著増で次いで単球が多い．

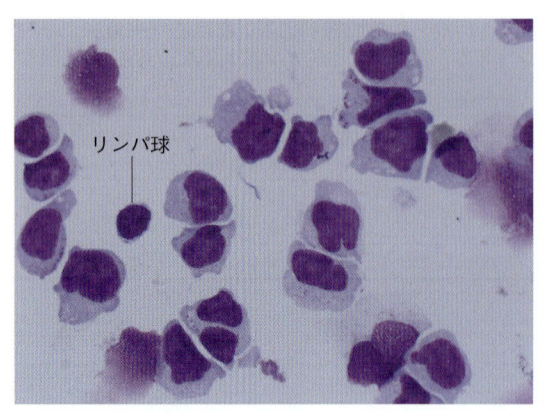

図46　髄液：悪性リンパ腫
クルミ状などの核型不整な腫瘍細胞が多数出現している.

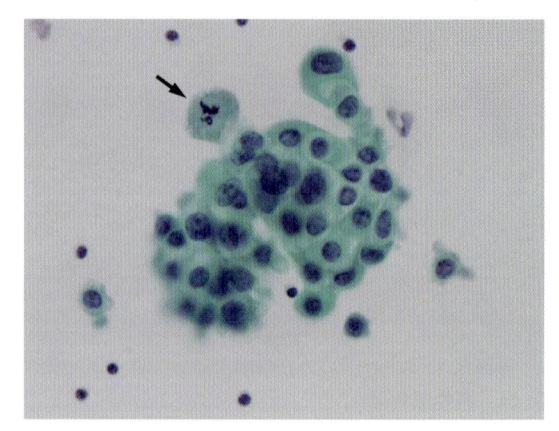

図47　髄液：乳癌の転移
集塊状にみられた乳癌細胞. 核分裂像もある(矢印).

c. 真菌性髄膜炎

クリプトコッカスが主であるが，カンジダやアスペルギルスなどもある．リンパ球の増加を認める．

d. 結核性髄膜炎

リンパ球が主体であるが，発病初期や重症例では好中球優位のこともある．

3. 腫瘍性病変

a. 原発性腫瘍

軟膜や脳室に浸潤し，髄腔に剝脱する必要があるので，一般には原発性脳脊髄腫瘍では出現しにくいが，みられる頻度は，① 髄芽腫(medulloblastoma)，② 膠芽腫(glioblastoma)，③ 胚細胞腫(germinoma)，④ 上衣腫(ependymoma)の順である．術後の再発時に出現することがある．

b. 転移性腫瘍

脳脊髄中に出現する腫瘍細胞のほとんどは転移性で，白血病，悪性リンパ腫(図46)，肺癌，乳癌(図47)，胃癌などが多い．白血病においては脳脊髄液中に出現しやすく，末梢血や骨髄に腫瘍細胞がみられない場合でも出現していることがあり，しばしば治療効果の判定のため検体が提出される．

H 乳腺の細胞診

乳腺の細胞診検体は主に乳頭分泌液と穿刺吸引材料である．乳頭分泌液の採取は穿刺吸引に比べ，患者の与える苦痛や危険性が少ない．しかし，分泌液中に自然剝離した細胞が主体で，変性した細胞が多く採取量も少ない．穿刺吸引材料は，比較的変性細胞が少ないが，細胞像が多彩である．

1. 乳腺の構造と構成細胞

乳腺は15〜20個の錐体状の乳腺葉からなる．
乳腺葉は，1本の乳管(duct)と多数の小葉(lobule)から構成されている．乳管は樹枝状に分岐しながら各小葉に連続している．
乳管上皮は，乳管開口部では重層扁平上皮細胞であるが，それより下部は円柱ないし立方上皮からなる．また，乳管上皮は内腔側の乳管上皮細胞と基底側の筋上皮細胞との二層構造をなしている．

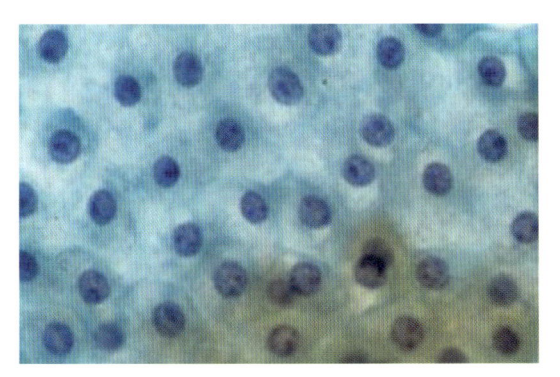

図48　アポクリン化生細胞
シート状の細胞集団として出現し，細胞質は広くライトグリーンに好染し，好酸性顆粒がみられる．

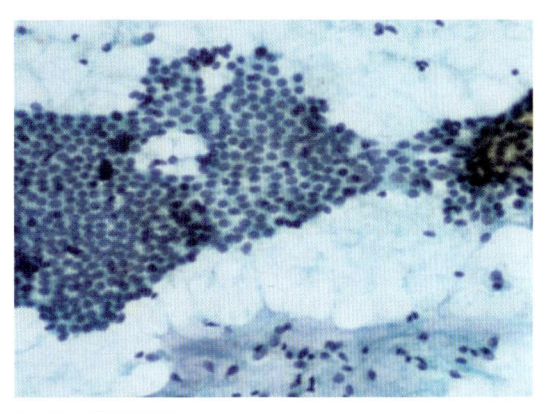

図49　線維腺腫
シート状の乳管上皮細胞とややクロマチン濃染性の双極裸核がみられる．

2. 乳腺の正常細胞

a. 乳管上皮細胞
　管状，シート状などの集塊として出現することが多く，細胞の配列は整っている．細胞質はライトグリーンに淡染し，核は類円形，クロマチン顆粒状で均等に分布している．核小体はあまり目立たない．

b. 筋上皮細胞
　細胞質不明瞭で，ヘマトキシリンに濃染した楕円形や紡錘形の核で，乳管上皮細胞集塊の辺縁や集塊内に点在する（ピントをずらすと浮き上がる）．

c. アポクリン化生細胞(図48)
　シート状，敷石状に出現．細胞質は豊富でライトグリーン好染，細胞境界は明瞭で好酸性に染まる小顆粒がみられる．核は円形で，明瞭な核小体を有する．

d. 泡沫細胞
　多くは孤立散在性に出現する円形細胞で，細胞質は広く，泡沫状でライトグリーンに好染する．核は類円形で偏在することが多く，小型核小体を認める．由来は組織球であり，囊胞性病変の場合に出現することが多い．

3. 乳腺の良性腫瘍

a. 乳腺症(mastopathy)
　細胞像は多彩で，乳管，小葉の過形成，アポクリン化生，囊胞化，線維化，腺管の増生などの種々の所見が種々の組み合わせでみられる．

b. 乳管乳頭腫症(duct papillomatosis)
　特に末梢乳管で上皮が乳頭状に増生したもので，結合性は密で配列は整っている．ややN/C比が高く軽度のクロマチンの増量がみられるが，集塊内に筋上皮の付随があり二相性が保持されている．

c. 線維腺腫(fibroadenoma)(図49)
　増生した乳管上皮細胞と間質成分の双方を伴う．乳管上皮細胞の集塊は，筋上皮細胞との二相性を保持し，腺管状，シート状などの形態をなす．背景に間質成分とともに双極裸核が多数みられる．

d. 乳管内乳頭腫(intraductal papilloma)
　乳輪下に起こる孤立性のものと，末梢乳管に多

> **サイドメモ：双極裸核**
> 楕円形や紡錘形の裸核細胞（筋上皮細胞や線維芽細胞由来）にみられる．

発生にみられるものがある．乳管上皮と筋上皮細胞が二相性をなして，乳頭状様ないし樹枝状に配列し，間質に富む．

4. 乳腺の悪性腫瘍

乳癌は非浸潤癌と浸潤癌に大別される．
非浸潤癌：癌細胞が乳管内あるいは小葉内に限局し，間質への浸潤がみられないもの．
浸潤癌：癌細胞が間質に浸潤しているもので，浸潤性乳管癌と特殊型に分けられる．浸潤性乳管癌は，乳癌取扱い規約ではさらに乳頭腺管癌，充実腺管癌，硬癌の3つに分けられている．

a. 浸潤性乳管癌

1) 乳頭腺管癌(papillotubular carcinoma)

乳頭状，腺管状，篩状様構造などを示す．種々の大きさの集塊で，集塊辺縁のほつれ現象や孤立細胞がみられる．集塊内に筋上皮細胞はみられない．背景に多量の壊死物を伴ったものもみられる〔面疱癌(comedo carcinoma)〕．

2) 充実腺管癌(solid tubular carcinoma)

出現細胞量は多く，結合性の緩い不規則重積性や孤立細胞がみられる．細胞はやや大型で明瞭な核小体がみられる．

3) 硬癌(scirrhous carcinoma)(図50)

間質の増生を伴うので，穿刺部位によっては細胞採取量の少ないことがある．癌細胞は小集塊状，管状，索状(インディアンファイル状)，孤立性に出現する．細胞は小型で細胞質は狭い．細胞質内に細胞質内小腺腔(intracytoplasmic lumina；ICL)が認められることが多い．

b. 特殊型の癌

1) 粘液癌(mucinous carcinoma)

背景に多量の粘液があり，その中に乳頭状や管腔状の癌細胞が島状に認められる．

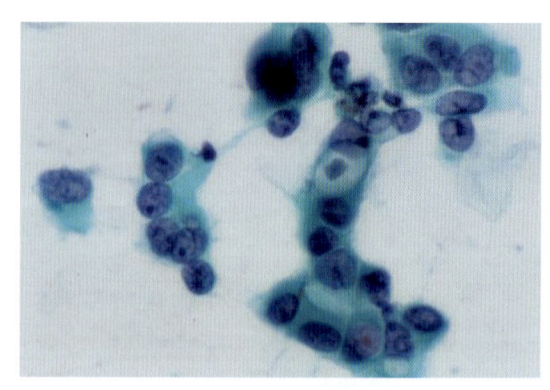

図50　浸潤性乳管癌(硬癌)
癌細胞は小集塊状，索状に出現し，細胞質内にICLがみられる．

2) 髄様癌(medullary carcinoma)

間質に乏しく乳頭状，管腔状などの構造はなく，結合性の緩い集塊および孤立散在性に出現する．核は大型で明瞭な核小体を有する異型の強い細胞で豊富な細胞質をもつ．背景にリンパ球を伴うことが多い．

3) 浸潤性小葉癌(lobular carcinoma)

細胞は小型で，索状や小集塊状，孤立性にみられる．核小体が目立ち，クロマチンは微細顆粒状に密に充満する．細胞質内に細胞質内小腺腔(ICL)を認める頻度が高い．

4) アポクリン癌(apocrine carcinoma)(図51)

結合性疎な平面的な集塊として出現する．腫大した核小体を有し，豊富な細胞質内に好酸性に染まるアポクリン顆粒がみられる．良性のアポクリン化生細胞に比べ，異型が強い．

5) パジェット(Paget disease)病

乳頭，乳輪部を擦過するので，採取量は少ない．扁平上皮細胞や炎症細胞に混じって核小体の目立つ細胞質豊富なパジェット細胞が孤立性にみられる．細胞質内にメラニン顆粒を含むものもある．

c. 葉状腫瘍(phyllodes tumor)

1) 良性葉状腫瘍

乳管上皮細胞の出現とともに多数の間質細胞が

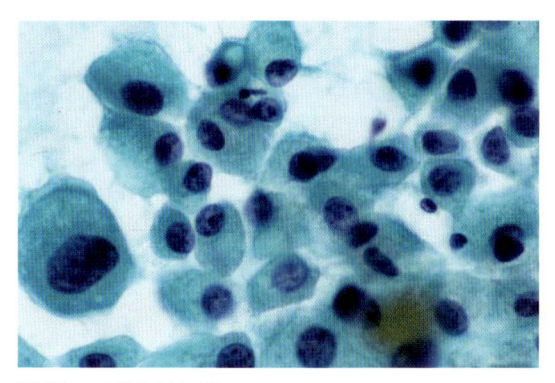

図 51　アポクリン癌
核小体の目立つ核を有する結合疎な集塊として出現する．

みられる．間質細胞に軽度の核異型を伴う．

2）悪性葉状腫瘍

　間質細胞の異型が著明である．核腫大，核形不整，クロマチンの増量があり核小体も腫大する．核分裂像もみられる．

I 甲状腺の細胞診

　甲状腺細胞診は，甲状腺疾患の形態学的診断法として臨床的に重要な役割を果たしている．甲状腺は出血しやすい臓器で，針生検や外科生検による組織診を行うことは容易でないため，手技が簡便で後出血や感染症などの危険性も少ない穿刺吸引細胞診が広く用いられている．

1. 甲状腺の構造と細胞

　甲状腺組織は，上皮成分として濾胞上皮細胞と傍濾胞細胞〔C細胞(clear cell)〕と間質とからなる．濾胞上皮細胞は単層性で，円形の核を有し，細胞質は淡い．濾胞上皮の形状は甲状腺機能の状態により変化をする．濾胞内にはコロイドが充満し，サイログロブリンを含んでいる．傍濾胞細胞はカルシトニンを分泌し，濾胞上皮の基底部や濾胞間に存在する．間質は結合組織と脈管からなり，濾胞間に介在する．

2. 非腫瘍性疾患の細胞像

a. 亜急性甲状腺炎(subacute thyroiditis)

　背景に好中球，リンパ球などの炎症細胞がみられる．ほかに間質細胞，類上皮細胞や多核巨細胞がみられる．この多核巨細胞は本疾患診断の有力な所見である．濾胞上皮細胞は量的に少なく，シート状に出現し，異型はほとんどみられない．

b. 慢性甲状腺炎(chronic thyroiditis)

　背景に多数のリンパ球がみられる．時に少数の幼若型リンパ球が混在し，リンパ濾胞の形成がうかがわれることもある．幼若型リンパ球の優勢な場合は悪性リンパ腫との鑑別に注意しなければならない．濾胞上皮はシート状の集塊で，細胞質は広く，ライトグリーンに淡染するが，しばしば好酸性変化を示す．時に，核の大小不同，クロマチンの増量，核小体の肥大などの異型を伴うことがあり，悪性と誤診しやすいので注意する．

c. バセドウ(Basedow)病

　背景に特徴的な所見はなく，濾胞上皮細胞は，シート状の集塊で出現し，孤立散在傾向はない．細胞は，ほぼ同形同大で，規則正しく配列する．細胞質は，ライトグリーンに淡染し，細胞境界は不明瞭である．

3. 腫瘍類似病変と良性腫瘍の細胞像

a. 腺腫様甲状腺腫(adenomatous goiter)

　細胞量は多く採取され，規則正しく配列したシート状の集塊として出現する．軽度の核腫大や大小不同がみられるが，核の不整はなく細胞異型はほとんどみられない．囊胞化を伴った場合は，背景に多数の泡沫細胞がみられる．

b. 濾胞腺腫(follicular adenoma)

　平面的ないし重積性のある集塊がみられ，小濾胞状構造を示す．核は円形で核形の不整はないが，軽度の核の大小不同がみられることがある．細胞

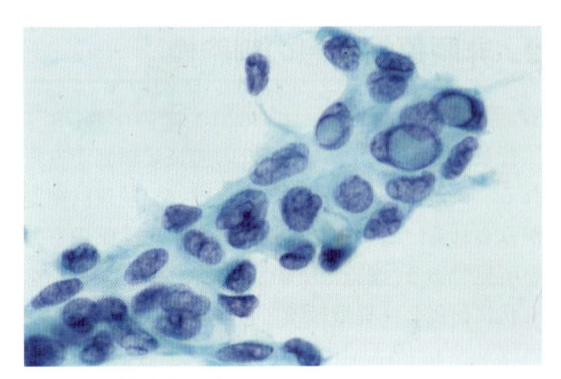

図 52　甲状腺乳頭癌
核の溝や核内細胞質封入体がみられる．核内細胞質封入体の輪郭は明瞭で細胞質と同様の色調を呈する．

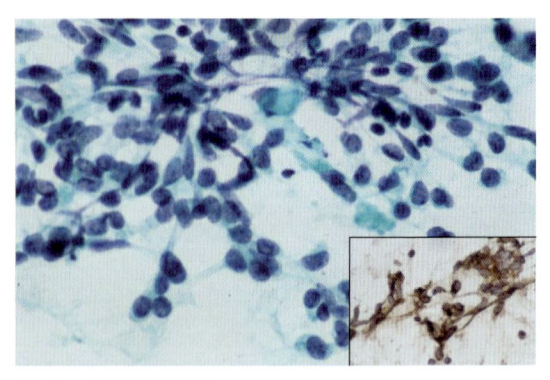

図 53　甲状腺髄様癌
円形〜紡錘形核の細胞が疎な結合性の集塊として出現する．カルシトニン免疫染色において腫瘍細胞が陽性を呈する（右下）．

質はライトグリーンに淡染し，細胞境界は不明瞭である．特殊型として好酸性腺腫などがある．

4. 悪性腫瘍の細胞像

a. 乳頭癌（papillary carcinoma）（図52）

乳頭状の大きな集塊や平面的な中，小の集塊，孤立細胞などがみられる．また砂粒体の出現もある．細胞質は狭く境界は明瞭である．乳頭癌の特徴所見としてすりガラス状核，核の溝，核内細胞質封入体がある．

b. 濾胞癌（follicular carcinoma）

一層ないし重積性のある集塊が出現し，小濾胞構造を呈している．また孤立細胞の出現も多い．細胞質は淡く，泡沫状であり孤立細胞は裸核様にみえる．核の腫大，クロマチンは増量し，微細顆粒状で密に分布し，核小体の数の増加がみられる．

c. 未分化癌（anaplastic carcinoma）

きわめて異型の強い細胞で，種々の大きさ，形態をなす細胞が，小集塊や孤立性として出現する．核の大小不同，核形不整，核小体の腫大が著明で，背景に壊死物質を伴う．

d. 髄様癌（medullary carcinoma）（図53）

特徴的な構造（乳頭状，濾胞状）を示さず，疎な結合性の不規則集塊や孤立散在性に出現する．核は円形，紡錘形で軽度の大小不同がある．時に大型の細胞もみられる．背景にしばしばみられるアミロイドはライトグリーンに染まり，無構造である．髄様癌はC細胞由来の癌であり，免疫染色でカルシトニン陽性である．

e. 悪性リンパ腫

幼若型リンパ球系の細胞が単調（monotonous）に孤立散在性に出現する．核形は不整で，N/C比は高く，核の切れ込みがみられ，核小体も目立つ．背景に壊死物質を伴うことが多い．

サイドメモ：甲状腺濾胞癌の鑑別

濾胞癌は，組織学的に被膜浸潤，脈管侵襲，他臓器への転移のいずれか少なくとも1つが確認されることが必要条件であり，細胞異型は良悪の判定の指標には入っていない．よって細胞像では，濾胞癌と濾胞腺腫の鑑別は不可能に近い．

J 消化器系の細胞診

消化器は，口腔，咽頭，食道，胃，小腸，大腸，肛門までの消化管と唾液腺，肝臓，胆嚢，胆管，膵臓などの消化液を分泌する実質臓器よりなる．消化器系の病変に対しては，内視鏡や生検技術の発達普及により，消化器系の細胞診はほとんど行われなくなっている．一方で，胆道系や膵臓は画像診断の普及とともに穿刺吸引細胞診が利用され，組織診と比べ早く結果を得られる利点もあり，細胞診の有用性が拡大されつつある．

胆汁や膵液は消化酵素が含まれており，細胞融解や変性が起こりやすいので，採取時に採取容器を氷冷しながら行い，採取後ただちに処理を行う．

肝臓，胆嚢，膵臓などは超音波ガイド下による穿刺吸引細胞診が施行される．胆汁は，経皮経管的造影法（percutaneous transhepatic cholangiography；PTC），経皮経管的胆管ドレナージ（percutaneous transhepatic biliary drainage；PTCD）などで採取する．膵液は内視鏡的逆行性胆管膵管造影法などで採取する．特に膵液は消化酵素を多く含むため，必ず氷冷下で採取し，速やかに処理する．

1. 正常細胞および良性細胞

a. 肝細胞
肝細胞は多辺形ないし類円形で，類円形の核が中心に位置しN/C比は小さい．クロマチンは細顆粒状で核小体が比較的目立つ．細胞質内に胆汁色素やリポフスチン顆粒がみられる．クッパー（Kupffer）細胞は貪食性を示すマクロファージ系の細胞である．

b. 胆道および胆嚢
胆管，胆嚢上皮細胞は，敷石状ないし柵状配列を呈する円柱上皮細胞で，細胞は規則正しい配列でN/C比も小さい．

c. 膵
膵管上皮細胞は高円柱状で核は小型円形である．腺房細胞は立方状〜類円形細胞で，核は偏在し，細胞質内に顆粒がみられる．

2. 良性異型細胞

肝では慢性肝炎や肝硬変などの際に異型細胞がみられる．細胞はシート状〜やや重積を伴った集塊で出現し，細胞の大小不同や著明な核小体がみられるが，細胞質は豊富でN/C比は低い．胆嚢，胆道では，胆嚢炎や胆石症，膵臓では慢性膵炎などで異型細胞がみられる．細胞の大型化，核の濃染性や大小不同などがみられるが，核形の不整はなく配列の乱れもあまりない．

3. 悪性細胞

a. 肝細胞癌（hepatocellular carcinoma）
Edmondsonによる異型度分類Ⅰ〜Ⅳ型と分化度による分類（高分化，中分化，低分化，未分化）がある．

高分化型は細胞異型が軽度のため，肝硬変との鑑別が困難な場合がある．細胞質に好酸性顆粒や脂肪空胞がみられることが多い．中分化型は核腫大，大小不同やクロマチンの増量がみられるが，N/C比はそれほど高くない．個々の細胞に核内細胞質封入体がみられる．低分化型は中分化型より核異型が強く，巨細胞が混じる．未分化型は肝細胞の特徴を示さず，細胞は小型，類円形〜紡錘形核で，N/C比が高く核縁の不整が著明である．胆管細胞癌や転移性腺癌との鑑別が困難な場合がある．

b. 胆道，胆嚢からの癌
通常の腺癌の所見と同様で，比較的分化した腺癌が多い．扁平上皮系への分化を伴うことがある．

c. 膵臓癌（pancreatic cancer）
大部分は膵管上皮に由来する腺癌で，分化型のものが多い．稀に腺房細胞癌や島細胞腫がみられ

る．ホルモン産生腫瘍の場合は免疫染色や電顕的検索も必要である．

d. 膵管内腫瘍

膵管内腫瘍は膵管内乳頭粘液性腫瘍と膵管内管状乳頭腫瘍の2種類がある．

膵管内乳頭粘液性腫瘍（intraductal papillary mucinous neoplasm；IPMN）は主に膵管内で乳頭状に発育進展し，豊富な粘液産生を特徴とする．

膵管内管状乳頭腫瘍（intraductal tubulopapillary neoplasms；ITPN）は明瞭な粘液産生を示さず，細胞異型の強い細胞からなる腺管増生を示す腫瘍である．

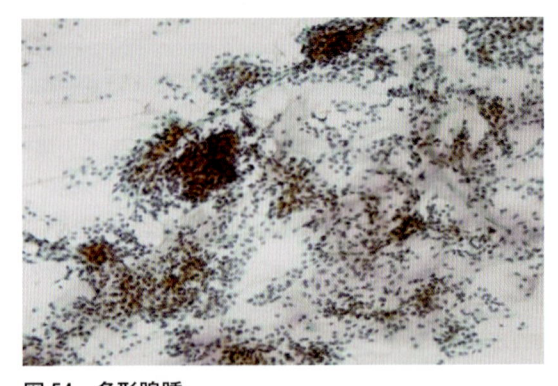

図54　多形腺腫
淡紫色の粘液様物を背景に上皮細胞集塊と非上皮性細胞が混在して出現している．

K 唾液腺の細胞診

唾液腺には大唾液腺と小唾液腺があり，大唾液腺には，耳下腺（漿液腺），顎下腺（漿液腺＋粘液腺），舌下腺（漿液腺＋粘液腺）がある．漿液腺細胞は，塩基性顆粒状の細胞質を有し，粘液腺細胞は，粘液を充満させた豊富な細胞質を有する．いずれも腺房を形成し，周囲に筋上皮細胞がみられる．導管上皮細胞は立方状で核は小型類円形で偏在する．

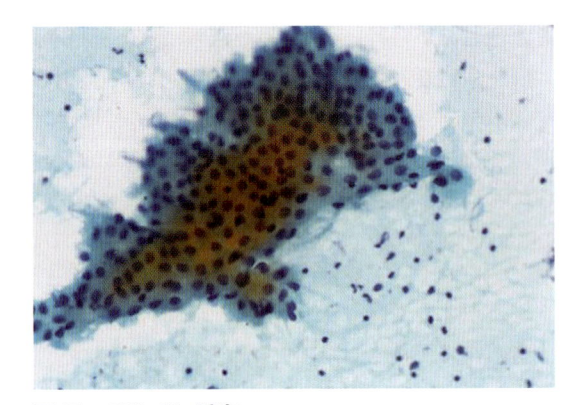

図55　ワルチン腫瘍
背景にリンパ球を伴って胞体好酸性の上皮細胞集塊が見られる．核異型は乏しく，N/C比も小さい．

1. 良性腫瘍の細胞診

a. 多形腺腫（pleomorphic adenoma）
（図54）

背景に粘液様物を認めるなかに，上皮性細胞集塊と非上皮性細胞がみられる．上皮性細胞は，小型類円形で大小不同が少なく，異型性に乏しい．非上皮性細胞は，紡錘形で時に軟骨成分や骨成分が混在することがある．

b. ワルチン（Warthin）腫瘍（図55）

背景に成熟リンパ球を伴って，膨大細胞（oncocyte）が，シート状集塊および散在性に出現する．膨大細胞は，細胞質に好酸性の顆粒状物質を含み，核は小型でN/C比も低い．

c. その他

1) **基底細胞腺腫（basal cell adenoma）**

上皮性分主体の細胞像で，粘液成分と非上皮性成分はみられない．

2) **好酸性細胞腺腫（oxyphilic adenoma）**

ワルチン腫瘍のリンパ球成分を欠いた細胞像を呈する．

2. 悪性腫瘍の細胞像

a. 腺様嚢胞癌
（adenoid cystic carcinoma）

細胞は小型でN/C比の高いクロマチン濃染性の類円形細胞が，集塊状に出現し，その中に球状の粘液物質がみられる．この粘液物質はPAS染色陽性，アルシアンブルー染色強陽性を示す．

b. 粘表皮癌
（mucoepidermoid carcinoma）

粘液産生性の腺系細胞，扁平上皮系細胞，両者の中間型細胞が出現する．中間型細胞は，多辺形で厚い扁平上皮様の細胞質を有するが，粘液をもつ．細胞異型も軽度なものから高度なものまである．

c. 腺房細胞癌（acinic cell carcinoma）

腺房細胞に類似した異型の乏しい腫瘍細胞が，孤立散在性ないし小集塊状に出現する．

L 軟部腫瘍の細胞診

軟部腫瘍の主な良性病変には，線維腫，脂肪腫，神経鞘腫，平滑筋腫などがある．

悪性腫瘍には，線維肉腫（fibrosarcoma），悪性線維性組織球腫（malignant fibrous histiosarcoma；MFH），脂肪肉腫（liposarcoma），平滑筋肉腫（leiomyosarcoma），横紋筋肉腫（rhabdomyosarcoma），神経系由来の肉腫などがある．これらは腫瘍の穿刺吸引や摘出腫瘍の捺印などに出現することがある．軟部腫瘍はその発生機序，組織学的診断基準や細胞学的診断基準が十分に解明されていないものもあるのが現状で，一定以上の組織分化を示さないと，発生起源や組織型の推定が困難である．悪性例ほど細胞形態が複雑で，電顕や免疫染色を加味しても診断が困難なものが多い．細胞判定には，腫瘍の多様性，各種免疫染色の染色性に加え，発生年齢，発生部位，臨床経過などを総合的に把握したうえで，慎重に対処する必要がある．

参考文献

1) 坂本穆彦（編）：細胞診を学ぶ人のために 第5版．医学書院，2011
   ※細胞検査士の資格取得を目指す技師を対象として構成されているが，取得者においても入門の手引きとして利用できる
2) 西 国広（著）：基礎から学ぶ 細胞診のすすめ方 第2版．近代出版，2007
   ※細胞診入門書として最適であり，カラー写真の掲載が多く，解説も豊富である
3) 清水道生（著）：実用細胞診トレーニング．秀潤社，2008
   ※細胞診従事者にとっての必読書である．カラー写真の解像度もよく，解説も理解しやすいように工夫されている
4) D. Solomon・他（編），平井康夫（監訳）：ベセスダシステム2001 アトラス．シュプリンガー・ジャパン，2007
   ※報告様式の改定の母体となるベセスダシステムについて，カラー写真を入れ詳しく解説されている

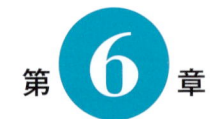

第6章
電子顕微鏡検査法

学習のポイント

❶ 電顕検体の流れを理解する．

試料採取 ⇨ 細切 ⇨ 固定（前・後固定） ⇨ 脱水 ⇨ 置換 ⇨ 包埋 ⇨ エポキシ樹脂硬化 ⇨ 薄切（準超薄・超薄切片作製） ⇨ 電子染色 ⇨ 電顕観察・撮影 ⇨ ネガ現像・写真焼きつけ ⇨ 電顕所見の作成 ⇨ 病理医に報告

本章を理解するためのキーワード

❶ 透過型電子顕微鏡：細胞内の微細構造を観察．
❷ 走査型電子顕微鏡：細胞表面を観察．
❸ 2段階操作：透過型電子顕微鏡の標本作製では，途中過程で2回の操作をすることが多い．
  ■ 二重固定：前固定と後固定
  ■ 2回の薄切：準超薄切と超薄切
  ■ 二重染色：電子染色（酢酸ウランとクエン酸鉛）

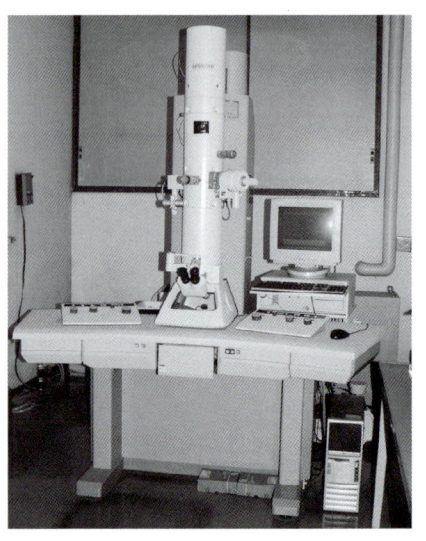

1. 透過型電子顕微鏡（TEM）（図1）

透過型電子顕微鏡（transmission electron microscope；TEM）の特徴は，光学顕微鏡に比べ，高倍率で試料の観察ができることにある．倍率700倍（低倍率）から10万倍程度（高倍率）まで，細胞全体像から微細構造に及んで，各倍率での観察が可能である．

透過型電子顕微鏡の原理は，光学顕微鏡とほぼ

A 電子顕微鏡の種類

電子顕微鏡（電顕）は，より高い分解能を得て，微細な構造を知るために光の代わりに波長の短い電子を光源として用いたものである．

電子顕微鏡には，組織細胞内の微細構造を透過電子のつくる影として観察する透過型電子顕微鏡と，電子照射によって生じた二次電子を走査しながらキャッチし，組織細胞表面の立体像を観察する走査型電子顕微鏡がある．さらに，厚みのある切片でも観察ができる超高圧電子顕微鏡がある．

医療分野では，透過型電子顕微鏡を用いることが多い．

図1 透過型電子顕微鏡（TEM）

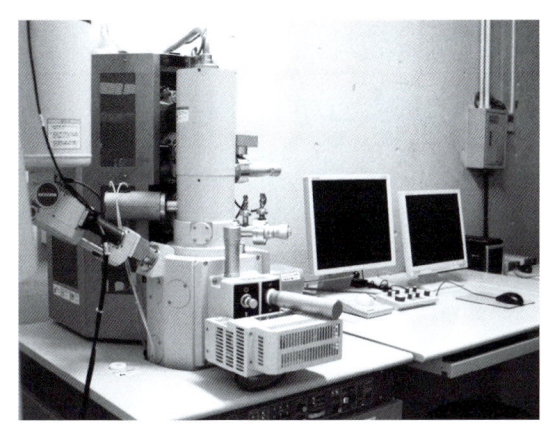

図2 走査型電子顕微鏡(SEM)

同じであるが，光源には電子が用いられる．電子は，気体分子と衝突し，真っ直ぐに進めない．透過型電子顕微鏡は電子を加速して走らせるため，鏡体部，カメラ室を常に高真空に保っている．また，電子は，光学顕微鏡のレンズの役目をする磁場・磁界を利用した電磁レンズにより超薄切片を透過し，蛍光板上で像を結ぶ．蛍光板上の像は，超薄切片の影であり，観察像は白黒となる．

2. 走査型電子顕微鏡(SEM)(図2)

細胞表面の絨毛などをそのままの状態で観察，あるいは免疫反応など細胞表面抗原の存在を標識抗体で検索するときなど，走査型電子顕微鏡(scanning electron microscope；SEM)が用いられる．

B 透過型電子顕微鏡用標本の作製

1. 固定法

a. 目的
固定は，細胞内小器官の自己融解防止や細胞形態保持のために行うものである．

b. 固定法の実際
検体は，通常，前固定と後固定の2重固定を行う．前固定には2.5%グルタールアルデヒド・リン酸緩衝液溶液を用い，後固定に2%オスミウム酸溶液を用いる．グルタールアルデヒドは，主に蛋白質を固定し，オスミウム酸は，主に脂質を固定する．

グルタールアルデヒドの調整
1) 0.2M A液・B液の作製
A液：リン酸二水素ナトリウム二水和物(リン酸一ナトリウム；$NaH_2PO_4 \cdot 2H_2O$)31.2gを1Lの蒸留水に溶解し，0.2Mとする
B液：リン酸水素二ナトリウム・12水[リン酸二ナトリウム(12水塩)]71.6gを1Lの蒸留水に溶解し，0.2Mとする

2) 0.1Mリン酸緩衝液(pH7.4)の調整

A液	28.5 mL
B液	121.5 mL
蒸留水	150.0 mL
全量	300 mL

3) 2.5%グルタールアルデヒド固定液の調整

70%グルタールアルデヒド	10 mL
0.1Mリン酸緩衝液(pH7.4)	270 mL
全量	280 mL

2%オスミウム酸固定液の調整

4%四酸化オスミウム溶液	5 mL
蒸留水	5 mL
全量	10 mL

または

四酸化オスミウム結晶	1 g
蒸留水	50 mL
全量	50 mL

> **サイドメモ：オスミウム酸(四酸化オスミウム)**
> オスミウム酸(osmic acid)は毒性が強く，皮膚に触れると危険である．また，刺激臭があり，目や鼻の粘膜を保護するため，取り扱いの際は，ゴム手袋・ゴーグルの装着，ドラフト内で作業を行うなど細心の注意をはらう．

1) 前固定

腎生検等小片組織は，そのまま 4℃ 2.5％グルタールアルデヒドに浸漬し，20分以上（overnight 可）冷蔵固定する．大きな組織の場合は，いったん 4℃の前固定液に浸したのち，固定液中で試料が乾燥しないように刃の薄いカミソリを用いて引き切り（図 3）を行い，約 1 mm³ の大きさに細切する（図 4）．

2) 後固定

前固定液をリン酸緩衝液で洗い，2％オスミウム酸溶液で約 1 時間振盪固定する（図 5）．

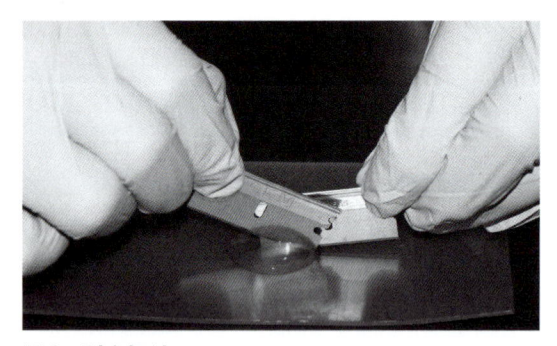

図 3　引き切り
2 枚のかみそりを交差させ，組織片上で左右に引きながら切る．

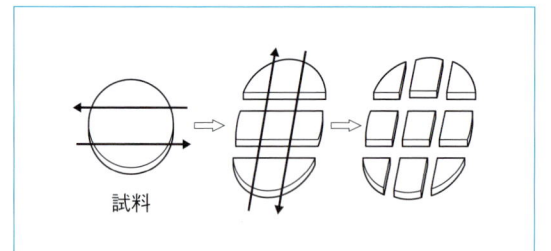

図 4　試料の細切

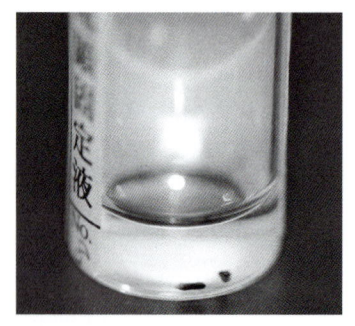

図 5　後固定後の腎生検検体
組織の色は，黒変する．

2. 脱水・包埋法

a. 脱水（振盪器を使用）

低濃度アルコールから純アルコールまで，上昇アルコール系列で脱水を行う．

❶ 60％冷エタノール（約 10 分）
❷ 70％冷エタノール（約 10 分）
❸ 80％冷エタノール（約 10 分）
❹ 90％冷エタノール（約 10 分）
❺ 100％エタノール（約 10 分）

> **サイドメモ：脱水時の注意**
> 100％エタノールは何度も液換えし，水分を完全に取り除く．

b. 置換 1（振盪器を使用）

置換剤の濃度を段階的に上げていき，エタノールを完全に置換剤に置き換える．

❶ QY1：エタノール＝1：3（10～30 分）
❷ QY1：エタノール＝1：1（10～30 分）
❸ QY1：エタノール＝3：1（10～30 分）
❹ QY1（10～30 分）

> **サイドメモ：置換 1 の注意**
> ・QY1 は何度も液換えし，エタノールを完全に取り除く．
> ・置換剤として，プロピレンオキサイド，QY1（ブチルグリシジルエーテル）などが用いられる．

c. 置換 2（振盪器を使用）

エポキシ樹脂の濃度を段階的に上げていき，QY1 を完全にエポキシ樹脂に置き換える．

❶ QY1：エポキシ樹脂＝1：3（約 1 時間）
❷ QY1：エポキシ樹脂＝1：1（約 1 時間）
❸ QY1：エポキシ樹脂＝3：1（約 1 時間）
❹ 純エポキシ樹脂（約 1 時間）

> **サイドメモ：置換 2 の注意**
> エポキシ樹脂は何度も液換えし，QY1 を完全に取り除く．

d. 樹脂包埋

カプセルホルダーにカプセルを立て，カプセル内に検体番号をプリントした紙片，エポキシ樹脂，検体の順に入れる．孵卵器（35℃から60℃まで段階的に温度を上げていく）で約3日間エポキシ樹脂を硬化させる．

エポキシ樹脂の硬化手順（温度管理）
❶ 35℃（12時間）
❷ 45℃（24時間）
❸ 60℃（24時間以上）

エポキシ樹脂の調整
エポン812	25 mL
DDSA	60 mL
アラルダイト	20 mL
ジブチルフタレート	2 mL

※各溶液は，粘稠度が高いため，ディスポーザブルのシリンジで液量を量る．
※各溶液を混合攪拌後，冷凍庫で保存する．使用時に室温に戻し，使用量に対しDMP30（硬化剤）を1.5～2%加える．

サイドメモ：包埋剤と包埋用の道具

包埋剤には非水溶性のエポキシ樹脂，ポリエステル樹脂，スチレン樹脂や水溶性のエチレングリコールなどがあるが，通常主にエポキシ樹脂が用いられる．これは，熱重合時に収縮が少ない，気泡が生じにくい，硬化反応が一様に行われ，電子線に対して強いという利点がある．
包埋に必要なものは，ベークライト製やステンレス製のカプセルホルダーをはじめ，ポリエチレンカプセル，ゼラチンカプセル（水溶性），シリコン包埋板などである．

---

3. 超薄切片作製法

a. ウルトラミクロトーム（図6）

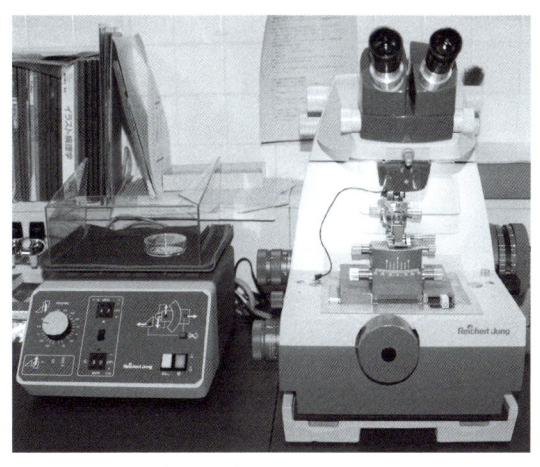

ウルトラミクロトームは回転式ミクロトームの1つで，ナイフを固定してブロックを前方に送り出す機構である．ナノ単位のきわめて薄い切片を作製するため，各部位は精密な構造で，接眼部に実体顕微鏡が組み込まれている．

図6 ウルトラミクロトーム

薄切操作は，主に接眼レンズ（実体顕微鏡）をのぞきながら実施する．以上の操作は，塵埃がなく，空気の移動が少なく，振動のない場所で行う．

b. 超薄切の準備

1）ガラスナイフの作製

ガラスナイフは，試料の荒削り（面出し）と光顕切片作りに使用する．厚さ6 mm，長さ40 cm程度のガラス棒から，ナイフメーカーを用いて作製する（図7, 8）．

ナイフメーカーにガラス棒をセットし，ガラスの表面に傷を入れ，ガラス棒に圧力をかけて割り，正方形のガラス片を作製する．

ガラス片の角をナイフメーカーにセットし，ガラスの表面に傷を入れ，ガラス片に圧力をかけて割ると2枚のガラスナイフができる．

ガラスナイフの刃先が水平で，左右の傾斜がなく，平坦なものを選ぶ．ドラフティングテープまたはビニールテープでボートをつける（図9b）．刃先が水平でないものは，荒削り用にするため，ボートはつけないでおく．

2）グリッドメッシュの準備

グリッドメッシュ（図10；以下メッシュと称す）

サイドメモ：超薄切片の厚さの単位

ナノ（nm）：1 nm は 10^{-9} m ＝ 0.001 μm

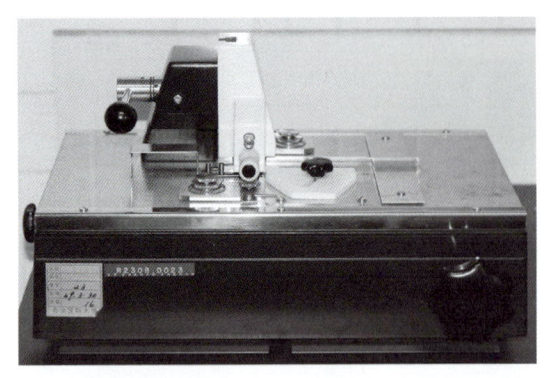

図7　ナイフメーカー

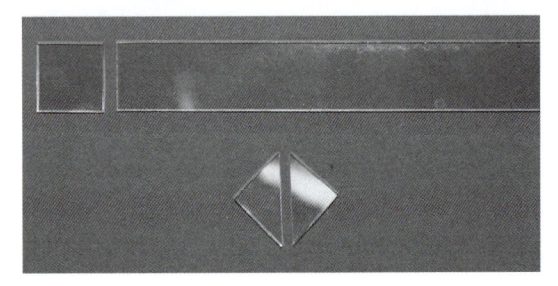

図8　正方形ガラス，ガラス棒，ガラスナイフ

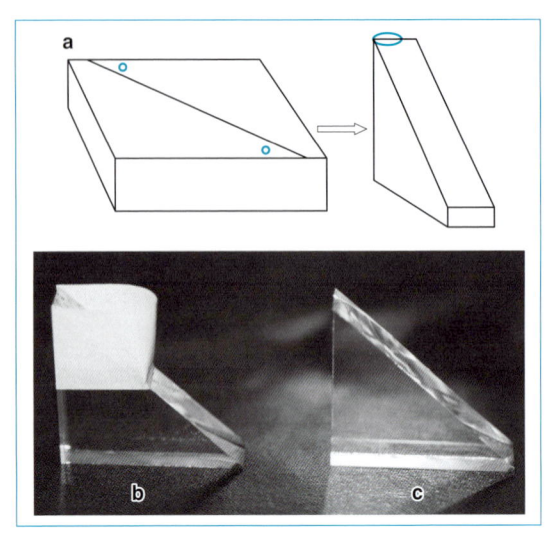

図9　ガラスナイフ
a．○印部が薄切で使用する面になる．
b．ドラフティングテープを用い，ボートを付けたガラスナイフ
c．荒削り用ガラスナイフ

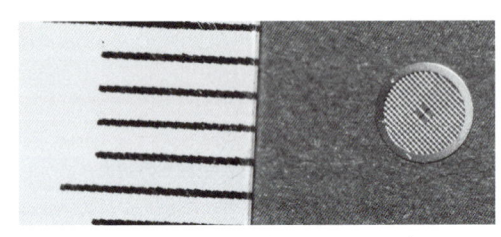

図10　グリッドメッシュ（直径約3 mm）

は，超薄切した切片を拾いあげるためのもので，パラフィンブロック作製時のスライドガラスにあたる．円形金属製で，格子状に穴があいている．素材は，銅製，ニッケル製，金製などである．電顕観察目的により使い分ける．通常は，銅製のものを使用する．

使用前に，100％エタノールでよく洗い，乾かしておく．

3）薄切

切片の薄切は，2段階で行う．まず，ガラスナイフを用いて準超薄切片を作製し，トルイジンブルー染色を行った後に光学顕微鏡で観察し，必要な部分を見極める．その後，ダイヤモンドナイフを用いて超薄切片の作製を行う．

準超薄切片用染色液（トルイジンブルー染色液）の調整	
蒸留水	500 mL
ホウ酸ナトリウム	5 g
トルイジンブルー	4 g

※混和後濾過し，使用液とする．

準超薄切片作製

❶ ブロックをカプセルからはずし，ウルトラミクロトームのブロック支持台にセットする．
❷ ガラスナイフ（荒削り用）をウルトラミクロトームのナイフホルダーにセットし，ハンドルを回転させて面出しを行う．荒削り途中に

サイドメモ：支持膜の作製

特殊な試料（細菌，ウイルス，血液細胞など）観察の際，メッシュにコロジオン膜を貼り付け，試料が剥がれ落ちないようにする．

酢酸アミル，酢酸エチルに溶解したコロジオンをシャーレの中の蒸留水にたらすと　水面に薄い膜が形成される．メッシュを底に沈めておき，蒸留水を静かに抜いていくと，メッシュ表面にコロジオン膜が貼り付けられる．

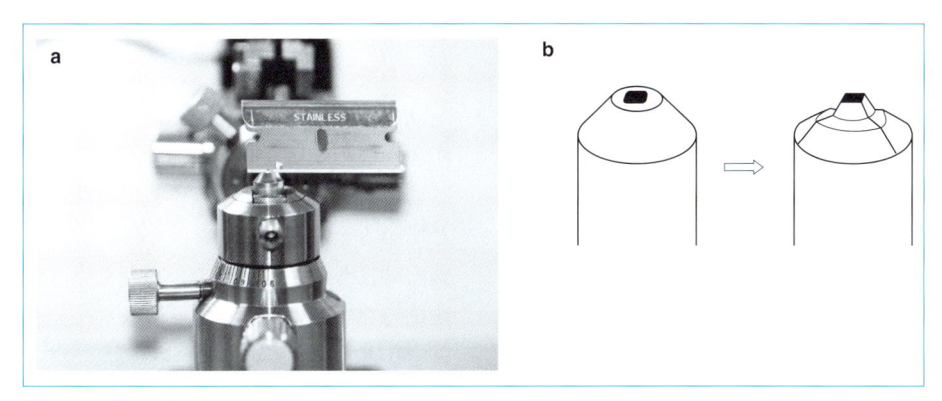

図11 ブロック
a．カミソリを用い，余分なエポンを切り落とす．
b．余分なエプロンを切り落とす．

切片をスライドガラスに貼り付け，光学顕微鏡で必要な面が出ているかどうか確認しながら少しずつ切り進む．たとえば腎生検の場合は，糸球体が出現するまで面出しを行う．

❸ 目的とする面が出たら，ブロックの余分なエポンを切り落とす（トリミング操作；図11）．

❹ ガラスナイフをボート付きのものに交換し，ブロック面とガラスナイフの刃先が平行になるように面を合わせ，ボート内に水を満たす．1μm切片を数枚作製し，切片が水に浮かぶ．

❺ あらかじめ光顕用スライドガラスに水滴をつくっておき，1μm切片をピンセットですくい上げ，スライドガラスに静かに移す（図12）．

❻ スライドガラスを90℃の伸展器にのせ，水を蒸発させると切片がスライドガラスにぴったりと貼り付く．

❼ スライドガラスにトルイジンブルー染色液をのせ，90℃で5分間染色する．

❽ スライドガラスを流水水洗し，伸展器上で乾燥させる．

❾ 光顕切片を光学顕微鏡で観察し，必要な部分を確認後，さらにブロックのトリミングを行う．

超薄切片作製

❶ 二度目のトリミングが完了したブロックの面とダイヤモンドナイフ（図13）の刃先が平行になるように，面を合わせる．

❷ ダイヤモンドナイフのボート内に水を満たす．

❸ ウルトラミクロトームの自動薄切機能を使い，約90nmの切片を作製する．このとき，

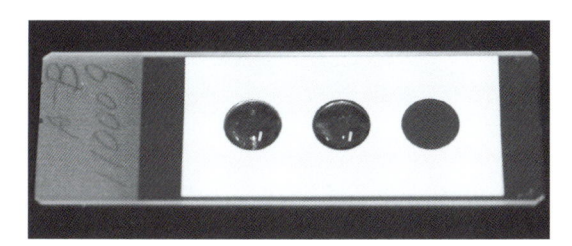

図12 切片の移乗
準超薄1μm切片をスライドガラスの水滴に移す．

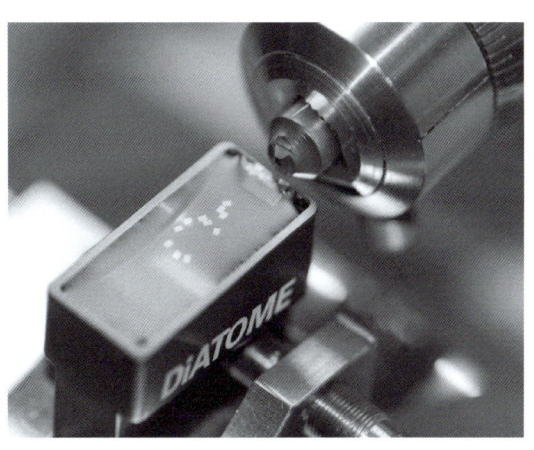

図13 ダイヤモンドナイフによる超薄切

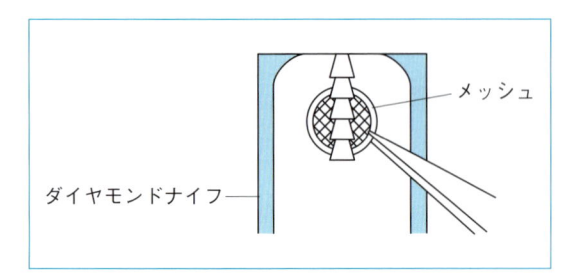

図14 超薄切片のメッシュへのすくい取り

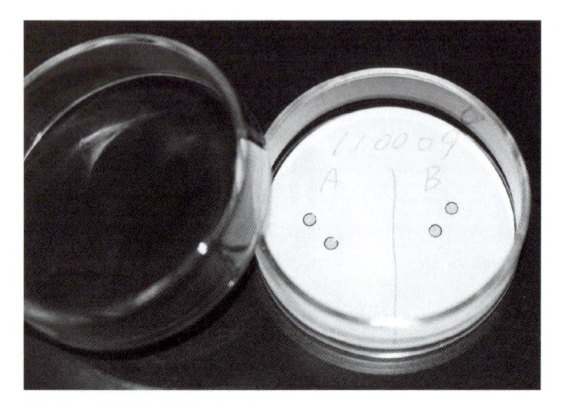

図15 超薄切後のメッシュ

ウルトラミクロトームは，わずかな振動でも超薄切片にチャター（横波）が生じやすくなる．超薄切中は，手動でハンドルを回したり，ウルトラミクロトームの近くでほかの作業を行ったりすることは極力避けるようにする．

❹ メッシュに，シルバー色の超薄切片をすくい取る（図14）．

❺ メッシュを濾紙にのせ，自然乾燥させる（図15）．乾燥が不十分だと電子染色の最中に超薄切片が剝がれ落ちてしまうことがあるため，1時間以上乾燥させる．

4. 電子染色

超薄切片は，そのまま電子顕微鏡で観察するとコントラストが弱く，観察しにくい．そこで，細胞の微細構造にコントラストをもたせ，細胞構成成分の蛋白質，脂質，核酸，糖類などと親和性が高く，電子線の散乱能が高い重金属を用いて電子染色を行う．

電子染色は，酢酸ウラン染色液とクエン酸鉛染色液を用いた二重染色である．近年，酢酸ウランの入手が困難になりつつあり，代替ウランを用いることもある．また，染色液に結晶（沈殿物）が生じていると超薄切片に結晶が付着し，電子顕微鏡観察時にきれいな視野を得られない．染色液は沈殿物のないものを使用する．

電子染色用染色液の調整

1) 酢酸ウラン染色液

蒸留水	100 mL
酢酸ウラン	5 g

※遮光し，溶液が透明になるまでスタラーで撹拌する．

※濾過後，使用液とする．遮光し室温で保存．フラスコの底にウランの沈殿物が生じたら，作り直す（約1か月）．

2) クエン酸鉛染色液

A 液	
クエン酸鉛	0.4 g
蒸留水	50 mL
B 液	
水酸化ナトリウム（NaOH）	0.4 g
蒸留水	50 mL

※B 液の水酸化ナトリウムが溶けきるまで撹拌する（5分以内）．水酸化ナトリウムは，吸湿性が強いので手早く計量する．

※A 液を透明になるまで撹拌する（約1分）．

※A 液に B 液を静かに加えながら混合し，全量を100 mL とする．

※空気に触れると炭酸鉛を生じるので，パラフィルムでフラスコの口をぴったりと覆い，空気を遮断するように保存する．パラフィルムは，毎回新しいものを使う．

※フラスコの底に沈殿物（炭酸鉛）が生じたら，染色液を作り直す．

表1 超薄切片の厚さと干渉色

超薄切片の厚さ	干渉色
60 nm 以下	灰色（グレー）
60〜90 nm	銀色（シルバー）
90〜150 nm	金色（ゴールド）
150〜190 nm	紫色（パープル）
190〜240 nm	青色（ブルー）
240〜280 nm	緑色（グリーン）
280〜320 nm	黄色（イエロー）

(Peachey, 1958による)

サイドメモ：超薄切片の厚さと色

超薄切片の厚さは、ウルトラミクロトームの目盛りのみの操作で90 nm切片と判断することは困難である。切片の厚さは、ダイヤモンドナイフボートの水に浮かぶ切片自体の色を見て判断する（表1）。90 nmに近いといわれている色は、シルバー色切片である。グレー色切片は、90 nmよりも薄いと判断し、ピンク色切片や青色切片、金色の切片は、90 nmよりも厚い切片と判断する。シルバー色切片以外は、電子顕微鏡観察に適さない。

電子染色の手順

❶ 酢酸ウラン染色（図16）（25〜30分）：パラフィルムの上に酢酸ウラン染色液をのせ、超薄切片を貼りつけたメッシュを沈めて染色する。染色中は遮光する。

❷ 水洗：ピンセットの先でメッシュを挟み、洗浄ビンの蒸留水を勢いよく噴射し、ピンセットを伝わらせてよく洗う。その後、ピンセットの間に濾紙を挟み込み、メッシュから蒸留水を吸い取る。

❸ クエン酸鉛染色（約5分）：酢酸ウラン染色液と同様、パラフィルムの上にクエン酸鉛染色液をのせ、超薄切片を貼り付けたメッシュを沈める。染色中は遮光する。

❹ 水洗：再びピンセットの先でメッシュを挟み、洗浄ビンの蒸留水を勢いよく噴射し、ピ

サイドメモ：クエン酸鉛染色時の注意

染色中は空気中の炭酸ガスと反応した炭酸鉛が生じないように小型シャーレの中で行い、水酸化ナトリウムの粒を周囲に置く。

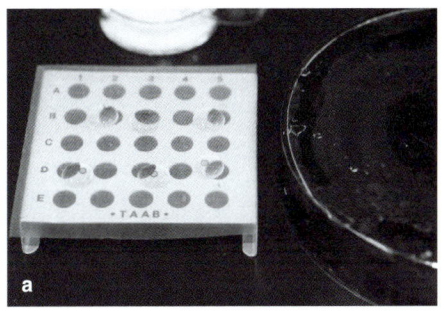

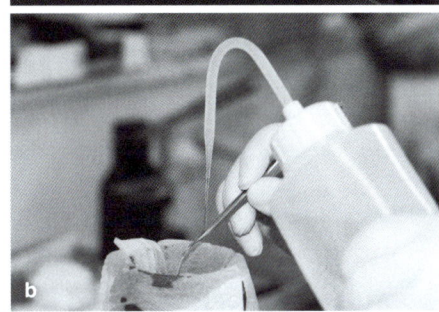

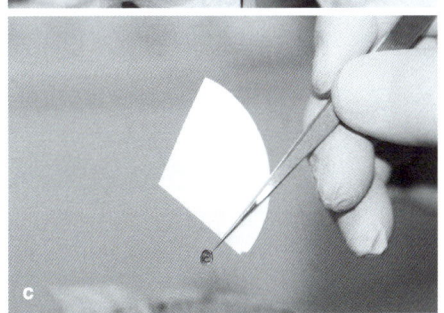

図16 酢酸ウラン染色
a. シャーレに黒紙を貼ったもの。染色中は、これでパラフィルム全体を覆い遮光する。
b. メッシュの洗浄
c. 濾紙による水分の吸い取り

ンセットを伝わらせてメッシュをよく洗う。その後、ピンセットの間に濾紙を挟み込み、メッシュから蒸留水を吸い取る。

5. 電子顕微鏡観察

メッシュを電子顕微鏡に挿入後、低倍率（700〜1,800倍程度）、中倍率（2,000〜7,000倍程度）、高倍率（8,000〜20,000倍程度）でおのおののバランスよく、観察・撮影を行う。

電子顕微鏡観察できるさまざまな症例の一部を図17〜19に示す。

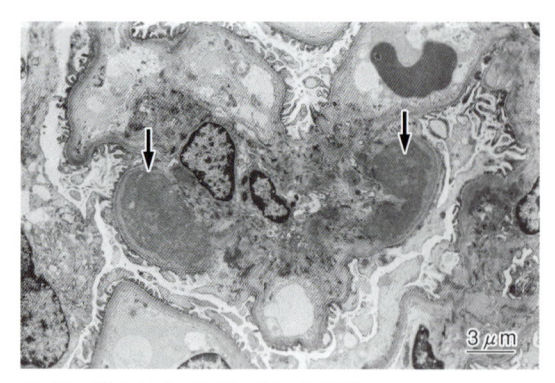

図17 腎生検(IgA腎症)(×3,500)
円形大型 deposit(矢印)

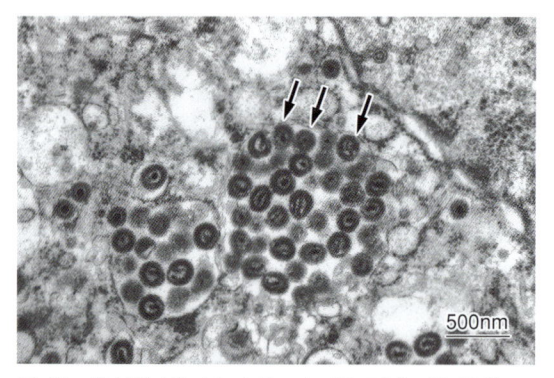

図18 肺剖検(サイトメガロウイルス)(×30,000)
サイトメガロウイルス(矢印)
直径166 nm

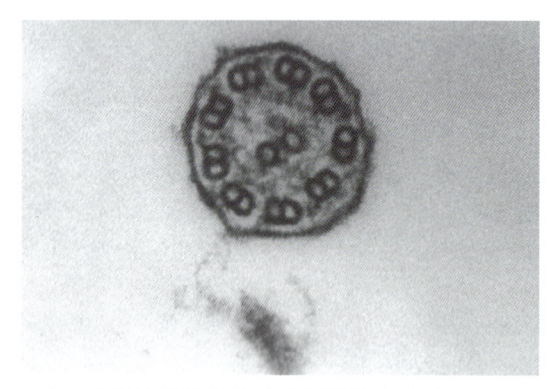

図19 気管支生検(不動線毛症候群)(×150,000)
直径200 nm

6. 暗室操作

電子顕微鏡観察・撮影終了後は,電子顕微鏡のカメラ室からネガを取り出し,暗室において,フィルムの現像・印画紙への焼き付けを行う.フィルムや印画紙は光が当たると感光してしまうため,暗室内の赤色光で操作を行う.

最近は,電子顕微鏡にCCDカメラを取りつけ,現像・焼き付け操作をしなくても簡単にデジタル撮影・画像の取り込みができるようになってきた.

1) 電子顕微鏡撮影後のフィルム現象

電子顕微鏡フィルムを現像液(温度を20℃に保つ)に入れ,ムラができないようにゆすりながらネガの画像が出るまで,3分程度現像する.画像が出たら1.5%酢酸水で反応を停止させ,定着液に5〜10分程度入れる.その後,流水で5分以上定着液を流し去り,フィルムドライヤーで乾燥させる.

2) ネガから印画紙への焼き付け

印画紙にネガを焼き付け,現像液に浸す.画像が出てきたら,停止液(1.5%酢酸水)で反応を停止させ,定着液に入れる.フィルム現像同様に定着液に5〜10分程度入れた後,流水水洗し,室温またはフィルムドライヤーで乾燥させる.

7. 写真のトリミング

写真の余白部分を写真カッターでトリミングし,整える.写真を番号順に並べる.

8. 報告・整理保管

写真の所見を病理医に報告する.報告後のレポート・写真・患者の申し込み用紙などをまとめて,電顕室専用のファイルに綴じ込む.

C 走査電子顕微鏡用標本の作製

透過型電子顕微鏡と異なる要点のみ示す.
1) 表面構造の観察が目的になるため,組織表面に付着するもの,粘液や血液などていねいに洗い落とす必要がある.
2) 固定液は2.5%グルタールアルデヒド,1%オ

スミウム酸などが用いられる．
3) 固定後の水洗を経て，脱水に入る．60％からの上昇エタノール系列で100％まで行き，無水アセトンに投入する．この過程で注意しなくてはならないのは，高濃度エタノール，アセトンへの投入時，試料を乾燥させてはならないことである．
4) 試料台への搭載．試料と試料台の接着は伝導性のよい銀ペーストで接着する．
5) 観察表面へ反射電子効率をよくするため，金属膜を蒸着する．一般に金などが使用される．
図20に走査電子顕微鏡像の例を示す．

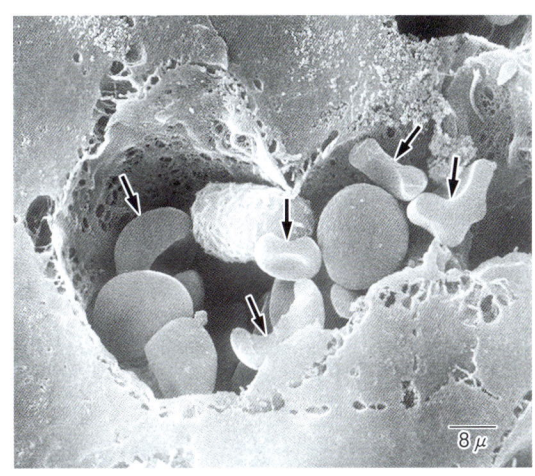

図20　肝臓類洞の走査電子顕微鏡像（×3,000）
肝実質組織の割画像で，類洞内に赤血球（矢印）がみられる．

D 電顕的オートラジオグラフィー法

概要を以下に示す．
1) 実験手法で，試料に放射性物質（トリチウムなど）を取り込ませ，超薄切片を作製する．
2) 超薄切片に写真印画紙に使用される乳剤を塗り，1〜2週間暗所に置く．
3) 乳剤を現像すると放射性物質に感光した部分が銀粒子となって残る．銀粒子の所在を電顕で観察する．

E 免疫電顕法

免疫電顕法は，酵素抗体法を行う組織切片の種類により凍結切片法（プレエンベディング法）と樹脂包埋超薄切片法（ポストエンベディング法）とに大別される．

原理は，組織切片で行う酵素抗体法・間接法と同様である．

a. プレエンベディング法

包埋操作前に酵素抗体反応を行い，DABの局在を電子顕微鏡観察する方法である．凍結切片を作製し，スライドガラスに貼り付けた切片上において，抗原失活が起こりにくく形態保持に優れた固定を行ったのち，酵素抗体法・DAB発色を行う．この切片の載ったスライドガラスを脱水・浸透・樹脂包埋する．その後，樹脂に埋もれた切片をスライドガラスより剥がし超薄切片を作製して電顕観察を行う．超薄切片上での抗原性の保存を良好にするための急速凍結法なども行われている．

b. ポストエンベディング法

包埋操作後，超薄切片を作製し，グリッドメッシュ上で酵素抗体反応を行う方法である．二次抗体に金コロイドなどを標識し，超薄切片上で酵素抗体法を行ったのちに電子顕微鏡観察を行う．金コロイドの局在を電子顕微鏡観察する．ここで使用するグリッドメッシュは，通常使用のCu（銅）製ではなく，Ni（ニッケル）製を用いる．

参考文献
1) 吉里勝利（監修）：最新図説生物．第一学習社，2009
　※光学顕微鏡・電子顕微鏡の原理が図で示されている．他の生物学的な基礎事項も充実している
2) 関西電子顕微鏡応用技術研究会（編）：電子顕微鏡試料作製法．金芳堂，1999
　※透過型電顕・走査型電顕の試料作製法や医療系・それ以外の試料の取り扱い方が専門的に詳しく解説されている
3) WHO電子顕微鏡学研究研修センター（編）：医学・生物学研究のための電子顕微鏡学Ⅰ．藤田企画出版，1992
　※電顕試料作製の基礎がわかりやすく解説されている

第7章 病理解剖検査法

学習のポイント

1. 病理解剖，また，病理解剖以外の死体解剖について理解する．
2. 死体解剖保存法について学ぶ
3. 病理解剖の手技，また，病理解剖時の臨床検査技師の業務（介助）について理解する．
4. 臓器の重量および大きさを理解する．
5. 病理解剖時の感染対策（バイオハザード）を知る．

本章を理解するためのキーワード

1. 解剖の種類（表1）：解剖の目的により大きく3つに分かれる．
2. 死体解剖保存法
   ・死体解剖が許される場合
   ・死体解剖者の資格
   ・死体解剖が行える場所
   ・遺族の承諾の必要性
   ・犯罪と関係のある異常を見いだしたときの対処法

表1 死体解剖の種類

系統解剖		人体の正常の構造を明らかにするために行う解剖．
病理解剖		病死者の死因，病気の種類やその本態，治療効果などを解明するために行う解剖．
法医解剖	司法解剖	犯罪と関係があると思われる場合に，刑事訴訟法に基づいて行う解剖．
	行政解剖	伝染病，中毒，災害などによって死亡した疑いのある場合や，死因不明の死体について，その死因を明らかにするために監察医が行う解剖．

A 解剖検査とは

1. 病理解剖検査の目的

病理解剖は臨床診断との形態学的変化を相関することで，死因の直接的解明や治療の効果判定，続発性の合併症や偶発病変の発見を目的とし行うものである．

また，病理解剖で得られた所見は臨床病理検討会（CPC；clinico-pathological conference）や死因検討会で討議され，臨床医へのフィードバックや将来の医学の進歩，発展にも寄与する．

死体解剖について表1にまとめる．

2. 病理解剖に関する法律

病理解剖は死体解剖保存法（昭和24年6月10日，法律第204号）に基づき行われる．それに関係する事項を記す．

a. 解剖の許可

死体（妊娠4か月以上の死胎を含む）を解剖しようとする者は，あらかじめ，解剖をしようとする地の保健所長の許可を受けなければならない（第2条）．ただし，死体の解剖に関し相当の学識技能を有する医師，歯科医師そのほかの者であって，厚生労働大臣が適当と認定したものが解剖する場合，および大学の解剖学，病理学または法医学の

```
　　　　病　理　解　剖　承　諾　書

○○○附属病院　病院長　殿

　死亡者氏名：
　　　住　　　所：
　死亡年月日：　　年　　月　　日
　死亡の場所：

　上記の死亡者が，死体解剖保存法の規定に基づいて，死
因と病態の解明のために，貴病院で病理解剖されること
を承諾します．

　　　　　　年　　月　　日
　氏　　　　名：
　住　　　　所：
　死亡者との続柄：

説明を受け，承諾された項目に印をつけて下さい．
□病理解剖で摘出された臓器・組織が，一定の保管期間
　後，貴病院の責任において茶毘に付されること．
□病理解剖診断が日本病理剖検輯報に登録されること．
□顕微鏡標本とパラフィンブロックが貴病院に半永久
　的に保存され，必要に応じて医学教育と研究に供され
　ること．
```

図1　病理解剖承諾書の例

教授又は准教授が解剖する場合は，保健所長の許可を受けなくても死体解剖を行うことができる(第2条，第1項)．

保健所長は，公衆衛生の向上又は医学の教育若しくは研究のため特に必要があると認められる場合でなければ，前項の規定による許可を与えてはならない(第2条，第2項)．

b. 遺族の承諾

死体の解剖をしようとする者は，その遺族の承諾を受けなければならない(第7条)(**図1**)．

剖検後に遺族とのトラブルを避けるためにも承諾の意志を文書に残してもらう．ただし，以下の場合には遺族の承諾なしに解剖ができる(※遺族の諾否確認不能証明書が必要である)．

1) 死亡確認後30日を経過しても，なおその死体について引取者のない場合(第7条，第1項)．
2) 2人以上の医師(うち1人は歯科医師であってもよい.)が診療中であった患者が死亡した場合において，主治の医師を含む2人以上の診療中の医師または歯科医師がその死因を明らかにするため特にその解剖の必要を認め，かつ，その遺族の所在が不明であり，または遺族が遠隔の地に居住するなどの事由により遺族の諾否の判明するのを待っていてはその解剖の目的がほとんど達せられないことが明らかな場合(第7条，第2項)．

c. 解剖を行う場所

死体の解剖は，特に設けた解剖室においてしなければならない．ただし，特別の事情がある場合において解剖をしようとする地の保健所長の許可を受けた場合は，ほかの場所でもよい(第9条)．

d. 犯罪に関係のある異状の届け出

死体を解剖した者は，その死体について犯罪と関係のある異状があると認めたときは，24時間以内に，解剖をした地の警察署長に届け出なければならない(第11条)．

e. 標本としての保存

医学の教育または研究のため特に必要があるときは，解剖をした後その死体の一部を標本として保存することができる．ただし，その遺族から引渡の要求があったときはこの限りでない(第18条)．

f. 礼意

死体の解剖を行い，またはその全部若しくは一部を保存する者は，死体の取扱にあたっては，特に礼意を失わないように注意しなければならない(第20条)．

B 病理解剖の実際

1. 病理解剖の準備

a. 心構え

解剖開始前は剖検医とともに臨床医による臨床経過や問題点などの説明を聞き，理解したうえでその病気に応じた介助を心がける．また，遺族の強い希望で局部解剖になる場合があるので，その

場合は必要以上の切開をしないよう十分に理解しておく.

b. 防具

準備室で上下使い捨ての剖検着に着替え, 帽子, ゴーグル(飛散防止用), マスク, 手術用ゴム手袋, ビニール製手差し, ビニール製前掛け, ゴム長靴などで防護する. なお, 剖検開始前に結核やその疑いがある場合は, N-95マスクを着用するなどの対応が必要である.

c. 設備

解剖室は写真撮影, 立ち会い医師や見学者の場所などの十分な広さがあり, 照明も明るく, 換気装置, 水洗できる床, 上下水道も完備されていなければならない. 剖検室のほかに更衣室, 臓器保存室, 霊安室も必要である.

1) 剖検台

近年では感染症対策剖検台が使われ, 剖検台にフィルターが内蔵され強力な吸気で細菌や骨粉の飛散を防ぎ剖検者の作業をより安全にしている.

2) 備品

体重計つきストレッチャー, 臓器切り出し台, 臓器撮影装置, デジカメ, ホルマリン作製装置, バケツ, バット, 脳びん, ストックびん, 秤, 所見記載用紙と記載板, 木札, 必要に応じて固定液なども用意し, 細菌, 真菌, ウイルスなどの培養器具も必要に応じて準備する.

3) 解剖器具

解剖用木枕, 解剖刀(円刃刀と尖刃刀), 小型手術用メス, 肋骨剪刀, 脳刀, 腸剪刀, 解剖鋏(片尖), 鉗子(有鉤と無鉤の長短), ピンセット(有鉤と無鉤), T字のみ, 金槌, ゾンデ, 柄杓, 計量カップ(大小), トリミングナイフ, ガーゼ, スケール, 電動鋸, 吸引器, 解剖用先曲針, 縫合糸なども準備する(図2).

2. 病理解剖の介助

臨床検査技師の担当する主な業務をあげる.

1) 解剖前の準備

解剖室の空調を確認し, 備品, 器具を準備する. 次にバット, ストックびんに6倍希釈ホルマリン, シャーレには緩衝ホルマリンを準備する. また, 剖検番号や遺族の承諾書などを必ず確認する.

2) 解剖中の介助

死体の身長, 体重の計測, 臓器の摘出, 臓器の重量と大きさの計測, 開頭, 血液採取, 胸腹水採取, 写真撮影(剖検番号と物差しを付すること)などを行う.

3) 解剖後の仕事

死体に詰め物をして皮膚の縫合をする. 死体の皮膚に付いた血液, 汚物などをきれいに清拭する. 解剖に使用した備品, 器具や剖検台の洗浄, 消毒, 摘出臓器の固定, 保存と採取した材料の管理など

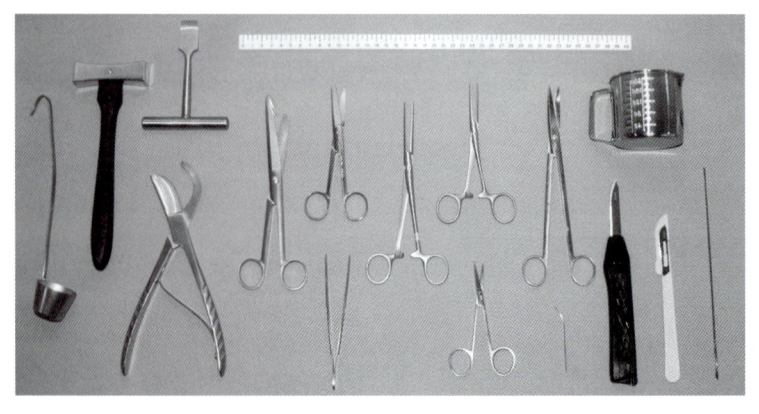

図2 病理解剖時に使用する主な器具

も行う.

3. 病理解剖の手順

a. 外表の観察
　身長，体重を測定し，性別，体格，栄養状態，奇形，変形の有無，皮膚の色調（貧血，黄疸，色素沈着，脱色，入れ墨の有無など），発疹，出血，外傷，手術創の計測，潰瘍，瘢痕などの有無，浮腫，腫瘤の有無，外表から触れるリンパ節の有無などをみる．眼球結膜の色調（黄疸，貧血など），角膜の混濁度，瞳孔の大きさ，左右差，鼻粘膜，口腔，口唇粘膜，舌の性状，歯の形や数，外耳の状態などを観察する．下顎や四肢の関節の可動性，死後硬直の程度と広がり，背面の死斑の程度や褥瘡の有無，陰部の出血の有無もみる．異常があれば必要に応じて写真を撮る．

b. 皮膚の切開
　医師が解剖刀で左鎖骨中央部付近より全胸部を通り右鎖骨中央にかけて切開する．次に全胸部中央切開部より下方へ胸骨上から腹部へ臍部を避けて左大腿部まで一気に切開する（図3）．

c. 胸部の切開
　全胸部皮膚になるべく大胸筋をつけ，肋骨表面を剝がすようにして，側胸部まで剝離する．左右の横隔膜の高さを腹腔側から肋骨の下側の横隔膜に手を入れ，横隔膜位の高さを肋骨の位置で測定する．肋軟骨部付近の肋間筋を解剖刀の先で小さく切開する．開胸は肋骨剪刀を用い肋骨・肋軟骨移行部に近い肋軟骨を切る（図4）．
※肋軟骨は切断面が滑らかであるため，胸部臓器を取り出す際に腕などの切傷を防ぐことができる．

d. 心臓の摘出
　心嚢外膜を有鉤ピンセットでつかみ，片尖ハサミの尖で逆Y字様に切開を加え，切開された外膜を鉗子で左右の肋骨か肋間筋に固定して視野を広くし，心嚢水を小カップで汲み，色・混濁の有無などを確認し，計量カップにて量を計る．心嚢

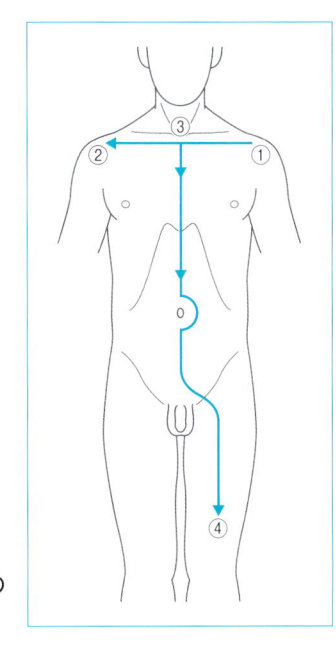

図3　皮膚切開の仕方

腔内の下大静脈に鉗子を挟み下大静脈から血液の流入を止め，鉗子をかけた内側（心側）の下大静脈を切り，心後面が見えるように持ち上げ肺動・静脈を確認し，心側に5〜8 mmくらいつけるように切り離し，次に上大静脈・大動脈弓の下（上行大動脈）で切り離す．

e. 肺の摘出
　肺を取り出すときには，左右の人差し指と中指の間に肺を挟むようにして縦隔側に肺を持ち上げ肺門部を見やすくする．たとえば，右肺を取る場合，まず解剖補手の右手の人差し指と中指の間に肺尖部から肺門部に向かって，左手の人差し指と中指の間に肺下葉を挟むようにして縦隔側に持ち上げ医師が切りやすいようにする．医師はハサミで心外膜との癒着面や肺下葉と横隔膜面を剝がし，気管支および肺動・静脈のみとし，気管支の長さを指で確認して，解剖刀で切り取る．
　気管支内の内容物の色，粘稠度，量，肺や気管支動・静脈に血栓がないか，壁側胸膜面や臓側胸膜表面には異常がないかなどの所見を取り，重量を測定する．

f. 腸管の摘出
　消化管は口から食道，胃，十二指腸，小腸（空腸・

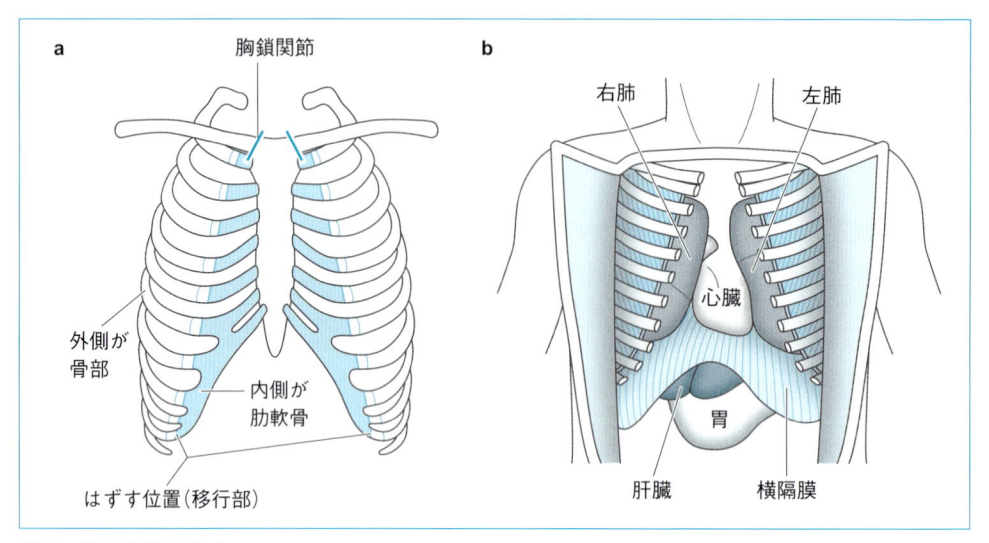

図4　胸部切開の仕方
a．肋軟骨を骨部に近いところで切断していく．最後に胸鎖関節を切り胸骨をはずす．
b．胸骨をはずした胸腔内．

回腸），大腸（盲腸・上行結腸・横行結腸・S字状結腸・直腸）の順に続く．腸を摘出するには直腸上部に鉗子を2本平行に掛け，その2本の鉗子の間をハサミで切りS字状結腸・下行結腸・横行結腸・上行結腸・盲腸の順に下から切る．大腸が切り離せたら解剖補手に腸間膜をつかんでもらい，腸間膜根部を徐々に切り十二指腸空腸曲部まできたら鉗子を掛け空腸側で切り離す．切り取った腸管は小型バットに入れ切り開く．

腸管の開き方

腸剪刀で大腸の結腸ヒモとよばれる縦に走っているスジ状のところをS字状結腸側から少しずつ切り，内容や粘膜の変化を見ながら切り進む．大腸を切り進み盲腸部にきたら，回盲弁とよばれる回腸の出口がある．その回腸の出口に腸剪刀を差し込み，次に腸間膜に吊り上げられている小腸を腸間膜側よりの近傍を切り開く．切り終わったら，便の色，性状（水様性，軟性，固形便か），出血があればどこからどこまであるか，医師に確認してもらう．

g．肝臓の摘出

間鎌状間膜をハサミで切り，次に肝左葉辺縁を持ち上げ，横隔膜を切り離しながら横隔膜下の下大静脈を切り右葉に移る．右葉下面には副腎があり，傷をつけやすいので注意しながら肝臓と副腎との間を切り分ける．脂肪組織に包み込まれた総胆管や門静脈・固有肝動脈などの血管が残り，胆管拡張や結石の有無を指で触って確認し，肝・十二指腸靱帯の十二指腸より2cmくらい肝臓寄りに鉗子を掛け，鉗子の下側で切り離す．

h．膵臓，脾臓，十二指腸，胃，食道の一部の摘出

十二指腸下部の十二指腸空腸曲部を持ち上げるようにしながら後腹膜からハサミで切り離し腹部大動脈上を胸腔側に向かって切り進むとすぐ上腸間膜動脈と腹腔動脈が見えてくる．それを切り，膵を包む脂肪をかき分けながら膵尾部に接して脾臓がある．十二指腸・膵・脾を持ち上げ，上方（胸腔側）にずらし脂肪織などを切ると十二指腸・膵・脾・胃とが一塊となる．

次に，横隔膜を貫く食道裂孔部付近の横隔膜を左手でつかみ，縦に食道裂孔をめがけてハサミを入れ，さらにその周囲の軟部組織等を剥がして食道をフリーにし，食道下部（胃から2〜3cm上の食道側）を切断して取り出す．

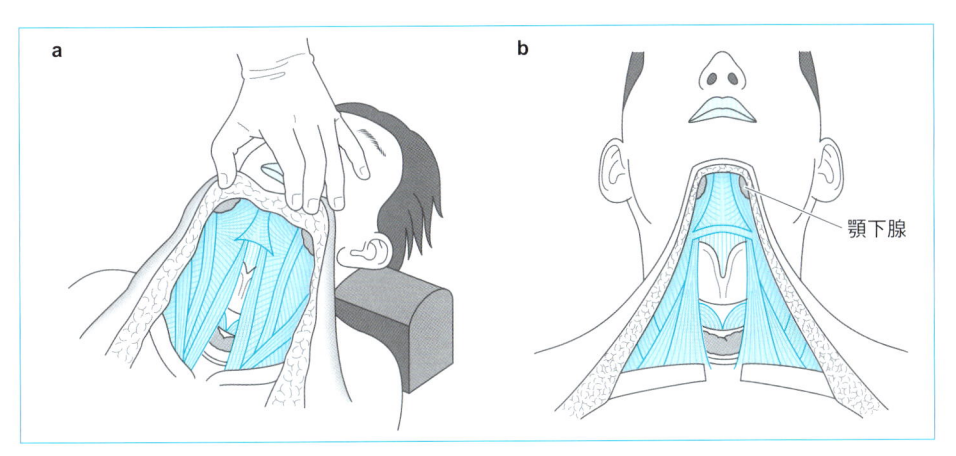

図5　頸部臓器の取り出し方
a．頸部にある筋肉，顎下腺(b)を残すようにして下顎骨下部まで皮膚を剝離する．
b．顎下腺．

i．腎臓の摘出

　腎臓を取り出す前に左右の大きさ，位置関係などを確認する．まず，腎の外側の後腹膜に解剖刀を入れ，腎を後方より起こし後腹膜の腹膜下を腰筋の前面に沿って走っている尿管をハサミの先でフリーにする．片尖バサミで尿管を輪切りにする要領で半分切り，切られた穴に片尖バサミの尖のほうを入れ上下（腎臓側←→膀胱側）に切り開き（尿管粘膜の出血の有無，尿に混濁があるかどうか，尿管の拡張があるか，あれば幅何cmあるかを測定しておく），異常所見がなければ腎臓に10cm位の長さをつけて切る．

　次に，左手で腎臓が包まれて脂肪組織を掴み後腹膜に解剖刀で切り込み脂肪組織ごと持ち上げ腎・動静脈を切り離す．このとき，腎臓上端の脂肪組織内に副腎がついているので注意しながら副腎を含めて切り落とす．腎臓は左右の区別がつきにくくなるので，自分で左右どちらかを決め，腎下端にメスで実質にやや切り込むくらいに印をつける．

j．頸部臓器の摘出

　残っている頸部臓器・気管・食道・大動脈・骨盤臓器を上から下まで一塊に摘出する．まず，木枕を肩の下に入れ皮膚切開のときに切った皮膚の上（頭部側）を解剖刀で皮膚一枚残す感じで下顎骨の下まで剝離していく（図5）．

　下顎骨下部まできたら，左右にある顎下腺を切らないよう注意し，その外側と皮下との間を解剖刀で切り込む．さらに顎二腹筋・左右の顎舌骨筋・舌骨舌筋へと下顎骨に沿うようにして解剖刀の刀先が舌下部口腔粘膜に達するまで切る．

　鉗子で舌を下に引っ張りながら，頸部にある諸々の筋肉（前・中・後斜角筋，肩甲舌骨筋，胸鎖乳突筋など）や血管（内頸・外頸・動静脈など）を切り，胸鎖関節のところまで切ってくる．鎖骨に沿って上下にメスを入れて組織を切り離し，大胸筋付着部や鎖骨下・動静脈，神経（腕・正中・腋窩など）を鎖骨部起始部で切る．次に腋窩部にある脂肪に包まれたリンパ節，腋窩の動静脈を皮膚と脂肪を分けるようにしながら剝がし，大胸筋，小胸筋，前鋸筋，肩甲下筋などを切り，先に切り開いておいた鎖骨下を通して頸部臓器につける．頸部臓器を胸腔側に引き込み，解剖刀で脊柱（胸髄の前面）を左右交互に切っていく．横隔膜はなるべく側腹部寄りで切り，頸部臓器につける．

骨盤臓器，大腿動・静脈の取り方

　頸部臓器を腰椎の下側か仙骨上部付近まで切り，大腿動・静脈を切り骨盤臓器につけるようにする．大腿動・静脈を含む大腿四頭筋を持ち上げ，膝関節に近い所で切断し，鼠径部に向かってくる（図6）．

　鼠径部まできたら，男性例では陰嚢へ向かう腹壁の一部を引っ張り出すと被膜に包まれた精巣

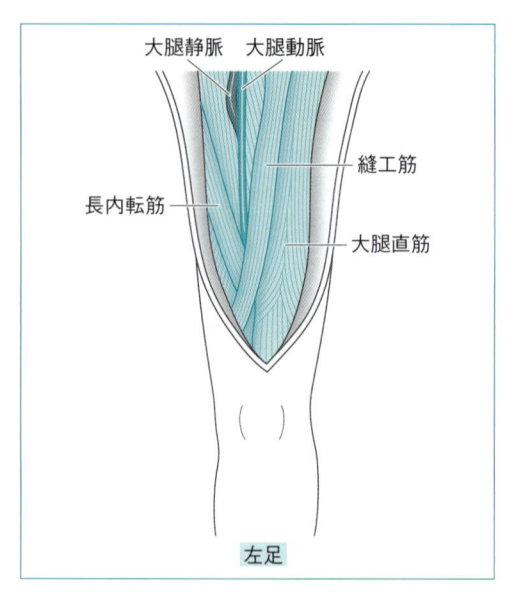

図6 大腿筋の中を走っている大腿動・静脈
縫工筋, 大腿直筋を切開し, 大腿動静脈を切り出す.

(睾丸)が出てくるので, その被膜と陰嚢内腔壁とを切り離す. 次に, 恥骨内側の腹壁を剝がし, 腰椎・仙骨部付近で止めてあった頸部臓器を仙骨下部・尾骨の方へ手で剝がす. あとついているのは, 男性例では(膀胱, 前立腺, 直腸), 女性例では(膀胱, 腟, 直腸)である. 切り方は, 男性例では膀胱の前方の前立腺の位置を確かめ, 膀胱などをつかみ胸腔側にやや強めに引っ張り, 解剖刀でなるべく外側(恥骨下の尿道側)で切ると直腸の外膜が現れ, その直腸壁を輪切りにするようにして切る.

k. 脊柱の取り出し

解剖刀で腰椎の脇にある大腰筋, 小腰筋を神経の出ているところまで切る. 次に, 解剖鋸で胸椎の7~8あたりから腰椎の方向に切ってくる. 切り方は, 腰椎から胸椎の10か9番目くらいまでは骨に対して水平に, それから上の胸椎は45°, 頸椎は直角に切り込む. 次に解剖刀を用いて, 頸椎の3と4の間の椎間円板を脊髄神経に向かって切り, T字ノミを頸椎側から直角に切開されたところに差し込み, 捻るようにして起こすと脊柱が持ち上がり下に神経が見えてくる. その脊柱を左手で持ち, T字ノミを胸椎から腰椎へと移動しながら起こしていくと脊柱が取れる. このとき, 脊髄神経がすべてみえるように切ること.

脊髄神経の取り方

脳を取らなければ, 頸椎の4あたりを解剖刀の尖刃刀で横に切断し, 有鉤ピンセットで硬膜をつかみ, 各神経の付着部をなるべくつけるようにしながら胸部・腰部へと切ってくる.

l. 脳の摘出

右の耳介後部側から頭頂部, さらに左耳介後部にかけて解剖刀で頭皮を切開する. 次に, 解剖刀で頭蓋骨と骨膜を剝がし, さらに左右の側頭筋の付着部も同様にして剝がす. ある程度剝がしたら, 両手で頭皮を持って前額部まで剝がす. 下側も同様にして剝がし, 頭皮を枕と後頭部下面にはさみ込む. 電動鋸で前額部から右側耳介後部, 後頭部の頭蓋骨に浅い切り込みで目印をつけ, 左側にも同様にする. 全周につけ終わったら今度は深く切り込むが, 後頭部から右耳介後部, 前額部へと電動鋸の歯を深く食い込まないように注意しながら頭蓋骨を切り進める. 左も同様だが, 左右いずれかの耳介後部で三角の切れ込みを作る. これは, あとで縫合するときに頭蓋骨がズレないようにするためである(図7).

全周切れたら, T字ノミを前額部の切開創に差し込み, 捻って頭蓋骨をはずす.

頭蓋骨が取れたら, 解剖鋏で脳に傷をつけないようにしながら, 前頭, 側頭部の硬膜を切る. 大脳鎌の鶏冠付着部を切り, 左右の側頭一部硬膜も切り, 脳表面を露出させる. 前頭部を手前に引くと, 第1神経(嗅球)が見える. 鋏の先端で嗅球を起こし, その下の第2神経(視神経)や内頸動脈, 下垂体茎を切る. 動眼神経を切り, 小脳テントを右側からテントと中頭蓋窩骨との間を骨に沿って鋏で側頭骨側まで切り, 反対に下垂体側に切ると滑車神経・三叉神経とが切れる. 左も同様に行う. さらに, 外転・顔面・内耳・舌咽・迷走・副・舌下の各神経を切ると大脳・小脳・延髄などがつながって見える. さらに, 延髄の左右に椎骨動脈があり, それをできるだけ頸部側で切り, 延髄も切り落とし小脳を押さえて引っ張り出すと, 脳が摘出できる.

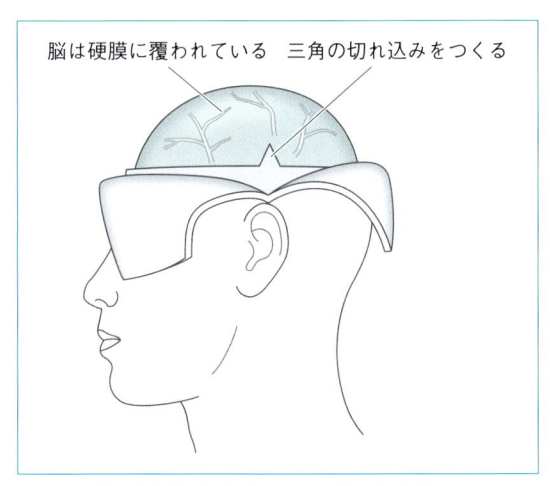

図7 頭皮を剥離し頭蓋骨をはずした状態

下垂体の取り出し方

脳底中央部付近のトルコ鞍に包み込まれている下垂体．有鉤ピンセットで下垂体の被膜をつかみ，解剖鋏で皮膜ごと剥がす要領で取る．

m. 死体の修復と皮膚縫合

臓器の取り出しが終わったら，空虚になった頭蓋腔，胸腔，腹腔は中の体液を完全に取り除いてから，布やガーゼなどを詰め，元の状態（腹の膨らみなど）に近いようにする．胸骨を元の位置に戻して皮膚を合わせ縫合糸で大腿部（膝側）より胸部方向に向かって縫う．皮膚表面についた血液やそのほかの汚れを清拭したのち，縫合跡に沿って皮膚と同色のテープを貼り縫合跡を目立たなくすると同時に体液の染み出しを防ぐ．開頭の修復も同様に行う．頭髪が短く，縫合跡が目立つ場合は布製の包帯（ストッキネット）を被せる．その後，衣服を着けて搬出する．

4. 臓器の重量と大きさ

主な臓器の重量と大きさを**表2**に示す．

サイドメモ：Ai（オートプシー・イメージング）

病死者の死因をCTやMRIなどの画像診断により検証するもので，病理解剖に先立ち行う施設も増えつつある．

図8 バイオハザードマーク

5. バイオハザード（表3）

病理解剖時の感染対策として，皮膚の露出を最小限とし剖検着，ビニール前掛け，マスク，手術用ゴム手袋などは使い捨てのものを原則とし，ゴーグルやゴム長靴など使い回すものは使用後ただちに消毒し二次感染を防ぐ．解剖時は解剖刀やハサミなどで負傷しないよう2人同時に同じ部位の作業はしない．また，縫合時は滑り止めとして手術用ゴム手袋の上に綿手袋をするなどして針刺し事故を未然に防ぐ．誤って手を傷つけたり，針刺しをしたときはただちに作業を中止して消毒をする．また感染症である場合は迅速にその予防・対策をとる．病理解剖で使用した注射針やトリミングナイフの替え刃はバイオハザードマーク（**図8**）が添付された容器に廃棄する．

6. 病理解剖で摘出した臓器の管理・保存

摘出した臓器は，バットやバケツなどに入れホ

サイドメモ：バイオハザードマーク

厚生労働省は，感染性廃棄物を入れた容器には取扱者が一目で鑑別できるように「バイオハザードマーク」を添付することを奨励している（**図8**）．

感染性廃棄物とは，「医療関係機関などから発生し，人が感染し，または感染するおそれのある病原体が含まれ，もしくは付着している廃棄物またはこれらのおそれのある廃棄物」をいう．

表2 臓器の重量と大きさ

臓器		重量	大きさ
脳	新生児	約 400 g（体重の約 10％）	
	1 歳児	約 650 g	
	7〜8 歳児	成人脳重量の約 90％	
	成人男子	1,300〜1,500 g	
	成人女子	1,200〜1,400 g	
脳下垂体		約 0.5 g	
甲状腺		15〜20 g	上下方向に 3〜5 cm で H 型（蝶形）の臓器
心臓		250〜350 g	握りこぶし程度
肺	男	約 1,060 g（右 570 g, 左 490 g）	
	女	約 930 g（右 500 g, 左 430 g）	
肝臓		1,000〜1,500 g	/25 cm（左右）×15 cm（上下）×8 cm（厚さ）
脾臓		100〜200 g	/12 cm（長さ）×7.5 cm（幅）×5 cm（厚さ）
膵臓		約 120 g	/15 cm（長さ）×4 cm（幅）×3 cm（厚さ）
腎臓		120〜150 g	/12 cm（長さ）×6 cm（幅）×3 cm（厚さ）
副腎		5〜10 g	
食道			25〜30 cm 頸部（第 6 頸椎）〜噴門（第 11 胸椎）
胃			約 25 cm
十二指腸			約 25 cm（指を 12 本横に並べた長さ）
小腸			約 6 m（空腸：約 2/5, 回腸：約 3/5）
大腸			約 1.5 m

表3 バイオハザード対策

	予防	消毒	受傷対策
結核	ツベルクリン反応 BCG 接種 N-95 マスク	グルタールアルデヒド オートクレーブ	―
HBV	HBs 抗体検査 ワクチン接種	グルタールアルデヒド オートクレーブ	γ-グロブリン 定期採血による経過観察
HCV	―	―	インターフェロン 定期採血による経過観察
AIDS	―	次亜塩素酸ナトリウム　など	抗 HIV 薬（アジドチミジン）
CJD	―	焼却 ギ酸消毒 オートクレーブ　など	―

ルマリンで十分に固定する．後日，病理医，臨床医などが臨床的な経過をふまえ臓器を肉眼的に観察する検討会などを行う施設が多い．次に，必要な部位を切出し標本作製して顕微鏡的検討をする．検索の終わった各臓器は一定期間の保存を経たあとに専門の医療廃棄業者に依頼し処分する．

参考文献

1) J. W. Rohen・横地千仭・E. Lütjen-Drecoll：解剖学カラーアトラス 第 7 版．医学書院，2012
   ※鮮明なカラーアトラスにより全身各臓器を細部にわたり学ぶことができる．また CT や MRI の画像も充実しているため臓器を立体的に理解することができる
2) 坂井建雄（監訳）：グラント解剖学図譜 第 6 版．医学書院，2011
   ※全身の各臓器を忠実に再現した図譜と，CT，MRI，血管造影などの画像が充実している．また簡潔な解説と臨床事項をまとめた表があり理解しやすい

巻末付録

毒物及び劇物取締法(抄)
(目的)
第一条 この法律は,毒物及び劇物について,保健衛生上の見地から必要な取締を行うことを目的とする.

(定義)
第二条 この法律で「毒物」とは,別表第一に掲げるものであって,医薬品及び医薬部外品のものをいう.
2 この法律で「劇物」とは,別表第二に掲げる物であって,医薬品及び医薬部外品以外のものをいう.
3 この法律で「特定毒物」とは,毒物であって,別表第三に掲げるものをいう.

(禁止規定)
(中略)
第三条の二 毒物もしくは劇物の製造業者または学術研究のため特定毒物を製造し,もしくは使用することができる者として都道府県知事の許可を受けた者(以下「特定毒物研究者」という.)でなければ,特定毒物を製造してはならない.
(中略)

(特定毒物研究者の許可)
第六条の二 特定毒物研究者の許可を受けようとする者は,都道府県知事に申請書を出さなければならない.
2 都道府県知事は,毒物に関し相当の知識を持ち,かつ,学術研究上特定毒物を製造し,または使用することを必要とする者でなければ,特定毒物研究者の許可を与えてはならない.
3 都道府県知事は,次に掲げる者には,特定毒物研究者の許可を与えないことができる.
　一 心身の障害により特定毒物研究者の業務を適正に行うことができない者として厚生労働省令で定めるもの
　二 麻薬,大麻,あへんまたは覚せい剤の中毒者
　三 毒物もしくは劇物または薬事に関する罪を犯し,罰金以上の刑に処せられ,その執行を終わり,または執行を受けることがなくなった日から起算して三年を経過していない者
　四 第十九条第四項の規定により許可を取り消され,取消しの日から起算して二年を経過していない者
(中略)

(毒物または劇物の取扱)
第十一条 毒物劇物営業者及び特定毒物研究者は,毒物または劇物が盗難にあい,または紛失することを防ぐのに必要な措置を講じなければならない
2 毒物劇物営業者及び特定毒物研究者は,毒物もしくは劇物または毒物もしくは劇物を含有する物であって政令で定めるものがその製造所,営業所もしくは店舗または研究所の外に飛散し,漏れ,流れ出,もしくはしみ出,またはこれらの施設の地下にしみ込むことを防ぐのに必要な措置を講じなければならない.
3 毒物劇物営業者及び特定毒物研究者は,その製造所,営業所もしくは店舗または研究所の外において毒物もしくは劇物または前項の政令で定める物を運搬する場合には,これらの物が飛散し,漏れ,流れ出,またはしみ出ることを防ぐのに必要な措置を講じなければならない.
4 毒物劇物営業者及び特定毒物研究者は,毒物または厚生労働省令で定める劇物については,その容器として,飲食物の容器として通常使用される物を使用してはならない.

(毒物または劇物の表示)
第十二条 毒物劇物営業者及び特定毒物研究者は,毒物または劇物の容器及び被包に,「医薬用外」の文字及び毒物については赤地に白色をもって「毒物」の文字,劇物については白地に赤色をもって「劇物」の文字を表示しなければならない.
2 毒物劇物営業者は,その容器及び被包に,左に掲げる事項を表示しなければ,毒物または劇物を販売し,または授与してはならない.
　一 毒物または劇物の名称
　二 毒物または劇物の成分及びその含量
　三 厚生労働省令で定める毒物または劇物については,それぞれ厚生労働省令で定めるその解毒剤の名称
　四 毒物または劇物の取扱及び使用上特に必要と認めて,厚生労働省令で定める事項
3 毒物劇物営業者及び特定毒物研究者は,毒物または劇物を貯蔵し,または陳列する場所に,「医薬用外」の文字及び毒物については「毒物」,劇物については「劇物」の文字を表示しなければならない.
(中略)

(廃棄)
第十五条の二 毒物もしくは劇物または第十一条第二項に規定する政令で定める物は,廃棄の方法について政令で定める技術上の基準に従わなければ,廃棄してはならない.
(中略)

(事故の際の措置)
第十六条の二 毒物劇物営業者及び特定毒物研究者は,その取扱に係る毒物もしくは劇物または劇物第十一条第二項に規定する政令で定める物が飛散し,漏れ,流れ出,しみ出,または地下にしみ込んだ場合において,不特定または多数の者について保健衛生上の危害が生ずるおそれがあるときは,直ちに,その旨を保健所,警察署または消防機関に届け出るとともに,保健衛生上の危害を防止するために必要な応急の措置を講じなければならない.
2 毒物劇物営業者及び特定毒物研究者は,その取扱に係る毒物または劇物が盗難にあい,または紛失したときは,直ちに,その旨を警察署に届け出なければならない.

(立入検査等)
第十七条 厚生労働大臣は,保健衛生上必要があると認めるときは,毒物または劇物の製造業者または輸入業者から必要な報告を徴し,または薬事監視員のうちからあらかじめ指定する者に,これらの者の製造所,営業所その他業務上毒物もしくは劇物を取り扱う場所に立ち入り,帳簿その他の物件を検査させ,関係者に質問させ,試験のため必要な最小限度の分量に限り,毒物,劇物,第十一条第二項に規定する政令で定める物もしくはその疑いのある物を収去させることができる.
2 都道府県知事は,保健衛生上必要があると認めるときは,毒物または劇物の販売業者または特定毒物研究者から必要な報告を徴し,または薬事監視員のうちからあらかじめ指定する者に,これらの者の店舗,研究所その他業務上毒物もしくは劇物を取り扱う場所に立ち入り,帳簿その他の物件を検査させ,関係者に質問させ,試験のため必要な最小限度の分量に限り,毒物,劇物,第十一条第二項に規定する政令で定める物もしくはその疑いのある物を収去させることができる.
3 前二項の規定により指定された者は,毒物劇物監視員と称する.
4 毒物劇物監視員は,その身分を示す証票を携帯し,関係者の請求があるときは,これを提示しなければならない.
5 第一項及び第二項の規定は,犯罪捜査のために認められたものと解してはならない.
(中略)

(業務上取扱者の届出等)
第二十二条 政令で定める事業を行なう者であってその業務上シアン化ナトリウムまたは政令で定めるその他の毒物もしくは劇物を取り扱うものは,事業場ごとに,その業務上これらの毒物または劇物を取り扱うこととなった日から三十日以内に,厚生労働省令の定めるところにより,次の各号に掲げる事項を,その事業場の所在地の都道府県知事に届けなければならない.
　一 氏名または住所(法人にあっては,その名称及び主たる事務所の所在地)
　二 シアン化ナトリウムまたは政令で定めるその他の毒物もしくは劇物のうち取り扱う毒物または劇物の品目
(中略)

(別表第三)
(中略)
　九 モノフルオール酢酸アミド
　十 前各号に掲げる毒物のほか,前各号に掲げる物を含有する製剤その他の著しい毒性を有する毒物であって政令で定めるもの

和文索引

あ

アザン染色　154
アザン・マロリー染色　154
アショフ細胞　14
アジソン病　80
アストログリア　9
アスベスト　40, 217, 218, 229
アスベスト小体　217
アスベスト肺　58
アスペルギルス症　16
　── の細胞診　219
アゾカルミンG　154
アテローム硬化性動脈瘤　51
アテローム性動脈硬化症　50
アトピー性皮膚炎　121
アナフィラキシーショック　20, 29
アニリンブルー　154, 155
アニリンブルー液　156
アピッツ小体　230
アポクリン化生細胞，乳腺の　233
アポクリン癌，乳癌の　234
アポトーシス　4, 7, 12
アミノ酸代謝異常　32
アミロイド　30
　── の染色法　168
アミロイドーシス　34
アミロイド・アンギオパチー　107
アミロイド腎症　85
アミロイド代謝異常　34
アメーバ症　17
アルカプトン尿症　32
アルコール系固定液　136
アルコール性肝炎　71
アルコール性肝硬変　72
アルコール中毒　109
アルシアンブルー染色　163, 201
アルシアンブルー・PAS重染色　164
アルツハイマー型認知症　105
アルデヒド・フクシン液　158
アレルギー　20
アレルギー性気管支肺アスペルギルス
　症　58
アレルギー性結膜炎　116
アレルギー性肉芽腫性血管炎　52
アレルギー性鼻炎　13, 20, 54
アンモニア銀液　158, 171
亜急性甲状腺炎　235
亜急性硬化性全脳炎　108
悪性黒色腫　39, 122, 230

悪性細胞の判定基準　206
悪性腫瘍　35, 38
　── による高Ca血症　34
悪性中胚葉性混合腫瘍，子宮の　39
悪性中皮腫　40, 49, 62
　──，体腔液中の　229
　──，腹膜の　75
悪性葉状腫瘍　235
悪性リウマチ　21
悪性リンパ腫　39, 101, 111, 113, 230
　──，胃の　67
　──，甲状腺の　236
圧挫法　198

い

イソ染色体　41
イレウス(腸閉塞)　68
インフルエンザ(流行性感冒)　55
医療事故防止対策　129
胃　64
　── の腸上皮化生　11
胃炎　64
胃潰瘍　64
胃癌　65
胃腺腫　65
胃底腺ポリープ　65
胃粘膜　10
異〔常〕角化　37
異栄養性石灰化　34
異形成，子宮頸部の　91, 212
異型性髄膜腫　111
異型脈絡叢乳頭腫　111
異質クロマチン　204
異種移植　23
異所性石灰化　34
異常角化細胞　212
異常細胞　35
異染色性　148, 164
異物型，巨細胞の　14
移行上皮(尿路上皮)　38, 222
移行上皮癌　38, 86
移行上皮乳頭腫　38
移植　23
移植片対宿主病(反応)　24
萎縮　10, 11
萎縮性胃炎　10
萎縮性腟炎　211
遺族の承諾，解剖検査時の　251
遺伝子検査法　192

遺伝子診断　42
遺伝性疾患　40
石川法　183
石綿 → アスベスト
石綿肺 → アスベスト肺
一般染色　152
溢血斑　26
咽頭　53, 63
院内感染　19
院内肺炎　57
陰茎　87
陰茎癌　90

う

ウイルス感染，呼吸器細胞診の　218
ウイルス感染症　18
ウイルス性肝炎　71
ウイルス性結膜炎　116
ウイルス性髄膜炎　231
ウイルス性肺炎　58
ウィスコット・オールドリッチ症候群
　　24
ウィルソン病　33
ウィルヒョウ　3
　── の三徴　26
ウィルヒョウ転移　66
ウィルムス腫瘍　86
ウェゲナー肉芽腫症　52, 54, 84
ウォラー変性 → ワーラー変性
ウルトラミクロトーム　243
ウンナ・パッペンハイム法　169
ヴェロカイ小体　113
うっ血　25
うっ血肝　26
羽毛状集塊　214
膿　13
運動器系の疾患　104, 116

え

エオジン　147, 152, 153
エオジン好性細胞指数　210
エコノミークラス症候群　59
エナメル上皮腫　63
エプスタイン・バーウイルス　18
エポキシ樹脂　138, 243
エラスチカ・ワンギーソン染色　157
エリスロシン　147
エリテマトーデス　122

壊死(ネクローシス)　4,6,12
壊死性炎　13
壊死性背景, 細胞診の　205
壊疽性炎　13,15
液化(融解)壊死　6
液状処理検体法　197
円状紅斑　22
円柱上皮細胞
　——, 気道の　217
　——, 泌尿器の　224
炎症　12,14
　——の四主徴　12
炎症細胞の遊走　8
炎症性背景, 細胞診の　206
遠位尿細管　81
遠隔病理診断　132
遠心性心肥大　46
遠心沈殿法(遠沈法)　196
塩基性色素　147

お

オートスメア法　197
オートプシー・イメージング　257
オーバーラップ症候群　23
オーラミン染色　178
オイルレッドO染色　161
オカルト癌　90
オキシダーゼ反応　176
オスミウム酸　241
オルセイン染色　181
オルト液　136
オレンジG　147,154,158,199
おとり細胞　224
黄色腫　30
黄疸　32,70
横隔膜ヘルニア　68
横紋筋腫　49
横紋筋組織　38

か

カーボワックス　138
カーボワックス切片
　——の染色　150
　——の薄切　144
カウドリーA型　18
カタル性炎(漿液性炎)　13
カナダバルサム　150
カハール介在細胞　67
カハールの神経膠細胞鍍銀法　184
カポシ肉腫　39
カラッチのヘマトキシリン液　152
カリニ肺炎→ニューモシスチス肺炎
カルシウム代謝異常　34
カルシウムの染色法　171
カルダセビッチ法　135

カルチノイド　222
カルチノイド腫瘍
　——, 胃の　67
　——, 腸の　70
カルノア液　136
カンジダ症　16
　——, 女性性器の　212
ガス壊疽　14
ガラスナイフ　243
かぜ症候群　55
がん遺伝子　39
がん抑制遺伝子　39
下気道　215
下垂体　76
下垂体機能低下症　77
下垂体性巨人症　76
下垂体性小人症　77
下垂体腺腫　77,111
化生　11
化膿性炎　13,15
可逆的傷害　5
仮面鉄の証明法　170
花弁状細胞　19
家族性アミロイドポリニューロパチー　35
家族性大腸ポリポーシス　69
過角化　37
過形成　10,11
過形成性ポリープ, 胃の　65
過誤腫, 肺の　60
過敏症　20
過マンガン酸カリ処理コンゴーレッド染色　169
顆粒球減少症　97
回腸　67
海綿体　87
解剖器具　252
解剖検査　250
潰瘍性大腸炎　69
外因　4
外因性喘息　56
外陰部の病変　212
外耳　114
　——の腫瘍　114
外麦粒腫　115
角化型　213
角化傾向　35
拡張型心筋症　47
核　204
　——の所見　205
　——の見方　207
核異型細胞　213
核縁　204
核クロマチン　35
核/細胞質比(N/C比)　35
核酸代謝異常　32
核酸の染色法　169

核質　204
核周囲の空洞化　212
核小体　35,204
核内封入体　18,19
核濃縮指数　210
核膜　204
隔絶抗原　21
喀痰　216
喀痰細胞診　220
傘細胞　223
割入れ　137
褐色萎縮　11
褐色細胞腫　80
滑膜肉腫, 子宮の　39
川崎病　52
完全治癒　8,14
肝うっ血　26
肝炎　71
肝炎ウイルス　19
肝外胆管癌　73
肝癌　72
肝芽腫　39
肝後性黄疸　71
肝硬変　19,72
肝細胞　237
肝細胞癌　39,72
　——の細胞診　237
肝細胞性黄疸　71
肝細胞増殖因子　9
肝性昏睡　72
肝前性黄疸　71
肝臓　70
肝内胆管癌　73
冠動脈閉塞の好発部位　48
乾燥固定法　199
乾酪壊死　7,15,57
貫壁性梗塞, 心筋の　47
間質細胞, 子宮内膜の　209
間質性肺炎　56
間接染色　148
間接法
　——, 蛍光抗体法の　191
　——, 酵素抗体法の　186
感覚器系の疾患　104,114,115
感染性心内膜炎　45
管外性糸球体腎炎　84
管状腺腫　36
関節のこわばり　21
関節リウマチ　21,120
環状染色体　41
含鉄小体　217
癌性腹膜炎　75
癌肉腫　39,214

き

キシロール　139

キス病　101
キンメルスティール・ウィルソン結節　84
ギムザ希釈液　201
ギムザ染色　175
ギルのヘマトキシリン5　199
切り出し　133,136
気管　55,216
気管支　55
気管支炎　55
気管支拡張症　59
気管支喘息　20,55
気管支粘膜
　　── の増殖　219
　　── の扁平上皮化生　11
気管支肺炎　56
気胸　61
気体塞栓　28
奇形腫　38,39,96,111,114
基底細胞
　　──,気道の　217
　　──,女性性器の　208
　　── の増生　219
基底細胞癌　33,40,123
基底細胞腺腫,唾液腺の　238
騎乗塞栓　27
偽膜性炎　13
偽膜性腸炎　13
蟻酸ホルマリン液　138
喫煙指数　220
逆位,染色体の　41
逆流性食道炎　11,64
求心性心肥大　46
急性胃炎　64
急性炎症　13,14
急性化膿性髄膜炎　107
急性灰白髄炎　108
急性肝炎　71
急性気管支炎　55
急性拒絶反応　23
急性呼吸窮迫症候群　58
急性喉頭炎　54
急性骨髄炎　117
急性骨髄性白血病　98
急性骨髄単球性白血病　98
急性心膜炎　45
急性腎盂腎炎　85
急性膵炎　74
急性前骨髄球性白血病　98
急性単球性白血病　98
急性胆嚢炎　73
急性中耳炎　114
急性転化　99
急性尿細管壊死　82
急性白血病　98
急性鼻炎　53
急性リンパ球性白血病　98

急速進行性糸球体腎炎　84
巨核芽球性白血病　98
巨細胞腫　118
巨細胞性動脈炎　52
巨赤芽球性貧血　96
拒絶反応　23
虚血性心疾患　47
狭心症　47
胸管　53
胸水　25,226
胸腺　102
胸腺癌　104,222
胸腺腫　103,222
胸腺嚢胞　103
胸壁の疾患　120
胸膜　61
胸膜炎　15,61
胸膜癌腫症　38
胸膜腫瘍　53
胸膜プラーク　58
強皮症　22,122
行政解剖　250
凝固壊死　6
近位尿細管　81
菌血症　15
菌交代症　16
筋萎縮性側索硬化症　105
筋原性筋萎縮　116
筋上皮細胞,乳腺の　233

く

クエン酸鉛染色液　246
クッシング症候群　77,79
クッシング病　76
クッパー細胞　237
クラインフェルター症候群　42
クラス分類,細胞診の　195,207
クラミジア　90,224
クラミジア感染症,女性性器の　212
クリオスタット　145
クリプトコッカス症　17,58
　　── の細胞診　219
クリューバー・バレラ染色　183
クルーケンベルグ腫瘍　67
クルシュマンらせん体　56
クルシュマン螺旋体　217
クルチッキー細胞　216
クレモナ体　219
クレンペラー　20
クローン病　14,69
クロイツフェルト・ヤコブ病　19
クロマチンパターン　205
クロム酸・シッフ反応　180
グッドパスチャー症候群　20
グラヴィッツ腫瘍　226

グラフト(移植片)　23
グラム染色　177
グリア瘢痕　9
グリオーシス(神経膠症)　106
グリコーゲンの検出　31
グリッドメッシュ　243
グリドリー変法　180
グリメリウス法　174
グループ萎縮　116
グルタールアルデヒド　241
グロコット染色　180
くも膜下出血　107
くる病　34
空気塞栓　60
空腸　67
空胞変性　5
偶発癌　90

け

ケル変法　179
ケルンエヒトロート液　157,182,201
ケロイド　10,121
ゲノム刷込み　41
ゲル電気泳動像　193
ゲンチアナバイオレット　147,148
外科病理学　3
形質細胞　228
形質細胞腫　230
系統解剖　250
珪肺　58
蛍光抗体法　190
軽度扁平上皮内病変　91
頸管内膜細胞　208
頸管ポリープ　91
頸部腺癌,子宮頸部の　214
劇症肝炎　71
欠失,染色体の　41
血液細胞の染色法　175
血液の疾患　96
血管炎　52
血管芽腫　111
血管周皮腫　111
血管内皮増殖因子　9
血球　38
血行性転移　38
血腫　26
血小板由来増殖因子　9
血清肝炎　71
血清病　20
血栓　26
血栓症　26
血栓塞栓　27
血栓塞栓症　27
結核　7,15
　　── の細胞診　218
結核菌　15

結核性骨髄炎　117
結核性髄膜炎　107
　──の細胞診　232
結核性脊椎炎　117
結核性リンパ節炎　100
結節性過形成, 甲状腺の　78
結節性多発動脈炎　23,52
結腸　67
結膜炎　116
検体
　──の受付　128,133
　──の切り出し　136
　──の採取方法, 細胞診の　196
　──の処理, 細胞診の　196
　──の処理, 組織診の　135
腱　116
顕微鏡的結節性多発動脈炎　84
顕微鏡的多発性血管炎　52
原始神経外胚葉腫瘍　111
原虫感染症　17
原虫の染色法　181
原尿　81
原発性アルドステロン症　80
原発性脳腫瘍　110

こ

コーティング固定法　199
コイロサイトーシス　92
コッサ反応　34,171
コラーゲン　9
コルサコフ症候群　109
コレステリン結石　73
コレステリン塞栓　27
コレラ　13
コロイド鉄染色　165
コンカナバリンAパラドックス染色
　　166
コンゴーレッド染色　168
コン症候群　80
ゴーシェ病　30
ゴールドナー変法　156
ゴットロン徴候　22
ゴム腫　109
ゴモリのアルデヒド・フクシン染色
　　157
ゴルジ装置　203
呼吸器系の疾患　53
呼吸器系の細胞診　215
固定　135
固定後肉眼観察　133
固定法
　──, 細胞診の　199
　──, 電顕標本の　241
孤立散在性の出現, 細胞の　206
孤立性線維性腫瘍　111
口腔　62

甲状腺　77
　──の細胞診　235
　──の細胞診の判定様式　208
甲状腺癌　78,236
甲状腺機能亢進症　76,77
甲状腺腫瘍　40
好塩基性　148
好銀性内分泌顆粒の染色法　174
好酸球　228
好酸性　148
好酸性細胞腺腫, 唾液腺の　238
好酸性硝子様封入体, 肝細胞の　19
好中球　228
抗Jo-1抗体　22
抗Scl-70抗体　22
抗Sm抗体　22
抗SS-A抗体　22
抗SS-B抗体　22
抗核抗体　22
抗好中球細胞質抗体　23
抗酸菌感染症　15
抗酸菌の染色法　178
拘束型心筋症　47
拘束性肺疾患　56,59
後天性免疫不全症候群　17,24
高カルシウム血症　34
高血圧　82
高脂血症→脂質異常症
高度扁平上皮内病変　91
高分子ポリマー法　186
梗塞　28
喉頭　53
喉頭炎　54
喉頭癌　54
喉頭結節　54
喉頭ジフテリア　13
硬化性血管腫, 肺の　60
硬癌, 乳癌の　234
硬パラフィン　139
構造異型　36,37
酵素抗体法
　──, 細胞診の　201
　──, 組織診の　186
　──の応用　190
酵素消化法, 酸性ムコ物質の　164
膠芽腫　110
膠原線維状球状物　228
膠原線維の染色法　153
膠原病　20,122
合胞性栄養膜細胞　210,215
骨化生　11
骨格筋　116
骨腫　38
骨腫瘍　118
骨髄　96
骨髄移植　23
骨髄腫腎　100

骨髄性白血病　98
骨髄塞栓　28,60
骨折　117
骨粗鬆症　34,117
骨組織　38
骨代謝異常　34
骨透瞭像, 多発性骨髄腫の　100
骨軟化症　34
骨肉腫　38,118
混合血栓　26
混合性結合組織病　23
混合性腫瘍　38

さ

サイトメガロウイルス　18,224
サポニン溶血法　198
サルコイドーシス　14
ザルトリウス型ミクロトーム　142
砂粒体　228
嗄声　54
再興感染症　19
再上皮化　8
再生　4,8
再生能　9
再生不良性貧血　97
細菌感染症　15
細菌性結膜炎　116
細菌性髄膜炎の細胞診　231
細菌性肺炎　57
細菌塞栓　28
細小動脈硬化　6
細動脈硬化症　50
細胞　203
　──の出現様式　206
　──の配列　205
　──の判定・報告　204
　──の放射線治療による変化　206
細胞異型　35,37
細胞外基質　9
細胞検査士　195
細胞骨格　204
細胞死　4,6,11
細胞質　204
　──の所見　205
　──の見方　206
細胞質内小腔　234
細胞周期　204
細胞集団の見方　206
細胞小器官　203
細胞傷害　4,5,11
細胞診(細胞学的検査法)　4,129,195
細胞診標本の保管　131
細胞成熟度指数　210
細胞性栄養膜細胞　215
細胞転写法　202
細胞病理学　3

細胞膜　203
細網線維の染色法　158
臍ヘルニア　68
在郷軍人病　57
杯細胞，気道の　217,219
酢酸ウラン染色液　246
錯角化　37
錯角化細胞　212
酸性色素　147
酸性フクシン　147,158
叢粒腫　116

し

シーケンス法　42
シーハン症候群　77
シェーグレン症候群　22,63
シスチン症　32
シッフ試薬（シッフ液）　162,201
シャールラハレッド　147,148
シャウマン小体　14
シャルコー・ライデン結晶　56,217
シャンツェ型ミクロトーム　142
シュウ酸アンモニア溶血法　198
シュモール反応　174
シュワン細胞腫　111,113
ショック　29
ショック腎　82
シラー・デュバル小体　89
シルダー病　106
ジアスターゼ消化試験　31,163
ジャーミノーマ　113
ジョーンズの補強液　159
ジンチジウム型トロホブラスト
　　　　　　　　　　　210,215
子宮　90,209
子宮癌　87
子宮頸管炎　18,91
子宮頸管ポリープ　90
子宮頸癌　19,39,91
子宮体癌　94
子宮腟部びらん　210
子宮内膜間質腫瘍　215
子宮内膜細胞　208
子宮内膜症　92
子宮内膜腺癌　214
子宮内膜増殖症　93,214
子宮平滑筋腫（子宮筋腫）　92
支持膜の作製，電顕標本の　244
司法解剖　250
四酸化オスミウム　241
市中肺炎　57
死体解剖の種類　250
死体解剖保存法　250
糸球体　81
糸球体硬化症　84
糸球体疾患　82

糸球体腎炎　22,80,84
糸粒体　203
脂質異常症（高脂血症）　30
脂質代謝異常　30
脂質の染色法　160
脂肪肝　30,71
脂肪腫　38
脂肪線条　30
脂肪組織　38
脂肪塞栓　28,60
脂肪肉腫　38,119
脂肪変性　5
脂漏性角化症　33
紫外線による発がん　39
紫斑　26
視床下部　76
視神経脊髄炎　106
歯原性腫瘍　63
試薬の管理　130
自家移植　23
自己寛容の機構　21
自己免疫　21
自己免疫疾患　21
自己免疫性甲状腺炎　77
自己免疫性膵炎　74
自己免疫性溶血性貧血　20
自動染色装置　149
自動封入装置　151
自動包埋装置　140
色素性母斑　33
敷石像　69
湿固定法　199
湿疹　120
実験病理学　2
写真撮影，検体の　131,133
若年性リウマチ　21
手根管症候群　35
手術切除検体の検索　4
腫瘍　35
　――の原因　39
　――の肉眼形態　37
腫瘍壊死因子　8
腫瘍塞栓　28,60
樹脂包埋　243
舟状細胞　210
修復細胞　211
集塊状の出現，細胞の　206
集細胞法　196
十二指腸　67
十二指腸潰瘍　64
充血　25
充実腺管癌，乳癌の　234
重クロム酸系固定液　136
重症急性呼吸器症候群　58
重症筋無力症　103,117
重染色　148
重複，染色体の　41

絨毛癌　114,215
絨毛性疾患の細胞像　215
縦隔の細胞診　222
宿主対移植片反応　23
粥腫　30
粥状硬化　30
粥状硬化症　50
粥状硬化性動脈瘤　51
出血　26
出血壊死　7
出血傾向　26
出血性炎　13
出血性梗塞　28
出血性ショック　29
出血性背景，細胞診の　206
出血素因　26
術中迅速細胞診　4,202
術中迅速診断　4,134
循環器系の疾患　43
循環障害　24
準超薄切片作製　244
女性性器の細胞診　208
小細胞癌　230
　――，肺の　60,221
　――，泌尿器の　225
小腸　67
小腸癌　69
小児麻痺　107
小胞体　204
昇汞系固定液　136
松果体　77
松果体芽腫　111
松果体細胞腫　111
消化管間葉系腫瘍　67
消化器系の疾患　62
消化器系の細胞診　237
消化性潰瘍　64
消耗色素　11
硝子化　6
硝子滴変性　6
硝子変性　6
硝子膜形成，肺の　6
漿液化膿性炎　13
漿液性炎（カタル性炎）　13
上衣下腫　111
上衣系腫瘍　110
上衣腫　111
上咽頭癌　54
上顎癌　54
上皮系悪性腫瘍　38
上皮小体（副甲状腺）　79
上皮性腫瘍　38
上皮増殖因子　9
上皮内癌，子宮頸部の　91,213
上皮内腺癌，子宮頸部の　214
上皮内扁平上皮病変，子宮頸部の　91
上皮マーカー　231

常染色体異常症　41
常染色体優性遺伝　40
常染色体劣性遺伝　40
静脈　49
静脈瘤　51
食道　63
食道癌　64
食道静脈瘤　51,63
心奇形　44
心筋　10
　── の肥大　46
心筋炎　48
心筋梗塞　47
心筋症　47
心原性ショック　29
心室中隔欠損症　44
心臓　43
　── の大きさ　46
心臓病細胞　218
心臓弁膜症　46
心タンポナーデ　45
心内膜　45
心内膜炎　45
心内膜下梗塞　47
心囊液貯留　45
心囊水　226
心不全　48
　── における浮腫　25
心不全細胞　218
心房中隔欠損症　44
心膜　45
心膜炎(心囊炎)　45
侵入奇胎　215
神経系の疾患　103
神経系の染色法　182
神経原性筋萎縮　116
神経障害, 糖尿病性の　32
神経鞘腫　114
神経節膠腫　111
神経線維腫　111,114
神経線維腫症　114
神経内分泌細胞　38
神経梅毒　109
神経変性疾患　105
浸潤　35,38
浸潤性小葉癌, 乳癌の　234
浸潤性膵管癌　75
浸潤性乳管癌　125,234
浸潤性発育　37
浸潤性扁平上皮癌, 子宮頸部の　213
真菌感染症　16
真菌症, 呼吸器細胞診の　218
真菌性髄膜炎　107
　── の細胞診　232
真菌塞栓　28
真菌の染色法　180
真正クロマチン　204

進行性球麻痺　105
進行性筋ジストロフィー　117
進行性染色　148
進行性全身性硬化症　22
進行性多巣性白質脳症　107
進行麻痺　109
診断病理学　2
新興感染症　19
新生児重症黄疸　71
新鮮細胞　205
新鮮標本肉眼観察　133
滲出液　227
迅速PAS染色　203
迅速ギムザ染色　203
迅速細胞診　202
迅速パパニコロウ染色　202
尋常性疣贅　19
腎盂　81
腎盂腎炎　85
腎芽腫　39
腎結核症　85
腎硬化症　82
腎細胞癌　85,226
腎腫瘍　85
腎症, 糖尿病性の　32
腎臓　80
腎・尿路系の疾患　80
腎不全　34,82
　── における浮腫　25
塵埃細胞　217
塵肺　58
蕁麻疹　121

す

スキルス胃癌　66
スクリーニング　204
スタインの胆汁色素のヨード反応　172
スピロヘータの染色法　179
スフィンゴリピドーシス　30
スポロトリコーシス　17
スモン　109
ズダンIII　147,148
ズダンIII染色　160
ズダンブラック　147,148
ズダンブラックB染色　161
すり合わせ法　198
すりガラス状核　18
すりガラス状肝細胞　19
水腫　25
水腫変性　5
水腎症　82
水痘　18,122
水痘・帯状疱疹ウイルス　18
水疱　121
膵　237
膵炎　74

膵芽腫　39
膵管内管状乳頭腫瘍　75
膵管内腫瘍　75,238
膵管内乳頭粘液性腫瘍　75
膵腫瘍　74
膵臓　74,80
膵臓癌の細胞診　237
膵島炎　31
髄芽腫　111
髄膜腫　111
髄膜性腫瘍　113
髄膜癌　104
髄様癌
　──, 甲状腺　236
　──, 乳癌の　234

せ

セミノーマ　89
セルブロック法　197
セロイジン　138
セロイジン切片
　── の染色　150
　── の薄切　144
セロイジン・パラフィン包埋法　140
セロイジン包埋法　140
セロイド色素　33
セロイド代謝異常　33
ゼラチン　138
ゼラチン包埋法　140
正染色性　148
生検組織診　3
生殖器系の疾患　87
生体色素代謝異常　32
生体内の色素　11
成人T細胞ウイルス　39
成人T細胞白血病　19,99
性索間質性腫瘍, 卵巣の　94
性染色体異常症　42
性分化異常症　88
星細胞系腫瘍　110
星状小体　14
精上皮腫(セミノーマ)　226
精巣(睾丸)　87
精巣腫瘍　88
精巣捻転　87
石綿小体→アスベスト小体
赤色血栓　26
赤白血病　98
赤痢アメーバ　17
脊索腫　111
脊髄　104
脊髄神経　104
脊髄髄膜瘤　104
脊髄性進行性筋委縮症　105
脊髄癆　109
脊椎カリエス　117

石灰沈着　34
石灰の染色法　171
接触皮膚炎　20
接着分子　9
先端巨大症　76
先天性耳瘻孔　115
先天性心疾患　44
先天性胆道閉鎖症　73
先天性免疫不全　24
尖圭コンジローマ　19,90
染色
　――,細胞診の　199
　――,組織診の　147
染色体異常症　41
穿刺吸引細胞診　196
腺異形成,子宮頸部の　214
腺管形成傾向　35
腺癌　38
　――,子宮頸部の　91
　――,体腔液中の　228
　――,肺の　60,220
　――,泌尿器の　225
腺癌マーカー　231
腺筋症,子宮の　92
腺系上皮の異常　37
腺細胞,子宮内膜の　209
腺腫　38
腺腫様過形成
　――,呼吸器の　219
　――,甲状腺の　78
腺腫様甲状腺腫　77,235
腺上皮　38
腺房細胞癌,唾液腺の　239
腺様嚢胞癌,唾液腺の　239
潜函病　28
潜在性二分脊椎　104
線維化　4,8,12
線維腺腫　38,124,233
線維素性炎　13
線維素の染色法　166
線維組織　38
線維肉腫　38
線維斑　30
線毛上皮細胞　216
　――の変性　219
全身性エリテマトーデス
　　　　　　　22,45,84,122
全身性硬化症　22
全身性自己免疫疾患　21
前立腺　87
前立腺癌　89,226
前立腺肥大症　90
喘息　55

そ

鼠径ヘルニア　68
組織学的検査法(組織診)　129,133
組織球,女性性器の　209
組織修復　4,8,12
組織像の観察　134
組織内血液細胞の染色法　175
組織内病原体の染色法　177
組織標本
　――の作製　133
　――の保管　130
走査型電子顕微鏡　241
走査電子顕微鏡用標本の作製　247
創傷治癒　5,8,11
　――の遅延　9
層状血栓　27
造血　96
造血器系の疾患　96
増殖因子　9
増殖性炎　14
増殖性糖尿病網膜症　116
臓器移植　23
臓器特異的自己免疫疾患　21
臓器の重量と大きさ　258
側頭動脈炎　52
塞栓　27
塞栓症　27
粟粒結核　15,57
続発性心筋疾患　47

た

ターナー症候群　42
ターンブルブルー染色　170
ダイヤモンドナイフ　245
ダイレクトファーストスカーレット染色　168
ダウン症候群　41
ダグラス窩　90
多因子遺伝子疾患　41
多核巨細胞　14
多形黄色星細胞腫　111
多形腺腫,唾液腺の　38,63,238
多糖類の染色法　162
多発性筋炎　22
多発性硬化症　106
多発性骨髄腫　230
多発性内分泌腫瘍症　79
唾液腺　62
　――の細胞診　238
代謝異常　29
体液疾病説　2
体腔液の細胞診　226
胎児性癌　89,114
胎児性腫瘍　39,110
退形成性上衣腫　111
退形成性髄膜腫　111
退形成性星細胞腫　111
退形成乏突起膠腫　111
退行性染色　148
帯状疱疹　18,122
大血管障害,糖尿病の　31
大血管転位症　50
大細胞癌,肺の　61,221
大腸　67
大腸癌　69
大腸腺腫　69
大腸ポリープ　69
大動脈解離　51
大動脈縮窄症　50
大脳膠腫症　111
大葉性肺炎　56
高安動脈炎　52
脱髄疾患　106
脱パラフィン　148
脱灰液　138
脱灰法　137
脱水
　――,染色時の　149
　――,包埋時の　139
玉ねぎの皮様変化,脾臓の　22
単純脂質　160
単純脂質異常　30
単純ヘルペス(単純疱疹)　122
単純ヘルペスウイルス　18
単純ヘルペス脳炎　107
単染色　148
胆管癌　73
胆汁色素検出法　172
胆汁性腎症　32
胆石症　73
胆道　73
　――の細胞診　237
胆道癌　73
胆道閉塞　33
胆嚢　73
　――の細胞診　237
胆嚢炎　73
胆嚢癌　73
淡明細胞癌　226
男性生殖器の細胞診　226
男性不妊症　88
弾性線維の染色法　156

ち

チール・ネルゼン染色　178
チオニン　147,148
チャーグ・ストラウス症候群　52,84
チロシン症　32
チロジナーゼ　172
痔核　51
蓄膿症　54
腟　90
腟炎　18,90
中好性　148

中耳　114
　──の腫瘍　115
中耳炎　114
中枢神経系　104
　──の組織修復　9
中枢性神経細胞腫　111
中層細胞，女性性器の　208
中毒症　109
中皮細胞　227
中皮マーカー　231
中膜硬化症　50
中葉症候群　59
虫垂　67
虫垂炎　13,68
虫垂カルチノイド　70
超急性拒絶反応　23
超薄切片作製法　243
超薄切片の厚さと干渉色　247
腸上皮化生，胃の　11,64
腸上皮のアポトーシス　7
腸閉塞（イレウス）　68
蝶形紅斑　22,122
直接染色　148
直接塗抹法　198
直接法
　──，蛍光抗体法の　190
　──，酵素抗体法の　186
直腸　68

つ

ツートン型巨細胞　14
ツェーデル油　150
ツェンカー液　136
椎間板ヘルニア　120
痛風　32
痛風結節　32

て

テイサックス病　30
ティルマン・シュメルツァー法　170
デーデルライン桿菌　210
ディジョージ症候群　24
デコイ細胞　224
デビック病　106
デュシェンヌ型筋ジストロフィー　117
デラフィールドのヘマトキシリン液　153
低γグロブリン血症　24
釘細胞　228
適応現象　5,10
鉄欠乏性貧血　96
鉄代謝異常　33
鉄の染色法　170
天疱瘡　121

点状出血　26
転移　35,37,38
転移性骨腫瘍　118
転移性腫瘍　111
　──の細胞診　232
転移性石灰化　34
転移性脳腫瘍　110,113,114
転座，染色体の　41
伝染性肝炎　71
伝染性単核球症　100
電気泳動　193
電顕的オートラジオグラフィー法　249
電子顕微鏡（電顕）　240
電子顕微鏡検査　129,240,247
電子染色　246

と

トキソプラズマ症　18
トランスフォーミング増殖因子　9
トリコモナス症　18
トリコモナス腟炎　211
トリソミー　41
トリパノゾーマ症　17
トルイジンブルー　147,148
トルイジンブルー染色　164
トロフォゾイト，アメーバの　17
ドーパ反応　172
ドナー　23
ドベーキー分類　51
塗抹法　198
鍍銀染色法（渡辺法）　158
凍結切片作製　145
透過型電子顕微鏡　240
透過型電子顕微鏡用標本の作製　241
透徹　149
糖原（グリコーゲン）の染色　31
糖原病　31
糖質代謝異常　31
糖尿病　31
糖尿病性腎症　84
糖尿病網膜症　116
頭蓋咽頭腫　111,114
同系移植　23
同種移植　23
動脈　49
動脈管開存症　45
動脈硬化症　50
動脈瘤　51
銅代謝異常　33
特殊染色　152
特発性間質性肺炎　56
特発性血小板減少性紫斑病　20,100
特発性心筋症　47
毒物・劇物の取扱い　130
突然変異　39

な

ナイルブルー染色　161
ナディ反応　176
内因　4
内因性喘息　56
内耳　114
内分泌系の疾患　76
捺印法　198
軟骨化生　11
軟骨肉腫　118
軟パラフィン　139
軟部腫瘍の細胞診　239
軟部組織の腫瘍（軟部腫瘍）　117

に

ニーマン・ピック病　30
ニッスル染色法　182
ニューモシスチス肺炎　17,58
　──の細胞診　219
にくずく肝　26
二細胞パターン　226
二分脊椎　104
日本脳炎　107
逃げ角　142
肉芽腫性炎症　14
肉芽組織　8
肉腫　38
日母クラス分類　207
日光角化症　123
乳管上皮細胞　233
乳管内乳頭腫　233
乳管乳頭腫症　233
乳癌　40,124
　──の細胞診の判定様式　208
乳腺　122
　──の細胞診　232
乳腺炎　124
乳腺症　123,233
乳頭癌
　──，甲状腺の　236
　──，胆管の　73
乳頭筋線維弾性腫　49
乳頭腫
　──，口腔喉頭の　19
　──，尿路の　86
乳頭腺管癌　229,234
尿　81
　──の細胞診　222
尿管　81
尿細管上皮細胞　224
尿道　81
尿道炎　18
尿毒症　25,82
尿崩症　77
尿膜管癌　225

尿路系の疾患　80
　——の腫瘍　86
尿路結石　86
尿路上皮（移行上皮）　38, 222
尿路上皮癌　86, 225

ね

ネクローシス（壊死）　4, 6, 12
ネコひっかき病　100
ネフローゼ症候群　83
ネフロン　81
猫鳴き症候群　41
粘液，細胞診標本の　206
粘液癌，乳癌の　234
粘液腫　49
粘液乳頭状上衣腫　111
粘液変性　6
粘表皮癌，唾液腺の　239

の

脳　104
脳アミロイド血管症　107
脳血管障害　106
脳梗塞　7, 106
脳腫瘍　40, 110
脳神経　104
脳・神経系の疾患　104
脳脊髄液の細胞診　231
脳内出血　106
脳膿瘍　109
脳浮腫　25
脳ヘルニア　25
膿疱　121
膿瘍　12, 13, 15
嚢状動脈瘤　107
嚢胞性膵腫瘍　74
嚢胞性二分脊椎　104

は

ハッサル小体　103
ハリスのヘマトキシリン液　153
ハンセン病　14, 15
バーキットリンパ腫　102
バイオハザード　257
バセドウ病　77, 235
バレット食道　11, 64
パーキンソン病　105
パーシバル・ポット　39
パジェット病　125, 234
パッペンハイム染色　201
パネート細胞　11
パパニコロウ染色　199
パパニコロウ染色標本の再利用　202
パパニコロウ分類　207

パラフィン　138
パラフィン切片
　——の染色　148
　——の薄切　143
パラフィンブロックの保管　131
パラフィン包埋法　138
パンヌス　21
播種　75
播種性MAC症　57
播種性血管内凝固　29
播種転移　38
肺　55, 216
肺うっ血　26
肺炎　56
肺感染症　57
肺癌細胞型分類　220
肺癌の細胞診　219
肺気腫　59
肺結核　57
肺腫瘍　60
肺真菌症　58
肺水腫　25
肺性心　46
肺線維症　56
肺塞栓症　59
肺胞性肺炎　56
胚芽異形成性神経上皮腫瘍　111
胚細胞腫瘍　77
　——，胸腺の　104
　——，脳の　114
　——，卵巣の　94
胚腫　111
敗血症性ショック　29
梅毒　14, 90
梅毒性大動脈炎　51
梅毒性大動脈瘤　51
白色血栓　26
白色（貧血性）梗塞　28
白内障　116
白板症　63
白皮症　33
剝離細胞　205
剝離細胞診　196
薄切失敗の状態と原因　145
薄切法　141
橋本病　77
発がん性物質　39
白血病　40, 97
白血球減少症　97
白血球増加症　97
発生異常　40
鼻かぜ　54
反応性中皮細胞　227
半月体形成性糸球体腎炎　84
伴性遺伝　40
斑状出血　26
瘢痕　8, 12, 121

ひ

ヒトTリンパ球向性（T細胞白血病）ウイルス　19
ヒトパピローマウイルス　19, 39
ヒトヘルペスウイルス　39
ヒトポリオーマウイルス　224
ヒト免疫不全ウイルス（HIV）　24
ヒポクラテス　2
ビーブリッヒ・スカーレット酸フクシン液　156
ビクトリアブルー染色　182
ビリルビン結石　73
ビリルビン代謝異常　32
ピクリン酸　147
ピクリン酸系固定液　136
びまん性大型B細胞リンパ腫　102
びまん性星細胞腫　111
びまん性肺胞障害　58
びらん　64
引きガラス法　198
引き角　142
日和見感染　16, 17, 19
皮膚の疾患　120
皮膚癌　40
皮膚筋炎（DM）　22, 122
皮膚腫瘍　122
皮膚粘膜リンパ節症候群　52
泌尿器系の細胞診　222
肥大　10, 11
肥大型心筋症　47
非アルコール性脂肪性肝炎　72
非可逆的傷害　5
非角化型　213
非結核性抗酸菌症　15, 57
非細菌性血栓性心内膜炎　45
非上皮性腫瘍　38
非浸潤性乳管癌　125
非増殖性糖尿病性網膜症　116
非定型奇形腫様ラブドイド腫瘍　111
非定型抗酸菌症　15, 57
非ホジキンリンパ腫　101, 230
非メンデル遺伝性疾患　40
脾腫　103
脾臓　103
微小血管障害，糖尿病の　31
微小浸潤癌，子宮頸部の　213
微小変化型ネフローゼ症候群　83
鼻咽頭癌　39, 54
鼻炎　53
鼻腔　53
表層細胞，女性性器の　208
表層上皮性・間質性腫瘍，卵巣の　94
標本の保管　130
病因　4
病原体の染色法　177

病理解剖（剖検）　4,129,250
　——の介助　252
　——,の手順　253
病理解剖承諾書　251
病理外来　132
病理学　2
病理検査の意義　128
病理検体の取扱い　129
病理診断学　3
病理診断記録の保管　130
病理診断支援システム　132
病理診断の動向　132
病理診断報告書の作成　134
貧血　96
貧血性（白色）梗塞　28

ふ

ファストグリーン液　180
ファブリー病　30
ファロー四徴症　45
フィブリノイド変性　6,20
フィブリンの染色法　166
フィブロネクチン　9
フェニルケトン尿症　32
フェロシアン化カリウム　170
フォイルゲン染色　169
フォン・ギールケ病　31
フォン・レックリングハウゼン病　114
フクロウの眼，CMV 感染の　19
ブアン液　136
ブニナ小体　105
ブロム・ホルマリン液　184
プランク・リュクロ液　138
プリオン　19
プリオン病　109
プレアルブミン　35
プレエンベディング法　249
プロテアーゼ　9
プロテイン銀　184
不完全治癒　8,14
不全角化　37
浮腫　25
封入　150
封入剤　150
副甲状腺（上皮小体）　79
副甲状腺機能亢進症　34,79
副甲状腺機能低下症　79
副甲状腺ホルモン　34
副耳　115
副腎　79
副鼻腔　53
副鼻腔炎　54
腹水　25,75,226
腹膜　75
腹膜炎　65,75
腹膜癌腫症　38

腹膜偽粘液腫　230
腹膜中皮腫瘍　75
複合型免疫不全症候群　24
複合脂質　160
複合脂質代謝異常　30
複合病変，粥腫の　30
分子擬態　21
分子標的治療，乳癌の　124
分子病理学的検査　129

へ

ヘマトキシリン　152
ヘマトキシリン・エオジン染色　152
ヘマトキシリン染色　171
ヘモクロマトーシス　33
ヘモシデローシス　33
ヘモジデリン　33
　——の染色法　170
ヘリー液　136
ヘリオトロープ疹　22
ヘリコバクター・ピロリの染色法　179
ヘルニア　68
ヘルペスウイルス　224
ヘルペスウイルス感染症，女性性器の　212
ヘルマン・ヘレルストロム法　175
ベセスダシステム　195,207
ベルリンブルー染色　170
ベロケイ法　135
平滑筋腫　38
　——,子宮の　215
平滑筋組織　38
平滑筋肉腫　38,119
　——,子宮の　215
閉塞性黄疸　71
閉塞性肺疾患　59
壁在血栓　26
変性　4,5
扁平上皮　38
　——の異常　37
扁平上皮円柱上皮接合部　208,210
扁平上皮化生
　——,呼吸器の　11,219
　——,腟の　211
扁平上皮癌　36,38,39
　——,子宮頸部の　91,213
　——,体腔液中の　229
　——,肺の　60,219
　——,泌尿器の　225
扁平上皮細胞
　——,気道の　216
　——,女性性器の　208
　——,泌尿器の　224
扁平上皮乳頭腫　38
扁平疣贅　19

ほ

ホール法　173
ホジキンリンパ腫　101,102,230
ホモシスチン尿症　32
ホルツァーの神経膠線維染色　185
ホルマリン系固定液　135
ホルマリンの取扱い　130
ホルモン細胞診評価法　210
ボーエン病　123
ボールマン分類　66
ボタロー管開存症→動脈管開存症
ボディアン染色　183
ポアフィルター法　197
ポストエンベディング法　249
ポリープ　69
ポリオ　107
ポンソー・キシリジン　158
ポンペ病　31
母斑細胞母斑　122
包埋剤　138
包埋センター　140
包埋法
　——,組織診の　138
　——,電顕標本の　242
放射線による発がん　39
法医解剖　250
泡沫細胞，乳腺の　233
胞状奇胎　215
報告書類と記録の保管　131
蜂窩織炎（蜂巣炎）　13
蜂窩肺　22,59
乏突起膠腫　111
乏突起細胞系腫瘍　111
乏突起星細胞腫　111
剖検（病理解剖）　4
　——の手順　253
傍基底細胞，女性性器の　208
膀胱　81
膀胱炎　86
膀胱癌　86,224
膀胱尿管逆流症　86
膨張性発育，腫瘍の　36

ま

マーキング，スクリーニングの　205
マイコプラズマ肺炎　57
マイヤーのヘマトキシリン液　152
マイヤーのムチカルミン染色　165
マカランの除面法　170
マキシモウ液　136
マクロファージ，体腔液中の　227
マッソン・トリクローム染色　155
マッソン・フォンタナ法　171,175
マラコプラキア　224
マラリア症　17

マンガン中毒　109
まりも状集塊　229
膜性増殖性糸球体腎炎（膜性腎症）
　　　　　　　　　　　　14, 192
膜濾過法　197
末梢神経系　104
慢性胃炎　64
慢性炎症　13
慢性活動性肝炎（ルポイド肝炎）　22
慢性肝炎　19, 71
慢性気管支炎　55
慢性拒絶反応　23
慢性甲状腺炎　235
慢性喉頭炎　54
慢性硬膜下血腫　107
慢性骨髄性白血病　99
慢性心嚢炎　45
慢性腎盂腎炎　85
慢性腎不全　82
慢性膵炎　74
慢性胆嚢炎　73
慢性中耳炎　114
慢性白血病　99
慢性鼻炎　54
慢性閉塞性肺疾患　59
慢性リンパ性白血病　99

み

ミカエリス・ガットマン小体　224
ミクロトーム　141
ミトコンドリア　203
ミトコンドリア脳筋症　41
ミノー型ミクロトーム　142, 145
ミューラー液　136
ミラーボール状集塊　229
未分化癌
　──, 甲状腺の　236
　──, 泌尿器の　225
未分化胚細胞腫　94
耳　114
脈絡叢癌　111
脈絡叢腫瘍　110
脈絡叢乳頭腫　111

む

ムコール症　17
ムコ多糖症　30
ムチカルミン液　165
ムチカルミン染色　181
無γグロブリン血症　24
無顆粒球症　97
無機質代謝異常　33
無極性色素　147
無効造血　99
無酸素性脳症　106

無脳症　105

め

メイ・グリュンワルド・ギムザ染色
　　　　　　　　　　　　　201
メセナミン　159
メセナミン銀液　180
メタクリル樹脂　138
メタクロマジー　164
メチルグリーン・ピロニン染色　169
メチルバイオレット　167
メチレンブルー　147, 148
メニエール病　115
メラニン代謝異常　33
メラニンの染色法　171
メラニン漂白法　172
メラノーシス　33
メラノーマ　33
メンケベルグ硬化症　50
メンデル遺伝性疾患　40
眼　115
免疫細胞化学染色　201
免疫組織検査法　129, 186
免疫電顕法　249
免疫不全　24
面疱癌　234

も

モザイク　41
モノソミー　41
モルガーニ　2
モルタル腎　85
ものもらい　115
もやもや血管　107
もやもや病　107
毛様細胞性星細胞腫　111
盲腸　67
網膜芽細胞腫　116
網膜症, 糖尿病性の　31
網膜剝離　116
門脈圧亢進症　72

や

矢島変法（PAM染色）　159
薬剤アレルギー　20

ゆ

ユーイング肉腫　118
ユング型ミクロトーム　141, 143
有棘細胞癌　123
疣贅, 心内膜炎の弁の　26
遊離切片の染色　150
融解（液化）壊死　6

よ

ヨードチンキ・ルゴール混合液　173
羊水塞栓　28, 60
洋傘細胞　223
葉状腫瘍　124, 234
葉性出血　107
溶血処理　198
溶血性貧血　71, 97

ら

ライトグリーン　147, 169
ライトグリーン液　158
ライヘルト型ミクロトーム　142
ラクナ梗塞　106
ラトケ嚢胞　111
ラミニン　9
ラングハンス型巨細胞　14
ラングハンス型トロホブラスト　215
ランゲルハンス島　31, 74
癩菌　15
卵黄嚢腫瘍　89, 94, 114
卵巣　90
卵巣腫瘍　94
　──の細胞像　215
卵巣漿液性乳頭状腺癌　229
卵巣明細胞腺癌　229

り

リーシュマニア症　17
リード・ステルンベルグ細胞　102
リウマチ性心内膜炎　45
リウマチ性弁膜炎　45
リウマチ熱　22, 45
リウマトイド結節　21
リケッチアの染色法　181
リソソーム　204
リソソーム病　30
リブマン・サックス型心内膜炎　22, 45
リボソーム　203
リポイドネフローゼ　83
リポ蛋白血症　30
リポフスチン　11
　──の検出法　173
リポフスチン代謝異常　33
リリーのナイルブルー法　173
リン酸緩衝食塩水　187
リンタングステン酸ヘマトキシリン染色　166
リンパ管　53
リンパ管炎　53
リンパ管腫　53
リンパ管肉腫　53
リンパ球　228
リンパ球性甲状腺炎　77

リンパ行性転移　38
リンパ性白血病　98
リンパ節　100
リンパ浮腫　53
流行性感冒（インフルエンザ）　55
旅行者血栓症→エコノミークラス症候群
両性色素　147
良性腫瘍　35, 38
良性中皮腫　75
良性葉状腫瘍　234
緑内障　116
臨床病理検討会　250

る

ループス腎炎　84
ルクソール・ファストブルー　183
ルゴール液　167
ルベアン酸染色　33
ルポイド肝炎（慢性活動性肝炎）　22
類骨骨腫　117
類上皮細胞　14, 16
類白血病反応　97

れ

レヴィ小体　105
レシピエント　23
レジオネラ肺炎　57
レゾルシン・フクシン液　156
レフレル
　── のメチレンブルー液　178
　── のメチレンブルー単染色法　177

ろ

ローゼンタール線維　110
ロキタンスキー　2
ロダニン染色　33
濾出液　227
濾胞癌, 甲状腺の　236
濾胞性頸管炎　211
濾胞性リンパ腫　101
濾胞腺腫　78, 235
肋膜炎→胸膜炎

わ

ワーラー変性　114
ワイゲルト
　── の線維素染色　167
　── の鉄ヘマトキシリン液　155
ワイゲルト染色　156
ワルチン腫瘍　238
ワルチン・スターリー法　179
ワンギーソン液　155
ワンギーソン染色　155
渡辺法（鍍銀染色法）　158

欧文索引

数字・ギリシャ文字

13 トリソミー　41
18 トリソミー　41
21 トリソミー　41
α-アミラーゼ消化試験　163
α₁アンチトリプシン欠乏症　6

A

ABC 法　186
abscess　13
accessory ear　115
acinic cell carcinoma, 唾液腺の　239
acquired immunodeficiency syndrome (AIDS)　17, 24
acromegary　76
acute bronchitis　55
acute gastritis　64
acute hepatitis　71
acute inflammation　13
acute laryngitis　54
acute leukemia (AL)　98
acute lymphocytic leukemia (ALL)　98
acute monocytic leukemia (AMoL)　98
acute myeloid leukemia (AML)　98
acute myelomonocytic leukemia (AMMoL)　98
acute osteomyelitis　117
acute otitis media　114
acute pancreatitis　74
acute pericarditis　45
acute poliomyelitis　108
acute promyelocytic leukemia (APL)　98
acute purulent meningitis　107
acute rejection　23
acute rhinitis　53
acute tubular necrosis　82
Addison 病　80
adenocarcinoma　38
　——, 子宮頸部の　91, 214
　——, 体腔液中の　228
　——, 肺癌の　220
　——, 肺の　60
　——, 泌尿器の　225
adenocarcinoma *in situ* (AIS), 子宮頸部の　91, 214

adenoid cystic carcinoma, 唾液腺の　239
adenoma　38
adenoma-carcinoma sequence　70
adenomatous goiter　78, 235
adenomatous hyperplasia, 呼吸器の　219
adenomatous hyperplasia, 甲状腺の　78
adenomyoma, 子宮の　92
adhesion molecule　9
adrenal gland　79
adult respiratory distress syndrome (ARDS)　58
adult T-cell leukemia (ATL)　99
agranulocytosis　97
Ai (autopsy imaging)　257
albinism　33
alcian blue 染色　201
alcoholic cirrhosis　72
alcoholic hepatitis　72
allergic granulomatous angiitis (AGA)　52
allergie　20
alveolar pneumonia　56
amebiasis　17
ameloblastoma　63
amyloid angiopathy (AA)　107
amyloidosis　34, 85
amyotrophic lateral sclerosis (ALS)　105
anaplastic astrocytoma　111
anaplastic carcinoma, 甲状腺の　236
anaplastic ependymoma　111
anaplastic meningioma　111
ANCA 関連腎炎　84
anemia　96
anencephaly　105
aneurysm　51
angina pectoris (AP)　47
anoxic encephalopathy　106
anti-neutrophil cytoplasmic antibody (ANCA)　23
Anti-thrombin III　29
aortic coarctation (CoA)　50
aortic dissection　51
Apitz 小体　230
aplastic anemia　97
apocrine carcinoma, 乳癌の　234
apoptosis　7

appendiceal carcinoid　70
appendicitis　68
appendix　67
arteriolosclerosis　50
arteriosclerosis　50
artery　49
asbest lung　58
asbestos body　217
Aschoff 細胞　14
ascites　75, 226
aspergillosis　16
　——の細胞診　219
Aspergillus fumigatus　16
asthma　55
atherosclerosis　30, 50
atherosclerotic aneurysm　51
atrial septal defect (ASD)　44
atrophic vaginitis　211
atrophy　10
atypical choroid plexus papilloma　111
atypical glandular cells (AGC), 子宮頸部の　214
atypical meningioma　111
atypical mycobacteriosis　57
atypical teratoid/rhabdoid tumor　111
autoimmune pancreatitis　74
autoimmunity　21
Azan-Mallory 染色　154
A 型肝炎　71

B

bacteremia　15
bacterial pneumonia　57
Barrett 食道　11, 64
basal cell
　——, 気道の　217
　——, 女性性器の　208
basal cell adenoma, 唾液腺の　238
basal cell carcinoma　123
basal cell hyperplasia　219
Basedow 病　77, 235
bcl-2　7
benigh prostatic hyperplasia　90
benign mesothelioma　75
benign neoplasm　35
Bethesda System　207
bile duct　73

biliary nephrosis 32
bladder 81
bladder cancer 86
blast crisis 99
bone 116
bone marrow 96
Borrmann 分類 66
Botallo 管開存症 45
Bouin 液 136
Bowen 病 122
brain 104
brain abscess 109
brain tumor 110
breast cancer 124
bronchial asthma 55
bronchiectasis 59
bronchitis 55
bronchopneumonia 56
bronchus 55
brown atrophy 11
Bunina 小体 105
Burkitt リンパ腫 102
B 型肝炎 71
B 型肝炎ウイルス 39
B 細胞性悪性リンパ腫 23

C

Cajal 介在細胞 67
Cajal の神経膠細胞鍍銀法 184
cancerous peritonitis 75
Candida albicans 16
candidasis 16
——，女性性器の 212
Carazzi のヘマトキシリン液 152
carcinoid 222
carcinoid tumor
——，胃の 67
——，腸の 70
carcinoma 38
carcinoma *in situ*(CIS)，子宮頸部の 213
carcinosarcoma 214
cardiac anomaly 44
cardiac tamponade 45
cardiomyopathy 47
Carnoy 液 136
caseous necrosis 7, 57
cat-scratch disease 100
cataract 116
cavernous body 88
cecum 67
cell 203
cell cycle 204
cell membrane 203
cell organelles 203
central nervous system(CNS) 104

central neurocytoma 111
cerebral amyloid angiopathy 107
cerebral infarction 106
cerebrovascular accident(CVA) 106
cervicitis 91
chalazion 116
Charcot-Leyden 結晶 56, 217
cheloid 121
chlamidial urethritis 90
Chlamydia trachomatis 224
——，女性性器の 212
cholecystitis 73
cholelithiasis 73
chondrosarcoma 118
chordoma 111
choriocarcinoma 114
choroid plexus carcinoma 111
choroid plexus papilloma 111
chronic bronchitis 55
chronic gastritis 64
chronic hepatitis 71
chronic inflammation 13
chronic laryngitis 54
chronic leukemia(CL) 99
chronic lymphocytic(lymphatic) leukemia(CLL) 99
chronic myeloid leukemia(CML) 99
chronic obstructive pulmonary disease(COPD) 59
chronic otitis media 114
chronic pancreatitis 74
chronic pericarditis 45
chronic rejection 23
chronic renal failure 82
chronic rhinitis 54
chronic subdural hematoma 107
chronic thyroiditis 235
Churg-Strauss 症候群 52, 84
ciliated epithelial cell，気道の 216
ciliocytophthoria(CCP) 219
cirrhosis 71
clear cell 235
clear cell carcinoma 226
clinico-pathological conference(CPC) 250
coagulation necrosis 6
cobblestone appearance 69
Cold Schiff 液 163
cold syndrome 55
collagen disease 20
collagenous stroma 228
colon 67
colon cancer 69
columnar epithelial cell
——，気道の 217
——，泌尿器の 224
comedo carcinoma 234

community-acquired pneumonia 57
compound lipid 160
concentric hypertrophy 46
condyloma acuminatum 90
congenital biliary atresia 73
congenital preauricular fistula(sinus) 115
conjunctivitis 116
Conn 症候群 80
cor pulmonale 46
Cowdry A 型 18
cranial nerves 104
craniopharyngioma 111, 114
Cremona body 219
CREST 症候群 22
Creutzfeldt-Jakob 病(CJD) 19
Crohn 病 14, 69
cryostat 145
cryptococcosis 17
——の細胞診 219
Curschmann らせん体 56, 217
Cushing 症候群 76, 80
Cushing 病 77
cystitis 86
cytology 195
cytomegalovirus(CMV) 224
cytoplasm 204
cytoskeleton 204
C 型肝炎 71
C 型肝炎ウイルス 39
C 細胞 235

D

D-ダイマー 29
de novo cancer 70
DeBakey 分類 51
decoy cell 224
degeneration 5
Delafield のヘマトキシリン液 153
dementia of Alzheimer type(DAT) 105
demyelinating disease 106
dermatomyositis(DM) 22, 122
Devic 病 106
DFS4BS 染色 168
diabetes insipidus 77
diabetes mellitus 31
diabetic nephropathy 84
diabetic retinopathy(DR) 116
Diff-Quik 染色 203
diffuse alveolar damage(DAD) 58
diffuse astrocytoma 111
diffuse large B-cell lymphoma 102
DiGeorge 症候群 24
dilated cardiomyopathy(DCM) 47
disk herniation 120

disseminated intravascular coagulopathy(DIC) 29
dissemination 38, 75
distal tubule 81
DNA の抽出法 192
Döderlein bacilli 210
donor 23
DOPA 反応 172
Douglas 窩 90
Down 症候群 41
Duchenne 型筋ジストロフィー(DMD) 117
duct papillomatosis 233
ductal carcinoma *in situ*(DCIS) 125
duodenal ulcer 64
duodenum 67
dust cell 217
dysembryoplastic neuroepithelial tumor 111
dysgerminoma 89, 94
dyskaryotic cell 213
dyskeratocyte 212
dysplasia, 子宮頸部の 212

E

EA-50 199
ear 114
EB virus encoded small RNA(EBER) 18
eccentric hypertrophy 46
ecchymosis 26
economy class syndrome 59
eczema 120
EDTA 法, 脱灰の 138
embolism 27
embolus 27
embryonal carcinoma 89, 114
embryonal tumor 110
endocarditis 45
endocardium 45
endocervical cell 208
endometrial adenocarcinoma 214
endometrial cell 208
endometrial hyperplasia 93, 214
endometrial stromal tumor 215
endometriosis 92
endoplasmic reticulum 204
Entamoeba histolytica 17
eosin 152
eosinophil 228
eosinophilic index(EI) 210
ependymoma 111
epidemic catarrh 55
epidermal growth factor(EGF) 9
epipharyngeal cancer 54
epithelioid cell granuloma 14

Epstein-Barr ウイルス(EBV) 18, 39
erosion 65
erythroleukemia 98
esophageal carcinoma 64
esophageal varix 63
esophagus 63
esopharyngeal varix 51
euchromatin 204
EVG 染色 157
Ewing 肉腫 118
external ear 114
external hordeolum 115
extracellular matrix(ECM) 9
extrahepatic bile duct cancer 73
extrinsic asthma 56
exudate 227
eye 115

F

Fabry 病 30
FAB 分類 98
Fallot 四徴症 44
familial polyposis coli 69
FAS ligand(FasL) 8
fatty degeneration 5
fatty liver 30, 71
ferruginous body 217
Feulgen 染色 169
fibrin degradation products(FDP) 29
fibrinous inflammation 13
fibroadenoma 38, 124
――, 乳腺の 233
fibroma 38
fibrosarcoma 38
flower cell 19
fluorescence *in situ* hybridization (FISH) 法 42, 193
follicular adenoma 78, 235
follicular carcinoma, 甲状腺の 236
follicular cervicitis 211
follicular lymphoma 101
Fouchet 試薬 173
fracture 117
fulminant hepatitis 71
fungal meningitis 107

G

gallbladder 73
gallbladder cancer 74
ganglioglioma 111
gangrenous inflammation 13
gas gangrene 14
gastric adenoma 65
gastric carcinoma 65

gastric ulcer 64
gastritis 64
gastrointestinal stromal tumor(GIST) 67
Gaucher 病 30
genomic imprinting 41
germ cell tumor 77
――, 胸腺の 104
――, 脳の 114
germinoma 111, 114
giant cell arteritis 52
giant cell tumor(GCT) 118
Giemsa 染色 175
glandular cell, 子宮内膜の 209
glaucoma 116
glioblastoma 111
gliomatosis cerebri 111
gliosis 106
glomerular filtrate 81
glomerulonephritis 84
glomerulosclersis 84
glomerulus 81
glycogenosis 31
goblet cell, 気道の 217
goblet cell hyperplasia 219
Golgi apparatus 203
Goodpasture 症候群 20
Gottron 徴候 22
gout 32
graft 23
graft-versus-host disease(GVHD) 24
Gram 染色 177
granulocytopenia 97
granulomatous inflammation 14
Grawitz 腫瘍 226
Gridley 変法 180
Grimelius 法 174
Grocott 染色 180
group atrophy 116
growth factor 9

H

H-E 染色 152
Hall 法 173
hamartoma 60
Hansen 病 14, 15
Harris のヘマトキシリン液 153
Hashimoto disease 78
Hassall 小体 103
HBs 抗原の染色法 181
heart 43
heart failure 48
heart failure cell 218
heart sac 45
Heliotrope 疹 22

Helly 液　136
Helman-Hellerstrom 法　175
hemangioblastoma　111
hemangiopericytoma　111
hematoma　26
hematopoiesis　96
hematoxylin　152
hemochromatosis　33
hemolytic anemia　97
hemorrhagic inflammation　13
hemorrhagic necrosis　7
hemorrhoid　51
hemosiderin　33
hemosiderosis　33
hepatic coma　72
hepatic icterus　71
hepatitis　71
hepatitis virus　19
hepatocellular carcinoma　73
──の細胞診　237
hepatocyte growth factor(HGF)　9
heperplastic polyp, 胃の　65
hernia　68
herpes simples　122
herpes simplex encephalitis　107
herpes simplex virus(HSV)　18, 224
herpes zoster　18, 122
heterochromatin　204
HID-AB 染色　166
Hippocrates　2
HIV 脳症　108
HNF　176
hoarseness　54
hobnail cell　228
Hodgkin リンパ腫　101, 102, 230
Holzer の神経膠線維染色　185
honeycomb lesion　59
honeycomb lung　22
hospital-acquired pneumonia　57
host-versus-graft reaction(HVGR)　23
HPV 感染症　212
HSIL　91
Hucker-Conn 法　177
human immunodeficiency virus(HIV)　24
human polyoma virus (HPyV)　224
hyaline degeneration　6
hyaline droplet degeneration　6
hydronephrosis　82
hydropic degeneration　5
hyperacute rejection　23
hyperparathyroidism　79
hyperplasia　10
hypersensitivity　20
hypertension　82

hypertrophic cardiomyopathy(HCM)　47
hypertrophy　10
hypoparathyroidism　79
hypopituitarism　77
hypothalamus　76

I

idiopathic cardiomyopathy　47
idiopathic interstitial pneumonia(IIP)　56
idiopathic thrombocytopenic purpura (ITP)　100
IgA 腎症　84, 192
IgG4 関連自己免疫疾患　74
ileum　67
ileus　68
in situ hybridization(ISH)法　192, 193
incidental cancer　90
ineffective erythropoiesis　99
infarct　28
infarction　28
infectious mononucleosis　100
infective endocarditis(IE)　45
inflammation　12
influenza　55
inner ear　114
intermediate cell, 女性性器の　208
interstitial pneumonia　56
intracerebral hemorrhage(ICH)　106
intracytoplasmic lumina(ICL)　234
intraductal papillary mucinous neoplasm(IPMN)　75
intraductal papilloma　233
intraductal tubulopapillary neoplasm (ITPN)　75
intrahepatic bile duct cancer　73
intrinsic asthma　56
invasion　35, 38
iron deficiency anemia(IDA)　96
ischemic heart disease(IHD)　47

J

Japanese encephalitis　107
jaundice　32, 70
jejunum　67
Jones の補強液　159

K

Kaposi 肉腫　39
Kardasewitch 法　135
karyopyknotic index(KI)　210
Kawasaki disease　52
keloid　121

keratinizing type　213
Kerr 変法　179
kidney　80
── in shock　82
Kimmelstiel-Wilson 結節　84
kissing disease　101
Klemperer　20
Klinefelter 症候群　42
koilocyte　212
Korsakoff 症候群　109
Kossa 反応　34, 171
Krukenberg 腫瘍　67
Kultschitzky 細胞　216
Kupffer 細胞　237

L

lacunar infarction　106
Langerhans 島　31, 74
Langhans 型巨細胞　14, 16
──, 肺の　61, 221
large intestine　67
laryngeal cancer　54
laryngitis　54
larynx　53
Legionella pneumonia　57
leiomyoma　38
──, 子宮の　215
leiomyosarcoma　38, 119
──, 子宮の　215
leukemia　97
leukemoid reaction　97
leukocytosis　97
leukopenia　97
leukoplakia　63
Lewy 小体　105
LFB 染色　183
Libman-Sacks 型心内膜炎　22, 45
Lillie のナイルブルー法　173
lipofuscin　11
lipoma　38
liposarcoma　38, 119
liquefaction necrosis　6
liquid based cytology(LBC)法　197
liver　70
liver cancer　72
lobar hematoma　107
lobar pneumonia　56
lobular carcinoma, 乳癌の　234
Loffler のメチレンブルー単染色法　177
LSAB 法　186
LSIL　91
lung　55
lung tumor　60
lupus nephritis　84
lymph edema　53

lymph node 100
lymphagiosarcoma 53
lymphangioma 53
lymphangitis 53
lymphatic ducts 53
lymphocyte 228
lymphocytic leukemia 97
lysosome 204

M

Macallum の除面法 170
macroangiopathy 31
macrophage
 ——, 女性性器の 209
 ——, 体腔液中の 227
malacoplakia 224
male sterility 88
malignant lymphoma
  67, 101, 111, 113, 230
malignant melanoma 122, 230
malignant mesothelioma
  49, 62, 75, 229
malignant neoplasm 35
MALT リンパ腫 67, 101
mammary gland 123
Masson trichrome 染色 155
Masson-Fontana 法 171
mastitis 124
mastopathy 123, 233
maturation index (MI) 210
maxillary cancer 54
Maximow 液 136
May-Grünwald-Giemsa 染色 201
Mayer
 ——のヘマトキシリン液 152
 ——のムチカルミン染色 165
medial sclerosis 50
medullary carcinoma
 ——, 甲状腺の 236
 ——, 乳癌の 234
medulloblastoma 111
megakaryoblastic leukemia 98
megaloblastic anemia 96
membranous nephropathy 84
mendelian inheritance 40
Ménière 病 114
meningioma 111
meningocele 104
mesothelial cell 227
metachromasia 148
metaplasia 11
metastasis 35, 38
metastatic bone tumor 118
metastatic brain tumor 110, 114
metastatic tumor 111
Michaelis-Gutmann 小体 224

microangiopathy 31
microscopic polyangiitis 52
microtome 141
middle ear 114
middle lobe syndrome 59
miliary tuberculosis 15, 57
mitochondria 203
mixed connective tissue disease
 (MCTD) 23
molecular mimicry 21
Mönckeberg 硬化症 50
Morgagni 2
morning stiffness 21
moyamoya disease 107
moyamoya vessel 107
MPTP 中毒 109
mucinous carcinoma, 乳癌の 234
mucocutaneous lymphnode syndrome
 (MCLS) 52
mucoepidermoid carcinoma, 唾液腺
 の 239
mucormycosis 17
mucosa-associated lymphoid tissue
 lymphoma 67, 101
mucous degeneration 6
Müller 液 136
multinucleated giant cell 14
multiple endocrine neoplasia (MEN)
  79
multiple myeloma 230
multiple sclerosis 106
myasthenia gravis (MG) 117
Mycobacterium avium-intracellulare
 complex (MAC) 15
Mycobacterium leprae 15
Mycobacterium tuberculosis 15
mycoplasma pneumonia 57
myeloid leukemia (ML) 97
myeloma kidney 100
myelomeningocele 104
myocardial infarction (MI) 47
myocarditis 48
myogenic muscular atrophy 116
myxoma 49
myxopapillary ependymoma 111

N

Nadi 反応 176
Naphthol AS-D chloroacetate-HNF
 法 176
nasal cavity 53
nasopharyngeal carcinoma 54
navicular cell, 妊娠期の 210
N/C 比 35
necrosis 6
necrotizing inflammation 13

neoplasm 35
nephron 81
nephropathy 32
nephrosclerosis 82
nephrotic syndrome 83
nettle rash 121
neurinoma 114
neuroendocrine carcinoma 38
neurofibroma 111, 114
neurofibromatosis 114
neurogenic muscular atrophy 116
neuropathy 32
neurosyphilis 109
neutrophil 228
nevus cell nevus 122
New fuchsin 液 176
Niemann-Pick 病 30
Nile blue 染色 161
nodular hyperplasia, 甲状腺の 78
non-alcoholic steatohepatitis (NASH)
  72
non-Hodgkin lymphoma (NHL)
  101, 230
non-keratinizing type 213
non proliferative diabetic retinopathy
  116
nonbacterial thrombotic endocarditis
 (NBTE) 45
nontuberculous mycobacterial disease
  57
nuclear membrane 204
nucleolus 204
nucleoplasm 204
nucleus 204
nutmeg liver 26

O

obstructive jaundice 71
obstructive lung disease 59
occult cancer 90
OCT コンパウンド 134, 146
OG-6 199
oil red O 染色 161
oligoastrocytoma 111
oligodendroglioma 111
onion-skin lesion 22
optic neuromyelitis 106
oral cavity 62
orthochromasia 148
Orth 液 136
osmic acid 241
osteoid osteoma 117
osteoma 38
osteomalacia 34
osteoporosis 34, 117
osteosarcoma 38, 118

otitis media 114
ovarian tumor 94, 215
ovary 90
overlap syndrome 23
oxyphilic adenoma, 唾液腺の 238

P

p53 7
Paget 病 125, 234
PAM 染色（矢島変法） 159
pancreas 74, 80
pancreatic cancer の細胞診 237
pancreatic introductal tumor 75
pancreatic tumor 74
pancreatitis 74
Paneth 細胞 11
Papanicolaou 染色 199
Papanicolaou 分類 207
papillary carcinoma
　──, 甲状腺の 236
　──, 胆管の 74
papillary fibroelastoma 49
papilloma, 尿路の 86
papillotubular carcinoma 234
Pappenheim 染色 201
PAP 法 186
parabasal cell, 女性性器の 208
parakeratocyte 212
paranasal sinus 53
parathyroid gland 79
parathyroid hormone (PTH) 34
Parkinson 病 105
PAS (periodic acid Schiff) 染色
　　　　　　　　　　162, 200
patent ductus arteriosus (PDA) 45
pathology 2
PBS 187
PCR (polemerase chain reaction) 法
　　　　　　　　　　42, 192
pemphigus 121
penile cancer 90
penis 88
peptic ulcer 64
Percival Pott 39
pericardial effusion 226
pericardial effusion collection 45
pericarditis 45
peripheral nervous system (PNS)
　　　　　　　　　　　　104
peritoneum 75
peritonitis 65, 75
petechia 26
pharynx 53, 63
pheochromocytoma 80
phlegmonous inflammation 13
phyllodes tumor 124, 234

pilocytic astrocytoma 111
pineal body 77
pineoblastoma 111
pineocytoma 111
pituitary adenoma 77, 111
pituitary dwarfism 77
pituitary gigantism 76
pituitary gland 76
PIVKA-Ⅱ 73
Plank-Rychlo 液 138
plasma cell 228
plasmacytoma 230
platelet-derived growth factor
　(PDGF) 9
pleomorphic adenoma 38, 63, 238
pleomorphic xanthoastrocytoma 111
pleura 61
pleural effusion 226
pleural plaque 58
pleurisy 61
pneumoconiosis 58
Pneumocystis jirovecii pneumonia の
　細胞診 219
pneumocystis pneumonia 17
pneumonia 56
pneumothorax 61
polio 108
polyarteritis nodosa (PN) 23, 52
polymerase chain reaction (PCR)
　　　　　　　　　　42, 192
polymyositis (PM) 22
polyp 69
Pompe 病 31
portal hypertension 72
portio erosion 210
posthepatic jaundice 71
prealbumin 35
precordial anxiety 47
prehepatic jaundice 71
primary aldosteronism 80
primary brain tumor 110
primitive neuroectodermal tumor
　　　　　　　　　　　　111
prion 19
prion disease 109
progressive bulbar paralysis (PBP)
　　　　　　　　　　　　105
progressive multifocal leukoencephal-
　opathy (PML) 109
progressive muscular dystrophy
　(PMD) 117
progressive systemic sclerosis (PSS)
　　　　　　　　　　　　 22
proliferative diabetic retinopathy
　(PDR) 116
proliferative inflammation 14
prostate 87

prostatic adenocarcinoma 226
prostatic cancer 89
protease 9
proximal tubule 81
psammoma body 228
pseudomyxoma peritonei 230
PTAH 染色 166
PTH-related protein (PTHrP) 34
pulmonary embolism 59
pulmonary emphysema 59
pulmonary fibrosis 56
pulmonary mycosis 58
pulmonary tuberculosis 57
punched-out lesion, 多発性骨髄腫の
　　　　　　　　　　　　100
purpura 26
purulent inflammation 13
pyelonephritis 85

R

radiation effect 206
Rathke's cleft cyst 111
reactive mesothelial cell 227
recipient 23
rectum 68
Reed-Sternberg 細胞 102
reflux esophagitis 64
rejection 23
renal cell carcinoma 86, 226
renal pelvis 81
renal tuberculosis 85
renal tubular epithelial cell 224
repair cell, 腟部びらんの 211
restrictive cardiomyopathy (RCM)
　　　　　　　　　　　　 47
restrictive lung disease 56, 59
retinal detachment (RD) 116
retinoblastoma 116
retinopathy 31
rhabdomyoma 49
rheumatic endocarditis 45
rheumatic fever 22, 45
rheumatic valvulitis 45
rheumatoid arthritis (RA) 21, 120
rheumatoid nodule 21
rhinitis 53
ribosome 203
rickets 34
Rokitansky 2
Rosenthal 線維 110
RT (reverse transcription)-PCR 法
　　　　　　　　　　　　193

S

saccular aneurysm 107

saddle embolism　27
salivary glands　62
sarcoma　38
scanning electron microscope(SEM)　241
scar　8, 121
Schaumann 小体　14
Schilder 病　106
Schmorl 反応　174
schwannoma　111, 114
Schwann 細胞腫　113
scirrhous carcinoma, 乳癌の　234
scirrhous gastric carcinoma　66
scleroderma　22, 122
sclerosing hemangioma, 肺の　60
screening　204
secondary cardiomyopathy　47
seminoma　89
serous inflammation　13
serum amyloid protein A(SAA)　35
severe acute respiratory syndrome (SARS)　58
Sheehan 症候群　77
Shiller-Duval 小体　89
shock　29
silicosis　58
simple lipid　160
sinusitis　54
Sjögren 症候群　22, 63
skeletal muscle　116
skin　120
small cell carcinoma　230
　――, 肺癌の　221
　――, 肺の　60
　――, 泌尿器の　225
small intestine　67
smoking index　220
SMON　109
solid tubular carcinoma, 乳癌の　234
solitary fibrous tumor　111
spina bifida　104
spina bifida cystica　104
spina bifida occulta　104
spinal caries　117
spinal cord　104
spinal muscular atrophy(SMA)　105
spinal nerves　104
spleen　103
splenomegaly　103
sporotrichosis　17
squamo-columnar junction(SCJ, SC junction)　208, 210
squamous cell, 気道の　216
squamous cell carcinoma(SCCA)　38, 91, 123
　――, 子宮頸部の　213
　――, 体腔液中の　229

　――, 泌尿器の　225
　――, 肺の　60, 219
squamous cell epithelium, 女性性器の　208
squamous cell metaplasia, 呼吸器の　219
squamous epithelial cell, 泌尿器の　224
squamous metaplasia, 腟部びらんの　211
squamous papilloma　38
SRY 遺伝子　88
starry-sky appearance 像　102
Stein の胆汁色素のヨード反応　172
stomach　64
stromal cell, 子宮内膜の　209
subacute sclerosing panencephalitis (SSPE)　108
subacute thyroiditis　235
subarachnoid hemorrhage(SAH)　107
subendocardial infarction　47
subependymoma　111
Sudan black B 染色　161
Sudan Ⅲ 染色　160
superficial cell, 女性性器の　208
syphilis　90
syphilitic aortic aneurysm　51
syphilitic aortitis　51
syphilitic gumma　109
systemic lupus erythematosus(SLE)　22, 45, 84, 122
systemic sclerosis(SSc)　22

T

tabes dorsalis　109
taboparalysis　109
Takayasu arteritis　52
Tay-Sachs 病　30
temporal arteritis(TA)　52
tendon　116
teratoma　39, 96, 111, 114
testicle　87
testicular torsion　88
testicular tumor　88
tetralogy of Fallot(TF)　45
The Bethesda System　207
thoracic duct　53
thromboembolism　27
thrombosis　26
thrombus　26
thymic carcinoma　104
thymic cyst　103
thymoma　103, 222
thymus　103
thyroid cancer　78

thyroid gland　77
Tirmann-Schmeltzer 法　170
Touton 型巨細胞　14
Toxoplasma gondii　18
toxoplasmosis　18
trachea　55
transforming growth factor(TGF-β)　9
transitional cell carcinoma　38
transmission electron microscope (TEM)　240
transmural infarction　47
transplant　23
transposition of great arteries(TGA)　50
transthyretin(TTR)　35
transudate　227
trichomonas colpitis　211
Trichomonas vaginalis　18
trichomoniasis　18
triopathy　32
trophozoite　17
tuberculosis　15
tuberculous lymphadenitis　100
tuberculous meningitis　107
tuberculous osteomyelitis　117
tuberculous spondylitis　117
tumor　35
tumor necrosis factor(TNF)　8
Turner 症候群　42
two cell pattern　226
typhlon　67
T 細胞のアポトーシス　7
T 細胞白血病/リンパ腫　39

U

ulcerative colitis　69
umbrella cell　223
undifferentiated carcinoma, 泌尿器の　225
Unna-Pappenheim 法　169
urachal carcinoma　225
uremia　82
ureter　81
urethra　81
urinary stone　86
urine　81
urothelial carcinoma　86
urothelial epithelial cell　223
urothelium　222
uterine cervical cancer　91
uterine cervical polyp　91
uterine corpus cancer　94
uterine myoma　92
uterus　90

V

vagina 90
vaginitis 90
valvular heart disease 46
van Gieson 染色 155
varicella 18, 122
varicella-zoster virus(VZV) 18
varix 51
vascular endothelial growth factor (VEGF) 9
vasculitis 52
vein 49
ventricular septal defect(VSD) 44
Verocay 小体 113
Verocay 法 135
vesicoureteral reflux 86
viral hepatitis 71
viral pneumonia 58
Virchow 3
Virchow's triad 26
Virchow 転移 66
von Gierke 病 31
von Recklinghausen 病 114

W

wallerian degeneration 114
Walter-Reed 陸軍病院変法 200
Warthin-Starry 法 179
Warthin 腫瘍 238
wear and tear pigment 11
Wegener 肉芽腫症 52, 54, 84
Weigert 染色 156
Wilms 腫瘍 86
Wilson 病 33
wire-loop lesion 22
Wiskott-Aldrich 症候群 24

X・Y

xanthoma 30
yolk sac tumor 89, 94, 114

Z

Zenker 液 136
Ziehl-Neelsen 染色 178

臨床検査技師国家試験出題基準対照表

章	カリキュラム	国試出題基準 大項目	『標準臨床検査学』シリーズ タイトル	
I章 臨床検査総論	検査総合管理学	1 臨床検査の意義	臨床検査総論	
		2 検査管理の概念	検査機器総論・検査管理総論	
		3 検査部門の組織と業務		
		4 検査部門の管理と運営		
		5 検体の採取と保存		
		6 検査の受付と報告		
		7 精度管理		
		8 検査情報		
		9 検査情報の活用		
	生物化学分析検査学	1 尿検査	臨床検査総論	
		2 脳脊髄液検査		
		3 糞便検査		
		4 喀痰検査		
		5 その他の一般的検査		
	形態検査学	1 寄生虫学	微生物学・臨床微生物学・医動物学	
		2 寄生虫検査法		
II章 臨床検査医学総論	臨床病態学	1 総論	臨床医学総論	臨床検査医学総論
		2 循環器疾患	臨床医学総論	
		3 呼吸器疾患		
		4 消化器疾患		
		5 肝・胆・膵疾患		
		6 感染症		
		7 血液・造血器疾患		
		8 内分泌疾患		
		9 腎・尿路・男性生殖器疾患		
		10 女性生殖器疾患		
		11 神経・運動器疾患		
		12 アレルギー性疾患・膠原病・免疫病		
		13 代謝・栄養障害		
		14 感覚器疾患		
		15 中毒		
		16 染色体・遺伝子異常症		
		17 皮膚及び胸壁の疾患		
		18 検査診断学総論	臨床検査医学総論	
		19 循環器疾患の検査		
		20 呼吸器疾患の検査		
		21 消化器疾患の検査		
		22 肝・胆・膵疾患の検査		
		23 感染症の検査		
		24 血液・造血器疾患の検査		
		25 内分泌疾患の検査		
		26 腎・尿路疾患の検査		
		27 体液・電解質・酸・塩基平衡の検査		
		28 神経・運動器疾患の検査		
		29 アレルギー性疾患・膠原病・免疫病の検査		
		30 代謝・栄養異常の検査		
		31 感覚器疾患の検査		
		32 有毒物中毒の検査		
		33 染色体・遺伝子異常症の検査	遺伝子検査学	
		34 悪性腫瘍の検査	臨床検査医学総論	遺伝子検査学
III章 臨床生理学	人体の構造と機能／生理機能検査学	1 臨床生理検査の特色	生理検査学・画像検査学	
		2 循環検査の基礎		
		3 心電図検査		
		4 心音図検査		
		5 脈管検査		
		6 呼吸系検査の基礎		
		7 呼吸機能検査		
		8 神経検査の基礎		
		9 脳波検査		
		10 筋電図検査		
		11 超音波検査の基礎		
		12 心臓超音波		
		13 腹部超音波		
		14 その他の超音波検査		
		15 磁気共鳴画像検査〈MRI〉		
		16 その他の臨床生理検査		
IV章 臨床化学	人体の構造と機能／生物化学分析検査学	1 生命のメカニズム	基礎医学	臨床化学
		2 生物化学分析の基礎	臨床化学	
		3 生物化学分析の原理と方法		
		4 無機質	基礎医学	臨床化学
		5 糖質		
		6 脂質		
		7 蛋白質		
		8 生体エネルギー		
		9 非蛋白質性窒素		
		10 生体色素		
		11 酵素		
		12 薬物・毒物		
		13 微量金属(元素)		
		14 ホルモン		
		15 ビタミン		
		16 機能検査		
		17 遺伝子	遺伝子検査学	
		18 放射性同位元素	臨床医学総論	
V章 病理組織細胞学	人体の構造と機能／医学検査の基礎と疾病との関連	1 解剖学総論	基礎医学	
		2 病理学総論	病理学・病理検査学	
		3 解剖学・病理学各論	基礎医学	病理学・病理検査学
	形態検査学	1 病理組織標本作製法	病理学・病理検査学	
		2 病理組織染色法		
		3 電子顕微鏡標本作製法		
		4 細胞学的検査		
		5 病理解剖〈剖検〉		
		6 病理業務の管理		
VI章 臨床血液学	人体の構造と機能／形態検査学／病因・生体防御検査学	1 血液の基礎	基礎医学	血液検査学
		2 血球		
		3 止血機構		
		4 凝固・線溶系		
		5 血球に関する検査	血液検査学	
		6 形態に関する検査		
		7 血小板，凝固・線溶系検査		
		8 赤血球系疾患の検査結果の評価		
		9 白血球系疾患の検査結果の評価		
		10 造血器腫瘍系の検査結果の評価		
		11 血栓止血検査結果の評価		
		12 染色体の基礎	遺伝子検査学	血液検査学
		13 染色体の検査法		
		14 染色体異常		
VII章 臨床微生物学	医学検査の基礎と疾病との関連	1 分類	微生物学・臨床微生物学・医動物学	
		2 形態，構造及び性状		
		3 染色法		
		4 発育と培養		
		5 遺伝と変異		
		6 滅菌と消毒		
		7 化学療法		
		8 感染と発症		
	病因・生体防御検査学	1 細菌		
		2 真菌		
		3 ウイルス		
		4 プリオン		
		5 検査法		
		6 微生物検査結果の評価		
VIII章 臨床免疫学	病因・生体防御検査学	1 生体防御の仕組み	免疫検査学	
		2 抗原抗体反応による分析法		
		3 免疫と疾患の関わり		
		4 免疫検査の基礎知識と技術		
		5 免疫機能検査		
		6 輸血と免疫血清検査		
		7 輸血の安全管理		
		8 移植の免疫検査		
		9 妊娠・分娩の免疫検査		
IX章 公衆衛生学	保健医療福祉と医学検査	1 医学概論	臨床医学総論	
		2 公衆衛生の意義		
		3 人口統計と健康水準		
		4 疫学		
		5 環境と健康		
		6 健康の保持増進		
		7 衛生行政		
		8 国際保健		
		9 関係法規		
X章 医用工学概論	医療工学及び情報科学	1 臨床検査と生体物性		
		2 電気・電子工学の基礎		
		3 医用電子回路		
		4 生体情報の収集		
		5 電気的安全対策		
		6 情報科学の基礎		
		7 ハードウェア		
		8 ソフトウェア		
		9 コンピュータネットワーク		
		10 情報処理システム		
		11 医療情報システム		
	検査総合管理学	1 検査機器学総説	検査機器総論・検査管理総論	
		2 共通機械器具の原理・構造		

※平成23年版

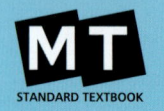

MT STANDARD TEXTBOOK

標準臨床検査学

ラインナップ 全12巻

シリーズ監修　矢冨　裕　横田浩充

書名	編集
臨床医学総論 臨床医学総論　放射性同位元素検査技術学　医用工学概論 情報科学・医療情報学　公衆衛生学	小山高俊・戸塚　実
臨床検査医学総論	矢冨　裕
基礎医学―人体の構造と機能	岩屋良則
臨床検査総論	伊藤機一・松尾収二
検査機器総論・検査管理総論	横田浩充・大久保滋夫
臨床化学	前川真人
免疫検査学	折笠道昭
血液検査学	矢冨　裕・通山　薫
遺伝子検査学	宮地勇人・横田浩充
微生物学・臨床微生物学・医動物学	一山　智・田中美智男
病理学・病理検査学	仁木利郎・福嶋敬宜
生理検査学・画像検査学	谷口信行